U0396272

守住医学的疆界

[修订版]

杜治政　著

东南大学出版社

·南京·

图书在版编目（CIP）数据

守住医学的疆界 / 杜治政著. — 南京：东南大学
出版社，2022.2

　ISBN　978-7-5641-9987-6

　Ⅰ. ①守… Ⅱ. ①杜… Ⅲ. ①医学伦理学 – 文集
Ⅳ. ① R–052

　中国版本图书馆 CIP 数据核字（2021）第 276470 号

守住医学的疆界
Shouzhu Yixue De Jiangjie

著　　者：杜治政
出版发行：东南大学出版社
地　　址：南京市四牌楼 2 号　邮编：210096
网　　址：http://www.seupress.com
经　　销：全国各地新华书店
印　　刷：兴化印刷有限责任公司
开　　本：700 mm × 1000 mm　1/16
印　　张：26.25
字　　数：500 千字
版　　次：2022 年 2 月第 1 版
印　　次：2022 年 2 月第 1 次印刷
书　　号：ISBN　978-7-5641-9987-6
定　　价：88.00 元

本社图书若有印装质量问题，请直接与营销部联系。电话：025-83791830

修订前言

《守住医学的疆界》这本书是2009年出版的，至今已有十多年了。在这十多年中，我国医学人文有了迅速的发展和进步。首先是医学界的上上下下，乃至整个社会，都认可医学人文，认为医学人文和医学技术一样，对于医疗卫生工作更好地服务于人民健康，是不可缺少的；其次是医学人文的知识普及，特别是医学人文与医学技术的结合等方面，取得了很大的成绩；再次就医学人文自身而言，在教学和人才培养、学科建设、科学研究等诸多方面，也积累了很多经验，认识越来越深入和明确，涌现了不少成果。笔者在这十多年的时光中，和其他许多人文学者一样，不断思考、推敲和反省我国医学人文的许多问题，参加了一些会议的讨论，与多位学者进行了交流，发表了一些文章。此次修订再版，就是选择了其中的一些文章加以充实，内容涉及我国人文医学发展的历史回顾、人文医学的新理念、医学人文与医学专业的结合、人文医学的教学、医学人文的科学研究等方面，共计14篇、4个附件。其具体情况是："背景与历程"部分增加了1篇——《我国医学人文学的回顾：历程、思考及展望》；"理念"部分增加了《关注医学人文前沿若干新理念》《医学人文与人文医学之辨析》《关于健康人文》等3篇；"结合与实践"部分增加了1篇——《人性化医疗：内涵、难点、进路》；"教学与学科建设"部分增加较多，共有《医学生的培养目标与人文医学教学》《人文医学教学要有一个根本转变》《医学人文与医学人才的成长》《牢牢把握医学人文观的主体思想》《高等医学院校人文医学教学的新起点》《人文医学学科建设之我见》等6篇；"科研"部分增加的文章有《医学人文研究：拓宽视域 改进方法》《人文医学有待深入探讨的若干问题》《人文学科、社会科学的协同发展与智库建设》等3篇。所有这些文章，均是笔者于近10年在各种会议上的发言和报告，其中多数在相关杂志和报纸上发表过，发表前均送相关专家评审。此次收入再版，又将其中可能引起争论的几篇,分别送请段志光、丛亚丽、刘虹、赵明杰、孔祥金几位教授和专家审阅,他们提出的意见,大多被采纳。特别要提及的是,在向出版社发稿前,笔者再次请刘虹老师校阅了全书。刘老师很认真,对书中的不当之处做了改正,并指出了某些有疑义之处。在此,笔者谨向这些专家,特别向刘虹老师表示衷心的感谢。

书的最后部分收录了由笔者起草或参与讨论修改的4个附件:一是全国7名院士和5位著名医生签署的《促进临床医学人性化的十点倡议》;二是由30个院校医学人文学院(系)和其他相关学术单位共同签署的《走进临床,融入临床,促进临床医学人性化——关于改进医学人文教学的建议》;三是全国医学院校医学人文学院(系)负责人参加讨论并通过的《人文医学教育教学改革纲要》;四是由全国医学院校医学人文学院(系)负责人和几位研究生院院长参加讨论并通过的《加强医学研究生人文教育的若干意见》。之所以将这4个附件收入本书,系因它们较好地表达了我国医学家和人文学者对医学人文与医学专业结合、医学人文教学的创新见解,较为系统地总结了近些年我国在这方面的经验,是我国医学人文成熟的重要标志,有助于促进今后我国医学人文与医学专业结合以及医学人文教学的改进和提高。

借此次修订再版的机会,笔者对第一版的文章重新进行了审阅,对少数几篇文章做了补充,同时删除了与医学人文教学关联性不强的《以人为本,医学人文关怀与人的权利》。虽然这些文章大多是十多年前写的,有的统计数字有变化,有的政策有调整,但考虑到文章的基本思想没有过时,同时也出于尊重历史的写作传统,故没有对统计数字和政策的变动做相应的调整。读者从文章写作的年代是可以辨别清楚的。

由于此次修订再版收入的文章都是从当前医学人文面临的实际出发写作的,故再版的体例仍沿用前版的模式,即从文章的内容出发,采用以主题结集的方式,如"背景与历程""理念""呼唤""结合与实践"等,以便于读者理解各篇文章的主旨。没有采用篇、章、节的教科书式的写作形式,以省略按篇、章、节构建所需要的许多文字。虽然笔者对这些问题的认识是经过多番思考的,主观上也想尽可能将问题说得明白和准确一些,但错误与不当之处在所难免,希望各位同道不吝批评指教。

绪言：我们为什么需要医学人文

  医学随着减轻人类病痛的最初愿望而诞生，并因寻求消除人类病痛的辛勤探索而成为科学。人文是医学的灵魂，是医学的旗帜，是支撑医学发展的原动力，是医学发展的起点和归宿；医学可以是科学，是技艺，是经验，是组织和管理，是一种庞大的社会建制，但所有这一切，都是为了人的生命与健康。医学在其几千年历史中积累的成就，蕴藏的无不是对人类生命的厚爱与痴情。这是医学需要人文的根本缘由。

  人类对客观自然界的认识，包括医学在内，经历了三次分离，第一次是科学与哲学的分离，第二次是科学与宗教的分离，第三次是科学与人文的分离。前两次分离使科学和人文都获得了良好的发展条件，因实现分离而获得了巨大进步。而第三次分离，则为科学与人文带来了烦恼与忧伤。医学醉心于层层剖析局部病变，由器官、细胞到分子、亚分子，循着专科分析的路径大踏步地前进，取得一个又一个胜利。但是，当它日益陶醉于其巨大的成功时，却越来越感到迷茫：为什么医学愈是进步，人们的失望和怀疑的气氛却更浓？为什么20世纪60年代胜利在望的乐观主义情绪这么快就消失了？为什么人们会对遗传工程和生物技术的发展感到疑惑和恐惧？为什么如此众多的人和国家对于保健费用深感不堪重负而难以为继？医学不正是因为失去了昔日那种人文的基础和底蕴而迷失于自己的发展方向吗？医学不正是因为远离了人文而显得苍白而冷漠吗？还医学以人文，促进医学与人文结合，为医学与人文的发展创造新的契机，不正是我们需要医学人文的理由吗？

  医学应当成为某种权威的工具吗？先前的医学，由于其发展的不充分及其技术的简陋，人们对它并没有多少批评和指责，医生也没有至高无上的特权和权威。但是，现在不同了。由于医学技术的巨大进步，医生理所当然地成为掌握这种技术的权威，成为此种高新技术权威的代表。在这种权威面前，病人与医生之间的对等性逐渐消失了，彼此间的真情淡薄了，真诚的交流没有了。病人在医生面前只能俯首听命。我们今日呼唤医学回归人文，就是要消解技术权威带来的距离感与隔阂，恢复昔日那种融和无猜的真诚。

能否在技术主义权威对生命与健康构成威胁时构筑一道防线呢？当某种技术可能给生命与健康带来不良后果时，当技术权威为了显示其威严和力量而将前景未明的新技术强加给病人时，当某些新技术的长远后果未明却被大力推广使用时，人们可否说一声"不"呢？是什么力量可以支持这声"不"呢？支持说声"不"的这种底气，就是人文。只有人文这面大旗，方可抵御技术主义权威对生命尊严的亵渎。

医学是牟利的工具吗？医学先前是不计利、不矜名的。人命至重，有贵千金，一方济之，德逾于此。然而，时至今日，医学悄悄地成为牟利的工具了。医院的门朝南开，有病无钱莫进来。不是经常有一些处于重危的病人因付不起费用而被拒于医院门外吗？如今，许多医学家与医药开发商联手，源源不断地推出新的诊断设备、新的药物、新的手术器械、新的手术种类，不断地提高医学的身价，营造昂贵的保健服务，以实现其对财富的追求。是谁在引领医学的发展？是谁在挥舞医学发展的指挥棒？是医学家、医药开发商还是老百姓？应当如何应对资本对医学的控制呢？人文教育。只有高举医学人文这面大旗，才能为医学指明发展的康庄大道，为老百姓赢得在医学中的应有席位。

当前医学面临的种种现实，使得对医学人文的需求更加紧迫。高新技术的滥用，过度的、重复的、多余的医疗，适宜技术的清退搁置，医患纠纷迭起，医患诚信丧失，医疗服务的公平性与可及性进展迟迟，所有这一切，都有赖于高举医学人文大旗——清理，还病人一个明白。

医学人文学的意义与作用，就是要揭示当代医学的人文内涵，反映医学与伦理、社会的互动关系，揭示当代医学技术与医学人文交织沉积的思想史与"外部史"，促进医学科学与医学人文的交流与互补，从而丰富与完善医学，哺育医学关爱生命、敬畏生命的情感，克服医学和保健服务中的技术主义、拜金主义的影响，复归"医乃仁术"的本来面目，重现医学昔日洁白的光辉，使之更好地服务社会，造福人类。

但是，对于医学人文学对当代医学的重要性，人们还存在种种质疑：当前医学发展出现的种种问题，难道不可以通过医学自身的发展得到解决吗？何须医学人文的鼓噪？的确，当前医学发展的不足，须要通过医学自身的努力才能得到解决。但这一过程不是自发实现的，只有在人文呼声的支持、提醒、催化下才能得到解决。这就是所谓的医不自医。

为医学技术的成果运用设置伦理道德界限，会妨碍医学的发展吗？答案是否定的。医学家与人文学者联手探索某些高新医疗技术应用的伦理界碑，只会促进这些技术更好地为人类健康服务，丝毫不会妨碍医学技术的发展与进步。这正如同设置原子能使用界限而从不会妨碍应用原子能造福人类一样。

有人说，提倡医学技术与医学人文的结合，是给医学设置禁区，这岂不违背"只问真伪、不计利害"的科学精神？其实不然。科学的目标是认识世界，追求的是客观世界的"真"，而这个"真"是不存在"利"与"害"的，因而可以"只问真伪，不计利害"；技术的目标是改造世界，医学技术的目标是医治疾病、维护健康，但包括医学技术在内的一切技术，并不都是对生命、对人体健康有利的，特别是在某些高新技术的长远效益一时很难料定的情况下更是如此。因而对技术，特别是医学技术，是不能"只问真伪，不计利害"的。辨明医学技术的"利"与"害"，为它的利用设置界限，是理所当然的。

当代世界和平、发展的主题，是与人文紧密相联的。和平是发展的前提，发展是时代的主脉，而人文则是和平与发展的根本目的。和平与发展离开了人文，则失去了方向和归宿。当今和平与发展遇到的许多困难与麻烦，只有在人文旗帜下才能得到合理的调节与解决。不同社会制度、不同宗教信仰、不同文化背景的国家、不同政党相互之间就当前人类面临的种种问题的对话，只有在人文旗帜的引领下才能逐步获得共识。人文已成为当今时代的共同语言，当然也是全球医学的共同主题。医学人文思潮的兴起与整个时代背景是紧密相联的。只有将医学人文与当今时代的主题联系起来进行思考，才能更深刻地洞察其意义。

目　录

· 呼　唤 ·

· 结合与实践 ·

· 教学与学科建设 ·

·科　研·

· 附 录 ·

医学人文与医学科学的分离与结合

要了解当今医学人文与医学科学的关系，必须对以往医学人文与医学科学的关系做一回顾与分析。医学人文与医学科学的分离，从人类认识思想史的角度看，有其客观的必然性。

一、医学科学是医学人文精神的凝结物

医学的研究对象和服务对象是人，是人的生命和健康；医学存在的前提是对人的生命的敬畏与关爱。古今中外所有的医学家，孜孜不倦，不畏艰难，探索和寻求治愈疾病、增进健康的良方妙法，其目的都是医治那些受疾病折磨、处于痛苦中的病人，以拯救他们的生命。"医学随着人类的痛苦的最初表达和减轻这痛苦的最初愿望而诞生，由于最初需要解释人体发生的各种现象和以人类心灵为主题进行最初的辛勤探索而成为科学。"[①]因而医学在本质上是人文的，是人文精神最鲜明、最集中的体现。这也正是中国古代医学家将医学视为仁术的原因。

医学科学的人文本质，首先表现于医学的目的与宗旨。自医学诞生以来，它就从不含糊地宣称，其唯一的宗旨就是救人以性命，帮助人从疾病的折磨中解脱出来，恢复健康。医学的"最高目标是解除人类痛苦，促进个人体质及种族改良。这就是从古至今由医生的信心和热忱以及勤劳不息的努力所得出的

---

① 卡斯蒂廖尼.医学史：上[M].程之范，译.桂林：广西师范大学出版社，2003：8.

真理。最显赫的科学家和他们最平凡的继承者,都是想尽方法防止危害人类健康或扰乱个人及集体根本的一切"①。"无论至何处,遇男遇女,贵人及奴婢,我之唯一目的,为病家谋幸福。""凡大医治病,必当安神定志,无欲无求,先发大慈恻隐之心,誓愿普救含灵之苦。"人世间有哪一种职业可与医学之崇高人性相比呢?

其次,医学科学的人文本质,还体现在古今中外的几乎所有医家,都将人文、科学视为医好疾病不可缺少的方面,因而要求任何从事医学职业的人必须既具备医学科学知识和技能,同时又有高尚的医德情操。高尚的职业情操,既是医学科学严格服务于救人性命这一崇高目的的保证,同时也是医好疾病的重要条件。只有医德高尚的人,才能确保医学这一崇高目的的实现,确保医学不用于非医学目的或其他可能的种种罪恶勾当。孙思邈在《千金要方》中明确将医学划分为"大医精诚"与"大医习业"两部分,认为只有具备这两方面品质的医生才能治愈疾病。希波克拉底也认为:"医生应具有哲学家的全部最好的品质:大公无私、谦虚、高尚、冷静的判断、沉着果断、具备有用的而必要的知识、无邪、不迷信。"②科学与人文的统一,表明医学的科学与人文密不可分的特点。

再次,医学科学的人文本质,还体现在医学的诊断与治疗技术,时时处处都体现着对生命的关爱与尊重。中国《黄帝内经》提出来的"征四失""疏五过",以及陈实功提出的"医家五戒十要"、龚廷贤提出的"医家十要"等,以及希波克拉底强调的"重要的是在适当的时机去进行干预,去协助一切趋向于治疗的力量,去战胜每一种危险的征候。针对每一病例的特征、每名病人每天的需要,用正当的饮食,用卫生方法以及用处方,用一切可能的方法保持个体的能力"③,无不凝结着医学人文的关爱。

最后,医学科学的人文本质,还表现在自古以来的医家,都要求从事医学事业的人必须将病人利益置于首位,而不能先谋求医家的个人利益。"良医处世,不矜名,不计利,此其立德也。""勿重利,当存仁义,贫富虽殊,药施无二。"除以上这些方面之外,就古代的医学而言,医生通常集医学人文精神与医学科学精神于一身。医生通常同时也是哲学家,"同时又是哲学家的医生,犹如众

---

① 卡斯蒂廖尼.医学史:上[M].程之范,译.桂林:广西师范大学出版社,2003:8.
② 卡斯蒂廖尼.医学史:上[M].程之范,译.桂林:广西师范大学出版社,2003:135.
③ 卡斯蒂廖尼.医学史:上[M].程之范,译.桂林:广西师范大学出版社,2003:136.

神。医学和哲学之间没有太大的不同"①。

二、科学观念的转换是人文精神衰落的底层原因

本来是与人文凝为一体的医学，为何走上与人文分离的道路呢？这要从人类对自然的认识发展过程与规律说起。

人类对自然界的认识，经历了三次分离，第一次是与哲学的分离，第二次是与宗教的分离，第三次是与人文的分离。前两次分离使科学获得了空前的发展条件，并因为实现了这种分离获得了巨大进步。令人费解的是，人们之所以能够从宗教束缚中解放出来，除了自然科学家的努力外，更主要的是得力于当时一大批人文学者的支持。正是因为14、15世纪文艺复兴时期一大批文学家、画家、哲学家大声疾呼维护人的尊严，主张发展个性，否定对教皇的绝对服从，提倡理性，重视科学实验，主张探索自然，反对先验论，包括医学在内的自然科学才获得存在和发展。在人文学科支持下或者说与人文学者并肩战斗并获得发展的自然科学，为何走向与人文的分离呢？

这根源于对科学观念的认识与发展。现代西方的科学传统起源于希腊，"科学与人文的分裂实际上是理性分裂的一个自然的后果"②。西方科学史表明，科学与哲学总是纠缠在一起的，哲学家常常同时也是科学家。因为科学与哲学是讲理性的，所以称之为理性的科学。希腊理性有三个特点：一是内在性，亦即纯粹性，即认为科学的追求是最高价值的来源，理性本身就是目的。希腊人把对理性的追求当作目的，当成享受。为何"未经审察的生活是不值得过的"？这是因为"未经审察的生活"未触及理性世界，就不能真正理解生活，就没有达到人性的彼岸，所以没有意义。希腊人认为对自然的认识就是为认识而认识，没有外在目的。"希腊科学对确定性知识的追求是通过发掘'观念'的'内在性'来实现的，这种观念的内在性也就是我们经常说的'理性'，所以，希腊的科学也被称为理性的科学。"③二是有限的，不是无限的。希腊人不喜欢无限，认为无限的东西就是没有规定，没有规定就是没有理性，因而是可怕的。希腊人的理性服从善的要求，不是服从力量的要求。无限是不可能的，神灵世界是不可能达到的。三是非功利性。为求知而求知，为科学而科学。这

---

① 卡斯蒂廖尼.医学史：上[M].程之范，译.桂林：广西师范大学出版社，2003：118.
② 陆挺，徐宏.人文通识讲演录：哲学卷（二）[M].北京：文化艺术出版社，2008：6.
③ 柏拉图.对话[M]//吴国盛.科学二十讲.天津：天津人民出版社，2008：2-3.

可能与希腊的地理环境有关。希腊地处海边,雨量充足,农业比较发达,希腊人生活比较安稳,无忧无虑。他们做学问没有明确的实用目的,就是为研究而研究,将研究视为最高尚的事情。欧几里得的学生曾经问他:学完几何能赚钱吗?欧几里得很不高兴,认为这是对他的侮辱:做学问怎能和赚钱连在一起呢?这与孔子说的"君子喻于义,小人喻于利"有点相似,也与中国古代士大夫"君子不及利"是一样的。

希腊人的理性,受到16世纪哲学家弗朗西斯·培根(1561—1626)的猛烈批评,培根把它称为"学术的弊病"。他认为希腊人的学术是一种"异想天开的学术,好争的学术,以及爱挑剔的学术。在异想天开的学术中人们参加争论,强调文本、语言和风格。而且对文字的探求超过对问题的探求,对用词造句的探求超过对问题重要性的探求"。他还指出:"好争辩的学术甚至是坏的学术,因为它以较早的思想家所固有的立场或观点为起点,在争论中这些观点总是被作为出发点来运用。"①因而他主张重新清理人类的知识,用一种新的方法来收集和解释事实。他确信他已经发现了这种方法,它将揭开自然所有的秘密,这种方法就是他所倡导的归纳法。培根这种观点在他的《新工具》一书中得到了充分的阐述。在此书的第一卷中,他特别论述了医学实验的重要性。他说:"医学的发现,其实验部分是在先的,此后人们才去对它作哲学研究,才去追求并赋予各种原因,而不是经由相反的过程,不是由哲学和相对于原因的认识引到其实验部分的发现和发展的。"他进而精辟地指出:"从哲学体系和各种科学增长和进步这一方面抽象来看,凡建筑在自然上面的东西都会生长和增加;凡建筑在意见上面的东西则只会有变化而无增长。"培根从当时的科学发展中总结出他的新方法思想:"科学是从系统的观察和实验开始的,通过逻辑的归纳方法达到一般真理性的概括。"这一思想已经成为现代医学研究方法的精髓②。

"知识就是力量"是培根的名言,他主张科学应造福于人类,造福社会;他认为科学要面对自然界,并大力提倡科学实验。他说:"在一个物体上产生和加上一种新的性质或几种性质,乃是人的力量的工作目的。发现一种性质的形式,或真正的属差,或产生自然的自然,或流射的源泉,乃是人类知识的工作

---

① 斯通普夫,菲泽.西方哲学史[M].7版.丁三东,等译.北京:中华书局,2005:313.
② 马晓微.《新工具》对医药方法的论述及其启迪[J].医学与哲学,1989,10(12):19.

目的。"①培根的这个观点无疑是正确的,由此也开始了科学观念的转变。科学从有限的变成了无限的,从非功利的变成了功利的,从领悟型科学变成了力量型、征服型科学。

稍后与培根齐名的笛卡尔(1596—1650)对科学的影响,一是他的方法论,二是他的二元论。他通过他的普遍怀疑法,彻底颠覆了经院哲学神学方法一统天下的局面,倡导面向世界,遵循理性的科学方法,特别是他概括总结出了四条方法,即:①凡是我没有准确认识到的东西,我决不把它当成真的接受;②把我审查的每一个难题按照可能和必要的程度分成若干部分,以便一一妥为解决;③按次序进行我的思考,从最简单最容易的对象开始,一点一点逐步上升,直到认识复杂的现象;④在任何情况下,都要全面考察,尽量普遍考察,做到确信毫无遗漏②。这种方法为科学和医学摆脱了整体医学时代的局限,同时又开辟了分析医学时代。而笛卡尔的二元论——认为心与身是两个彼此不相干、各自独立、互不依赖的实体;对心灵的认识不涉及肉体,对肉体的认识也无须涉及心灵——解决了科学与医学发展的难题,使得医学与神学分开,从而摆脱宗教设置的种种障碍。

在培根、笛卡尔等一大批哲学家的思想影响下,自然科学获得了空前的进步。在科学进步一日千里的情势下,科学与科学展示的力量交互推动,对人的崇拜转变为对技术的崇拜,自然节律慢慢转变为人为控制的节律,自然的世界渐渐转变为人造的世界。人们可以让江水倒流、高山低头,以至于人对自然无所畏惧。在医学领域也是这样。医学可以让必死无疑的人长期存活,让无法生育的男女获得孩子,让失去功能的废置器官和组织重新获得功能,甚至可以人工培育器官和组织,克隆自我,组装生命。医学被认为是无所不能的,科学可以征服一切。一些医生,他们有一股强烈的征服欲。在他们看来,他们手中的手术刀是万能神。但是,当科学克服了古代那种为学术而学术的情况,从知识型科学转变为力量型科学时,当科学转向为人类造福的轨道上时,当科学日益显示其力量之时,科学与人的分离也就开始了。一方面,在科学万能的观念指引下,我们突然发现,本来被人控制的自然和客体,现在却反过来控制人了。人成为技术的附属物,技术成为主人,人变成了技术的奴隶,人被异化了。另一方面,科学万能论是不承认有限的。科学万能论是以无限为前提的。

---

① 培根.知识就是力量[M]//吴国盛.科学二十讲.天津:天津人民出版社,2008:46.
② 笛卡尔.谈科学方法[M]//吴国盛.科学二十讲.天津:天津人民出版社,2008:63.

只有在无限的、不受任何束缚的研究中才有科学万能存在的场所,才能为科学开辟万能的源泉。但是人与自然属于同一地球村,人的存在必须以与自然和谐相处为前提,这也就为人对自然的征服划定了一个不可逾越的界限。超过了这个合理的界限,就要受到自然的惩罚。由力量型科学导致的科学万能论,不自觉地将科学与人文引向了分离的道路,科学与人文分道扬镳了。而人文学由于一些人文学者的偏激及其与科学的疏远而变得日益落后于形势,人文的阵地日益缩小,人文逐渐被边缘化了。

今天我们之所以需要人文,之所以要高举人文的旗帜,就是为了改变这种状况,恢复人类主体的尊严,将人从技术的异化与束缚中解放出来。

三、特异性病因说与医学人文的分离

就医学人文而言,它的衰落与兴起与特异性病因说直接相关。

本来与医学人文紧密相联的医学,为何自文艺复兴以后,逐渐远离人文呢? 这是医学从整体医学、僧侣医学在14、15世纪兴起的自然科学推动下逐渐过渡到实验医学的直接结果。

继维萨里的人体解剖学和哈维的血液循环论问世以后,显微镜、X射线、细胞学说等一系列重大科学成果相继出现,在培根的科学理念、笛卡尔的身心二元论的哲学思想影响下,医学研究转向实验,开始了实验医学阶段,从而也开始医学与人文的分离。

首先是与法国医生拉美特利(Julien Offray de La Mettrie,1709—1751)的医学思想相关。拉美特利是18世纪法国的启蒙思想家、唯物主义哲学家,是当时追随笛卡尔学派的医师队伍中的中心人物。他在哈考特学院学习时对自然科学产生了浓厚兴趣,后来到巴黎大学学医,获得医学博士学位,并先后于乡村行医数年,后因发表《心灵的自然史》触犯了法国统治者而流亡荷兰,并匿名出版了《人是机器》一书,进一步宣传唯物主义思想。《人是机器》一书既是对当时的医学、病理学和解剖学知识和经验的概括,也是他从事医学的体验和观察。他的这一理论,是紧密依据 "物质是自然界的唯一实体,自然界的万物只是实体的不同形式"①这一唯物主义思想出发的。他以哈维的血液循环论为依据,首先论证了心脏的肌肉收缩是血液循环的机械原因,心脏静脉与动脉构成了运输血液的机械系统。此书的一些论述直接引用了他的同行鲍瑞

---

① 蒋永福,吴可,岳长龄.东西方哲学大辞典[M].南昌:江西人民出版社,2000:413.

里的说法。拉美特利提到，胃脏受毒物或呕吐刺激时发生机械性翻搅，心脏、脂肪和肌肉都在机械地收缩，肺也像鼓风机一样机械地操作。"人不过是一架机器，人和动物的不同之处，不过是这种机器比动物这种机器多几个齿轮，多几根弹簧罢了，只是位置的不同和力量的程度的不同。"他甚至断言，人们的一切感觉、情绪和思想的来源都可以还原为脑子的机械过程。有多少种体质，便有多少种不同的精神和不同性格。他说："只有设法……通过人体器官把心灵解剖分析出来，这样我们才有可能——我不说这样便无可争辩地发现了人性本身，但至少是——在这个问题上接近最大程度的或然性。"[①]拉美特利后因荷兰追查《人是机器》的真实作者又流亡德国，并担任柏林科学院院长，成为普鲁士国王弗里德希二世的医生，并发表《人是植物》一书，继续宣传他的机械唯物主义思想。《人是机器》一书的观点，是开始病人与病的分离、医学与人文的分离的重要一步。

德国病理学家魏尔啸（Rudolf Ludwig Carl Virchow, 1821—1902）和细菌学家科赫（Robert Koch, 1843—1910）对促成特异性病因说的形成起了决定性作用。魏尔啸是当时德国著名的社会活动家，同时也是著名的细胞病理学家，是一位多才多艺的学者。1856年，他任教于柏林大学，从事病理学研究，直到他逝世为止。1847年，他与莱因哈特（Benno Reinhardt, 1819—1852）创立了病理解剖学期刊。1855年，他在期刊上发表了《细胞病理学》论文，此文包含了一系列重要论断。他宣布："所有的细胞都来源于先存在的细胞。"在细胞病理学的总题目下，他发表了一系列的演讲。一方面，他强烈反对古代的"普遍病源"概念；另一方面，则提出医学和科学的探究必须集中在这样一个问题，即"疾病是在哪部分机体的细胞里面"。1858年他出版了《细胞病理学》一书，系统阐述了他的研究成果。他认为：医学研究必须集中探讨"疾病在哪部分的细胞里面"，"所有的疾病只不过是改变了的生命现象"[②]。他还认为：人体是细胞的总和；疾病的本质是机体的局部的部分改变；除了局部改变以外，没有任何全身性的疾病[③]。

科赫是德国一位著名的内科医生，他十分精确而系统地提出了细菌学原理和方法。最早促使他进行研究的是炭疽病。他凑成了一些简单的设备，运

①　韩震.医师拉美特利哲学的职业特征[J].医学与哲学,1985,6(5):22.
②　玛格纳.生命科学史[M].李难,等译.武汉:华中工学院出版社,1985:308.
③　王朱.现代病理学的奠基人——魏尔啸[J].医学与哲学,1981,2(2):66.

用精妙的技术,证明这种疾病不是来源于血液中的某种物质,而是一种特异的炭疽杆菌。随后他又研究外伤感染性疾病,研究感染中发现的微生物是疾病的原因还是疾病的结果这一课题。他用改进的染色法证实了"无论人或低等动物中,健康个体的血液或组织中都不存在细菌"[①]。在长期关于结核病的研究中,他克服了各种困难,终于发现了结核杆菌,并系统地提出了明确鉴定某种特有微生物的方法或准则。这就是后来人们津津乐道的"科赫四原则",一时成为实验医学的金标准。

魏尔啸的细胞病理学和科赫的四原则理论,给现代医学铸造了一种定势和规范,即任何疾病都表现为局部病变,并由特殊的原因引起。"这种观点就是特异性病因学(specific etiology)。其论点乃是:特殊的疾病由特殊的病因或病源引起。特异性病因学由巴斯德与科赫和其他的'微生物猎手们'所开端,花了许多时间,证明了它在实践上的有用性。此学说已成了医学思想的主轴。"[②]

以特异性病因学为指导思想的现代医学,在其200多年的发展中获得了无限的辉煌:它揭示了一大批疾病的病因;使对疾病的诊断向微细结构方面前进了一大步;治愈了许多先前被认为不可治愈的疾病。仅在1874—1900年的26年间,就制服了22种传染病[③]。但是,"特异性病因学继续在引向我们走向错误"。"特异性病因学当前在研究工作中已具有威胁性的影响,它导致人们疏忽了人类及环境对疾病所起的作用。""应用这些理论,只能赢得触目惊心的惩罚,它掩盖了医学至关重要的左右手:肉体紊乱或社会剥夺的术语来解释疾病或健康恶化。而在发展中国家,'魔弹'和营养及环境卫生相比,是很少有其重要意义的。""不论是较富裕的西方也好,或者第三世界也好,基础于特异性病因学上的医学失灵而体验到的经验教训,均不仅仅是历史性的,它们亦是经济上的和政治上的。"[④]更为重要的是,特异性病因学说将疾病视为与人的整体、人的心理、环境无关的局部病变,这样就导致了病与人、病与机体整体、病与精神心理的完全分离。在特异性病因学说的视线内,没有给人文留下任何余地,人文被彻底地排除在医学之外。但是,当医学要为人类提

① 玛格纳.生命科学史[M].李难,等译.武汉:华中工学院出版社,1985:356,360.

② 狄克逊.远在魔弹射程之外[J].徐宏达,译.医学与哲学,1982,3(2):44-45.

③ 同②。

④ 同②。

供更全面、更充实的健康服务时,当威胁人类健康的主要疾病是慢性病、退行性病变时,当人们期盼医学给人更多的关爱时,当我们欢呼当代医学取得从未有的成就时,我们看到了在特异性病因学指导下的现代医学因缺乏人文而导致的种种弊端。

特异性病因学促成了医学的辉煌,但也导致了医学人文的衰落,因而要召唤医学人文的修复。"远在魔弹射程之外"的现代医学呼唤人文精神。探讨医学与人文的关系,必须从根源上追寻医学与人文的分离及谋求统一的历史。

四、专科化加速了医学与人文的疏远

恩格斯说:"在希腊人那里——正因为他们还没有进步到对自然界的解剖、分析——自然界还被当作一个整体从总的方面来观察。自然现象的总联系还没有在细节方面得到证明,这种联系对希腊人来说是直接观察的结果。这里就存在希腊哲学的缺陷,由于这些缺陷,它在以后就必须屈服于另一种观点。"[①]这就是说,当古代那种整体观走到一定的时候,科学研究的分析时代是人类认识的必然行程,而历史也正是如此。但是,要分析,就必须将研究的对象相对地固定下来,舍去它的过去和未来;同时必须将研究的对象分割为若干不同部分,并将这些组成整体的不同部分与整体分离,置其与其他部分的关系而不顾,这要由接受过专门训练的专业人士来进行。没有这种改变,就不可能有深入的分析,就不可能有对物体的深入了解,就不可能有对事物不同层次的认识。这样,在研究中,就必然形成各种不同的专业领域和专科。由此可以认为,从十四五世纪开始,科学开始了分析时代,并走上专科发展的路程。

科学,也包括医学研究的专科化,本质上是人类的此种特质劳动——科学研究——的分工,而分工,从一开始就是一种社会的进步,和以往的任何社会分工一样,极大地推动了社会的发展。

● 专科研究,也包括医学研究的分工与专科化,大大提高了科学研究的效率,加快了人类对事物认识的速度。过去十几个世纪以来,人们始终徘徊在事物之外而不能深入里层了解事物的真正面貌,而今一旦采用分析方法进入事物的内部,就将其揭示无余,情况大为改观。

● 专科研究,也包括医学研究的分工与专科化,产生了极大的激发效应,

---

① 中共中央马恩列斯著作编译局.马克思恩格斯选集:第三卷[M].译.北京:人民出版社,1972:468.

当某一局部研究取得进展而获得成功时,无疑必然激发从事另一专业的其他的专业研究人员的热情,促进他们的研究。从十五六世纪开始的这些研究,几乎是此起彼伏,一浪高过一浪,一波未平一波又起。

● 专科研究,也包括医学研究的分工与专科化,在人类认识自然界的征途中,产生了极大的互补与借鉴效应。人们从各种不同的专业化研究中,相互借鉴,取长补短,而这种借鉴与相互取长,当然又极大地加速了人类对自然的认识。可以说,没有分析与分工,就没有人类对自然认识的今天。

● 专科研究,也包括医学研究的分工与专科化,大大加速了人才的培养。它胜过无数个大学,而成为专业人才成长永不枯竭的源泉与摇篮。

但是,科学研究的分工与专科化,也有其消极的影响。其一是它在发展到一定的时候,又限制了人们对事物的认识,成为人们对客观事物认识的障碍;其二是造成了人文精神的衰落。我国学者吴国盛认为:近代人文与科学分裂,表面看有以下几点原因:第一是科学与技术的学科日益分化、日益扩张,而人文学科的领地日益缩小;第二是学问的普遍的科学化与功利化的倾向;第三是培养人才的教育体制,人为地造成了人文与科学之间的隔离与疏远;第四是自然科学自诩的道德中立。他认为科学与人文分裂的根源在于专科化①。

在科学技术功利化和分层化的影响下,医学和整个科学一样,朝着专业化的方向迅速发展,从器官、脏器、细胞、分子、亚分子的不同层次,步步逼近,先是按治疗方法或疾病的部位不同出现了内科、妇科、产科、五官科等;随后又从内科、外科这种大的学科中分化出心脏、血液、消化、内分泌等学科;继而又随着研究的深入出现了心脏内科、心脏外科、介入科等。正是在这种专科直入的专业化的体制下,医生们根据自己的特长和喜好,终日困守自己的小天地,努力将自己造就成为本专业的突出专家、这一领域内的权威。然而,专业的专科体制虽然加速了人们对事物的认识进程,但同时也限制了人们对客观的认识。正如有的医学专家所指出的那样,"20世纪医学的专科化,使医学分科越来越细,病家常需要一次到几个专科诊治,由于专业的角度不同,难免发生相互推诿或扯皮的现象;临床医师过早或过分地专业化,使医学的分工日益精细,逐渐形成分科思维,习惯从本专业的角度分析和处理问题。显然,以有限的专科知识来分析整个人体复杂的病情,难免会引起分析局限性或判断失误,并限制本学科的发展。现代医学多学科共同发展的趋势,使一门学科只

---

① 陆挺,徐宏.人文通识讲演录:哲学卷(二)[M].北京:文化艺术出版社,2008:20-21.

有与其他学科相互交叉、相互渗透,让不同专业信息的火花不断地碰撞,才能使本专业不断地创新,得到更高层次的发展和提高"①。

医学不断专科化的另一个严重后果,是对医学人文精神的冲击,近代医学人文精神的衰落与此息息相关。

● 由于医学的专科化和任何专业的专科化一样,是以局部与整体分割为前提,因而医学的专科化的直接后果,必然是医生、研究者只关心自己研究的局部(部分)而忽视整体的人,在医生、研究者面前的存在物只是人体的某一局部,只是细胞、组织、基因的片断,而不是整体的人的形象。人,有思想、有感情的病人,在医生、研究者面前消失了,这就必然导致对人的爱心消失,导致对病人关爱的消失。在此种专科化的体制下,医生、研究者只关心其所研究、诊察的对象是什么和不是什么,而不是躺在他面前的这位病人的需要是什么、痛苦是什么。这种专业化的体制没有为"情"与"义"留下任何存在的空间。这是现代医学人文精神衰落的根本原因,而这正是现代医学的专科化体制所决定的。

● 现代医学的专科化或专业化,是以先进的诊察、治疗手段为前提的。没有先进设备的出现,就没有专科化或专业化。先进的装备与专科体制,是近代医学的一母双胎。专科医学与整体医学的一个重要不同,在于整体医学是以对人的全面了解,包括对病人的直接观察、询问、直观检查,来达到对疾病认识的目的的,其效果也是以观察病人在经过治疗后的全身反应来确定是否有效的。而专科医学则与此大不相同,它是以种种诊察的物质手段,即各种设备、仪器来了解病情的,它往往忽视对病人的全面观察,甚至在此种医学观点看来,也无须对病人进行直接的接触与观察,而只需注重经各种仪器、设备检测后的结果。因此,以现代设备装备起来的现代医学,医生、研究者与病人的直接交往大大削弱了,医生与病人之间的关系被医生与物、医生与设备的关系取代了。医患关系的物化是近代医学一个重要而无法回避的特点。可以说,现代医学人文精神的衰落,有其客观方面的物质基础。

在现代医学出现以前的原始医学、经验医学、僧侣医学,由于科学技术的不发达,医生对疾病的认识和治疗,只有通过与病人的密切接触才能完成。医生要了解病情,需要向病人询问病史及病人患病后的感受;对疾病的治疗,也

---

① 杨菊贤,卓杨.重视专科思维的局限,提倡多学科协同发展的应用[J].医学与哲学(临床决策论坛版),2006,27(3):4-6。

同样需要病人的配合与支持,而其中许多治疗,更是通过医生与病人直接接触完成的。如中医认为:"凡治病必察其下,适其脉,观其志意,与其病也。"(《素问·五脏别论》)"欲知其内者,当以观乎外,诊于外者,斯以知其内。盖有诸内者,必形诸外。"(元·朱震亨)中医对病情的了解所积累的经验,诊法诊则的望、闻、问、切,全部都是由医生与病人直接接触完成的。"上士欲会其全,非备四诊不可。"(明·李时珍)中医和其他古代医学一样,认为人体任何疾病必形于外。而由于当时诊察手段所限,只能由外及内,从外部的种种迹象来了解人体的疾病,从病人的感受来认识疾病,这样就形成了如希波克拉底所说的了解病人比了解病更为重要的观点,因而也就形成了古代医学医患间的密切关系,形成了当时的医学人文观。

●　近代医学的专科体制,是以还原论和心身二元论为哲学基础而形成的。它认为任何疾病都可表现为局部的具体病变,而这些病变都可以通过先进的设备和仪器得到检测而以数字或具体形态表现出来。在这种专科医学的视线内,没有为疾病的心理精神因素留下余地。疾病与心理精神无关。因此,它当然也无须关心病人的精神世界,无须调动病人精神心理因素来战胜疾病。这也是近代医学人文精神消退的重要原因。"我们千万不能忘记,发生在人体上的任何疾病,虽然有其主要的发病原因,但在发展和转归过程中,无疑要受到多种因素的影响。"[①]一位医生深有感触地说:"笔者在长期从事心血管内科医教研究工作中,深感心理行为因素与心血管疾病的发生发展关系相当密切,因此从事两者相互关系的研究,但一开始遇到阻力确实不少,经常被评价为'不务正业',一般是在精神医学与医学哲学领域内得到不少支持。"[②]可见专科体制与人文精神存在一种天然的隔离。

我们要复归医学的人文精神,必须纠正专科医学体制的此种缺陷,大力提倡专科与多学科的协作,提倡生物心理社会医学模式。

五、培养专业人才的教育体制雪上加霜

以上只是就科学内部的变化探索了科学与人文分离的原因。但科学与人文的分离还有外部的因素,一方面是培养人才的教育体制,即在专科化思想影

---

① 杨菊贤,卓杨.重视专科思维的局限,提倡多学科协同发展的应用[J].医学与哲学(临床决策论坛版),2006,27(3):4-6。

② 同①。

响下的以培养专业人才为目标的教育体制。这种教育体制的特点，一是在高中和大学过早地实行文理分科，学理工科的无须接受人文知识教育，只须学习自己选定的专业学科就可以了；同时这种教育思想认为，既然国家建设需要各种各样的建设专业人才，因而为国家输送人才的高等学校，就应按专业需求来设置不同专业的院校。建设需要采矿人才，就开设地质矿业学院；需要农业人才，就办农业大学；需要通信人才，就办通信学院。这种教育体制的出发点，就是认为国家需求的人才只与专业有关，与人文无关。学生们也普遍认为：学好数理化，走遍天下都不怕。在这些按人才专业需要设置的大学里，当然也没有人文学科的任何阵地了。正如有的学者指出："培养专业人才的教育体制，人为地造成了科学与人文之间的疏远与隔绝。过去老是说培养专才，不要学那么多，好好学专业，要有专业思想，结果人为地造成了疏远。"①

1949年以前，我国的教育是以英美为样板建设的。当时的大学以综合大学为主。在这些综合大学中，文理并存，学生可以相互选修本人主修以外的各种课程。从1952年开始，我国按照一边倒的国策，全面照搬苏联的教育体制，实行院系调整，几乎将所有的综合大学改为专业学院，即使有少数仍然被冠以综合大学的名称，实际也改成以某专业为主的大学。原先综合大学的人文学科，大多被取消、压缩；一些原本在某些人文学科上很有建树的学校和学科，大多被分得七零八落，有的学校甚至关闭、取消：人文学科受到毁灭性的打击。"中国在50年代以后，新的系科整合，事实上注重的是自然科学，社会科学则是从马克思主义科学论证出来的，所以无所谓人文学科。"②这正和当时盟军占领德国的情况完全相反。盟军进据柏林后，强行将柏林工业大学改为综合大学。"转眼半个世纪过去，教育界感到：苏联模式有其历史作用，但它培养的人才太专，缺乏适应能力和创造力，人文精神无从谈起。"③

● 以专业为核心的教育体制，将人文逐出大学，造成了我国大学乃至整个社会人文精神的衰落。人文被贬为无用、空话的代名词。

● 以专业为核心的教育体制，将人文排除于人才培养和学生学习视线以外，从而在学生中造成了轻视人文的不良风尚。这也是当前医学院一部分学生不重视人文的重要原因。

---

① 陆挺，徐宏.人文通识讲演录：哲学卷（二）[M].北京：文化艺术出版社,2008：20-21.
② 陆挺，徐宏.人文通识讲演录：哲学卷（二）[M].北京：文化艺术出版社,2008：16.
③ 谢冰，等.逝去的大学[M].北京：同心出版社,2005：32。

● 以专业为核心的教育体制,将那些体现人类精神文明的人文学科排除于大学之外,未能对学生的人文品格,特别是医学对人文精神的要求给予关注。

只重视专业教育的教育体制,是人文与科学分离的重要源头。

六、学术极"左"思潮加深了科学与人文的分离

外部因素的另一方面,是来自人文方面的,也即来自对科学与人文关系的不正确的理解,特别是我国建国前期马克思主义对科学(包括医学)的不正确的干预。这种不正确的干预伤害了科学工作者的积极性,拉大了科学与人文的距离,增加了两者间的隔阂。

20世纪以来,关于科学与人文的关系,曾发生三次大论战。第一次论战发生于20世纪20年代初,即以张君劢和丁文江为代表的科学与人生观的论战。1922年,张君劢(1887—1969)在《清华周刊》上发表主题为"人生观"的文章,认为人生观是"主观的""直觉的""自由意志的","起源于良心之自动而绝非有使之然者也","绝非科学所能为之,唯赖诸人类之自身而矣"。张君劢强调人生观不能为伦理学方法所支配,纯粹的心理现象在因果律之外,主张物质现象与精神现象是互不相干的。当时的地质学家丁文江(1887—1936)起而反驳,在《努力周报》著文《玄学与科学——评张君劢的"人生观"》,认为人生观与科学分不开,精神科学与物质科学也分不开,反驳了张君劢认为人生观不能统一,因而科学方法不适用于人生观的观点。这种讨论虽然只集中于当时的数月,但其回声至今仍然不绝于耳。第二次是发生于20世纪50年代剑桥大学的两种文化的讨论,这一讨论波及全球。第三次是20世纪90年代开始的"科学大战",即以人文学者福柯、兰丁为代表的一方对科学的质疑,与科学家格罗斯、克瑞杰、索卡尔为代表的一方对后现代派亦即对学术"左"派质疑的回答。这场争论规模空前,影响深远。三次论战虽不尽相同,主题也常翻常新,但其实质都涉及如何正确看待科学与人文的关系。

这里有必要介绍"科学大战"对人文与科学分离造成的恶劣影响。发生于20世纪末的"科学大战",是科学怀疑论以激进形式对现代科学得以立足的合理性、客观性、真理性的全盘否定引起的一场后现代思想家与科学卫士之间的大论战。从20世纪70年代开始,后现代思想逐步向科学领域渗透,并形成了后现代反科学思潮的两大特点,即相对主义和知识权力说。后现代反科学思潮对科学的合理性、客观性、逻辑标准、客观实证、本体论、科学认识论

进行了全面的否定,强调科学中的政治权力规则,把科学视为一种权力——利益场所,强调科学是一种社会构建。印度学者兰丁在其主编的《科学、霸权与暴力》一书中声称:近代科学没有什么客观性,是西方帝国主义的神话,占星术是弱者的神话,它是西方科学的牺牲品,因此弱者是有权来挑战科学的神话的;福柯在其《规则与惩罚》一书中把理性描述为一种圆形监狱式的规则,它创造了人的思想机械化过程,创造了一种客观化、自然的、纯粹生物意义上的身体,并导致了人的异化。福柯著名的"知识=权力"的公式,就是要认定科学就是一种权力。正是在这种思想影响下,西方和第三世界出现了一股强大的反科学运动。但是,这股反科学的运动受到科学家们的强烈反击。1994年,美国生物学家格罗斯与数学家莱维特发表了《高级迷信:学界左派及其与科学之争》一书,首先打响了论战的第一炮;随后,克瑞杰主编的《沙滩上的房子:后现代主义者的科学神话的曝光》、索卡尔和布里克蒙特的《时髦的胡说:后现代知识界对科学的滥用》等,将这一论战推向高潮。这场论战的实质,是两种文化深层次认识论的冲突,是实证论理性主义与社会历史主义之争,也反映了西方人文学者为争回失去的学术空间和第三世界学者为保卫自己的传统文化地盘的权力斗争。这场"科学大战"留给了我们对于如何面对新形势下人文与科学关系的许多思考。

由于种种原因,第二、三次论战在中国似未产生较大影响。但是,在中国,此种对科学与人文关系不正确的理解,特别是人文主义对科学的批评,主要是通过传统马克思主义对科学的干预反映出来的。由格罗斯和莱维特撰写的《高级迷信:学界左派及其与科学之争》,虽然出版于1998年,但它和我国传统马克思主义对科学的干预,与我国20世纪五六十年代在中国发生的事件如出一辙。他们在这本书中说:"传统的马克思主义认为,我们所思考的科学其实只不过是资产阶级的科学,是资本主义社会秩序在上层建筑中的体现,而所谓资本主义社会秩序却有其可预见的规律,自主地或按照修订了的文化建构主义的教条不断循环。"[①]"科学是彻头彻尾的社会产物,仅仅是在社会实践中产生的一套约定。"[②]这与20世纪在我国发生的对科学的批评是何等相似。

1950年6月28日至7月4日,苏联科学院和苏联医学科学院在莫斯科召

---

① 任定成.学术左派与科学[M]//任定成.科学人文高级读本.2版.北京:北京大学出版社,2005:254,260.

② 同①。

开了巴甫洛夫生理学说科学会议，会议一方面认为巴甫洛夫学说是代表辩证唯物主义的，要以巴甫洛夫学说改造医学；另一方面则认为魏尔啸的细胞病理学是形而上学的、唯心主义的、伪科学的反动路线，并宣布不应当有反动的魏尔啸学说存在的余地①。苏联这种认识快速地传入中国。20世纪50年代，中国的医学界发生了一些事情，其中引起社会关注的是一种认为"中医是封建医，西医（以细胞病理学者魏尔啸的学说为主导）是资本主义医，巴甫洛夫是社会主义医"的观点。1952年在《东北卫生》第1卷第9期发表的一篇题为《在一定的政治经济基础上产生一定的医药卫生组织形式与思想作风》的文章，提出了封建社会与封建医、资本主义社会与资本主义医的问题，甚而提议取消一切医院，靠巴甫洛夫药包治百病。从1952年开始，中国出现一场用巴甫洛夫学说改造医学的运动。在1952年9月至12月的《健康报》上，出现了如下文章：《内科学传统医学思想批判》《外科学传统医学思想初步批判》《对传统生理学的初步批判》《巴甫洛夫学说和药理学》《批判旧微生物学对传染和免疫问题的认识》《对小儿科传统学术观点的批判》等等。1955年1月，当时的高教部与卫生部还联合做出了"关于加强学习北医积极学习苏联先进经验的决定，其内容是用巴甫洛夫学说全面地、系统地改造西医"②。

　　1957年在青岛召开的学术会议，对魏斯曼、摩尔根学说发动了全面的批判，将学术"左"派们的观点发挥得淋漓尽致，令人啼笑皆非。遗憾的是，此种所谓对资产阶级科学的批判，在"文化大革命"中更是愈演愈烈。在中国，如此长期地对"科学"的所谓批判，严重扰乱了人们的认识，歪曲了科学与人文的关系，给当前理顺医学与人文的关系带来了严重的困难，其后患无穷。

　　● 此种学术上的极"左"思潮，严重歪曲了科学的实质与产生的渊源，科学与社会制度有关联，但科学产生的根源在于人类的科学实验与生产实践，并非直接与社会制度挂钩。

　　● 社会意识形态与人文主义有重大区别，混淆了两者的不同，不仅无益于科学，而且极大地妨碍科学的发展，只能给科学带来凋零与衰落。而我国在1980年前科学发展受阻和苏联科学发展迟缓甚至停滞的教训，提供了充分的证明。

---

① 金大劼."百家争鸣"方针与医学——医学领域里"百家争鸣"的历史回顾[J].医学与哲学,1986,7(11): 1-3.

② 同①。

● 此种学术上的极"左"思潮,严重地伤害了科学家的积极性,对他们的心灵造成了严重的创伤,使一些医学家产生了远离人文的思想,至今仍心有余悸,有的甚至心灰意冷。

因此,我们今日倡导科学、医学与人文的结合,必须吸取历史留给我们的教训。

七、保健服务市场取向恶化了医学与人文的关系

当前,医学与人文之间出现的一些非常态现象,与保健服务的商业化密切相关。

"尽管自称有拯救生灵的崇高目的,但医疗保健机制实际上是一种追求利润的商业活动。例如在1968年,美国医学协会的一位主席就公开宣称,医疗应该只为那些有能力支付费用的人提供服务。"[①]美国实际上也是当今医疗市场化程度较高的国家。当中国改革开始起步时,中国的保健服务也从计划经济向市场经济过渡,并开始向市场化方向靠近。1979年卫生部领导在接受新华社记者采访时说:卫生部门也要按经济规律办事,运用经济手段管理卫生事业。1984年,卫生部等三部委发出了《关于加强医院经济管理试点工作的通知》,提出了"放宽政策,简政放权,多方集资,开阔卫生事业的路子"的政策构思。随后,政府允许医院采取一系列市场运作的办法经营医院,如扩大自主权,允许医院实行药品差价经营,以药养医,复制企业改革模式,推行科室成本核算制,超额奖励;允许开办特需服务,提升服务价格。1988年,中国有学者从理论上论证医院市场化的必要性和可能性,认为"市场机制是一种完整的经济机制,医疗卫生要引进的是完整的市场机制,而不是它的某一方面"[②]。实际上也正是这样,我国的医疗保健服务正式一步一步地进入市场,不声不响地以市场法则运行医院,将"治病救人"的首要宗旨转变为"追逐利润"的首要宗旨。

在市场机制影响下,各种谋求经济利益的措施应运而生。诸如扩大手术指征、滥用高新技术、开大处方、延长住院时间、分解收费项目、扩大收费范围、提高收费标准、广用进口药和贵重药、收取红包、重复检查、点名手术、专

---

① 帕里罗,等.当代社会问题[M].周兵,等译.北京:华夏出版社,2002.

② 桂贝武,舒侠.医疗卫生部门应当完整地引入市场机制——兼与杜治政同志《市场机制能引入医疗卫生部门吗》一文观点商榷[J].医学与哲学,1989,10(10):37-40。

家门诊、特需病房,不一而足,医院的收入自然也随之大增;在以市场为导向的机制激励下,医院经营者的积极性大增,不断盖大楼,扩大医院的床位,扩大门诊量,招聘高尖人才,购置高新技术设备,而更大规模的医院与门诊量、更新的技术与高尖人才又为之带来更丰厚的收入。而从20世纪90年代起,几乎所有三甲医院的床位都不断扩大,有的翻了一番或几番,门诊量也提高数倍,收入也由几千万、几亿升至十亿甚至几十亿,医院一时成为社会的高赢利部门。正如WHO发布的《初级卫生保健——过去重要,现在更重要》(2008年世界卫生报告)所指出的那样:当前"卫生体系向无节制的商业化沦落";"卫生服务商业化在一些国家达到了空前的比例,主要是国家主动选择或因能力有限而对卫生部门管理失败所致";"卫生商业化服务对服务的质量和可及性都会产生影响";"卫生保健的商业化破坏了人们对卫生服务的信任,降低了卫生部门保护公众的能力";"缺乏管理的商业化的医疗卫生体系是非常低效的、昂贵的,它加剧了卫生不平等程度,提供的是低质量,有时甚至是不利于健康的危险的卫生服务"[①]。

　　市场影响保健服务行业的另一渠道是医药企业对医院和医生的影响。医药企业与医院、医生的关系,实际上就是市场对医院和医生的影响,这是一个历史性、全球性同时也是有争议的问题。鉴于医药企业对医院的影响一天天加剧,早在20世纪70年代,美国就有学者提出否定意见,如Rawlins认为药业与医学职业之间的关系变得腐败了,导致公众对医学信任丧失[②];Lexchin也是早期持批评意见的学者之一,他指出药业营销策略抬高了药价,败坏了医生的处方规范,对患者的健康带来了负面影响[③];1989年Bricker指出在医疗保健过程中医生接受医药企业的贿赂,导致了医生客观公正丧失,而且是不道德的[④];这一年的美国内科医学会发表了立场声明,阐述了药业与医疗行业之间

　　① 世界卫生组织.2008年世界卫生报告　初级卫生保健——过去重要,现在更重要[M].兆瑞臻,等译.北京:人民卫生出版社,2008:14.

　　② Rawlins M D.Doctors and the drug markers[J].Lancet,1984(2):276-278.

　　③ Lexchin J.The medicial profession and the pharmaceutical industry:An unhealthy aliance[J]. International Journal of Health Services,1988,18(4):603-616.

　　④ Bricker E M.Industrial marketing and medicial ethics[J].NEJM,1989,320(25):1690-1692.

的伦理问题,从此引起了医学界和社会的重视[①]。

从国内外的情况看,医药行业与医务界的接触,包括对医院、诊所、继续教育机构、专业学会、研究机构和医生个人几方面,其方法一般是通过医药代表与医院和医生接触,或者医药企业与医院等单位的领导直接面谈。通常影响医疗行业的方法与手段有:为医院及其他医疗单位提供科研经费赞助;向医生个人赠送钱财、物品、票证;为医生或医院领导提供旅游费用,组织旅游性的考察与访问;赞助学术会议的召开;为医生的著作提供出版费用;在中国还有为医生装修房屋、承办婚丧嫁娶,为医生或医院的领导子女出国提供帮助。医药开发商所有这些市场行为,其根本目的就是为医药企业的产品打开销路。当医生或医院领导收受他们的贿赂后,最通常的回报方法是为医药企业做广告;在开具处方时尽可能地使用他们的药物或器械;接受医药企业对科研的干预,如接受他们对实验设计、数据处理、成果鉴定、成果发表的干预,接受他们对治疗指南的干预,将企业的产品写入指南,在继续教育中将企业的产品说明纳入教学的内容。如此等等对医疗行业的影响,是数不胜数的。据2001年统计,美国有9万名医药代表,每4.7名医生就有1名医药代表与之联系,92%的医生接受过药厂的样品,61%的医生接受过医药代表的宴请、活动门票或免费旅行,13%接受过经济或其他形式的馈赠,12%接受过临床资助;2002年美国药业支付120亿~150亿用于药业促销,平均每位医生得到800~1 500美元[②];美国药业研究机构和制药厂商会的数字显示,2003年美国医药业花了220亿美元用于产品促销,高于1999年的121亿美元;宾夕法尼亚州一保健公司研究机构称,2005年美国药业仅用于医生举办会议和活动的花费就有30亿美元。鉴于这种行业严重侵害了病人的健康,2005年美国150所医学院校4万名学生奔赴各地,向4万名医生发出呼吁,要求他们停止接受医药公司的馈赠[③]。再看我国,据不完全统计,2005年8月1日至2006年7月31日,全国纪检机关和工商、卫生行政部门共查处医药贿赂案件790起,涉案单位630个,涉案人员1 160人,涉案金额5 701万元[④]。据不完全统计,医药公司

---

① American College of Physicans.Physicans and the pharmaceutical industry[J].Annals of Internal Medicine,1990,112(8):624-626.

② Blumenthal D. Doctors and drug companies[J]. NEJM,2004,351(18):1885-1890.

③ 麦克唐纳.同礼物进行斗争[N].时代周刊,2005-11。

④ 陈铁琳.医药购销领域治理商业贿赂案件查办取得突破[N].南方周末,2006-03-26（ B12).

每年至少要拿出7.72亿元人民币贿赂医生①。

市场对医疗保健服务的所有这些干预和影响,其后果是什么呢?

● 使医疗保健服务的宗旨改变,许多公立医院公益性消失,并逐渐变成逐利性的医院;

● 使医患关系恶化,医患纠纷增多,医疗秩序与医疗环境恶化;

● 使医生社会角色与社会作用改变,医院与医生诚信消失和医院信誉严重受挫;

● 使医疗腐败现象丛生,收红包、收回扣等现象屡禁不止,腐蚀了医生队伍;

● 使医学造假现象滋生,医学的科学性、客观性、权威性严重受损,并给患者的健康带来威胁;

● 保健服务的市场取向加速医疗价格上涨,推动医疗资源向城市、向大医院集中,扩大城市与乡村、发达地区与贫困地区之间的差距,使保健服务的公平性与可及性的实现难上加难。

在这种情况下,哪有医学人文精神可言? 当然,我们应当承认,即使在如此环境下,仍有一些医院和医生在坚守医学的良心,精诚地为患者服务,但就总体而言,医疗市场化对医学人文精神的冲击是全面而巨大的。因此,要切实落实医学人文关怀,必须切断医生、医院与市场的直接联系,解决医疗市场化带来的负面影响。这也正是当前医疗改革中强调公立医院必须回归公益性的原因。所谓恢复公立医院的公益性,核心是除去以追求利润为目标的办院宗旨。而只有在这种条件下,保健服务才有回归人文的可能。

对于如何促进当前医学人文与医学科学的结合,只有了解了两者分离历史的和现实的原因,我们才能对症下药。

---

① 麦肯齐,约翰.商业贿赂败坏大陆医疗行业声誉[N].参考消息,2006-07-19(15).

医学人文学的兴起及其历史使命

在最近的半个多世纪,人文社会医学正在引起医疗界和整个社会的广泛关注,医学人文已经走出大学和研究所,成为社会的公共话语和社会实践,成为当代整个社会人文运动的重要组成部分。

一、一种新的人文思潮兴起

当代医学人文学的兴起,与当代兴起的一种新的人文思潮密切相关。

20世纪以来,特别是第二次世界大战结束以来,包括医学在内的整个自然科学领域,出现了一种人文主义思潮,出现了一种要求自然科学及各方面的工作回归人文、回归社会、回归以人为本的思潮。

自然科学经历了14—16世纪的文艺复兴运动之后,摆脱了神与宗教的桎梏,亦同时走出了古典自然哲学的深宫。它作为一支独立的社会实践力量,有了突飞猛进的发展,成为人类社会生活中的重要组成部分,成为影响民族和国家发展的决定性力量。科学已融入社会,融入人类物质与精神文化的全部生活之中。科学离不开社会,离不开人类生活。当然,社会、整个人类生活也离不开科学。科学不仅作为一种改造社会的物质力量,而且作为人类社会精神文明,获得了毋庸置疑的肯定意义。"科学既是人类智慧的最高贵的成果,又是最有希望的物质福利的泉源","它的实际活动构成了社会进步的主要基础"。但是,"科学对文明的价值一直受到怀疑","世界所以陷入目前的状态,完全是由滥用科学的缘故"的声音仍不绝于耳①。正是在这种情况下,科学无论是从其自身发展,还是从其更好地发挥社会功能的需要看,都要求注入新的人文精神。在科学界,在学术领域,一种类似14世纪那种寻求人文精神、回归

---

① 贝尔纳.科学的社会功能[M].陈体芳,译.北京:商务印书馆,1982:33-34.

人文的思潮正在兴起。

对于这种被称为新的文艺复兴的人文思潮,一些关注科学发展的学者早就察觉到了。例如,英国著名的科学史家W.C.丹皮尔在其1929年出版的《科学史》中就这样写道:"在希腊人看来,哲学和科学是一个东西,在中世纪,两者又和神合为一体。文艺复兴以后,采用实验方法研究自然,哲学和科学才分道扬镳,因为自然哲学开始建立在牛顿力学基础上,而康德和黑格尔的追随者则引导唯心主义哲学离开了当代的科学。同时,当代的科学也很快地就对形而上学不加理会了。"① 这样,我们就看到了自16世纪以来科学与哲学、科学与人文学的分离。科学家们认为,科学就是为认识而认识的纯科学。科学只能沿着实证的方法,只能沿着排除哲学,沿着排除人文社会因素的影响,才能获得自身的存在和发展。但是,在经历了几个世纪的实践后,人们终于认识到,就科学的自身存在发展而言,"通过科学走向实在,就只能得到实在的几个不同方面,就只能得到用简单化的线条绘成的图画,而不能得到实在自身"②。"文艺复兴时期的人文主义者重新去研究希腊文,不但是为了语言和文学的缘故,而且也是因为希腊哲学家的著作中可以找到关于自然界的最好不过的知识。"③ 这种最好不过的知识,显然就是恩格斯在《自然辩证法》导言中提出的"理论地掌握这些材料"④,就是对辩证思维的需求。其实,"现代科学具有双重起源。它既起源于巫师、僧侣或哲学家的有条理的思辨,也起源于工匠的实际操作和传统知识"⑤。没有实践,没有经验,科学只能是无源之水、无本之木。同样,如果没有哲学思辨,没有人文社会精神的孕育,经验永远只能是经验,而不能成为科学。今天科学尽管已突飞猛进,但仍离不开这两个源头。赋予当代科学以更多的发展是十分需要的。科学必须既是理性的同时又是经验的。"只有当理性思维应用于我们称之为经验的目的——即对于我们的几种感官,或对于以科学仪器的形式加以改进发展的感官来说,是可以达到的客体时,科学才存在。"⑥

---

① 丹皮尔.科学史及其哲学和宗教的关系:上[M].李珩,译.北京:商务印书馆,1987:序.
② 中共中央马恩列斯著作编译局.马克思恩格斯选集:第三卷[M].北京:人民出版社,1972:465.
③ 巴伯.科学与社会秩序[M].顾昕,等译.北京:生活·读书·新知三联书店,1991:11.
④ 萨顿.科学史和新人文主义[M].陈恒六,等译.上海:上海交通大学出版社,2007.
⑤ 同②。
⑥ 巴伯.科学与社会秩序[M].顾昕,等译.北京:生活·读书·新知三联书店,1991:8.

当代科学领域人文主义的复兴有更深刻的原因。由于我们为科学的发展提供了种种条件和机会,科学对社会产生了愈来愈大的影响。社会能够接纳愈来愈强大的科学吗?科学之于社会与人类的影响都是正面的吗?科学在何种范围内才是有益于人类社会而不是祸害人类社会呢?诸如大规模的杀伤性武器、遗传工程、人类对自然的大规模干预⋯⋯在何种界限内才能造福于人类呢?这就要求科学从最初源于人类利益的需要而最终回到人类利益这一基点上来。英国著名的科学家J. D.贝尔纳曾明确指出:"我们不能再无视这样的事实:科学正在影响当代的社会变革而且也受到这些变革的影响,但是为了要使这种认识多少具有实在的内容,我们需要比以往更仔细地分析两者的交互作用。"①另一位科学史作家萨顿也曾发出呼吁,要求科学人道化。他说:"要想使科学研究劳动人道化,唯一的办法是向它灌注一点历史精神,即崇敬过去的精神——崇敬世世代代一切良好意思的见证人的精神。不论科学变得多么抽象,它的起源和发展过程本质上都是同人道精神有关的。"每当我们对世界有了进一步理解,我们也就能够更加深刻地认识我们和世界的关系。并不存在同人文科学截然相反的自然科学,科学和学术的每一门类都是既同自然有关,又同人道有关。"如果你指出科学对于人道的深刻意义,科学研究就变成了人们所能创造的最好的人道主义工具;如果你排除了这种意义,单纯为了传授知识和提供专业训练而教授科学知识,那么学习科学,就失去了一切教育的价值了,无论从纯科学技术观点看其价值有多大。如果不结合历史,科学知识就危及文化。"②科学与社会的关系如此紧密,科学对社会的影响如此巨大,要求科学始终不背离人道,不背离社会公众的利益,和人文社会相伴相依,就成为势所必然的了。

当代在科学领域里复兴人文的呼声,不仅来自技术至上主义的冲击,而且也是对市场浪潮冲击的回应。当前,人们无可奈何地面对价值混乱、权力腐败、市场扭曲、司法不公,人性淹没于物欲横流的浪潮之中,于是一种呼唤人文主义的复兴思潮,确立人的主体地位的呼声,在中国的思想界方兴未艾。"中国需要一场文艺风暴,需要一场文艺复兴,需要一场新人文运动来唤醒沉睡了几千年的民众!唤醒的目的是为了个体的价值与尊严。"这场"文艺复兴不是要复古,需要从古典文化中寻找普世价值,同时让普世文化在本土传统中扎下

---

① 贝尔纳.科学的社会功能[M].陈体芳,译.北京:商务印书馆,1982:37,39.

② 同①。

根本。"① "我们今天有着一种新的宗教崇拜,那就是'拜物教';一切以物的尺度来衡量,只有在物质的层面上才是被允许和可鼓励的,任何东西只有变为物质,变为任何可见的物的存在与统治,才是具有说服力和令人认可的,所有那些属于人的价值、人的精神生活和感受,包括刘国先生所说的'有关人自己的知识,都被弃之如敝屣。'"② 2006至2007年由《南方周末》率先开展的"中国需要一场文艺复兴吗"的讨论,深刻表明中国一场新的人文运动兴起的情势。

如果说,十四五世纪文艺复兴思潮的要点在于使科学从宗教与神学的桎梏中解放出来,为科学的发展创造良好的条件,那么今天我们面临的新的文艺复兴思潮的特点,就是要走出唯科学主义、走出拜物教和金钱至上的泥淖,维护人的价值与尊严,在一切工作的发展中——包括科学在内——克服重物轻人以及单纯技术主义的倾向,全面树立以人为本的理念,实现科学与人文的结合,使科学更好地造福于人与社会。

当然,当代科学要求人文思想的复归,应当是区分那种旧的、几乎与宗教混为一体的人文主义。从历史上看,一些人文主义者从传统的旧观念出发反对科学创新的事例也不罕见,如历史上曾发生的反对尸体解剖、反对堕胎、反对人体试验等,都曾使医学进步严重受阻。今天科学要求人文的复归,是基于限制科学负面影响的人文复归。在当今科学领域,也的确存在旧人文主义对科学进步的干扰。诸如无条件的动物保护主义,视任何科学技术为灾难……如此种种无疑对科学、对社会都是无积极意义可言的。科学应当摆脱那种旧的人文主义思想的干扰,既反对科学就是一切的唯科学主义,又反对否定科学、视科学为灾难的科学虚无主义,谋求科学与人文结合的新的人文主义,从而为科学自身、为人类社会创造美好的明天。

二、医学人文学兴起的背景

医学和整个自然科学一样,自文艺复兴以来,也走过了依赖实验、排斥哲学与人文学的影响、坚持自身独立发展的漫长路程。但是,尽管如此,早在19世纪20年代,德国病理学家魏尔啸(1821—1902)就曾说过:"与其说医学是一门自然科学,不如说它是一门社会科学。"自那时以来,关于医学与社会的关系,关于社会对医学的影响与控制,人们的认识愈来愈明确和坚定了。例

---

① 刘宁军.中国需要一场文艺复兴吗[N].南方周末,2006-02-07.

② 崔卫平.我们的尊严在于拥有价值理想[N].南方周末,2007-01-11.

如,曾经影响和指导过医学发展100余年的"特异性病因说",在新的形势下遇到了越来越多的困难与麻烦。在许多研究课题面前,人们不禁要问,我们能找到某种特异性病因吗? 由巴斯德、科赫创立的微生物学,为特异性病因学提供了坚实的基础,也曾创造过医学的辉煌,但这种"特异性病因说"在寻求疾病控制时,却忽视了地理环境、社会、心理等方面对疾病的影响。"它掩盖了医学上至关紧要的左右手:肉体紊乱或社会剥夺的术语解释疾病与健康的恶化",因而"特异性病因说继续在引向我们走向错误"①。也正是基于这一点,美国纽约罗彻斯特大学教授G. L.恩格尔于20世纪70年代末提出需要新的生物-心理-社会医学模型,指出当代占统治地位的生物医学模型认为"疾病完全可以用偏离正常的可测量的生物学变量来解释,在它的框架内没有给疾病的社会、心理和行为方面留下余地"②。因而它是不完全的,需要修正和补充。

对于医学所持这种观点的批判性认识,我国一些著名的医学科学家也曾发表过一些极为深刻的见解。早期任中国医学科学院院长的黄家驷教授就曾说过:"人的健康与疾病,不仅受着物质环境的支配,也受社会制度、经济条件、精神状态等影响。因此,医学又是与社会科学密切相关的。"③我国著名学者于光远在一次会议上曾对医学有过一段精彩的论述。他说:"对于临床,可否理解为世界上许许多多自然过程中的一个特殊自然过程,临床当然不是一个天然的自然过程,而是一个社会的自然过程。就是说,这个过程离开了社会就会不存在。而且,临床是两重意义的自然过程,它与开矿不同,开矿虽离不开社会的发展,但矿体是自然的。对临床来说,不仅疾病一般都有社会的原因,有社会性,医学的治疗行为,包括所用的方法、手段,也是有社会性的。所以,临床是两重的社会自然过程。因此,我认为医学不是一门纯粹的自然科学,本身是一门社会科学与自然科学交叉的学科。"④

但是,关于医学的属性,关于医学与社会人文学科的关系,人们的认识并不一致。例如,《辞海》将医学定义为"研究人类生命过程以及同疾病作斗争的一门科学体系,属于自然科学的范畴"。显然,这个定义排除了社会人文因

① 狄克逊.远在魔弹射程之外[J].徐宏达,译.医学与哲学,1982,3(2):44-45.

② 恩格尔.需要新的医学模型:对生物医学的挑战[J].黎风,译.医学与哲学,1980,1(3):88-90.

③ 黄家驷.略谈医学的复杂性与哲学思维[J].医学与哲学,1980,1(1):2.

④ 于光远.临床过程与临床医生的思维——在全国第二届医学辩证法学术讨论会上的讲话[J].医学与哲学,1983,4(12):2-4.

素对医学的影响及医学应当具有社会人文医学方面的内容。在我国现行医学教学体系中，社会人文医学的内容所占比重很小。在当前临床诊治中，社会、心理、行为方面的诊治措施仍未引起切实的关注，尽管人们都在谈论社会、心理、行为对疾病与健康的影响。当然，医学之所以区别于政治学、社会学、文化学，仍在于主要是通过技术手段服务于人类健康。问题在于人是社会的人，疾病与健康总是受制于一定的社会、文化环境因素，因而医学在使用技术守护健康和治疗疾病时又不能不考虑人文社会因素的作用，并且在某些疾病的治疗方面不能不主要依赖于社会及心理因素的调控，这就给人文社会医学的发展留下了广阔的空间。医学不仅是智力上的科学，而且是人类学意义上的文化，有着深刻而明显的文化标记；医学不仅是一门依靠自身不断完善发展的知识，而且总是不断吸收其他科学成就，总是以某种哲学、方法论为基础构建起来的知识与技术、技艺结合的综合体系；医学不仅是一种知识和科学意识形态，而且是一种社会建制，是一种以庞大专业队伍为骨架的社会职业组织。医学的这些本质特征，奠定了它的人文社会学的基础。

20世纪六七十年代以来，医学加速了其人文社会学的复归航程，并逐步形成了一系列人文社会医学学科，这是由以下一些背景因素相互促进的。

第一，医学已成为一种庞大的社会建制，对社会产生了愈来愈大的影响。医学早已不是古代单个医生面对病人的最初形态，也不是中世纪以后形成的早期治疗所、安息所和教会医院。现代医疗保健服务，已渗入到工厂、学校、研究所和社区，保健服务、医疗保险和医药器械产业，已经成为庞大的产业链，医疗保健支出已成为各国政府重要的财政开支，并对社会和国民经济产生重要影响。如此庞大的社会组织和产业群走向何方，是沿着增进人类的健康目标发展，还是视之为谋求利润的手段？这个问题被尖锐地摆在人们的面前。医学的人文品格更为突出了。

第二，医疗高新技术的应用及其应用范围不断扩大引发的社会问题愈来愈广泛。当代医学的新成就，使医疗技术的应用大大超过了传统医学单纯治疗的范围，且不断扩大新的领域，因而提出了医学应当做什么和不应当做什么，哪些是有益、哪些是有害的问题。而对这些问题的回答，必须从社会、道德、文化等方面综合考虑才能做出合理的判断。单纯医学视野的考虑是无能为力的。例如，当代生殖技术可以完全改变多少世纪延续下来的传统生殖方式，可以控制性别，可以人工授精，可以由别人代生，可用试管培育受精卵，可以让男性怀胎，可以改变性别。如此等等的取舍，都必须从各国社会情况、道德习俗、文化传统等多方面考虑。再如器官移植、死亡标准、安乐死等,也因社会道德文化的差异引起各国公众长久不息的争论与焦虑不安。在这些方面,医学技术的价值选择成为不可回避的课题,医学的人文社会属性时时刻刻彰显在人们的面前。

第三,人口结构、疾病结构的变化及社会环境、生活行为方式致病作用的增长,必然导致医学对人文社会因素的关注和人文社会因素在对健康、疾病作用比重的增长。据卫生部统计信息中心1995年公布的涉及2个县、5万多户家庭、21万人口的调查,在中国,疾病结构正在发生变化,感染性疾病、传染病、寄生虫病、妊娠分娩病患率及构成明显下降,非感染性疾病、慢性病,如心脑血管疾病、肿瘤等明显增加。在城市和经济发达地区,面临的健康威胁主要是不良生活方式和行为导致的疾病的增长。按Dever氏四类影响健康主要因素的分析,在我国,生活方面占44.7%,环境因素占18.2%,生物因素占27.8%,保健服务体制占9.3%①。人们要求回答:社会、人文、环境、心理,乃至宗教、信仰是如何影响人类健康的? 在何种程度、何种范围内构成人类健康的潜在因素? 人文社会医学的出现与成熟,实际上开辟了人们增进健康、防治疾病的新途径,是当代医学发展的重要目标。

第四,由于大量科学技术物质手段渗入医学,导致了医学的非人格化和医患关系的物化,引起了医学界和社会的关注,要求医学回归人、恢复“医乃仁术”的呼声日益增高。医学是为人服务的,以关心人为最高宗旨。希腊医学的先驱者希波克拉底早就说过:关心病人比关心病更重要。但是,自拉美特利把人看成机器以来,这种思想发展到了空前的地步。在现代医学面前,人是肉体的物质,人是CT图像,人是基因……因而医学日益失去了昔日对人的温暖而变得冷漠了。只要回想起一个病人走进医院在医生冷冰冰的面孔前不断奔波于各种检测科室的画面,人们就可以清晰地看到医学日益失去人性的图景。但是,人是有喜怒哀乐的,他的情绪、心理对健康的影响是绝对不可以被忽视的。

第五,由于市场机制被引入保健服务领域,以盈利为目的的医疗保健正在一些国家获得青睐。“尽管自称有拯救生灵的崇高目的,但医疗保健机制实际

---

① 梁浩材,等.社会因素与健康的关系初步调查与分析[J].医学与哲学,1983,4(2):24-28.

上是一种追求利润的商业活动。"① 为患者提供不必要的过度医疗,巧立名目收取多种费用,将人体的某些正常状态称之为疾病而招揽顾客,毫不遮掩地收取医药企业的回扣和红包,以市场为取向确立医院的经营谋略,如此等等,使得医疗服务的人文色彩日益模糊和淡薄。以治病救人为宗旨的医疗服务从来没有受到如此严重的挑战。

应当说,医学发展面临的背景因素,和整个当代自然科学和某些社会公共产品面临的背景一样,只不过因为医学与人文社会因素的血肉关系而使这个问题更为引人注目了。

三、引发医学人文思潮兴起的重要事件

在人文主义兴起的历史大背景下,20世纪50年代前后医学领域中出现的辅助生殖技术、呼吸机和透析机的应用、紧张的医患关系,以及二战时期纳粹德国和日本进行的灭绝人性的医学研究等一些重要的历史事件等,直接引发了人们对医学人文精神的关注,并导致了医学人文精神的兴起。

(一)纽伦堡法庭审判与《纽伦堡法典》

第二次世界大战期间,德国纳粹分子以改良种族和倡导优生的名义,进行了大量灭绝人性的人体试验,他们在奥斯维辛、布痕瓦尔德等集中营,设置了至少26个试验室,强迫犹太人、吉普赛人、战俘、政治犯接受各种人体试验,如将犯人置于压力实验室,观察他们在高压下如何停止呼吸;将犯人置于空气减压舱,将空气抽掉,观察受试者如何因缺氧而死亡,然后进行解剖;将犯人脱光衣服置于冰水中浸泡或放在雪地里冰冻,观察人所能忍受的或被冻死的最低温度;还有诸如进行无必要的截肢,注射传染病菌以评估新的抗菌药物,有意使受害者感染疟疾、斑疹伤寒,以试验抗疟等药物的有效性。还有Mengeler孪生子试验:将孪生子的器官和血管连接起来,以制造一对孪生子,结果导致两个孩子死亡。德国纳粹这种灭绝人性的人体试验,共杀死600万犹太人、吉普赛人、战俘、政治犯。主持这种所谓人体试验的不仅有纳粹官员,还有许多医学教授和高级专家。二次大战结束后,组织了国际军事法庭审判纳粹战犯,23名医学方面的战犯接受审判,其中7人被处以死刑。《纽伦堡法典》是纽伦堡军事法庭决议的一部分,它涉及人体试验的十点声明,首先是人体试验自愿绝对必要,不受任何干涉、欺瞒、蒙蔽、挟持或其他某种隐蔽形式

---

① 帕里罗,等.当代社会问题[M].周兵,等译.北京:华夏出版社,2002:395.

的压制和强迫的声明。这是用血换来的教训,并成为人体试验的基本原则,是构成医学人文精神的重要基础。迄今为止,医学人体试验的伦理和法律约束都基于《纽伦堡法典》。

应当指出,类似德国纳粹的罪行,日本731部队在中国东北哈尔滨所进行的人体细菌试验,也令人发指。只不过由于美国出于自身的需要而将它保护起来,而鲜为人了解,直到20世纪后半叶才被公之于众。

(二)塔斯基吉(Tuskegee)梅毒试验及其他一系列人体试验内幕的曝光

塔斯基吉梅毒研究是美国医学研究史上臭名昭著的案例,塔斯基吉是亚拉巴马州一个县的小镇,其梅毒发病率很高。1932年美国公共卫生服务署组织了一项考察黑人梅毒患病率的研究,其研究目标是追踪男性黑人未经治疗的、处于潜伏期的梅毒病人的自然演变史。但在研究过程中,始终没有为研究对象提供治疗,而当时的性病学家More说,潜伏期梅毒病人如不治疗,其进展、复发、死亡的概率约为25%,而治疗后的概率仅为5%。后来虽给予了一些治疗,但提供治疗的药物是无效的汞药膏和新肿凡纳明(914),并是故意作为无效药使用的;同时,还将腰椎穿刺说成是一种治疗,欺骗病人;此外,此项研究还充满着种族主义色彩,如说梅毒对白人与黑人的影响不一样。塔斯基吉这项研究持续了近40年,后来虽然公认青霉素能有效地治疗梅毒,但接受塔斯基吉研究的受试者不仅得不到青霉素,而且还不被允许到院外寻求治疗。尽管当时的医学杂志发表的文章表明治疗组与对照组相比,对照组的寿命大为缩短,他们仍然坚持这项研究。直到1971年《华盛顿邮报》的一位记者调查揭露,试验才被迫停止。1972年当时的美国健康、教育和福利部才做出回应;1974年,美国国会设立国会保护生物医学与行为学研究人体受试者委员会,并认定该委员会的职责之一就是确定人体受试者的生物医学与行为学应当遵守的基本伦理原则。1976年2月,在Smithsonian学院的贝尔蒙特会议中心举行会议,讨论并批准了该委员会的报告,这就是《贝尔蒙特报告:保护人体受试者伦理原则及准则》(保护生物医学与行为学研究人体受试者委员会报告)。这个伦理学文献对美国生命伦理学产生了直接影响。

类似塔斯基吉的研究,二次大战后的美国还发生了多起:如洛克菲勒基金资助Vanderbilt大学进行了一项营养研究,以确定膳食和营养对妇女妊娠、分娩及胎儿的影响。但该研究未履行受试者知情同意原则,且要求妇女服用放射性铁,而服用这种物质的妇女后来发生皮疹、瘀斑、贫血甚至癌症。再如麻省理工学院在Fernald州立弱智儿童学校进行的一项试验,将有微量放射性钙或铁放入燕麦粥中,以评价化学物质与铁和钙结合成为不可溶解的化合物后,会在多大程度上使儿童丧失重要的矿物质。但后来调查发现,试验者没有告知放入的物质具有放射性,而学校致家长的信完全隐瞒了这一情况。此外还有辛辛那提大学的整体对照试验、Willowbrook肝炎试验、贴片试验等。所有在医学领域中发生的一系列事件,尖锐地提出了一个问题:在医学科学事业中,如何维护人类的权益、如何防止医学对人体的伤害、如何保护人类的尊严。鉴于第二次世界大战后一些国家并未对《纽伦堡法典》引起重视,违反病人自主、侵犯病人权利的事屡次发生,1947年成立的世界医学会,于次年就制定了《日内瓦宣言》;1954年在罗马举行的大会上,再次明确"对进行研究和试验的人的规定的原则";1964年在芬兰赫尔辛基召开的第八次大会上,正式通过了《赫尔辛基宣言》[①];这些重要的伦理学文献,以及美国政府推出的《贝尔蒙特报告》,都直接促成了当代的生命伦理学和整个人文医学的兴起。

(三)病人权利运动

病人权利运动的基础,是西方的人权运动、女权主义运动和后来发展十分广泛的消费者权利运动。强调对个人的尊严是从文艺复兴时期开始提出的。对尊严的重新关注引发了17世纪关于自然权利的讨论。第二次世界大战惨不堪言的战祸,连同其难以置信的压迫和暴政,直接催生了《世界人权宣言》。在一系列人权运动的影响下,病人权利运动在20世纪五六十年代有了很大的发展。其实,早在18世纪90年代法国大革命时期,便出现了病人争取健康权利的运动。当时第三等级中的资产阶级大讲人权,"给穷人以健康权"的口号很响亮,以介洛汀博士为主席的健康委员会,同以罗歇福科德-连科特为主席的穷人委员会声称:法国的同胞都有平等权,在及时、免费、稳妥、全面的医学方面,一视同仁;还要求一张病床只能睡一人,而且每张床之间的距离要有一米。进入20世纪六七十年代以后,影响最大的病人权利运动在美国发生,它与消费者权利运动相结合,形成了美国病人权利运动的高潮。其中最著名的是全国福利组织1970年6月起草的一份包含26条的文件,这是从消费者角度提出的一个全面的病人权利的声明,其中涉及门诊、急诊、投诉程序、公开财务记录,以及对转院的限制、保护隐私和保密等。病人权利运动最后促成1973年"病人权利法案"的制定。同年,还成立了"病人代理人协会",建立

---

① 丛亚丽.赫尔辛基宣言纵横谈[J].中外医学哲学,2002(2):91.

了"病人权利保护人"制度,并于1980年召开了第一次全美病人权利会议①。

与此同时,病人权利运动也在欧洲、大洋洲等地开展起来。1975年12月,欧洲议会理事会将一个有关保护病人权利建议的草案提交给它的16名成员国;1987—1988年,新西兰在妇女权利运动影响下产生了卡特莱特调查报告,也促成了新西兰的生命伦理学的兴起②。

此后,病人权利运动在更多的国家和地区开展起来,1991年在日本举行了病人权利运动的国际会议。在我国,病人权利也开始引起重视。有关这方面的著作、学术论文不断涌现,《健康报》、《医学与哲学》杂志、《中国医学伦理学》杂志相继开展了病人权利的讨论。

病人权利运动的兴起,促进了保健服务的一系列改革,促进了医患关系的深刻变化,推动了医院的人文关怀各项工作的发展,并构成医学人文精神的重要内容。如诊疗中病人知情同意权、病人隐私的保护、医疗事故的处理与赔偿等,都是医学人文精神的重要内容,而这一切大多是由病人权利运动促成的。

（四）涉及生死问题的众多判案的发生

由于现代医学许多新技术的采用,特别是呼吸机和生殖技术的问世和进步,生与死的问题被尖锐地提到人们的面前,而且由于医学无法回答而不得不诉诸法律,并因此出现了一系列涉及生与死的判案,将生与死的伦理学推向公众。

这一时期引起社会关注的案件主要有:

1973年10月,艾德林案③。艾德林(Kenneeth Edelin),一个妇产科的主治医师,被派去为一名西印第安的17岁黑人学生艾丽斯·罗做人工流产。此前,艾德林的上级医师确诊了这位孕妇已受孕22周。艾德林开始计划用注射盐溶液到羊膜囊的办法堕胎,但他于1973年10月2日将针插入抽取羊水时抽到了血,这说明孕妇有一前置胎盘,原法堕胎有致命的危险,于是决定于第二天改用子宫外切手术堕胎。一位实习医生和来自墨西哥的一位住院医师吉明埃兹观看了手术。结果后来证实,艾德林实际上用的是剖宫产术,当他从腹壁切

---

① 杜治政,许志伟.医学伦理学辞典[M].郑州:郑州大学出版社,2003:234-235.

② 聂精保,安德森.作为社会文化运动的生命伦理学——新西兰生命伦理学的历史与社会学研究之一[J].医学与哲学,2005,26(9):28-30.

③ 杜治政,许志伟.医学伦理学辞典[M].郑州:郑州大学出版社,2003:696-698.

开胎盘,大约等了3分钟后取出一死胎。艾德林因此被指控犯了杀人罪。此案开始被麦卡雷法官判为犯有一般杀人罪,处以1年的缓刑。艾德林不服,上诉马萨诸塞州最高法院。1976年12月,最高法院认为艾德林没有作案动机,也无玩忽职守的错误,因而决定推翻原判,宣判他无罪。此案涉及的问题核心是:堕胎犯不犯法,胎儿是不是人,堕胎是不是杀人。

1975年撤除呼吸机的昆仑案[①]。昆仑(Karen Quinlan),21岁,独立年轻女性,1975年4月14日晚因去酒吧为朋友过生日喝了一些松子酒和饮料后回家。15分钟后当其朋友来看她时,她已停止呼吸,后被送到新泽西州牛顿纪念医院的加护病房,人们在其钱包中发现安定药,病情无好转,虽恢复了呼吸,但意识仍丧失,9天后转入圣克尔医院,靠呼吸机维持呼吸,后因肺炎,需要改用功率更大的呼吸机,并需行器官切开术,其母同意。接下来的5个月,昆仑开始出现神经坏死现象,依靠静脉输液维持营养。尽管昆仑已经没有好转的希望,但医院仍给予积极治疗,当家人接受昆仑没有可能治愈的现实并向医院提出撤除呼吸机时,遭到医院的拒绝。其父求助于辩护律师并上诉到新泽西州法院,而医院的辩护律师则要求法院不能将死亡加于昆仑。法官缪尔认为昆仑没有表明自己愿意撤除呼吸机的意望,其父母的意志不能作为最后判决的根据,他认为宪法所规定的"死亡的权利"是不存在的,因而判决不能撤除呼吸机。患者的家人上诉至新泽西州最高法院,2个月后,即1976年1月,新泽西州最高法院裁决支持家人撤除呼吸机的要求,但昆仑在撤除呼吸机后仍存活14个月之久,最后死于肺炎。此案充分展示了对那些长期处于植物状态的人,医院、社会、家人矛盾复杂的心情,从而将如何对待生与死的问题摆在人们的面前。

1978年试管婴儿路易丝·布朗的诞生。1978年7月25日,第一个试管婴儿路易丝·布朗在英国布里斯托尔的奥尔德姆总医院诞生。布朗太太9年前因宫外孕损害了输卵管,她求助于爱德华教授用腹腔镜取出卵子,同丈夫的精子在试管里受精,然后再植入她的子宫,后来果然得到一女孩,取名为Louise Brown。试管婴儿挑战了传统的生育观念,挑战了传统道德观念绝对禁止的事。路易丝·布朗的弟弟、妹妹都是体外受精诞生的。路易丝目前在一家幼儿保育院工作。有人问她愿意体外受精吗。答案是不。

---

①　杜治政,许志伟.医学伦理学辞典[M].郑州:郑州大学出版社,2003:696-698.

1987年的代孕母案^①。威廉·斯特恩与伊丽莎白·斯特恩是一对美国夫妇，另一对夫妇是理查德·怀特和玛丽·怀特。后者手头拮据，并于1983年宣布破产。1984年他们从一份报纸中看到招聘代孕母的广告，并于当年在纽约不育中心花了4个小时阅读了代孕父母的协议，在做了几处修改后立下了以下规定：玛丽·怀特同意接受心理测试和第二个三月期的羊水诊断；如果发现致命残疾，可要求终止妊娠；如孩子出生有残疾，收养父母要接受孩子。协议还规定，作为代孕母，不能与孩子形成母子关系。1985年1月，怀特夫妇与斯特恩夫妇会面，双方签订协议。

经过9次体外受精试验，1985年8月，玛丽得知自己已于一个月前怀孕。起初他们仍承认是为别人怀孕，希望只要每年能收到一张孩子的照片就满意了。但随着时间的推移，他们逐渐将胎儿视为自己的孩子。在临产前一个月，玛丽开始拒绝签署将孩子交给斯特恩夫妇的文件，虽然最后还是签字同意，但当孩子出生后，玛丽竟以孩子的母亲自居，在孩子的出生证上写上理查德·怀特是孩子的父亲，同时在出院后将孩子带回自己的家中。当斯特恩夫妇到其家中抱取孩子时，他们威胁要报警。为此，斯特恩夫妇将他们告上法庭。几经周折，新泽西州法官苏库最后判决：代孕母协议合法，并不构成婴儿买卖；斯特恩夫妇拥有孩子的永远抚养权；宣布威廉·斯特恩为孩子的父亲；必须修改孩子的记录，怀特夫妇不能干预斯特恩一家的生活；判决玛丽·怀特获得10 000美元。

但怀特夫妇不服，上诉至新泽西州最高法院，最高法院推翻了苏库法官的判决，并认为代孕母协议是非法的。因为斯特恩夫妇的家庭比较安全和有教养，同意允许他们保留抚养权，但法官们不同意伊丽莎白·斯特恩是孩子的母亲，并表示代孕母既是孩子血缘上的母亲，同时也是法律上的母亲。怀特夫妇可以每周探望1次孩子（每次6小时）。斯特恩夫妇表示不上诉。

最高法院还认为，代孕母协议构成买卖婴儿；代孕母协议设立了一些直接违反法律的原则，它允许将孩子和他的母亲分离，完全漠视了这个孩子；它将孩子从母亲那里夺走而不顾母亲的情感。法院还认为，代孕母协议还违反了公共政策，它将抚养权交给了父亲，而不考虑孩子的最大利益，将孩子与其亲生的母亲分离。高等法院声明，除非代孕母协议不涉及金钱，而代孕母是自愿放弃抚养权，更在产后有权改变主意，否则代孕母协议是不合法的。

① 杜治政,许志伟.医学伦理学辞典[M].郑州：郑州大学出版社,2003：701-703.

（五）持续不衰的安乐死运动

在中外辞书中，一般将安乐死解释为结束不治之症患者临终前的痛苦而施行的无痛苦致死术。安乐死的思想渊源久远。在古代的中国和古希腊，都有好死、安乐死的观点，这是人们向往的一种死亡状态，表达了人们对死亡的理想追求。但应用医学技术为那些生前被疾病折磨得难以忍受的病人无痛致死，则是十七八世纪以来的事。17世纪的弗朗西斯·培根在他的著作中，将euthanasia理解为医生采取措施致病人死亡，或者是加速死亡。他宣扬延长寿命是医学的崇高目的，也认为安乐死是医学技术的必要领域；科尔纳罗（L. Cornaro）在历史上第一个主张被动安乐死；1516年，莫尔（T. More）的《乌托邦》一书中主张有组织地安乐死，对患有不治之症的人，可根据牧师或法官的建议，通过自杀或当局采取行动加速死亡。20世纪30年代，欧美一些国家许多人赞成安乐死，出现了安乐死运动。在英国，建立了自愿安乐死协会。但由于希特勒于1932—1942年以安乐死的名义杀害了数百万患有慢性病和精神病的病人，安乐死运动一时间销声匿迹。

20世纪五六十年代以后，由于医学科学技术的发展，特别是呼吸机和某些药物的广泛使用，许多以前必死无疑的病人可以较长时间地存活下来，这就使得人们在必须维持痛苦的生命或是结束痛苦的生命之间进行选择，一时沉睡的安乐死的话题，又重新活跃起来。

1971年，荷兰鲍格太太被控怜悯杀人引起轰动。

1973年，荷兰律师参与安乐死被起诉，初级法院通过审理此案，提出认可主动安乐死的两个条件。

1975年，美国的Karen Ann Quinlan案发生，法院判决可以撤除呼吸机。

1976年，美国加利福尼亚州颁布"自然死亡法"，认可被动安乐死。

1977年，马萨诸塞州最高法院认定，智力严重低下且患有癌症的病人Jeseph Saikewicz有拒绝治疗的权利。

1983年，新泽西州最高法院宣布对患有严重脑综合征、只有原始的脑功能、没有认识功能的Claive Convoy中止任何人工喂养是合法的。

1984年，荷兰最高法院允许不对某些安乐死案件的当事人进行制裁。

1986年，中国陕西省汉中市传染病医院病人夏素文因患肝硬化、肝腹水，疼痛难忍，在病人、家属的要求下，医生浦连升为其注射复方冬眠灵致死。1988年浦连科因被认为犯有杀人罪而被逮捕收审，1992年又被宣布无罪。

1993年，荷兰法律认可了在特殊情况下实行安乐死的合法性。

1994年,美国俄勒冈州通过准许医师协助自杀的州法,由于天主教会的反对,此法在上诉过程中受阻,1997年该州再度就此法公决。

1995年,澳大利亚北部地区议会通过"安乐死法",9个月后,澳大利亚参议院宣布废除"安乐死法"。

2001年,荷兰正式通过安乐死法。

全社会对安乐死广泛长期的争论和法院对此类案件完全不同的判决,引发人们对生与死的深刻思考;同时也直接提示我们,医学对于生与死问题的处理,不能仅从技术的角度考虑,还须从各个国家和地区的文化道德传统出发,考虑社会和公众的可接受性。所有这些都说明,人文医学无可怀疑地已经成为医学不可缺少的部分。

（六）生物心理社会医学模式的提出

1977年,美国的《科学》杂志(Science)发表了美国纽约罗彻斯特大学医学院精神病学教授G. L.恩格尔的《需要新的医学模型:对生物医学的挑战》一文(此文随后被译成中文,发表于《医学与哲学》杂志1980年第3期),对整个医学,同时也对人文医学产生了重要影响,吹起了医学人文学的号角。

这篇文章指出,今天占统治地位的生物医学认为,疾病完全可以用偏离正常生物学的变量来说明,在它的框架内没有给疾病的心理、社会和行为方面留下余地。生物医学模型不仅将疾病视为独立于社会行为的实体,而且要求根据躯体(生化或生理)过程的紊乱来解释行为的障碍。作者认为,生物医学既包括还原论,认为可以从简单的基本原理推导出复杂的现象,疾病的一切现象都可以从化学原理得到解释;又包括二元论,即把精神的东西和身体的东西分开。作者指出,当前医学面临着一场挑战:扩充对疾病的研究方法,把心理学的研究方法也包括进去,同时又不牺牲生物医学研究方法的巨大优点。

作者进一步分析了这种新的医学模型的一些基本要求:生化缺陷只不过是许多因素之一,生命是许多因素相互作用达到顶点的结果。在特殊的生化过程与疾病的临床资料之间建立一种联系,要求用科学上合理的方法研究心理、文化和社会资料,全面理解疾病。仅针对生化异常的合理治疗不一定能使病人健康。生化异常的纠正和治疗结局之间的差异是由心理和社会变量所致。

医生的行为和医生与病人之间的关系也影响治疗结局①。显然,心理、社会和行为成了医学的一部分。医学的视野扩大了,人文、社会、心理、行为被纳入医学之中。医学自身的需求,治愈疾病和增进健康的需求,也引发了医学人文学的产生。

随后,B.狄克逊于1978年在《新科学家》杂志上发表论文《远在魔弹射程之外》。

他在文章的开头就指出:一个哄人的思考单纯的观点,已经主导着现代医学长达100年之久。这个观点就是"特异性病因说(specificsetiology)",即特殊的疾病由特殊的病源引起。

这种观点继续引导我们走向错误,它要求病人在各种情况下指望药物;要求做研究工作的人追求疾病的特异性控制,而忘却了地理、心理以及其他方面对疾病的影响;特别是在当今心血管疾病、癌症和许多精神病等慢性病主宰疾病谱的时代,已经失灵了。作者还尖锐地指出:不论是较富裕的西方也好,或者是第三世界也好,基于特异性病因学上的医学失灵而体验到的经验教训,均不仅是历史性的,它们亦是经济上的和政治上的②。

1983年,日本医学家池见酉次郎在《治疗》杂志上发表了《论生物心理社会伦理医学模式》,介绍了WHO对于健康的定义和纽约大学S. Day教授于1977年倡导的新的健康概念,以及随后恩格尔论文发表的过程,并认为系统化了的生物-心理-社会医学模式象征着从尸体医学向活人医学的进步,并且以本身经历的许多病例说明这一进步的意义③。

新的医学模式也引起中国临床学家和人文学者的广泛兴趣。1982年,中国学者集会南京,认真研究了生物-心理-社会医学模式,并发表了一系列论述新医学模式的论文。元文玮、王友良等人认为:生物-心理-社会医学模式的提出,将给医学科学、医学教育和卫生保健带来深刻的变化,其意义不亚于分子生物的兴起④。

在这种新的医学观点影响下,中国和其他许多国家一样,兴起了社会医

---

① 恩格尔.需要新的医学模型:对生物医学的挑战[J].黎风,译.医学与哲学,1980,1(3):88-90.

② 狄克逊.远在魔弹射程之外[J].徐宏达,译.医学与哲学,1982,3(2):44-45.

③ 池见酉次郎.论生物心理社会伦理医学模式[J].赵玉骅,译.医学与哲学,1985,6(7):47.

④ 元文玮,等.现代医学发展中的一个重要转变[J].医学与哲学,1982,3(2):21-23.

学、心理学、医学伦理学、行为医学、医学法学的研究热潮，一系列医学人文学科诞生了。

（七）多莉羊的问世及其产生的冲击波

1996年7月5日，苏格兰罗斯林研究所宣布用一只绵羊体细胞中的DNA繁殖成功一只名叫多莉的绵羊，即克隆羊，随即引起全世界的轰动。

多莉羊的出现引起的轰动不仅是技术上的，而且更在于其伦理社会的意义。克隆技术在对自然界生物的多样性引发挑战的同时，对人类社会的伦理道德观念形成了巨大的冲击。随着绵羊克隆的成功，美国科学家用猴胎克隆出与人类亲缘关系相近的猴子，更加加剧了人们对克隆人的担忧。随后，一些国家的政府宣布禁止克隆人的研究。

但是，克隆技术并未止步。1997年7月24日，美国PPL公司宣布他们也克隆出四只小羊；1998年4月13日，多莉生下一只小羊；2002年2月，得克萨斯农工大学的科学家说，他们克隆出一只猫；2000年意大利的生育专家预期将于2003年克隆出一个克隆娃（但未出现）[1]。

克隆技术向人类提出的问题是严重而深远的：人类能够被人工地复制吗？人能够成为工具吗？生物进化自然法则可以被否定吗？克隆人的家庭如何定位？如果人可以复制，人的尊严还能够存在吗？

四、医学人文学的发展概貌与特点

尽管在20世纪初期，医学人文课题的研究在北美涌现，如1909年第一本名为《医学社会学》的书籍出版，1926年《医史通报》的创刊，1932年西格里斯被任命为约翰·霍普金斯大学医学史研究所所长，等等。但是，"通向医学人文学最重要的研究领域是第二次世界大战后的医学伦理学"[2]。"目前在美国和世界其他国家医院建立的医学人文学始于20世纪60年代，当时过度强调医学的科学性，医患之间的距离日益疏远，一些令人质疑的做法削弱了医生的权威和对医生的尊敬，医学人文的兴起就是对这些批评的回应。"[3]

在这方面具有标志性意义、对北美医学人文学发展起了重要推动作用的

---

① 杜治政，许志伟.医学伦理学辞典[M]郑州：郑州大学出版社，2003：234-235.

② Schneider W H.医学人文学的历史与现状[J].郭莉萍，译.医学与哲学，2009，30（1）：14-16.

③ 同②。

有如下三件事：一是1969年美国卫生与人类价值学会（Society for Health and Human Values）的建立。它是第一个聚集了美国全国关注医学职业教育中医学价值的教师组织，在美国医学院校人文教育中扮演着举足轻重的角色。这个学会在全国人文基金会（National Endowment for the Humanities）支持下，召开学术会议，委托出版书籍，设立博士后流动站，支持在院校开设医学人文课程；并在其成立伊始，就创办了医学人类价值研究所，致力于人文、人类价值和医学伦理学的研究。二是由丹尼尔·卡拉汉（Daniel Callahan）和威拉德·盖林（Wilard Gaylin）于1969年创立的社会、伦理和生命科学研究所（Hastings Center，哈斯汀斯中心），其目的是"将无党派的、跨学科的研究和教育机构组织起来以讨论伦理和生命科学问题"，并出版了Hastings Center Report定期刊物，发表了大量医学伦理学等医学人文学方面的文章。三是1971年乔治城大学医学院肯尼迪伦理学研究所的建立。它是由肯尼迪基金会提供资金资助的，由生命科学中心与人的研究中心两个机构组成，它的成立对国内外生命伦理学产生了极大的影响，并很快引起世界各国学者的关注，许多国家的访问学者在此聚集，开展自己的研究计划，阐述交流各自的观点。研究所还创办了《医学与哲学杂志》，并于1978年组织出版了《生命伦理学百科全书》（四卷本）和许多专著，如《医学伦理学原理》《当代生命伦理学问题》《如何面对面新的世界》，等等。正是在这些研究机构的推动下，北美医学人文学有了蓬勃的发展[①]。

当代医学人文学的概貌和特点，可以从以下几方面得到说明：

第一，医学人文学是随着医学科技进步并且是在与之互动过程中发展起来的。正如美国学者Edmund D. Pellegrino、Mark Siegler、Peter A. Singer等所指出的那样："在以往20年中，生命医学伦理学是跟生物学与医学的革命性发展同步的。""显然，随着生物学革命继续展开，将会需要有新的伦理学反映。"[②]

只要我们回顾一下近半个世纪医学人文学的发展历程，我们就可以发现，催生医学人文学的直接动因，无疑是医学科学技术的进步及应用，以及隐藏的

---

　　① Pellegrino.乔治城大学医学院和肯尼迪伦理学研究所的生命伦理研究[J].顾瑗，译.医学与哲学，1987，8（7）：52-54.

　　② Pellegrino E D，Siegler M，Singer P A.临床伦理学的未来方向[J].陈仁彪，译.医学与哲学，2003，24（5）：32-35.

在科技进步后面的科学万能的唯科学主义的思想,这才引发了人们对这些科技进步呈现在人们面前的种种伦理社会法律问题的关注。正是当代医学科学许多成果需要通过各种人体试验来检验,才引起人们对人体试验伦理道德的关注,才产生了《纽伦堡法典》《赫尔辛基宣言》《贝尔蒙特报告:保护人体受试者伦理学原则及准则——保护生物医学行为学研究人体受试者全国委员会报告》《涉及人体受试者的生物医学研究的国际伦理准则》《流行病学研究中伦理审查的国际准则》等伦理学法规。

正是移植技术的发展,才引发了人们对移植伦理的关注。异种移植是符合伦理的吗?对人类可能产生何种后果?活体移植是道德的吗?器官买卖可能发生何种严重后果?以及在器官移植催生下如何看待脑死亡?脑死亡的伦理边界是什么?所有这些涉及器官移植伦理问题的出现,无不是器官移植技术发展的必然结果。

同样,也正是克隆技术的出现,才引发了关于克隆伦理、胚胎干细胞伦理的研究;正是基因技术的出现,才引发关于基因伦理、遗传伦理的研究,以及相应的对医学法规的讨论。

技术催生了一大堆人文课题,而对这些课题的研究,反过来又促进了医学技术的合理运用与发展。人文科学与医学技术的互动,在近几十年来表现得再清楚不过了。人们对医学科技的无限追求,成就了医学伦理、法律问题一浪高过一浪的热潮。而这一切,使得医学人文学永不停顿,成为历史上少见的日日新、月月新的学科。

第二,医学人文学的中心地区是北美,随后才扩展到欧洲、大洋洲和亚洲。由于自第二次世界大战以来,美国实际上是全世界科学技术的中心,大量的医学技术和医学发明、一系列医学技术应用引发的判案,首先而且主要发生于美国,因而北美,或者说美国,很自然而然地需要关心和研究种种医学技术应用产生的伦理、社会、法律问题,这就在实际上使得美国成为医学人文学的中心。最早的一批医学人文研究机构,如肯尼迪伦理学研究所、哈斯汀斯中心,以及随后组建的布朗大学生物医学伦理中心、加州神学院生命伦理学研究室、得克萨斯州立大学医学院医学人文研究所,都是在美国建立的;最早的一批研究生教学点,最早在医学院校开设医学人文课程,也都首先出现在美国。只是在20世纪80年代以后,人文医学才逐渐向加拿大、新西兰、澳大利亚,以及英国、法国、德国扩展。医学人文学向亚洲的进军,是在20世纪80年代中期和90年代初以后。在中国,一些医学人文学的学会组织、课程开设,也大都是在这一时间段内完成的。

　　第三,医学人文学的发展是以生命伦理学为前导的,其主导学科是生命伦理学及与之有着密切关联的医学伦理学。医学伦理学和生命伦理学及与之相联的医学社会学、医学法学、医学哲学等,构成了当代人文医学学科群,其核心价值指向是维护人类生命的尊严和人的权利。当然,像作为医学人文学科的医学史、医学美学,在这以前已经存在,但所有这些医学人文学科能够构成一个医学人文学科体系,则无疑是在生命伦理学、医学伦理学的带动下完成的。现代医学技术应用引发的社会问题,首先遇到的障碍,就是传统伦理观的束缚。不突破传统伦理观念的约束,这些新技术就无法立足,这就提供了生命伦理学发挥作用的机会。正是在这种背景下,20世纪70年代末,在美国的一些大学出现了第一批5个生命伦理学和医学人文学的研究生教学点,至1985年发展到10个,1990年研究生教学点又翻了一番[①]。到目前为止,在美国,几乎所有医学院校都开设了生命伦理学或医学伦理学的课程,研究生的培养基地也几乎是遍地开花。

　　由医学伦理学、生命伦理学开始,然后再扩展到其他领域,如卫生政策学、医学法学、医学社会学、医患沟通学,当代医学人文学就是这样逐渐积累而成的。许多伦理学的研究机构和卫生政策、卫生法学联系在一起,形成了一个较为完整的医学人文学的研究体系。

　　由Gorlin主编的《职业责任标准》一书[②]就医学人文学的研究机构和医学人文学的期刊出版情况的统计表明,医学人文学科在20世纪末已初具规模。

　　医学人文学研究机构21世纪前的情况:在美国,医学人文学的研究机构,医学伦理学45个,卫生法学13个,医学与社会5个,医学科学人类价值8个,卫生保健政策5个,医学哲学3个,医学史1个,共80个。在加拿大,医学伦理学的研究机构13个,卫生政策1个,医学哲学1个,共15个。在澳大利亚,医学伦理学的研究机构5个,卫生法学3个,医学与社会1个,共9个。在英国,伦理学的研究机构7个,卫生法学1个,共8个。在比利时,医学伦理学3个,医学与社会1个。在日本,医学伦理学共有3个研究所。在其他国家和地区,如伊朗、

---

　　① 　Smith K,聂菁葆.北美生命伦理学和医学人文学研究生教育[J].医学与哲学,1995,16(4):198-200.

　　② 　Gorlin R A. Codes of Professional Responsibility[M].Washington,D.C.:The Bureau of National Affairs,Inc.,1990:815-916.

荷兰、新西兰、南非、意大利、罗马尼亚、挪威、欧共体、德国、菲律宾、法国、斯洛伐克、俄罗斯等,都有这样的研究机构。

定期出版刊物方面的情况[①]:在美国,生命伦理学(含医学伦理学)18种,医学与社会及卫生政策11种,医学法学13种,医学哲学6种;在加拿大,生命伦理学(含医学伦理学)7种,卫生政策1种,卫生法学1种;在英国,医学伦理学4种,医学与社会1种,卫生法学1种;在瑞士,生命伦理学2种;在荷兰,生命伦理学2种,医学法学1种,医学伦理学2种;在德国,生命伦理学1种;在新西兰,生命伦理学1种;在南非,生命伦理学1种;在世界卫生组织,生命伦理学5种。在联合国教育科学及文化组织列出的这类出版物目录中,《中国医学伦理学》和《医学与哲学》都在其中。

所有这些研究机构和出版物,几乎将医学人文学的研究指向医学人文学的各个方面,诸如医学伦理、医学法学、医学人类价值、医学社会学、医学哲学等,但其重点是医学伦理学和生命伦理学,内容侧重探讨在新的形势下如何维护人类的价值与尊严,维护人的生命权利,防止人的生命和尊严被践踏、受欺凌。

第四,医学人文学发展现阶段已经从知识形态、学科形态渗透至卫生政策与卫生法制等诸方面,并成为这两个领域的支撑点。医学伦理委员会的出现标志着医学人文学的体制化与社会化。

医学人文不仅是一种知识体系,同时也是当代社会的一种建制和社会实践。值得引起注意的是,目前的医学人文学,已经不只是停留在学术和学科层面,而且日益走向实践,日益体制化和社会实体化,这是人文学科独一无二的现象。其具体表现是:(1)医学人文学的研究成果及其形成的认识,逐渐渗透到医学实践中,变成医学的规范、规程,成为医学行为的一部分。如世界医学会制定的医德准则、美国人体试验准则、生殖技术的伦理规定、美国器官移植伦理准则。(2)以医学人文学为基础的一系列医学法律的出现。如中国最近颁布的器官移植法、美国统一组织器官捐献法、美国医院协会病人权利法案、日本脏器移植法等。(3)医学伦理委员会的出现。医学伦理不仅是一种道义上的要求,而且成为必须遵守的行为准则。为此,自美国第一个医学伦理委员出现以来,目前已经适应各种不同情况的需要形成了各种不同形式和不同职

---

① 一般伦理学、法学及公共政策方向的研究机构和定期出版物都未计算在内,而这些机构往往也做医学伦理学、医学法学的研究;生命伦理学含医学伦理学。

责的伦理委员会。如医学试验伦理委员会、生殖技术伦理委员会、药物试验伦理委员会、医院伦理委员会、国家生命伦理委员会、总统伦理委员会等。这些不同形式的伦理委员会,时刻监督着医学活动中的伦理原则的实施,纠正违反医学伦理的行为。从这个意义上说,医学人文学不仅是一种学问,而且是一种社会实践,成为名副其实的医学人文运动。医学人文学,通过各种渠道,已经将它的触角伸向医院和医学研究机构,伸向法庭,伸向社会,伸向学校。这是医学人文学发展始料不及的。

第五,医学人文学已经走出学校和研究所,成为社会公众话语,成为政府、社会组织、广大人群关心的热切话题。

众所周知,诸如安乐死、试管婴儿、器官移植、严重缺陷新生儿的处理、代孕母,甚至知情同意、病人代理等,都是关乎社会每一个人的生死大问题,因而涉及此类问题的认识与处理,理所当然要引起广大公众和政府首脑的关注。以荷兰安乐死法的通过为例,从1984年最高法院允许不对某些安乐死案例当事人进行制裁,到2001年正式通过,至2002年开始执行,前后经历了18年朝野上下的争论、实践与议决。这是在当今国家生活中十分少见的现象。美国女植物人夏沃的生死案,则更加深刻地反映了医学人文学已经成为一种全民的运动。1990年2月,26岁的佛罗里达女子特丽·夏沃的生命停滞了。因饮食失调,体内钾元素失衡,导致心脏停顿,引起脑部缺氧,医生确诊为永久性植物人。其丈夫不堪重负,向法院提出申请,要求拔去进食管,实行安乐死,而其父母则强烈反对,并开始了长达7年的法律抗争。2005年3月18日,夏沃被拔去了进食管,这是第三次拔管,此前两次拔除又安上。19日,这场惊动美国朝野,涉及亲情、道义与法律的纷争又一次出现了转机,美国国会当天通过了一项议案,要求重新为夏沃安上进食管。美国总统布什20日改变行程,中断休假,回到华盛顿,准备签署国会的议案。与此同时,美、英各大媒体,如美联社、《纽约时报》《法新社》、英国的《金融时报》《卫报》做了大量的报道和讨论,"死亡的权利"风波愈演愈烈。夏沃的父母于25日再次上诉法院,联邦法院当天晚上驳回。26日,夏沃的父母宣布放弃上诉,此案才告一段落。此外,还有克隆人、胚胎干细胞的研究,也是惊动朝野上下的事件。这一切都反映了以生命伦理学、医学伦理学为主轴的医学人文学,已经成为全社会的人文运动。

五、关于医学人文学的历史使命

当代医学人文学的责任与历史使命,就是要揭示当代医学的人文内涵,反映医学与伦理、社会的互动关系,揭示当代医学科学技术所包含的主客观因素的道德、人文的交流沉积的思想史与"外部史",促进医学科学与医学人文的交流与互补,从而丰富与完善医学,哺育医学关爱生命、敬畏生命的人文精神,克服医学和保健服务中的技术主义、拜金主义的影响,复归"医乃仁术"的本来面目,使医学更好地服务于人类,造福于社会。

具体地说,当代医学人文学的使命与责任,第一,就是要面对当今医学科学技术迅速涌现的浪潮和市场压力,回答和解决在新的情况下尊重、敬畏生命的种种难题,继承和发扬以人为本的医学人文传统,维护对生命的敬畏与尊严。

自古以来,医学从来都是以维护和拯救生命为宗旨的。"人命至重,有贵千金。""医以活人为心,不记宿怨。"这些曾经是医学至高无上的律令,在今天,由于种种医学新技术及其他新情况的出现,由于人们对医学的新期求,遇到了许多新的难题。比如,面对一个严重残缺不全的新生儿,我们应当如何处置? 在基因技术获得成功后,在多莉羊诞生以后,随之而来的复制人已经成为摆在人们面前的现实问题,人可不可以复制自我呢? 可否将一个有生命的胚胎作为工具来使用? 可否合成组装生命? 面对某些不可逆转、痛苦难忍,但可以依靠呼吸机维持生命的病人,可否撤除呼吸机让其安然地死去? 再比如,先进的医学手段,可以变成生物手段用之于杀害人、毁灭人类,医学界如何应对? 还有,在市场经济的刺激下,医学已经或正在由救人生命转而成为牟利的工具,正如《医师宣言》所提示的那样:"医学界面临着科技爆炸、市场力量介入医疗体系、医疗卫生实施中存在问题、生物恐怖主义以及全球化带来的压力。结果,医师发现越来越难承担他们对患者和社会所肩负的责任。"[①] 而探索和回答这些问题,无疑是当代医学人文学的任务,而只有这些新问题得到解决,医学的救人活命、维护健康的宗旨才能得到继承和发扬。

第二,在医学科学与医学人文之间谋求平衡,促进医学技术与医学人文的结合,扼制唯技术主义的扩张,也是当代医学人文学的迫切任务。众所周知,自文艺复兴以后科学从宗教的束缚中得到解放以来,科学得到了迅猛的发展,曾几何时,科学由一个"宗教的婢女"一跃而成为至高无上的"太上皇",成为无所不能的力量。在医疗保健服务中,技术、各种治疗的物质手段,被视为医

① ABIM基金,ACP-ASIM基金,欧洲内科学联盟.新世纪的医师专业精神——医师宣言[J].中国医学伦理学,2006,19(6):29.

治疾病增强健康的一切,以人为本的人文精神,人的精神心理的需求,人的精神心理对机体的调节作用,被忽视了,甚至被摒除于医学的视线之外。医学被严重扭曲了,医学成为没有人性的医学,成为失去人的精神的医学,这是医学的不幸与悲哀。医学人文的重要使命之一,就是要将人、人的精神心理置于医学体系之中,恢复医学科学与医学人文相互融合的本来面目。医学人文学无意于否定或贬低医学科学技术在当代保健中的作用,医学人文不能取代医学技术,医学人文学只是期求纠正医学科学与医学人文之间的不平衡状态,谋求两者之间的平衡关系,促进两者的结合,而正是这种平衡与结合,才能最理想地满足人们对医学的需求。

令我们十分高兴的是,在当前医学技术队伍中,已经有许多医师看到或者觉察到唯技术论的危害,他们在医疗实践中已经开始注意病人的感受,重视对病人心理精神的调节,重视病人在机体康复中的作用。他们十分重视人文关怀,人文学者们的工作正在得到他们的理解,在他们之中产生共鸣。但是,唯技术论的影响是长期积累形成的。冰冻三尺,非一日之寒。忽视病人精神心理的作用,只承认技术的作用而将病人精神心理视为无足轻重的观念,仍是比比皆是。在这方面,人文学者与医师在这方面仍是任重而道远。

第三,人文社会医学应当为完善医学、为建立一门更完满的医学而发挥其自身的潜能。

迄今为止,现代医学所做的一切,主要仍是在生物因素方面,而对社会、心理、行为、环境等因素之于疾病与健康的作用方面,知之甚少,在医疗实践中切实地考虑这方面的影响和作用则更少。例如,社会、心理、环境因素究竟如何影响人的机体健康? 社会、心理、环境与生物因素的关系及其相互作用是什么? 如何通过社会、心理方面去促进健康? 如此等等,尽管有过一些调查与观察,但总的说来,仍处于盲目和知之甚少的状况。以文化与疾病、健康的关系为例,人们大致观察到文化环境、不同文化习俗对疾病与健康的影响,但理论地说明它,以及实际运用文化手段去预防疾病,增进健康,则常是摸不着头脑,而随着经济的发展、社会物质文化水平的提高,非生物因素致病作用日益突出,使得发展人文社会医学的意义就更加突出了。

最能说明当代医学不完满性的至少有如下两方面的事实:一是自20世纪50年代以来,各国政府和医学家为了制服心脑血管疾病、糖尿病、肿瘤,费尽了心机,消耗了大量资源,但心脑血管疾病、糖尿病、肿瘤等在全世界的发病率仍呈上升趋势,这些慢性病患者往往处于住院—出院—再住院—直至死亡的循环之中,原因何在? 就在于我们用对待由于生物因素致病的办法对付主要由于社会、心理、环境因素致病的疾病。二是误诊率高居不下的事实。尽管近几十年来现代科学提供了大量先进的检测设备,但临床误诊率并未因此回落。据刘振华、陈晓红主编的《误诊学》提供的资料,生前误诊率迄今为止仍在30%左右[①]。李甘地统计华西医科大学1952—1987年6 665例尸体解剖资料,临床诊断与病理诊断不符合者占31%;最低者50年代为28.7%,60年代为29.1%,70年代为36.7%,80年代为32.5%。为什么会发生检测手段愈来愈先进而误诊率并不因此下降的矛盾? 原因要归结为生物医学观点的缺陷。据杜治政对我国四种医学期刊报道的776例误诊个案报告的统计分析,主要由于病史采集不当致误诊的116例(占15%),主要由于思想方法不当致误诊的282例(占36%),主要由于责任心不强致误诊的127例(占16%),业务知识与经验不足致误诊的251例(占33%)[②]。其中思想方法不当表现为主观臆断、迷信仪器、思路狭窄等十个方面。可见,加强人文社会医学研究对于完善当代医学的重要性。

医学人文学应当从以下两方面进入角色:一方面赋予医学以灵魂,守望医学救人生命的崇高职责,维护医学的神圣性,将关爱生命、敬畏生命的精神渗透于一切医学技术之中,使这些技术充满人性,克服当代医学对人性的冷落;另一方面,医学人文还应当作为医学的一个重要组成部分进入保健服务,发挥其从人文、社会、心理、行为诸方面消除疾病、增进健康的功能。医学人文学应当将医学作为一种社会现象来研究,探索和揭示社会因素对疾病和健康的影响,形成内容丰富的社会医学;医学人文学应当从医生、医院与社会的关系方面进行研究,为医疗服务创造良好的社会条件,形成医学社会学、医患沟通学;医学应当对心理、行为与疾病及健康的关系进行研究,形成医学心理学、医学行为学;医学还要从伦理道德方面进行研究,探索医学新技术应用中的种种伦理问题,建立起极富时代感的医学伦理学,为医学新技术的应用提供伦理支持;医学还可能从哲学、认识论方面加以研究,揭示当代医学面临的种种哲学问题,提升当代医学的哲学思维水平,为医学科学地揭示生命和疾病的秘密提供支持;医学还要从文化人类学方面加以研究,将人类学的成果运用到医学中来,探索医学人类学的种种课题,如研究历史上和现实中的人类体

---

① 刘振华,陈晓红.误诊学[M].济南:山东科学技术出版社,1993:2.
② 杜治政.776例误诊(治)原因个案统计分析[J].医学与哲学,1994,15(8):12-15.

质、人体结构、行为等与人文的关系及其演变过程，研究不同人种、不同民族、不同地域疾病发生、流行、诊治及不同医学模式与文化及其历史演变，研究不同民族、不同国度、不同历史条件下医疗系统的特点，从而形成一个较为完整的人文医学的学科群，与基础医学、技术医学（医药工程技术）、应用医学（临床医学、预防医学等）并列而成为现代医学四大部类之一。

第四，人文社会医学应当充当从总体上研究医学，探索医学发展规律，评价医学进展的角色。医学自诞生以来，几经形态变换，走过了漫长的路程，展示了自身的特有规律。但是，长期以来，医学只顾前进与开辟，而缺乏对自身的回顾与思索。当医学以各种不同专科突击前进的时候，企图对总体进行评价也几乎是不可能的。但是，时至今日，当医学发展到已经是纵横相互交错，且愈来愈影响人类健康和社会时，医学应当走向何处，应当如何引导医学发展？医学应当做什么和不应当做什么？正如任何事物都有自身恰当的表现形式一样，医学在其不断变化和不断充实的情况下，也应当寻求适合于自身存在的形式。例如，在以疾病与病人为主攻目标的漫长时期，医学选择了以医院集结自身力量和发挥作用的形式，并且形成了从下到上的防治网络及与之相适应的教育、科研体制。这种体制把医学人才和技术设备集中到医院里，把病人吸引到医院，通过各种技术手段实现其治病的功能。但是，当医学的功能转向人人享有保健的目标时，当客观实际要求从预防着手控制疾病的发生时，原有的建制能够适应新的需要吗？特别当今天的医学已与社会保险接轨，成为国家为社会公众提供的某种公益服务，成为社会保险的一部分时，医学如何构造自己的建制，如何协调与整个社会建制的关系？这都是必须认真加以思考的。如此等等，不仅为医学科学工作者所关心，也为社会广大公众和各国政府所关注。谁来回答这些问题？医学应当担起这副重担。

医学在其突飞猛进的今天，展示了一幅辉煌灿烂的图景。显然，在如此庞杂而艰难的探索中，并不都是需要的和都能成功的，也不可能都是有益于人类健康的，也不都是值得耗费资源的。这就需要分析和评论。医学的评论与批评，和文艺批评一样，将成为医学发展不可缺少的条件。如现今得到医学界广泛认可的循证医学，就有广加评论的必要。循证医学的方法基础是什么？循证医学与经验医学、实验医学的关系是什么？循证医学与个体化的治疗需求有何关系？循证医学、精准医学能否解决所有问题？再如目前得到医师们青睐的肿瘤标记物、靶向治疗等治疗思想，其治疗观点都是正确的吗，都具有普遍性的意义吗？还有，前一段时间大显身手的冠状动脉搭桥术，以及目前正在走俏的各种各样的支架,都可以而且应当从宏观、从社会学的视角加以评论。贝尔纳曾经正确指出:要"支持科学评论家的职业活动,赋予他们以类似文艺评论家的职责,使其负起发掘根本因素和进行评论分析的创造性责任"①。"科学也要研究它自己本身。""现代人文学科正是在对科学的反思关系中,即对科学的局限性涵义的意义规范、引导与拓宽中才确立自身的职能地位。"②谁来承担医学评论的责任?除了医学专家外,人文社会医学更应肩负起这方面的责任。而这种评论,对当今的医学发展而言,是重要而又迫切的。一个科研选题的立项,一项成果的推广与运用,一种新疗法的扩散,都应当评论。

第五,人文社会医学应当成为探索医学新功能的哨兵。

谈到医学的社会功能,使我们想起贝尔纳关于科学社会功能一段精彩的论述。他说:科学"既是我们时代的物质和经济生活不可分割的一部分,又是指引我们和推动这种生活前进的思想的不可分割的一部分。科学为我们提供满足我们物质需要的手段。它也向我们提供了种种思想,使我们能够在社会领域理解、协调并且满足我们的需要。除此之外,科学还能提供一些并不那么具体,然而却同样重要的东西,它使我们对未经探索的未来的可能性抱有合理的希望,它给我们一种鼓舞力量。这种力量正慢慢地但却稳稳当当地变成左右现代思想和活动的主要动力"③。

贝尔纳对科学社会功能的论述,使我们想到在探索医学的社会功能上,有许多事情要做。首先,医学最早的社会功能,是防疾治病,解除人们的痛苦。直到现在,医学的这一功能仍如始初那样受到人们的关心。其次,医学还应当致力于人类健康,为健康提供指导与服务。医学不仅围绕着疾病与病人转,也应当把广大社会公众的健康牢记心头。为此,医学需要介入社会,介入人们的行为,介入环境的培育与改造。这是医学社会功能的一次飞跃。医学能够承担这样的任务吗?在何种程度和范围内发挥这种作用?再次,医学目前正在许多方面突破原先的固有阵地,向生活化的方向发展,医学被用于享乐,被用来犯罪,被用来谋职,被用来作秀,被用来改变自我、克隆自我,如此等等,都是可以的吗?最后,医学作用于社会生产力要素之一的人,医学能否构成社会生产要素?如何认识社会生产力与医学的关系?医学作为一种科学文化,它

---

① 贝尔纳.科学的社会功能[M].陈体芳,译.北京:商务印书馆,1982:23.

② 尤西林.人文精神与现代性[M].西安:陕西人民出版社,2006:27.

③ 贝尔纳.科学的社会功能[M].陈体芳,译.北京:商务印书馆,1982:408.

如何构建社会的文明？人类如何享受、利用医学所创造的科学文明？医学如何与社会文明融为一体？所有这些，都是研究医学的社会功能应当考虑的。

人文社会医学的历史责任，可以说是任重而道远。

六、对质疑医学人文若干认识的商榷

尽管当前卫生保健的现实呼吁人文医学，尽管社会各方对人文医学寄予很高的期望，但就医学界的大多数人而言，其中包括医学院校的院校长和医院的院长，对人文医学的认识并未得到真正的解决，因而人文医学的实践也就难以到位。无论从病房病人的眼睛中，在危重病人的抢救中，在基层社区卫生服务中，我们都可以看到医学人文的缺失，都可以看到因人文的缺失所造成的不良后果。为什么会出现这种情况呢？其原因可能还与一些人对人文医学的作用和实际意义持怀疑态度有关。

其一，认为医学人文是摆设、是花瓶，是对人文医学持保留态度的重要原因之一。一些人认为人文医学是虚的、软的，是摆设，是花瓶，没有多少实际意义。要把病人的病治好，还是靠医学科学，靠药物、手术等这些硬功夫。人文医学能治好疾病？人文医学能治疗肿瘤，能治好肝炎、糖尿病？一些人常常提出这样的问题。因而他们在对待人文医学的态度上，总是消极的、被动的、勉强的，在处理人文医学一些问题时，不愿意动真格的，教学学时、师资、考核都不到位，往往采取一些小动作应付了事。学时吗？学时太紧，给点学时应付一下就可以了。师资吗？找个人去顶一下就可以，反正人文医学没有什么硬知识，谁都可以当老师。这就是当今人文医学处于半死不活状态的重要原因。

人文医学是空的、虚的吗？的确，一般地说，人世间不存在人文医学的独立实体，人文医学存在于各种具体医学及其活动之中，人文医学的研究对象就是也只能是各种具体医学科学及其展现的实践活动，是这些具体医学及其展现的活动中的价值观指向和它对人的存在意义。例如，适宜医疗、过度医疗都是当前医学诊疗实践中的医疗，都是当前医疗中的现实，人文医学在大多数情况下不是其中任何一种具体的医疗活动——这是医学科学自身的问题，但适宜医学与过度医疗两者背后隐藏着不同的价值观念，前者是从人出发的，是以病人为本的；后者则与此相反，它是从增加收入出发的，或者是从维护医方自身其他利益出发的：两者的价值观不同。这也是事实。谁能否认这种现实呢？再以当前成为医疗服务中的难题的医患关系而言，一种良好的、相互信任的医患关系，对于医患双方是何等地重要啊！而良好的医患关系的支撑点是什

么？难道不是医学人文吗？可以说，人文医学，存在于所有诊疗活动中，存在于一切卫生工作中。应当看到，近些年的实践进展，表明医学人文，或者说人文医学，已经作为一种独立物（独立存在）出现在医疗实践中，各种类型的伦理委员会，各种人文技能的培训和这些技能在医疗实践中发挥的作用，以人文理念支撑的许多规章制度及其在医疗行为中所起的作用，表明医学人文在一些方面已经由隐性的、间接的作用转化为显性的、直接的作用了。可见，人文医学，绝不是空穴来风，也不是虚无缥缈的。因此，只要我们把医学各具体学科作为主体活动时，只要我们把握住各个学科中病人的活动时，只要我们考察卫生政策所带来的实际效应的价值指向时，我们就可以看到人文医学的身影。这正如哲学一样，谁看到了哲学的实体形态呢？但谁又能否认哲学的存在呢？"并不存在'人文'这种实体。只有把各学科视作主体性活动的不同领域，即人的存在的不同形式或载体，视作人的本质的多规定领域，才获得人文学科的概念。"①

人文医学在总体上说，是批判性而非描述性和实证性的学科，它与科学陈述"是什么"不同，而是解决"应当是什么"的价值指向。但是，前面指出的是，当前的人文医学，其中一些方面已经不仅只是价值判断，而且进入到实体操作，形成了自己的实体，具有一定硬学科的性质。如最近20多年形成的各种形式的伦理委员会，在药物开发、器械研制，以及辅助生殖技术的运用、器官移植等方面，它已经不是思辨而是规定、是体制。至于实验心理学、神经伦理学、神经美学等成果的出现，使传统人文学科发生了深刻的变化，它们已经不只是虚的，同时也是实的了。

人文医学解决不了实际问题吗？仅是一种摆设吗？的确，人文医学，就其诸多方面而言，不直接解决具体的医疗实际问题，但它能为各种医疗卫生问题的解决提供价值选择，提供人文、社会、心理、法律支持，提供良好的心理、社会、人文环境，而这些良好的环境条件是医疗保健获取良好效益不可缺少的。关于这些方面的具体作用和意义，在本文的第五节已做了充分的说明，此处不再重复。

人文医学的具体作用，还涉及硬科学和软科学的关系。众所周知，软科学的兴起，是当代科学发展的一个重要的突出的事实，也是社会进步和人的理性觉醒的重要标志之一。软科学是借用电子计算机的"软件"一词得名的。一

---

① 尤西林.人文精神与现代性[M].西安:陕西人民出版社,2006:5.

般认为：软科学是一门高度综合的新兴学科。它们综合自然科学、社会科学以及数学和哲学的理论和方法，去解决由于现代科学、技术、生产的发展而带来的各种复杂的社会现象和问题，研究经济、科学、技术、管理、教育等社会环节之间的内在联系及其发展规律，从而为它们的发展提供最优化的方案和决策。可见，就软科学的特点而言，其对于任何科学和事业都是不可缺少的。有哪一项事业或科学不需要寻求科学、持续发展之方略呢？软科学包括系统论、方法学、哲学、数学和决策科学等诸多内容，而涉及医学人文学科的伦理学、法学、哲学、心理学等正是软科学的重要组成部分。作为医学人文学的软科学，和其他软科学一样，对硬科学，也即对医学和医疗卫生实践，将发挥重要的作用，甚至是整个医学科学和卫生事业不可缺少的。对此深有感受的汤钊猷院士说：

> 到了后半生，写了几篇文章，真正体会到医学上除了"硬件"外，"软件"也是不可缺少的，即所谓"软实力"。这个"软实力"应当包含许多东西，也包含了你们正在准备的这个会议的"人文"。
>
> 在医学实践中我们往往可以看到这种现象，有成就的科研人员，往往是人文比较好的。
>
> 因此，对于一个成功的医学科研人员，尤其是临床医生，"软件"不可少。实际上教学、科研、做人都有它的"软件"，医学的发展方向就是非常重要的"软件"。现在大家忙得不得了，我们以前一天做1个或2个手术，而现在我们手下的年轻医生一天要做5～6个手术，一天做到晚，当然这样会使技术提高很快的，但是能有多少时间以及能有多少人静下来思考我们的方向，我觉得这些还是有缺陷的。为什么不去思考？除了前面我说的没有时间外，也与我们的人文功底有关。对过去中外历史，几千年发展的经历，都没有很好地思考。
>
> 现在分子靶向治疗几乎变成了个体治疗的代名词了，虽然分子靶向治疗是一个崭新方向，但是有没有想到我们中国的传统医学实际上是从整体角度进行个体治疗最典型的代表，即辨证论治，不同的病人要开不同的方子，不同的场合、不同季节，用不同方法治疗。虽然这些思想非常宏观……但如果把这种整体的宏观理念与现代

微观的分子靶向治疗结合起来,这将是一个非常完美的结合。①

由此可见,人文医学至少在以下方面起着重要的作用:

● 从历史角度观察医学中的诊疗技术,把握它的发展方向与未来。

● 一分为二地看待现今的任何诊疗技术,发现问题,探索解决的途径。

● 从诸多的诊疗技术中进行比较研究,取其最优的方面,形成最优的医疗决策。

● 将视线始终集中在最大限度地减轻病人的痛苦。

● 系统地、宏观地看待当今的医疗实践,将个人实践置于整体中,主动寻求最佳的配合与合作,以收取最佳效果。

人文医学不是空的,也不是虚的,它时时、事事在陪伴着所有的医疗活动。

其二,认为人文医学是医学发展的障碍。

在人兽混合胚胎研究始初,一些人文学者就此提出一些看法,认为此项研究有诸多社会伦理问题,需要慎重,当时从事此项研究的专家们不以为然,认为这些指手画脚的议论有碍科学技术的发展。

关于生命伦理学界对当前生命科学一些前沿问题的讨论,究竟是促进科学发展还是阻碍科学发展,杨焕明院士在一篇文章中提出了更深层的问题,值得伦理学界深思。他说:

> 伦理学的讨论和科学研究的关系确实使一些研究者非常迷惘。这使得某些科学家采取最"简单"、最"实际"的对策——"躲过伦理,绕过讨论"。为了开展"治疗性的干细胞研究",近年来寻找卵的替代物的探索五花八门。其目的是绕过"毁灭胚胎",躲过伤害"人类的尊严"的谴责。

> "人造生命",也许正是因为使用了"合成生物学"这个不起眼的名字,"人造生命"才避开了民众的敏感、媒体的"热炒"永远没有结论的无休止的讨论。一个乖巧的名称为这个将极大挑战人类社会的科学研究铺平了道路。

---

① 汤钊猷.软实力·巧实力·多学科协作[J].医学与哲学(人文社会医学版),2009,30(5):1-3.

　　不得不承认,现在的一些生命科学家已经开始学会与生命伦理学家展开"猫捉老鼠"的游戏。然而,我们更需看到:科学一直是人类发展的最重要的驱动力。Nuffield Council曾指出:"将新技术用于减轻人类的痛苦是一种道德责任。"我们应当相信科学本身是最道德的。

　　在生命伦理学的讨论中,一直有这样一种"自然"的、"习惯"的说法,我自己也这样说过:"科学做了许多好事,但同时带来了严峻的生命伦理挑战……"如果从两个方面再度思考这个问题,这样似乎全面的提法准确吗?从提出问题的角度看,当我们这样说时,我们有没有可能是站在"公众的天然保护者"的角度,站在科学的对立面,对科学每一个难得的进展评头论足呢?从这些年来的客观后果来说,这样的说法是否已经在某种程度不自觉地误导了公众、在发达国家(甚至在一些发展中国家)引发了"反科学"的趋势、引发了对科学家群体的不信任,并与科学家拉开了距离?难道生命伦理学家真的希望成为延误科学发展的"缓冲剂"吗?IRB就真的是生命伦理讨论中拥有一票否决权的法官吗?①

　　杨焕明院士是我国著名的基因医学家,他的这些看法,值得人文学者反思,特别是值得生命伦理学家认真思考:人文学者的工作是在阻碍生命科学发展吗?

　　关于科学对社会进步和人类文明的影响,人们是从未怀疑过的。可以说,没有科学,就没有人类文明的今天。早在1944年,英国著名的物理学家J. D.贝尔纳就说过:"科学的功能便是普遍造福于人类。科学既是人类智慧的最高贵成果,又是最有希望的物质福利的泉源。虽然有人怀疑它能否像古典学术那样提供同样良好的普通高等教育,然而,当时人们认为,无可怀疑的是,它的实际活动构成了社会进步的主要基础。"然而,这位著名的物理学家同时还尖锐地指出:"现在我们有了与此完全不同的看法。我们这个时代的种种困难本身似乎就是这种社会进步造成的。科学所带来的新生产方法引起失业和生产过剩,丝毫不能帮助解决贫困……假如不是由于科学,这些祸害

────────────

① 杨焕明.个体基因组学——生物医学的新时代、生命伦理的新挑战[J].医学与哲学(人文社会医学版),2009,30(10):1-4.

就不至于像现在这个样子。"因此,贝尔纳进一步指出,"科学既然兼起建设和破坏的作用,我们不能不对它的社会功能进行考察,因为它本身的生存权正遇到挑战。科学家们和一些思想进步的人士可能感到:这是不用回答的问题,世界之所以陷入目前的状态,完全是由于滥用科学的结果"。因此,"科学必须首先接受检查"①。其实,早在20世纪30年代,英国自然科学史家W.C.丹皮尔就曾说过:"科学可以超出自己的天然领域,对当代思想的某些别的领域以及神学家用来表示自己的信仰的某些教条,提出有益的批评。但是,要想观照生命,看到生命的整体,我们不但需要科学,而且需要伦理学、艺术和哲学。"②我们就以原子能、核能的科学发现为例吧。原子能、核能的发现,为人们开辟了能源的新领域,还在其他方面为人类带来了福音,但谁都知道,也正是因原子能、核能的发现与发明,日本曾遭受原子能爆炸造成几十万人失去生命的后果,以致国际社会至今仍在坚持不懈地为约束核扩散、防止核战争而努力。因此,不能认为,科学本身就是最道德的。科学不能被滥用,科学必须在一定的规范应用的条件下才是道德的。再以生命科学中的一些事件为例。少数生命科学家从事克隆人的研究,遭到社会的批评,以致联合国不得不正式通过禁止克隆研究的声明,难道这种干预不应当吗?有的学者积极开展人兽混合胚胎的研究,这种勇于探索的精神值得赞扬,但一些生命伦理学家对此提出许多忧虑,提醒从事此项研究的科学家考虑此种研究的可能后果,防止对人类带来伤害,这有何不可?不错,这种提醒可能打断他们的研究。但是,难道可以不计后果地从事科学研究吗?我们已经有了足够的教训了。科学家绝大多数是善良的,他们抱着献身人类理想的愿望从事科学研究,但是,须知科学家也不都是纯洁无瑕的,科学家们总是在一定的环境下从事科学研究,他们不是脱离社会而孤立存在的,不是孤立的个人。以往的年代里,曾出现为德国法西斯卖命的科学家和医学家,在日本法西斯臭名昭著的731部队中,也有日本医学家的身影。即使在今天,我们有的医学家受雇于医药开发企业,假造研究成果,掩藏药物的副作用,也并非绝无仅有。在这种情况下,提出科学接受伦理审查有何不可?如果一项研究有违人类利益和尊严,一票否决有何不可?难道可能听任这种非人道的研究蔓延吗?2010年,中国国家食品药品监督管理局颁

---

① 贝尔纳.科学的社会功能[M].陈体芳,译.北京:商务印书馆,1982:33-34.
② 丹皮尔.科学史及其与哲学和宗教的关系:上[M].李珩,译.北京:商务印书馆,1987:21.

布了《药品临床试验伦理审查工作指导原则》，规定了药品临床试验伦理审查的8个方面，而且明确规定只有满足其中的7项要求才能允许试验。这种伦理审查是保障药品安全的必要步骤，完全符合老百姓的意愿。

科学接受伦理审查，会不会妨碍科学（医学）的发展呢？对于那些有害或可能有害人类利益的研究，肯定是妨碍了它的研究，因为伦理审查的目的就是制止有违人类利益的研究。难道应当为这类研究开灯放行吗？对那些有利于人类利益的研究，由于它的伦理正当性得到了肯定，难道不是一种支持吗？这种研究可以因此而放心大胆地放开脚步前进，哪有妨碍的可能呢？比如，辅助生殖技术刚刚诞生时，人们提出这样或那样的质问，表示了对此项技术的忧虑，后经生殖科学家与伦理学家共同讨论，达成了使用此项技术伦理规范的共识，使得此项技术得到广泛运用，避免了可能出现的伦理社会问题；再如器官移植技术，也是经过一番伦理争议后，规范了开展此项技术的伦理要求，才使得这项技术畅行无阻；再如干细胞研究，自从明确了生殖性与非生殖性的界限，认可了治疗性研究，不也为干细胞研究创造了宽松的环境条件吗？

由于科学技术力量愈来愈大，对自然、对人体的干预愈来愈深，产生的后果愈来愈深远，其前瞻性常常难以预料。有鉴于此，一个对社会、对人民有责任感的科学家，对自身从事的研究，须持慎之又慎的态度。对人文学者提出的意见，应当抱欢迎的态度，和他们共同讨论，而不是采取猫捉老鼠的办法，改名换姓，避开关口。实际上，这种改名换姓的办法，并未逃脱社会舆论的追问。尽管将"人造生命"改称为"合成生物学"，但并未终止对人造生命的热议与伦理质疑。当然，伦理学家或其他人文学者对当前生命科学前沿出现的种种新事物，首先应持欢迎的态度，毕竟人类对疾病的控制，在很大程度上有赖科学的力量。试想，一项防控天花的疫苗，一项扼制脊髓灰质炎疫苗，为多少人带来了幸福？就医学人文而言，人文关怀的基础和前提，仍是促进医学科学的发展。因此，对于当前生命科学中出现的新发现和新成就，首先是为之高兴、为之助力；其次是学习，很好地了解其新成就；对其可能的伦理社会问题，应当以商榷的形式与科学家共同讨论。生命伦理学家和所有的人文学者，不是裁判官，他们只不过是伦理学的辩护士，为各种技术的伦理允许度辩护，其目的是为技术的应用提供伦理和社会支持，使技术更好地造福人类生命。

对新技术的伦理提问，会不会导致反科学的思潮？这似乎是一种多余的担忧。迄今为止，似乎还没看到关于医学新技术的伦理讨论，导致了反科学思潮出现的事实。相反，我们却看到，由于药物试验有伦理委员会的守护，由于辅助生殖技术有伦理委员会把关,由于器官移植需要对器官来源和器官匹配进行伦理审查,人们对这些技术的利用更放心了,其结果是人们更敬仰科学,更相信科学,它怎能导致反科学思潮? 当前社会出现的某些对科学的不信任,只是某些假科学、伪科学、科学欺诈酿成的后果。对于为人类造福的科学,人们绝不会反对的。

其三,认为医学发展中的伦理道德问题,只能依靠自身的发展解决。

可以肯定地说,当前医学发展中遇到的种种问题,仍是要依靠医学自身的发展来解决的。我们不赞同后现代主义的否定科学的某些观点,不能因为医学在前进中出现某些消极方面而否定医学的进步,不能因为这些问题的出现而放弃医学的研究和探索。因为手术破坏机体的某些部分就可以否定手术吗? 因为药物的副作用就废除药物吗? 因为某些放射物质的影响就否定核物理诊断和治疗吗? 当然不能,正如我们不能因为工业的某些污染就回到原始社会一样。

医学科学发展进程中显示出的种种伦理社会问题,能不能通过科学自身的发展自动得到克服呢? 有些医学家认为,科学是追求真理的,科学自身的科学精神,科学自身不断追求与探索的精神,可以克服科学自身带来的种种社会问题。的确,科学自身发展中的双刃剑问题,仍是需要通过科学自身发展,寻求更好的方法加以克服。但是历史告诉我们,这一过程远不是自发的。多年从事科学史研究的萨顿一直不厌其烦地重复他的信念,那就是科学的巨大进步使得大多数科学家越来越注重专门性的更带有技术性的问题,从而使他们变得已不再是科学家,而成为技术专家和工程师,或行政官员、实际操作者,以及精明能干、善于赚钱的人。萨顿说:"技术专家可以如此深深地沉浸在他的问题之中,以至于世界上其他的事情在他的眼里已不复存在,而且他的人情味也可能枯萎消亡。于是,在他心中可能滋长出一种新的激进主义:平静、冷漠,然而是可怕的。"他还指出:"但愿上帝保佑,不要让那些技术专家来统治我们。如果不经过人性的改正和平衡,技术激进主义将埋葬文明,并使文明反过来反对自己。"[①]他还以纳粹德国的教训提醒我们,纳粹德国拥有大批崇尚科学精神的科学家,这些科学家追求真理的精神也许比其他国家的更强烈,但是这么多引以自豪的科学家为什么轻而易举地接受一个愚昧无知的杀人魔王呢? 他认为,是因为"他们对技术的专注以及由此而来的麻木不仁和无知无

---

① 刘兵.新人文主义的桥梁[M].上海:上海交通大学出版社.2007:157.

觉达到这样一种程度,致使他们的精神对人性已经完全排斥,他们的心灵对仁慈已毫无感觉"①。

许多事实告诉我们,一个失去良知的科学家,远比蒙昧无知的人更危险,他们的作品远比无知的人更可怕。这就更充分说明科学如果不注入人性,就可能走向科学的反面②。科学技术自身不可能自发地克服自身负面效应,我们必须向科学、向医学注入人文精神,关注科学和医学应用中的伦理社会问题。同时,这也可以解释,为什么在我们的医院,经常可以看到具有高水平的医学家对病人那么冷漠,对那些渴望救治的人那么无动于衷。

当代医学科学的人文缺失,很多情况下是医学科学自身发展所带来的,是医学科学发展过程中出现的科学与人文的分裂造成的,而"科学与人文分裂与对立的日益加深,是我们这个时代最可怕的冲突"③。在当今的保健服务中,在推进医学发展过程中,一些医学科学工作中也的确存在忽视医学人文的倾向:他们只承认技术的作用,认为技术就是一切,技术是万能的,他们对人文学者指出的当代医学面临的一些伦理社会问题不以为然,或认为是多此一举、置之不理,或认为是对医学科学的不当干预,因而在自觉不自觉地抵制医学人文的呼声,使得一些保健服务的人文水平大受影响,给保健服务造成了不好的社会声誉。这些学者们似乎忽视了,在当代,包括医疗技术在内的任何技术,都可能是双刃的,它既可以造福于人类,也可以伤害人类,问题在于为技术的使用设置伦理边界。探索当代医学技术的伦理界限,使当代迅猛发展的医疗技术更好地造福人民,寻求医学与人文的结合,使两者相互融、相互统一,应当是医学科学家和医学人文学者们面临的共同任务。

[本文系作者于1997年在大连召开的首次中美医学人文学术研讨会上的发言,曾被收录于《人文社会医学导论》(冯显威、刘俊荣主编,河南医科大学出版社)、《中国医学人文教育》(张大庆、陈琦主编,北京大学医学出版社)两书中,本书收入时做了较大的修改。]

---

① 刘兵.新人文主义的桥梁[M].上海:上海交通大学出版社.2007:159.
② 同①。
③ 刘兵.新人文主义的桥梁[M].上海:上海交通大学出版社.2007:141.

我国医学人文学的回顾：
历程、思考及展望

我国的人文医学，如果从1979年在广州召开的第一次全国医学辩证法讲习会算起，至今已有40年的历史了。现就此做一简略的回顾与思考

一、背景

我国医学人文的兴起，有其独特的国际和国内背景。

就国际背景而言，它是直接受美欧西方以生命伦理学为主干的人文医学的影响发展起来的。20世纪六七十年代，美欧医学与生命科学发展进程中面临的伦理挑战，在我国20世纪80年代后也开始出现。1980年出版的《医学与哲学》杂志第1期，发表了卫生部副部长崔月犁撰写的《医药卫生工作者要学点唯物辩证法》，随后几期发表了《死亡概念和安乐死》（邱仁宗）、《医学伦理问题初探》（蔡根法、冯嘉元）、《国外医学伦理学若干问题的研究概况》（陈瑾）、《积极开展医学哲学问题的研究》（彭瑞聪）、《方法论的研究必须从具体实践出发》（子兵）等文章，这些文章将以维护人类生命尊严和病人自主为核心的生命伦理学和医学人文理念介绍到我国，迅速引起国内人文学者和医务界的兴趣。

国内形势的发展，也催生了医学人文学。国内自党的十一届三中全会后出现的改革开放的形势，在客观上促进了医学人文学的兴起。在改革开放大潮推动下，我国许多大医院大量引用一些医疗新技术，一些取舍两难的伦理问题被摆在人们面前，国外生命伦理学正好回应了我们的需要；20世纪80年代后期开始的医疗向市场的改革，引发了医学宗旨与医务人员个人利益关系的大讨论；但国内背景的某些特殊性，与国际人文潮流产生了一些摩擦。美欧

医学人文学是直接与美欧整个人文背景相联的,其以维护生命尊严和个人自主为核心的人文思想和我国的传统人文背景不同。我国人文的土壤,一是以儒家为主体的传统文化,这种传统文化的核心是君爱民、民拥君,鲜有由民做主的理念;一是在长期革命战争条件下形成的较少顾及个人权利的集体主义、国家民族的利益高于一切,高于任何个人权利的思维定式。党的十一届三中全会后,人文环境也出现了许多新变化、新问题,人权问题有进步,但在一些人的心目中,传统的皇权文化仍时隐时现,背离人文精神的事件不断发生,这些对我国医学人文学的发展也是有影响的。但以人为本的人文理念,在以后的时日中,逐步得到执政党、政府与相关组织的认同和支持,病人自主等也被写进了国家的相关法规中。中国的医学人文学,在国家总体人文环境不断进步的氛围下,是朝好的方向发展的。

二、历程

我国医学人文学40年的发展历程,可被划分为以下几个阶段:

第一阶段:草创阵地。时间大体上是从20世纪80年代初至90年代初。主要工作是:办杂志,建学会,开学术会议,搞交流,造舆论。如医学辩证法第一至四次全国学术会议,第一至六次全国医学伦理学会议,安乐死第一次全国性的会议,医学方法论的第一至三次全国性的会议,都是在这段时间内由《医学与哲学》杂志联合《健康报》、中国自然辩证法研究会组织召开的;这个时段内还举办了一些小型会议,如1983年由辽宁省自然辩证法研究会和《医学与哲学》杂志联合举办的有120余人参加的"医患关系学术讨论会"(大连)、1986年在武汉召开的医学社会学会议等。以医学人文为主题的两本杂志,《医学与哲学》于1980年4月出版发行,《中国医学伦理学》杂志于1988年出版发行。这两本杂志的出版对促进中国医学人文学的发展的作用很大。还要提及的是,卫生部和中国科协,向全国各省市卫生局、高等医学院校、各省市科协,连续两次转发了第一至二次全国医学伦理学会议的纪要,以及卫生部部长钱信忠于1981年在《医学与哲学》杂志上发表《研究医学伦理学　提高医学道德水平》的文章,要求组织广大医务人员学习医学伦理学,开展医德医风教育,这些对于推动医学伦理学在我国的发展,起到了很好的作用。一些省市卫生行政部门接到通知和看到钱部长的文章后,相继组织了许多有广大医务人员参加的报告会。如在沈阳的一次有关医学伦理学的报告会,分别在抚顺、辽阳、鞍山、本溪设置分会场,4个城市的近2 000名医务人员参加报告会,场面甚为壮观。天津市卫生局组织全市500多名医务人员,连续两个半天听取了医学伦理学的报告,这为后来天津市的广大医护人员踊跃参加伦理研究和天津市医院伦理委员会的迅速兴起准备了条件。

学术组织的逐渐建立也推动了医学人文事业的发展。经过长期酝酿,在1988年10月召开的第五次全国医学伦理学术会议上,与会代表就组建医学伦理学会问题进行了多次协商,并取得如下一致意见:同意申请加入中华医学会,作为二级学会,学会名称定为中华医学会医学伦理学会,学会委员43人,常委会委员13人,设主任委员1人、副主任委员3人;为开展工作,学会决定设立学术交流、教学研究、法规起草、咨询服务4个委员会;中华医学会副秘书长王树歧宣读了中华医学会同意成立医学伦理学会的决定,崔华代表筹委会宣布了学会领导机构和各委员会组成人员名单。1988年10月17日,中华医学会医学伦理学会正式成立。这是中国医学人文事业发展历程中的一件大事,也是中国医学人文学的第一个全国性的学会。

第二阶段:走进课堂。人文医学是一个学科群,其基础在于学科建设与传播,仅靠造势是不能持续的。医学人文走进课堂对医学人文学的持续发展,具有决定性的意义。

从20世纪80年代末到90年代末的这10年,医学院校先后开设了自然辩证法、医学伦理学课程,随后逐步开设了医学心理学、医学史、医学法学,各种教材大量涌现。1982年第二次全国医德学术研讨会议期间,杜治政将其在辽宁、吉林、山东、四川等省市的讲演稿汇集成册,定名为“医学伦理学纲要”,印发给到会代表,会后应一些省市的要求,经作者修改,该书先后于1982年9月、1983年12月两次印刷共计10万册,由一些省市的卫生行政部门发放给医院和医务人员;随后由上海第二医学院丘祥兴主编的《医德学概论》由人民卫生出版社出版(1983,北京);以后相继出版的有由数名学者共同主编的《社会主义医学伦理学教程》(1984,昆明)、何兆雄主编的《医学伦理学概论》(1986,南京)、邱仁宗著的《生命伦理学》(1987,上海);由彭瑞聪主编的《医学辩证法》,于1984年由《医学与哲学》杂志社印刷,先在一些大学试用,后于1985年由人民卫生出版社出版。相应的教学组织也建立起来,据1999年3月向全国125所医学院校发出的调查,就回复的36所院校的资料统计,1980年至1984年开设医学伦理课的有11所,1985年至1989年开设的有22所,1990年以后开设的有3所,其中30所将医学伦理课设为必修课、6所设为选修课。另有5所学校在研究生中开设了这门课程。学时为18至46学时不等,专职教师有70

名。当然，这方面的情况近些年有很大的变化，2015年接受调查的81所独立建制的医学院校，不仅都开设了医学伦理学课程，而且还开设了医学心理学（73所）、卫生法学（66所）、医患沟通学（50所）、医学社会学（34所）、医学史（31所）、医学哲学（18所），情况大有改观。

这一过程中起了重要作用的有三件事。一是中国自然辩证法研究会主办的《医学与哲学》杂志受卫生部的委托，于1986年6月10—22日举办为期两周的"医学伦理学研修班"，来自全国高、中等医学院校的80余位专家，在学术交流的基础上，分别讨论了高、中等医学院校和在职医务人员的医学伦理学教育问题，形成了高等和中等医学院校伦理学教学的两个大纲；研修班还讨论了医学伦理学的研究规划，就筹建医学伦理学会组织进行酝酿，达成了初步共识。二是1988年由南京铁道医学院程力行教授组织的为期一年的全国医学伦理学师资培训班，参加学习班的成员后来成为中国医学伦理学教学骨干。三是中国自然辩证法研究会医学哲学分会和《医学与哲学》杂志社于2002年在上海举行的一次会议上，有来自30个医科大学和部分医院的37名专家，在认真讨论的基础上，形成了关于高等医学院校开设7门医学人文课程的建议，并于同年由赵明杰和张大庆两位教授直接递交教育部的政教司。这个建议尽管只有口头表态支持，未有文字批复，但公开发表后，得到了医学院校的广泛支持，产生了实际影响。

第三阶段：研究起步。从21世纪初开始，我国各地一些高校开始组建人文医学中心、人文医学研究院、人文医学系，医学人文学开始迈向实际，涉足研究医疗与医学研究中的伦理、社会、法律问题，并且涌现了一批研究成果。其中有的学科已开始成为一门显学。但这仅仅是处于起步阶段。

据有关资料，1981—1990年，人文医学的研究处于零星状态，而1991—2000年，有关人文医学学术成果的论文有54篇。2001—2010年，学术成果的论文达到778篇，涉及医学人文思想渊源、医学人文精神、医学人文价值、临床学科人文问题研究等诸多方面，研究医学人文精神的有322篇，研究医学人文教育的有235篇，研究医学人文素质的有81篇，研究医学人文关怀的有53篇，研究医学人文价值观的有9篇。医学人文著作，据柯斌铮编辑的《医学人文30年足迹》（1979—2008年）资料显示，医学人文方面的著作共261部，其中医学伦理学191部、医学哲学24部、医学史14部、医学社会学11部、医学人文学8部、医学法学8部、医学心理学4部、医患沟通学1部。

关于医学人文学研究，值得一提的是于2012年在北京举行的医学人文实证研讨会,有40余位学者参加的这次会议,一致呼吁要重视医学人文的实证研究,开展调查、田野研究、个案访谈、案例剖析等。此后,关于医学人文的实证研究的论文与著作迅速涌现。

第四步:迈入实践。医学人文与医疗实践结合,从其起步起就很受关注,但大力强调和具体促进,则是20世纪90年代前后开始的事。2000年前后天津临终关怀中心和北京松堂关怀中心的建立,西安夏素文安乐死引发的诉讼,广东中山医科大学人畜混合胚胎引发的争论,2001年杭州召开的UNESCO生命伦理与生物技术及安全的研讨会上对哈佛大学公共卫生学院徐平愚与安徽医科大学合作研究中对履行知情的质疑,特别是知情同意原则、生物医学研究伦理审查、辅助生殖技术和干细胞研究伦理要求等分别纳入相关法规,都是我国医学人文迈入实践的标志性事件;而2013年在哈尔滨举行的"医学人文如何走进临床"的会上,由8位院士和4位著名临床专家签署的"促进临床医学人性化的十点倡议",以及由30个医学院校就改进医学人文教学商定的"走进临床,融入临床,促进临床医学人性化"的建议,反映了我国医学人文全面大举向临床实践推进的努力方向。

以上简略发展的情况表明,我国的医学人文事业的确有了很大进步,取得了一定的成绩,但也应清醒地看到:①我国医学人文40多年的历史,主要是争取生存阵地、形成学科、造就队伍的阶段,取得的成绩是初步的。②医学人文全国发展不平衡,水平参差不齐,队伍薄弱,人文与非人文并存,多数学校与医院的人文力量仍处于势单力薄的局面。③医学人文学的作用还未打开局面,医学人文在医学科学中还没有应有的地位,医学人文与医学科学的结合才刚开始,技术主体化与资本主体化的局面远未被撼动,医学人文与医学科学技术两张皮的情况未能得到根本克服,换头术的研究和基因编辑婴儿事件的出现,表明医学人文在我国医学事业中扎根仍然任重而道远。

三、思考

过去40多年医学人文学发展的实践,其中有许多问题值得我们思考和分析,而这些问题解决得妥当与否,对我国医学人文学今后的发展至关重要。主要有以下六个问题:

1. 根与归宿

医学人文学的根在何处?从哪里生长来的?有两种看法;一种看法认为是从母体学科引申而来。母体学科如医学伦理学是从一般伦理学、医学哲学是从一般哲学中引申而来,将医学人文学科视为其应用分支,医学人文学科是这些母体学科的延伸,归属于母体学科范围。另一种看法,认为医学人文的根在医学及其实践,医学人文学的课题,均来自医学而非哲学和伦理学的学科体系。医学人文学的绝大多数成果或形成的结论,都将运用到医学中而成为医学实践不可缺少的部分,属于医学体系中的另一类医学学科。医学人文学的繁荣与发展取决于其与医学结合的紧密程度,取决于其能否从医学中不断汲取营养。这种认识认为,医学人文学与其上属学科的关系,是借助与支持关系。哲学、伦理学、法学的某些理论与概念,有助于医学哲学、医学伦理学、医学法学对某些实际问题的解决提供支持;同时也为构建理论提供启示与指导。如生命伦理学可以从一般伦理学的义务论、功利主义得到启示,借助这些理论探索对当前现实伦理难题的理论渊源,但其根仍在医学。无论是各种实际伦理问题发生或提出,以及这些伦理问题的解决,都是视医学的实际问题的具体处境(境遇)而定。

关于医学人文学科归宿于何处的问题,也有两种认识:或归宿于大哲学、大伦理学;或归宿于医学。问题在于何种归宿有利于这些学科的繁荣和更好地发挥作用。将医学人文学科归宿于它的上位学科,如医学伦理学归宿于伦理学,似乎也是顺理成章的。就从事医学人文的学者来说,他们的业务发展方向、成果的认定等,可能更容易为所属学科所接纳。但这种归宿必然要求从事研究的学者向其上位学科靠拢,将其从人文医学得到的启示上升到上位学科的某种理论中,为某种理论提供实际的例证,而不是向医学深入,不是为解决医学的实际问题努力。这样的医学伦理学、医学哲学等,很难融入医学的体系中,难为医学界所接纳。

主张归宿于医学的理由:一是认为这些学科是直接为医学服务的,是现代医学在实践中必须解决的问题,顺理成章地成为医学体系的组成部分,而这些问题的解决是直接更好地为疾病的防治、为人类健康服务。二是这些学科是以医学实践的需要为基础逐步形成的,是为完善医学逐步生成的,是服务于医学宗旨的,理所当然地应归宿于医学,天然地为医学所接受和容纳。三是这些基于医学实践的人文医学,其内容主要是就医学实践中的各种医学技术研发和应用的伦理、法律、社会提出的要求,是很难为一般哲学、伦理学、法学学科体系所接纳的。很难想象,将代孕、干细胞研究、胚胎是不是人、基因编辑、三亲婴儿这类问题的伦理、哲学纳入哲学、伦理学的体系中。如果加上其他专业的伦理、法学等问题的内容,将会极大地冲击这些学科的原有体系,甚或影响这些学科的性质和作用。四是随着医学的发展,医学前沿需要伦理学、哲学支持的问题将会越来越多,人文医学与医学的关系将日益密切而逐渐远离一般哲学、伦理学。

探索医学人文的根与归宿是有意义的,它涉及这些学科的发展前途,涉及这些学科能否繁荣昌盛,能否永葆青春活力,涉及这些学科的作用和其存在的价值和意义。人文医学学科从何而来,走向何处,是医学人文学发展方向不能不思考和有待解决的问题。

2. 理论与实践

如何处理理论与实践的关系? 在当前人文医学已经初创局面的情况下,我们把主要力量放在何处? 是放在理论建设上,还是放在实际问题的解决上?

对这些问题的回答,也有两种不同见解。一种见解认为当前这些学科的不足是缺乏理论,没有形成较为完美的理论。理论短缺影响了医学人文的地位,人文医学之所以未能引起重视和作用受限,是因为人文医学的理论不完善,因而主张加强医学人文理论建设。另一种见解则主张将重点放在对实际问题的了解和解决上。认为当前医学人文学科乏力,主要不是理论支撑不够,而是对医学面临的种种实际问题了解和研究不够。如何看待这两种不同的看法呢?

首先,要明确这些人文医学学科的性质。伴随着医学发展产生和形成的人文医学学科群,就其基本性质而言,是应用性、实践性的学科,是为适应医学发展需要、解决医学面临的种种问题而生,并非是为某种需要创造一种理论而成为理论性的学科。学科性质的定位应当是应用性、实践性的,而非理论性的。其次,解决当前医学面临的种种实际问题,是否需要理论指导呢? 当然需要,但更多的是从各种具体问题的实际情况出发,依据生命伦理学的一些基本原则,同时也参照传统伦理学的义务论、功利论等学说,做出有利于病人、有利于人类健康、有利于维护生命尊严的选择。如器官移植资源的收集、代孕、早期胚胎干预、遗传基因筛查等实际问题的解决,莫不如此。这些问题的解决,绝不是义务论、功利论或儒家学说等传统理论的具体的移植和运用,尽管这些传统理论对解决这些问题有一定的启示作用,但更重要的是以人类的根本、长远利益为权衡的取舍。也就是说,当前医学面临诸多伦理难题的突破,在于对实际问题做深入研究;在于对当前医学人文面临种种难题的解决途径做具体剖析,在多种可能中做出较好的选择;在于对这些问题涉及诸多利益方的具体情境研究而由此决定取舍。再次，就创造新的理论而言，我们应否根据新的实践总结上升而形成某种新的理论呢？这完全有必要，也有可能，但这应当是在相当丰富的实践之后的事，而不是事情开始就能成就的。事实上，目前我们在解决医学实践中遇到的种种伦理学问题时所依据的四原则，就是一种理论武器。再如在履行知情同意原则时遇到许多具体问题，根据为探求解决之道所积累的认识和经验，可否写出"论自主"这样的理论性著作呢？完全可能。但这也是在实践之后而不是在实践的起始。新的理论创造只能在大量实践基础上才有可能，而目前我们这方面的积蓄远未到位。

在理论与实践的关系上，在当前如何处理医学人文的理论与实践的关系上，无疑应当首先立足于实践，立足于了解实践、研究实践，探索如何解决摆在我们面前的种种实际问题，而不是首先去构建所谓的理论体系、理论结构。早在1878年，恩格斯就曾批评过热衷于创造体系的杜林。他说："创造体系的杜林先生，在当代德国并不是个别的现象。近来在德国，天体演化学、自然哲学、政治学、经济学等体系，雨后春笋般地生长起来。最蹩脚的哲学博士，甚至大学生，不动则已，一动至少就要创造一个完整的体系。""所谓科学的自由，就是人们可以撰写他们所没有学过的一切东西，而这被冒充是唯一严格的科学方法。杜林先生就是这种放肆的假科学的最典型的代表之一。"①恩格斯还将他们创造的体系称为"高超的胡说"、"确实什么也没有"的胡说。我们应将我们的主要精力放在研究实际问题上，而不是构建体系上。当前医学面临许多重要的、影响医学发展的、充满伦理争议的实际医学问题，如过度医疗、大医院的疯狂扩张、医疗商业化、医学生活化、医疗的不公正、行为不端的医学研究等，而对这些实际问题几乎少有系统的研究，更没有涌现像样的著作。有的学者可能认为，这些问题不是学者们能解决的，研究也没有用。的确，学者们不是部长、院长，无法解决这些问题，但学者有责任解析、透视这些问题，将这些问题的真相公布于世，从而唤起社会良心的关注，引发权力阶层的重视，启动他们解决这些问题的决心。这不正是从古到今学者们履行社会责任的光明坦途吗？而这种有系统的研究，本身就包含着理论的创新，本身就寓于实践剖析的理论。我们的许多学富五车的先辈，不正是这样构建他们的科学大厦么？

---

①　恩格斯.反杜林论[M]//中共中央马恩列斯著作编译局.马克思恩格斯选集：第三卷.北京：人民出版社，1972：46-47.

3. 来自何方?

医学人文学的任务是要守护、强化当代医学的人文品格,促使医学更好地造福于人类健康。那么是什么因素妨碍、消解医学的人文精神呢? 消解、淡化医学人文的势力来自何方? 使医学人文成为问题的来源有二,一是技术主体化,二是资本主体化。先前似乎主要说是技术冲击了人,现在更明确认识到是技术主体化冲击了医学人文,同时又加上一个资本主体化。医学技术与资本并不直接和必然消解医学人文,技术与资本并非注定是医学人文的对立面。二者对立的形成,在于医学技术与资本的主体化,在于医学技术、资本与医学主客体关系的转换。

技术不但不是天然地与人文对立的,相反是医学人文的朋友和支撑。在某种意义上说,医学技术是医学人文载体的承担者,医学对病人的关爱,很大程度上是通过技术实现的。正是医学技术减轻、消除了病人的病痛,将他们从死亡线上和不健康状态下解脱出来。技术构成对人文的消极影响,当然有技术对医生与病人关爱的遮蔽,亦即医患关系的物化。尽管这种遮蔽在一定程度上使得医生对患者的情感有所淡化,但总体上仍是增进了医学人文的品质。现在看来,技术这种对人文的消极影响,最重要的是唯技术主义,特别是技术的主体化使得技术成为医学和医生追逐的主体目标,医院和医生将为病人治病变成为造就医学技术成功的手段。

现代的医学技术,与古代、近代的医学技术有很大不同:①古、近代医学是为了治病的目的而寻找技术的,技术作为手段服务于医学的目的。现代技术与之相反,现代许多医学技术,特别是一些高新医学技术,是为了技术创新而寻求病人,甚或是为了技术而制造疾病和病人。②古、近代技术是针对疾病的现在和过去,医学对疾病和健康的干预是从现有症状出发的,干预是较为浅层的,不涉及人体自然力的改造和修饰,不涉及生命的尊严,一般处于可控范围,技术的采用严格受制于医学目的需要;而现代医学技术许多是针对疾病产生的根基,针对未来可能的疾病,如对遗传疾病的防控,是从防患于未然出发的,技术干预产生的作用不是当即就显现的,而是在未来的某个时段,因而具有不可预测性,其长远后果难于认定和控制。③现代技术依靠自身的潜能发展,不受制于医学目的与宗旨。现代医学技术的特点之一,就是医学技术生态群的形成,即某种技术的出现,同时相应地带动一系列技术的产生,它无关乎是否有疾病治疗的需求,具有自我催生、自我发展、独立于治疗需要的潜能。

　　现代医学技术的种种特点,构成了当代医学技术主体化的发展态势。技术主体化的主要表现是:医学全面技术化,医学就是技术,技术就是医学,技术被等同于医学;医学技术成为独立力量,具有独立于医学宗旨的自身逻辑的发展目标;技术主宰医学,医院及其他许多设施视技术需要而设置;医学理性完全受制于技术,医学在技术中迷失了自我。国外一些学者对技术成为独力力量的解释是:技术因其发展而发展,技术进步的方式具有因果性而不是目标取向;技术脱离道德判断,只是在应用中被赋予了意义,技术的应用就是它自身存在的合法性;技术的发展依靠自身的潜能而不是人类的需要,是为了已有的技术而寻找工具,为已有的工具寻找目的,而不是为了人类的某种目的寻找手段[①];医学技术主体化的负面后果是医患关系的全面物化;医学目的与手段相互转换,技术转变成为目的,原有的医学目的变成了手段;人体生命的碎片化和医学责任的模糊化,最终结果是医学的自我异化。技术发展主体化的逻辑结果是:技术异化和碎片化日益复加而不是减少和消失;相信技术主体化带来的问题可以通过技术主体化自身的发展得到解决,只是一种不可实现的梦想。技术产生的问题越多,催生技术的需要也就越多,而更新的技术引发的问题也更多。在技术永无止境的奔腾中,作为医学对象的人必然越来越碎片化,越来越离开本土的人。现代化将世界的碎片化视为自身的最大成就,视为现代化力量的源泉,而碎片化越是确然,作为结果的混乱越是混乱和不可控制[②]。医学人文面对的就是这样的技术对手,就是在为防止因技术主体化消解医学人文而战。

　　但是,给予医学人性最为致命一击的是资本主体化,是资本对医学的掌控。当今的医学,除公共卫生、预防、初级保健以外,已经由20世纪80年代初从市场谋求补给,发展到今日的资本主导医学。医疗活动,特别主导中国的大医院的行为,已演变为资本行为。资本主导医学,从根本上改变着医疗的性质,这是对医学人性根本性的冲击。

　　做出这种判断,是依据马克思在《资本论》第一卷第一篇中对商品生产演变为资本生产所做的科学分析。马克思认为资本主义的前期是商品生产,商

　　①　曲用心,高剑平.现代技术的伦理困境与重建[J].自然辩证法研究,2010,26(8):25-29.

　　②　盛国荣.技术的道德化:现代技术问题的后现代解决之道——齐格蒙特·鲍曼技术哲学思想研究[J].自然辩证法研究,2009,25(11):56-62.

品生产的轨迹是W—G—W,即商品—货币—商品。商品生产者将自己生产的产品拿到市场中变成货币,是为了买进他所需要的于次年(或下一轮)从事再生产需要的物资。20世纪八九十年代的医院,是这种简单的商品生产阶段,当时借助市场是为了医院能够维持原有规模经营,不致成为无米之炊;在商品生产经过一定时期的原始积累后,除了维持生存的需要外有了盈余,将盈余连同原先商品生产的资金一起,购买生产资料,生产更多的产品,然后出卖,获得更多的资金,这就变成了G—W—G。生产的目标是追求资本。20世纪末期至今,医院经营的目标是获得更多的资本以扩大医院经营的规模,然后获得更多的资本,医院的经营演变成G—W—G了。当今我国一些大医院的营运模式就是典型的G—W—G。多层承包经营模式的广泛运用,经营指标下到科室甚至个人;医生、医院、医药开发商联盟的形成;医院的合并与重组,资本经营的升级等等:这一切,表明医疗资本主体化已是客观事实,表明医疗服务已成为重要的资本载体,医院成为资本聚集的桥头堡,牟利已成为医院经营的基本目标,大医院资本主体化在中国已成为客观现实。

医疗资本主体化的后果并非全是消极的。当今医疗对技术装备等提出了多方面的需求,国家的财力支持捉襟见肘,医疗的发展不可能没有资本,医疗资本主体化极大地促进了医学科学、医疗技术装备、医学科研和医学教育的发展,我国医院近30年在技术装备、人才引进、房屋建造、医院整容、医务人员待遇的改善等方面获得巨大进步,这是资本经营的直接结果,是无可怀疑的。但资本对医学的消极影响,甚或可以说是对医学的破坏,也是罄竹难书的,后果是不堪设想的。其表现是:扰乱了医疗资源合理分配,削弱了社区医疗,削弱了公共卫生、预防;推动了医疗费用的上涨,伤及医疗的公平性和可及性;诱发了过度医疗,促成了过度医疗的常态化、普遍化,催生了种种负面医疗的登场,诸如炫耀性医疗、开发性(人为地)医疗、非治疗性医疗、欺诈性医疗的蔓延,不仅伤及人体生命自然力,而且造成了医疗资源的极大浪费;催生了医疗腐败,腐蚀了医疗队伍,消解了优良的医疗传统。这一切,都是资本主体化的产物。其严重后果还在于技术主体化与资本主体化的结合,促使医学科学势必沿着牟利的方向发展,医学愈发展,医疗价格愈昂贵,医疗费用愈高,预防更加不受重视,进一步危及医疗的可及性、公平性和可持续性,同时也极大地加重了国家的负担,甚至有可能使一些国家陷于医疗危机而难以自拔。

更为严重的是,医学资本主体化,从根本上破坏了医学关爱生命、视救治生命为天职的人文精神特质,使从古到今医学始终坚持的人道主义旗帜沦为一块破抹布。请看当今的某些中国医院,可将无力付费的病人扫地出门;可宣布达不到经济指标的诊疗科室关门;可因未能及时交款即使病人致死也不救治;医学科研造假成风;医院的业绩,不是比挽救了多少生命垂危的病人,降低了多少死亡率,提高了多少治愈率,避免了多少医疗事故,而是比年终有多少亿的钱进账。这就是当今中国医学人文面对的部分现实。

当今中国医学的这种现实是多种原因造成的。医学人文可能无力改变这种现实。但医学人文要面对这种现实,要研究,要调查,要发声,呼唤人们良知的觉醒。人文医学的立场不是一味地反对资本、反对技术,更不是反对医务人员谋求提高收入的要求,而是反对资本主体化和技术主体化,反对资本与技术主导医学。医学人文的根本任务,是呼唤人们的良心,探索如何用道德约束资本和技术,用制度、政策管制资本与技术的结合。遗憾的是,医学人文在这方面做得太少了,呼吁的声音太弱了。这是回顾过去这些年走过的路程不能忘记的。

4. 核心与多元

医学人文思想的价值理念(价值内涵)是一个较为广泛的概念,可以从多方面诠释。就我国目前的现实看,在医学人文的教育与实践中,我们应当侧重从多元的角度着手,抑或是从核心价值思想着手呢? 这是回顾我国医学人文学发展历程不应忽视的问题。

医学价值与医学人文学的价值是一致的,但又不能完全等同。医学价值包括医学的科学价值、功利价值、经济价值、文化价值、人文价值,但其基本价值是它的人文价值。医学的首要的和基本的责任是满足对人类生命的关爱与呵护。医学人文价值是医学价值的核心,其他方面的价值不能背离其基本价值。将医学的人文价值视为医学的基本价值,不仅不会削弱、影响医学其他方面的价值,而且正是医学其他价值存在的条件。试问,如果医学失去了对生命的关爱与呵护,医学的功利价值、文化价值从何谈起? 当然,医学的人文价值,也必须以医学的科学价值为前提。医学如果不是科学的,医学也就没有多少人文价值。医学求善,必须要求医学求真。这也正是医学人文不仅不排斥医学科学反而必须与医学科学结合的原因。

40多年的实践,也使我们认识到医学的人文价值也是多元的。医学人文的价值,可表现为对社会教化的价值,在灾难救治中(比如汶川地震救灾),医学人文成为凝聚社会、教化社会的一盏明灯;可表现为塑造医师队伍崇尚精神的价值;可表现为规范医学研究和发展的价值;可表现为呼唤人类心灵美的价值；可表现为多视角审视医学、多维度思考医学如何更好地发展、如何更好地服务于人类的生命和健康的价值。如此等等，还可列出一些。但医学人文如此众多的价值选项中，有没有一个核心价值呢？在对医学生的人文教育中，在对医务人员的人文培训中，在对医学人文精神的种种宣传中，我们应否有一个重点呢？或者说还是全面出击、面面俱到为好？显然，我们应当突出医学人文的核心价值和核心理念，向医务人员、医学生提供较为广阔的医学人文知识是有必要的，因为这有助于他们充分和较为全面地理解医学、理解医学人文精神，而不宜将他们锁定于一个狭窄的知识领域。但是，多元中总是有核心的。就医学人文的多元价值体系而言，关爱生命、敬畏生命、呵护生命，就是医学人文的价值核心，也就是全国第一次医德学术研讨会纪要确认的"全心全意地为人民身心健康服务的医学人道主义"[1]。因为正是这个核心价值，体现了医学的根本宗旨，表达了医院和医生的崇高使命；同时也正是因为这一核心价值，为医学的其他价值奠定了基础。如果医学不能举起关爱生命、敬畏生命、呵护生命的旗帜，医学何能凝聚社会、教化社会？何有它的经济价值、文化价值？所以，在医学人文教学、医师培训、社会宣传中，除了从广泛的视角介绍医学人文精神外，更应特别重视讲解医学人文精神的核心理念，即关爱生命、敬畏生命、呵护生命的理念和实现这种理念的种种实践，彰显尽力实践医学人文核心价值的人和事。特别是由于种种原因，在我国，守护生命尊严、置病人利益于首位的思想还未能普遍成为医务人员不能逾越的底线，强调医学人文的核心价值更有必要。这就联想到一些医科大学的人文教学，在引导学生学习的人文课程上，有的开设了二三十门课程，而体现医学人文核心价值的课程却寥寥无几，显然有些忽视医学人文核心理念的教化而过于重视五花八门、吸引学生兴趣的人文选项了。这样的医学人文教学的结果是，尽管学生学习的医学人文课程很多，但照样拿回扣、开大处方、科研造假，而且心不惊、肉不跳、脸不红，心安理得。近些年医学人文教育值得反思的是，未能对医学人文的核心价值理念加以足够的重视，而过多地取向多元，过多地取悦学生们的兴趣，向学生和医生们提供的人文学习多而杂，没有重点，没有时代特征，没有现实针对性，其结果是人文教育与实践看似热闹，但收效甚微，医疗服务的人文水平未能有较好的提高。在兼顾多元的情况下，坚守关爱生命、敬

---

① 《医学与哲学》编辑部.我国医学伦理学研究的开端——我国第一次医学伦理道德学术会议纪略[J].医学与哲学,1981,2(3):67-70.

畏生命、呵护生命的医学人文价值理念,是医学人文的首要职责。

价值多元化是当代人们思想理念的重要特点,它促进了人们的精神解放和对许多事物和观念的容纳,也促进了社会进步与社会和谐,但是否只要多元而无一元呢? 在诸多的价值选择中有无核心价值呢? 寻求核心价值理念,与多元相比,何者对社会更重要呢? 我以为在注意价值多元的同时,更应提倡和关注核心价值理念。在当今医学实践中,核心价值观的确立似乎比价值多元有更重要的实际意义。核心价值往往与医学的宗旨相联,与人们的普世需求相联,与医学各类人群的和谐共处相联,而价值多元往往与特殊人群、特殊问题的需要相联,与人们之间彼此包容相联。人文医学似乎应当大力倡导核心价值理念,同时也容纳多元,不能否定多元。

有必要提及医学伦理学的相对主义。相当长的时间以来,伦理学界有的学者积极提倡医学伦理学的相对主义,认为这个世界彼此都是道德异乡人,彼此都有不同的道德理念,伦理学应当实行尊重原则、允许原则。允许并尊重不同的道德理念,的确是维护人类和谐关系的需要,但遵循共同的道德标准,更是维系人类和谐相处的必需,并远比前者重要。这是因为: 一系列医学新技术的应用与管理,需要全球合作,需要某些彼此认可的伦理准则;生物医学研究国际合作的伦理审查,也需有共同的伦理标准;由于全球化带来的人口流动,将各种疾病的全球预防、全球健康提上日程,而这也需要共同的道德准则;自然灾害、气候变化、环境治理也需要共同的伦理承诺等等。伦理标准的多重性,在一定范围已经成为医学科学发展的桎梏,甚至构成对伦理的普遍性、严肃性明目张胆的挑战。以人体干细胞为例,就存在着: 布什说不行,奥巴马说行;自己做不行,进口的行(德国);中央政府说不行,地方政府说行(澳大利亚);这个国家行,那个国家不行(美国、英国)。多种标准使得人体干细胞研究的国际合作困难重重。在此次新冠病毒防控中,价值多元,各行其是,几乎使得一些国家病毒防控崩溃的教训,是切切不可忘记的。

当前,在医学人文的教学中,存在只讲多元而忽视核心价值观的情况,如在诸多利益关系中,只讲各方利益诉求合理性而忽视患者在诸多利益关系中的主体地位;在代孕、器官供给、人兽混合胚胎研究、克隆技术的评价方面,只关注个别人群的需求和研究者兴趣而忽视该技术对整体社会人群的影响;只讲多元的弊端可能造成对社会公益和人群共同利益的伤害而忽视对该事物的准确评价。

5. 借鉴与创新

有的学者认为,我国的人文医学是跟着别人的后面跑,自己的创新不多。的确,从1979年起始的我国这方面的工作,无论是教学的内容,还是学会学术活动的开展,大多是先从借鉴国外,主要介绍以美国为主的生命伦理学等医学人文学方面的活动,为开展我国这方面的活动提供参照的。如1980年《医学与哲学》杂志第1期发表的邱仁宗撰写的《死亡概念和安乐死》的文章,介绍了脑死亡的概念和国外安乐死讨论的情况;第3期发表的《需要新的医学模型:对生物医学的挑战》(黎风译)、《医生—病人关系的基本模型》(张燮泉译),对我国医学的发展和医患关系的认识,起了极重要的作用,其中关于生物-心理-社会医学模式的介绍,对于我国医学发展所起的作用是众所周知的;1981年《医学与哲学》杂志第2期发表了由范日新翻译的《赫尔辛基宣言》,首次向我国医务人员传达了有关医学研究的伦理规则的相关信息;同期发表的由金大劼译的美国《医学与哲学》杂志主编E. D. Pellegrino撰写的《医学哲学:问题和可能性》一文,指出"医学的概念基础从来没有比今天对人类更有广泛的影响,而对它进行批判、辩证地和思辨地考察也从来没有比今天更为迫切","哲学有一种特殊的文化上和社会上的责任去帮助纠正医学中知识和技艺的不平衡","它能够带来防止技术主义的诱惑所必须的理解和澄清",该文还明确地指出:"医学哲学是一门科学,它把医学作为一个整体来考虑;它研究医学在人类、社会、国家和医学院校中的地位;它粗略地包括全部医学史;它提出生物学和哲学的最一般的问题;它分析医学思想的方法和逻辑形式,它涉及医学的人类行为学……"这些对医学哲学的界定,对当时我国学者关于医学辩证法的探索有重要参考价值;1982年第1期发表的由美国D.梅坎尼克撰写、陈健译的《医学社会学》,首次向我国学术界介绍了这个新学科;以及稍后关于哈斯汀斯中心组织的医学目的讨论及相关文件的翻译等等;所有这些介绍,对我国而言,均带有启蒙性质。这是我国发展医学人文相关学科不可缺少的,它大大加速了我国医学人文事业的发展,使我国一开始就与国际发展的潮流接轨,避免了不少弯路。他山之石,可以攻玉。有捷径可走,为何不加以借鉴呢?对此,是不应当加以指责的。

大量的历史事实表明,社会的进步和科学技术发明创造,总是与借鉴相随的。当然,在古代,由于交通不发达,人们互相隔绝,彼此不通信息,创新和进步完全依靠自己的摸索和经验的积累,但这需要经过漫长的时间,也要有更多的耗费。但自人类形成了相互紧密联通的社会以后,彼此有了交流和借鉴的可能,这就大大加速了社会进步和科学技术发展的步伐。在20世纪七八十年代以前,由于我们处于相对封闭的状态,医学技术落后了半拍,对适应医学技术发展需要的生命伦理学等一些人文学科的发展情况也不大了解,从借鉴起步是必不可少的。特别是当今的医学技术,本质上是国际性的。对疾病的认定,其诊断和治愈标准,药物开发效应的标准,都是国际医学界的共同行为。适应医学技术发展需要而产生的生命伦理学等人文医学,本质上也是国际性的。因为它们面对的都是人类的生命和健康,而生命和健康的生成和维系所需要的条件都是同一的。以器官移植为例,如果我们自己搞一套独特的、与国际医界大相径庭的标准,不仅根本行不通,同时也完全没有必要。因为器官移植的标准和要求,是器官移植能否成功,对生命和健康是否有益是它的根本标准。在这里,它不是以哪个国家论英雄的。人家搞出来了,而且也有用,我们一时还没有搞出来,为何不可借鉴呢?

当然,我们不能满足于借鉴,在移植借鉴中,我们应当有所发展。事实上,我国的医学人文在近几十年发展中,并非没有创新。比如,在推行知情同意原则中,我们注意了中国重视家庭的传统,我国政府发布的相关文件中,都提出了重视家属意愿的要求;在医学伦理道德建设方面,我们重视对中国传统医德的汲取;在养生保健中,我们十分重视中国传统的养生与养心并重的保健理念;在医疗方面,中医关于从整体和心身统一的认识疾病的理念,是我们修正西医重视局部、忽视整体的重要根据等等。所有这些,都是在借鉴过程中的创新。但创新不是为了创新而创新,创新是为了有益于生命和健康的创新,不是为了出风头,不是为了标新立异,不是为了狭隘的民族自负。大胆地借鉴,在借鉴中实事求是地创新。特别要指出的是,由于医学技术及与之相随的以生命伦理为代表的医学人文,本质上具有全球的同质性,要想在这方面颠覆国际性的规则,创造出与之根本不同的理念和规则,一般也是需要慎之又慎的。大胆地借鉴,在借鉴中关注某些可能和需要的创新,这是我们在这方面的体会。

6. 关于医学人文本土化

一些学者在回顾我国医学伦理学发展历程时,认为本土化不足是我国医学伦理学的一个缺点,需要大力加强医学人文本土化进程。如认为:"中国医学伦理学还远远没有实现本土化发展的目标,缺少中国意识、中国特色和中国气派";"构建中国医学伦理学必须深入中国文化价值核心,它绝不是什么零敲碎打、互不相关的所谓前沿或时髦问题研究";"即便是对于具有普遍性的全球医学伦理问题,我们依然要有勇气拿出中国解决方案来,不能丧失自身的话语权"等等。本土化作为中国医学伦理的发展目标,不是零敲碎打,而是必须深入,也就是必须接受中国文化的核心价值;本土化就是要拿出中国解决方案。这是某些学者对中国医学伦理学,也可以说是对中国医学人文本土化的全面解释和说明。

首先,中国医学伦理学的目标,或者说中国医学人文的目标是什么?是本土化吗?医学伦理学、医学人文或人文医学、医学法学、医学社会学等等,它的目标和任务,毫无疑义是为医学的完美、进而为病人的生命和健康服务,这是所有医学、所有医学人文学,包括医学伦理学在内的共同和根本目标。离开了这个目标,这些学科还有什么意义?一个学科,应当尽可能注意吸收本民族的长处,反映本民族和国家的特点,但这不是它的终极目标(目的),它的终极目标是造福于本国和本民族人民的健康和生活,使他们过上好日子,突出特点是为这一目标服务的,而不是相反。离开人民的利益,或者说,置人民的利益而不顾的任何特点的突出,也是没有任何意义的。本土化,不应成为中国医学伦理学、中国医学人文学的目标,它只能是一种手段、一种治学方法。将手段变成目标,是本末倒置。也许有人认为这里谈的不是整个伦理学的目标,而是学科建设的目标。但是,即使是学科建设的目标,也似乎不宜定为本土化,而是如何更好地反映医学实际对伦理的需求,探索如何解决医疗实践中的种种伦理课题,维护生命的尊严等等。医学伦理学、医学人文学,不是意识形态,就其基本性质而言,它是普世的,不存在国家话语权的问题,无需也不可能突出什么国家气派,其目标就是造福于本国人民的生命和健康。著名作家余秋雨在澳大利亚的一次讲演中说:"文化的最终目标,是在人世间普及爱和善良。"他还说:"人之为人,在本性上潜藏着善的种子。灌输它们,使它发育长大,然后集合成一种看似天然的森林,这就是文化的使命。"①这也许有助于我们看待本土化的问题。

其次,本土化还涉及中国的本土是什么。是完美无缺的,还是有缺陷的,或者说存在重大缺陷?应不应当化于此?化了后果是什么?中国古代的人文精神,是从继承商周时代的传统开始的,其间未有大的中断,也未有大的创新和突破。中国古代人文观的特点是强调人与自然的和谐统一,强调个人修行,一日三省吾身的内审自律,提倡仁、义、理、智、信,这是有积极意义的,应当吸

---

① 余秋雨.何谓文化[M].武汉:长江文艺出版社,2012:9,12.

收和发扬。但中国的传统人文也存在糟粕,如君为臣纲、父为子纲、夫为妻纲,人与人之间等级森严,不能以下犯上;上智下愚不可逾越;少有个人人身自由、平等与独立等。就医学人文而言,如医乃仁术;大医治病,当无欲无求;勿重利,当存仁义;虽贫富虽殊,药施无二,一视同仁等,都是中国传统医德的好传统,但这些医德只限于对医生个人品德的要求,这种医德没有涉及健康是任何人应当享有的权利,没有涉及患者的本人应当自主,没有涉及医疗公正、公平的理念。至于患者的监督权、知情权、参与权等,更不在中国传统医德的范围。众所周知,当今医学伦理道德,已经远远超出了医生个人道德修养的范围。由于医学技术在诊疗中的作用越来越重要和突出,几乎在疾病诊疗的所有领域,包括诊断,各种检测手段,化验技术、药物、手术、生殖、器官移植等方面,涌现了大量技术和各种技术设备,因而如何使用这些技术,在何种情况下有利于病人,何种情况下有害于病人,使用这些技术应遵守何种规范,应当设置何种体制、建立何种法制和规则来保证医学技术不伤害生命和健康,都是中国传统医德未有涉及的问题。也就是说,中国传统医德,还未走进现代医学科学的领域,还没有思考和实践医学伦理道德与科学的关系,没有考虑从伦理、人文的体制建设方面来维护生命的尊严;或者说,中国的传统医德与现代医学科学提出的伦理道德之间有距离。试问,面对这样一种本土文化,将本土化作为中国医学伦理学的努力目标,其后果是什么?

我们应当十分清醒地认识到,中国的本土文化,并不都是可以和应当继承的精华,其中有不少糟粕是应当扬弃和淘汰的。毛主席曾多次指出,从孔夫子到孙中山,我们都应当总结,去粗取精,去伪存真。他甚或还说过:孔学名高实秕糠[①]。这里还想再提余秋雨在澳大利亚的那次讲演,在这次讲演中他提出了中国文化的特性在于在社会模式上建立了"礼仪之道",在人格模式上建立了"君子之道",在行为模式上建立了"中庸之道"的观点;他认为中国文化的弊端在于,疏于公共空间,疏于实证意识,疏于法制观念。这种对中国传统文化的一种评价,还是比较客观的。将适应现代医学需要的医学伦理学、生命伦理学化入这样一种传统文化学中,其后果是可以想象的。至于强调本土化的要求,不是零敲碎打,而是要化入中国人文化的核心价值观中,更值得思考。按照毛主席对"化"的解释,所谓化,就是"彻头彻尾彻里彻外"之谓也。试想,将当代的医学伦理学、生命伦理学,彻头彻尾彻里彻外地化入中国的本土文

---

① 石磊.毛泽东诗词书法鉴赏[M].呼伦贝尔:内蒙古文化出版社,2009:396.

化中,化入中国本土文化的核心价值中,将对人类具有普世意义的伦理观点拒之于门外,这样的医学伦理学、生命伦理学会是什么样的医学伦理学和生命伦理学? 比如,患者的自主权,患者有病,接受医生的建议,要做某种检查或手术,在病人意识清楚的情况下,是由本人做主,还是家属成员或医生做主? 显然,应当由患者本人做主。但中国的本土文化没有自主的概念,只有皇帝为臣民做主、官为民做主、父母为子女做主的传统。如果一律本土化,岂不会将自主权化为乌有吗?

再次,思考研究中国医学伦理学和其他医学人文学的各种问题时,要不要考虑本国的国情? 对这个问题的回答是肯定的。不赞成本土化的主张,并非反对中国的医学人文、医学伦理学在借鉴国外的经验和理念时要考虑中国的国情。任何文化,都与本国的国情密切相关。在引进任何国外的经验、制度和思想理念时,都应想到与本国的国情如何结合的问题。无非是三种选择:一是拒绝,完全不适合国情;二是适合国情,基本接受,抛弃落后的传统;三是部分适合,部分接受。由于当今的医学面临的伦理、社会、法律等问题,特别是一些高新技术,大多聚焦于对生命尊严的威胁和对生命可能造成的伤害上,而这些问题对人类具有普遍性意义,适合于各国人民的需求,国际学术界为此设置的规范一般是适合诸多国家的。如基因编辑、人体干细胞研究的伦理规则,大体上也是各个国家和地区都应遵循的。前两年对贺建奎的基因编辑婴儿,我国伦理学界和世界各国的伦理学界认识是一致的,我们并没有以中国的国情特殊而认可贺建奎的所作所为,拒绝国际同行的批评。在另一些问题上,如在病人自主权的问题上,由于中国长期家长制的传统影响,以及中国家庭观念的特殊性,在提倡病人自主的同时,也要听取家庭成员的意见。但国家的相关法律,以及多项研究就此做的调查,均反映医生和患者本人都认为,在个人自主能力具备的情况下,应当逐渐从家庭做主过渡到由病人做主。在处理引进与国情、传统与现代的关系上,应提倡注意国情的研究,或者谋求具有国情特点的医学伦理学,这种认识似乎远比本土化的要求更切合实际。总之,一切以对广大人群的健康有利为最高原则,其他的考虑都应放在次要位置。传统人文观最大的不足,在于没有明确有关人民大众切身利益的事,人民可以自己做主。目前我们一些有关医学人文的文章和教材,将传统的人文观作为医学人文主体思想来宣传,值得深思。这种以传统人文取代现代人文,实际上是消解、淡化人民真正需要的人文。我们要重视传统,但不能不加分析地全盘肯定传统。任何传统都是历史的产物,时代是发展的,传统不是都能适应新的历史情况,因此对传统必须在改造基础上继承,而不是原封不动地照搬。传统不能万岁,死守传统,不适应新的情况丰富和革新传统,只会被淘汰。

本土化还涉及如何看待中国孔孟的儒家传统。以孔孟为主体的儒家道德传统有很多可取之处,特别是在为人处事的具体修养方面的确有继承的价值,但作为治国理念,对于处理个体与公共事务有关的问题,照搬儒家传统是不可取的。其根本缺陷在于它没有公共空间,而任何人都是生活在公共空间的,因而必须有遵守公共空间的规则。党和国家确定的24字的核心价值观,将民主、自由、平等、公正的理念放在重要位置,就是适应人类公共空间生存的需要,就是对传统人文的重要补充。现代人文首先应当是适应时代新情况的理念,而不是只限于中国传统的人文。

医学伦理学要不要本土化? 要做具体分析:如果本土化是指研究中国国情,使其思想与原则在中国得到丰富与落实,入土为安,这种本土化是需要的。如果本土化是指根据中国国情加以改造,按照中学为体、西学为用的原则变成中国式的医学伦理学,这种本土化,就有讨论和商榷的必要。我们应当仿照"具有中国特色社会主义"的提法,为具有中国特色的医学伦理学而努力,而不是中国本土化的社会主义,不是本土化的医学伦理学。当前,全球化尽管遇到困难,但仍是难于阻挡的大趋势。在力推习近平主席关于人类命运共同体目标的情势下,我们万万不可以极端民族主义的情结观察和处理问题。我们要吸取从1840年以来的历史教训,中学为体、西学为用的思想,只能误国误民。要学马克思,做世界的公民。马克思从来认为,他是世界的公民,为全人类工作,他从来不认为他是为普鲁士工作。邓小平同志的世界公民的思想也应学习。在全球化的时代,不仅要从中国看世界,也应当从世界看中国。并不是所有中国国情都是好的和应当永存的。谨守经过长期历史检验的人类生活的共同规则,在实践中创新,以病人和人民的健康利益高于一切的原则创新,无疑是我国医学人文繁荣和发展的康庄大道。

四、构建未来

关于如何进一步发展我国的医学人文学,已有不少学者发表了很多很好的意见,以下仅从具体工作层面谈几点零散的想法。

(1)创建学术共同体。医学人文涉及的学科很多,目前已经形成学会组织的有医学伦理学、医学哲学、心身医学、医学史、医学法学等。但医学人文学是一个彼此联系紧密的学科群,有些内容相互交叉,有的内容甚至不知属于哪个学科,因此创建一个医学人文学的学术共同体很有必要,以便沟通信息、合作开展研究、协同教学、倡导举措等。从简便的方式着手,可成立各人文学会主委、副主委定期联席会议制度,轮流负责组织,以便沟通各学会的情况,商讨共同举办某些学术活动;成立院校医学人文学院(系、中心)院长、主任的联谊会,定期举行会议,如胡大一教授每年组织一次心内科的主任会议,很受欢迎;或者更大胆一点,成立人文学者联谊会。

(2)与医学专家交朋友。医学人文的任务不仅在于人文自身,而且在于促进医学与人文的结合,使医学真正成为人的医学,这就必须有医学专家的合作与参与。目前有组织地进行这种合作还不具备条件,但在医学专家队伍中已开始涌现一些关心医学人文的专家,充分发挥他们的作用至关重要。与他们交朋友,是促进两者结合的第一步。

几种可探讨的形式:如组织小型沙龙,开展一些小型的讨论与交谈,有的学校已有这种尝试;邀请他们参加人文学术会议,或者参加他们的相关专业活动;人文学者有选择地参加病房查房、会诊和疑难病例的讨论;邀请他们参加如医学伦理学、医学哲学、医学史的教学活动。这里有必要提及英国小说家、分子生物学家和政府官员斯诺(Charies P. Snow,1905—1980)发表的《两种文化》一文,在这篇文章中,他认为科学文化与人文文化的冲突与不协调,与代表这两种文化的科学家和文学知识分子互不接触、互不理解有关。他说:"一极是文学知识分子","另一极是科学家,其中最具有代表性的是数学家和物理学家。在这两极之间是一条充满互不理解的鸿沟,有时(特别是年轻人中)是敌意和不喜欢,但大多数人由于缺乏了解。他们互相对对方存有偏见。他们的态度如此的不同,以至于即使在情感层面上也找不到共同之处"[1]。斯诺认为解决这一问题的根本之道在于纠正过于专业化的教育,同时也应大力提倡两类知识分子之间的交往和接触,增进彼此的了解。目前我国从事医学人文的学者,他们中不少人对医学实践中许多问题不甚了解,同时又缺少与医生群体的交往,在这一群体中没有朋友;而医生群体中不少人对医学人文不屑一顾,认为治好病还得靠医学,人文起不了多少作用。这也与他们之间缺乏沟通与对人文的理解有关。医学家与人文学者之间增加了解,密切交往,似应视为促进医学与人文结合的补充。

(3)构筑医学与人文相结合的平台。在学术会议中组织相互交叉的活动,

---

① 斯诺.两种文化[M].陈克艰,秦小虎,译.上海:上海科学技术出版社,2003:3.

如在整形外科学学术会议中组织整形外科的人文理念与实践,在医学哲学学术会议中组织靶向治疗的哲学基础的研讨,相互邀请对方参加;在专业杂志上开辟人文专栏;在临床教材或专著中增加该领域的人文篇章;共同组织涉及各自方面的有双方人员参加的学术会议;共同商定参与临床学习阶段的人文教学;在专业学会中成立人文分会,如中国医师协会、中国医院管理学会,先后成立了多个医学人文分会,这是很好的开头。医学人文的根在医学实践中,医学人文学的作用也只有在医学与人文的结合中才能实现,只有将医学人文精神落实到临床、公共卫生的实践中,医学人文思想才算到了位,而做到这一点,必须寻求两者结合的平台。努力构建这样的平台,要经过努力,才能实现,如果有一批真心实意有志于人文的医学专家参与,还是能做到的。

(4)寻求医学与人文结合的新据点。目前已出现一些有关医学人文结合的据点,如协助和支持在医师职业规培中,增加培训的人文内涵;协助和支持医患沟通技能培训基地建设;与有关医院探索医院的人文管理模式;探索医学人文教学基地的建设。医学伦理委员会的兴起,是医学人文的最大成就。如何办好各种类型的医学伦理委员会,使医学伦理委员会承载更多的人文内涵,发挥两者结合的作用,都是这方面有潜力的课题。这些是目前已涌现的,还有许多新的据点没有被发现或正在涌现,如叙事医学就是促进医学与人文结合的一个好据点,如何发挥这个据点的作用,例如能否将平行病历融入现行的病历中,将病人的故事、病人的感受写进现行病历中,视为制定诊疗方案不可缺少的依据,都值得深入研究。

(5)共同协作,开展研究。选择几项有影响的人文与医学专业相关的课题,组织协作研究。人文医学要想打开局面,进一步引起社会和医学相关部门的注意,还在于能够拿出有说服力的成果。目前我们已经具备办好此事的条件:一些院校的人文中心已经具备一定的力量,在医学专家中也涌现出热衷于此事的专家。如过度医疗就是一个极富有人文意义、同时又是医疗实践中有待破解的迫切课题,医生、医院、人文学者都很关心。

(6)振兴人文学者的志气。20世纪人文学的衰落,与人文学者脱离实际有关,也与人文学者的人气不振有关,与一些人文学者丧失了人文品质有关。人文学者要有铁肩担道义、妙手著文章的勇气。正气,勇气,豪气,志气,是人文学者应有的品质。只要我们人文学者齐心努力,一定能够迎来我国医学人文的繁荣。

人文思想的历史演进

　　讨论医学人文思想,我们必须对人文思想的发展过程有一个概略的了解。

　　人文思想与人文主义有联系,但也有区别。人文思想或人文观,一般认为是指以人为中心,推察觉智、追求美好、达就善良、向往完美人格、重视操守与道德责任的精神。人文精神,"无论是近代西方的表达,还是古老东方的阐释,其实质始终是肯定人是目的,肯定人生的意义,肯定人性的价值和尊严,维护和弘扬人的主体性"①。人文精神的基本特征是其指向是人自身,而不是客观外界;人文主义则是舶来品,发端于文艺复兴时期,其核心内容是维护人的尊严,强调个人价值体现,追求人的自由、民主与平等。人文思想与人文主义也因历史条件不同有其不同的内容。"人文主义属于思想史范畴,世俗近代科学直接脱胎于文艺复兴世俗的人文主义,现代科学则与19世纪后的新人文主义处于相互依存的对立统一关系中。"②但人文思想与人文主义两者并不是互不关联的,人文主义是人文思想发展的特殊阶段的特殊表现,是人文思想的特殊形态。人文思想有其发展和不断演进的过程,不同历史条件下有其不同的内容表现形式。从其历史发展轨迹来看,人文思想至少经历了四种不同的形态:一是古代的人文观;二是文艺复兴时期的人文观;三是后现代的人文观;四是

---

　　① 郑木明,林新宏.人文精神是医学科学的旗帜[J].医学与哲学(人文社会医学版),2007,28(2):24-26.

　　② 尤西林.人文精神与现代性[M].西安:陕西人民出版社,2006:1.

新人文观或科学人文观。

一、古代的人文观

古代人文观有中西之别。西方人文观的发源与形成,最早要追溯到古希腊。古希腊是西方文化的摇篮,同时也是西方人文思想和人文学科的摇篮。西方人文思想,就是在古希腊文明,亦即是在古希腊的文学、艺术、历史学和哲学中孕育而成的。从古希腊最著名的《荷马史诗》和一批著名的悲喜剧表达的内容来看,希腊人充满着对人与神的无限崇拜,而在神与人的两极中,凸显了人的意义[①]。因此,希腊人的人文思想的一个特点,是没能完全脱离神的影响,始终与神相伴随,后来基督教继承和改造了这种神秘主义的因素,形成了一种完备的神学理论。

表现古希腊人的人文观,最为突出的无疑是古希腊的哲学。正如德国哲学史专家E.策勒尔所说:"古希腊哲学中所创建的基本概念已成为所有思想进一步持久发展的基础,过去一直如此,将来也可望如此,而且还因为在古希腊哲学里,包含在思维理性本身的法则里的形式假定。"[②]古希腊哲学家普罗塔哥拉的"人是万物的尺度"观点,被视为人本主义的滥觞。在古希腊哲学影响下形成了两条思想路向:一种是面对自然、人与自然关系的思考,以此来探讨人的文化生命存在;另一种是面对人的自身,通过对人的内心活动与道德实践的思考,以探讨人的文化生命所在。前一思想路向,以泰勒斯、德谟克利特为代表;后一思想路向,以苏格拉底、柏拉图为代表。随后罗马的语言学家和哲学家西塞罗,将古希腊人文文化纳入教育中来,明确规定了它的内容和目的,而其核心就是推崇希腊人崇尚自由的理想,"自由是他们的最基本的人性,它们的所谓人文化教化也就是自由教育","人文学科的核心是自由。自由构成一切人文学科的一个基本的价值支点"[③]。这也形成了西方文明与中国文明迥然不同的特点:中国文化属于主德的文化,西方文化属于主智的文化。这也正是西方人文很快催生了科学兴起的原因,形成西方人文与科学相结合并以科学为基础的原因。

在中国,"人文"这两个字最早我们可以从《周易》《汉书》中找到,但那

①　李维武.人文科学概论[M].北京:人民出版社,2007:48-49.

②　李维武.人文科学概论[M].北京:人民出版社,2007:58-59.

③　陆挺,徐宏.人文通识讲演录:哲学卷(二)[M].北京:文化出版社,2008:3.

是指与"礼乐"有关的文化现象,与我们现在讨论的人文思想、人文主义不同。中国的学术并不缺少人文意向,但在引入近代科学之前,只有以封建伦理为轴心的实体旧学,并不存在具有独立学科对象、方法与功能的人文学科概念和现代人文理念。《易经》云:"观乎天文,以察时变;观乎人文,以化成天下。"是说圣人观察天象而知四时变化,观人文,即观诗书礼乐这些东西,可以教化天下。"人文"一词重心并非人而是文。人文原型即以天道信仰为背景的仪礼教化,这与我们今天讨论的人文精神完全是两回事。中国古代人文思想家首先要推崇的是孔子。孔子所撰的鲁史《春秋》,是我国首部编年史著作。现存的《论语》,是孔子与弟子们的问答实况,集中反映了孔子的理念和他的思想。孔子实施的人文教育,是指导学生学习《诗》《书》《礼》《乐》《易》《春秋》这些文献,培养学生的人文修养。孔子的人文观念,集中表现为他对道德行为修养的论述,集中为"仁爱"两字。儒家讲的"仁者,亲亲为大",指人与人应相亲相爱;儒家提倡的"仁道",是针对"霸道"而言的,主张要以"仁道"而非"霸道"治国,"仁道"并非"人道",而是"王道"。儒家的主旨"三纲五常",强调"等级"与"独尊",讲大统一,鼓吹国家至上,"为王前驱",个人是毫无权利与地位可言的。与孔子大致同时的老子,以及随后的孟子、荀子、墨子及他们的著作,奠定了中国古代人文观的基础。中国古代人文观的特点是:

第一,中国古代人文观一开始就是建立在人与自然和谐关系之上的。人、天、地,并列为三才,但只有人才可以"参天地赞化育",这表现了中国式的人本主义,但人的作用必须限定在"五伦"关系中。第二,中国古代的人文思想的主题是伦理道德,是修行,是内圣,而不是平等、自由和民主。第三,中国古代的人文精神,强调类的价值,强调个人对国家、民族的义务和责任,而不是个人的价值。第四,中国古代的人文精神,一开始是与继承商周时代的传统相联,因而缺乏批判精神,进而形成折中、包容的传统。第五,中国古代的人文传统,只强调个人德性的修养,没有或缺乏了解自然、探索自然、追求知识的精神。

因此,可以认为,"关于中国传统文化人文精神的流行命题是一个形而上学的命题。此命题掩盖了人文精神的现代性起源背景"①。即使是20世纪90年兴起的港台新儒家牟宗三、唐群毅等人,也认为"中国的历史文化是有'道统',但无'学统'与'政统'","而以寻求客观知识为目的的科学思想和法

---

① 尤西林.人文精神与现代性[M].西安:陕西人民出版社,2006:1.

制化的民主政治思想,始终没有取得独立和客观的地位",因而主张'返本开新'"。"所谓'返本'就是'保内圣',固守住儒家心性学的道统;所谓'开新',就是'开外新',与西方文化接轨,发展民主与科学。"[1]

中国古代的人文观,对中国的医学产生了很大影响。中医强调天人合一,认为"人是小乾坤,得阳则生,失阳则死","一体之盈虚消息皆通于天地,应于物类";中医治则,主张善调阴阳,扶正祛邪,求于中气。因此,中国古代医学也就将"仁"作为医学的核心。"医乃仁术","夫医者,非仁爱之士不可托也"等论述,都是中国传统的医学人文观的体现。

二、文艺复兴时期的人文观

继古罗马帝国消失和十字军东征之后,欧洲进入宗教统治时期,开始了宗教笼罩一切的时代,教皇的权力高于一切,对于各种异端运动残酷镇压,专门设立宗教裁判所,镇压异端;在思想上,不论是文学、史学、哲学,也都处于教会控制之中,都被打上了神秘主义、僧侣主义的烙印,欧洲处于一片黑暗之中。但是,这时的欧洲,资本主义经济已经有了一定程度的发展,特别是处于沿海的意大利,面临地中海,佛罗伦萨、威尼斯、热那亚、米兰、波伦亚、罗马等城市,已是欧洲和东方的贸易枢纽,工商业很发达。由此在政治上,资产阶级、小资产阶级、雇佣工人反对封建的斗争也很活跃。他们不仅要求树立新的法权和法治观点,也要求改变维护封建和教会势力的各传统观念。正是在此种社会背景下,一场文艺复兴运动首先在意大利,随后在欧洲各国开展起来了。

文艺复兴的真正含义并不是要复兴文艺,而是借助文艺的复兴创造新观念,反对封建教会的控制。起始于意大利后来扩展到整个欧洲的文艺复兴运动,是一场伟大的新文化运动,是影响全人类的一次思想解放运动,它粉碎了长达一千多年的教会统治,塑造并普及了个人尊严、价值和权利的观念,形成了比较完整的人文主义思想体系。

我们现在讨论的人文主义,一般是指源于文艺复兴时期的人文主义思潮,这是传统意义上的人文观。从意大利开始的文艺复兴运动可分为前后两个时期:14—15世纪为早期,15世纪末至16世纪为后期。意大利早期出现的思想家、艺术家,从搜集研究希腊、罗马古籍抄本入手,宣扬人文主义,歌颂世俗,

① 秦英君.科学乎　人文乎:中国近代以来文化取向之两难[M].开封:河南大学出版社,2005:309.

蔑视天堂,攻击禁欲主义,背弃来世观念,放眼现实世界,主张以人为中心,反对以神为中心。这一时期人文主义的核心内容,一是人是世界的中心,主张个性解放,充分地表现自我,发挥个人才智,赞扬英雄历史观;二是肯定现实世界和现实生活,向往个人名利、享乐和个人致富,反对禁欲主义;三是否定对教会和教堂的绝对服从,嘲笑僧侣的愚昧,蔑视贵族和世家出身,反对封建特权和等级制度;四是提倡理性,主张探索自然,崇尚科学,反对先验论[①]。由此可以看出,"文艺复兴最本质的特征,在于人文主义的提出与兴盛。可以说,文艺复兴是与人文主义紧密地联系在一起的,是以人本主义作为自己的精神指南和思想旗帜的"[②]。

对于文艺复兴的意义与成就,恩格斯给予了极高的评价。他说:"这是人类以往从来没有经历过的一次伟大的进步变革,是一个需要巨人而且产生了巨人——在思想能力、激情和性格方面,在多才多艺和学识渊博方面的巨人的时代。"[③]具体地说,文艺复兴至少有以下四方面的成果:一是创造了光辉夺目的文化,无论是在文学、艺术、历史、哲学哪一方面,都涌现了许多文化巨匠,但丁、彼特拉克、塞万提斯、莎士比亚、弗朗西斯·培根,都是这一时期涌现的巨人;二是散播了人权主义的种子,为争取人的权利,反对奴役,争取人类平等奠定了基础,以后出现的独立宣言、人权宣言,莫不与此有关;三是催生了资产阶级革命及影响后世的人权运动,在它的影响下,随后不久发生了法兰西大革命等一连串的资产阶级的革命;四是极大地推动了科学的发展,使科学成为现代社会生活的轴心,这以后发生于14—16世纪的一系列科学发现所导致的新世纪的科学革命,也可以认为是欧洲文艺复兴的产物。

这一时期的人文主义在其后的几百年的发展历史中,就其思想的消极影响来说,出现了两个严重的后果:第一,在强调以人为中心的同时,逐渐发展为对自然的掠夺,最终导致人类中心主义的出现。人文主义逐渐地步入歧途:对人的过高估计使人变成了极端自负、无所不能的神物,对自然横加掠夺、压迫,造成了人与自然乃至人与人关系的极度紧张,人最终被异化了。第二,强调科学实证,视科学为万能,并导致后来的科学主义的风行。正是在这种历史

---

①　张延玲,隆仁.世界通史:第三卷[M].海口:南方出版社,2000.

②　李维武.人文科学概论[M].北京:人民出版社,2007:68.

③　中共中央马恩列斯著作编译局.马克思恩格斯选集:第三卷[M].译.北京:人民出版社,1972:445.

背景下,20世纪50年代前后,后现代主义及其人文观应运而生。

　　文艺复兴时代的人文主义,也对医学产生了重要影响,其中较为集中的反映是人道主义的传扬,是对人的生命的关爱,是许多禁锢医学思想的消解。在中世纪,医学被禁锢在经院哲学中,医学研究成为神学的一部分,"大多数医生仍然墨守成规,崇尚空谈,依赖古典教条"。只是在文艺复兴之后,医学才回到病人身边,回到实验室。医学遵循了文艺复兴时代伟大的自然科学家和解剖学家所赋予的前所未有的发展精神,在自由精神的指导下,医学在逐步深入生命最深邃的奥秘探究上做了准备,并出现了诸如维萨里(解剖学)、哈维(血液循环论)等一大批医学巨匠;同时,那种把疾病当作犯罪的基督教观念,也随之一扫而光;这是对病人的一次重大解放,医学人道主义也因此而大大发扬;认为解剖尸体是对人体灵魂不敬加以禁止的态度,也让位于只有对人体进行研究才能认识人体疾病的观点。

　　文艺复兴时代的人文精神,对以后的人文精神产生了很大的影响,但又具有鲜明的时代特点,与以后的人文精神有很大的不同:文艺复兴的人文精神,主要表现为立足于对宗教神秘主义、僧侣主义、禁欲主义的冲击,它的对立物是宗教对人性的束缚;文艺复兴时期的人文主义强调发展科学,强调追求知识,强调科学事业有其自身特定内容;而20世纪的人文主义,其锋芒已不再是基督教神学,不再是禁欲主义、僧侣主义,而是侧重于对盛行的科学主义和拜金主义的批判,反对过分重视追求物质利益。这是我们研究和继承文艺复兴时期人文思想所不能忽视的。当前医学对人文思想的需求,也与文艺复兴时期人文思想的需求大不相同。

三、后现代的人文观

　　后现代主义思潮是一种复杂的思想体系,有激进的后现代主义和重建的后现代主义之分,不仅反映在建筑、文学、绘画等诸多方面,而且反映在哲学、文化、政治诸多方面。后现代话语不仅已经介入我们所能设想的从人类学到企业管理到政治到科学的每一个领域,而且已经渗透到了"后现代总统制""后现代爱情""后现代心灵""后现代神学""后现代电视节目"等一系列当代大众文化的各种不同主题之中。一般地说,后现代主义继承了现代主义反抗西方形而上学传统的使命,并将之推到极点;同时又反对现代主义的一系规则和美学原则,代之以更激进的实验和向原始真实主义的复归。后现代主义的文化背景是第二次世界大战后西方经历的灾难性危机以及机器文明、高度发达的商品经济对人性压抑的加剧。后现代主义没有专门对人文主义的论述,但从其对许多问题的阐述可以察知其人文主义的立场。

后代现主义作家是一批散落于各地的学者,彼此对后现代主义的观点的阐述,也常是仁者见仁,智者见智;但从美国后现代思想家、后现代世界研究中心主任大卫·雷·格里芬(David Kay Griffin)主编的《后现代科学——科学魅力的再现》《后现代精神》两书(为"建设性的后现代思想——桑尼丛书"的第一、二部,由多位作者的论文组成)的内容看,后现代主义的许多论述都涉及人文问题的内容,而且对于我们理解当代人文思想是很有意义的,对于理解当代医学人文精神也是有启示的。

该丛书的论文认为,现代精神的核心是它的个人主义,这种个人主义不仅表现在对自我与他人、与社会的关系的理解上,而且也表现在对人类与自然的关系的理解上,表现在对过去、现在、未来之关系的理解上,表现在对神圣实体、价值观念和道德准则的态度上。现代精神同现代的二元论、机械论、无神论的世界观,同它的非生态性的存在观和世俗主义的价值观,以及国家主义的社会观是互为表里的,其中心是崇尚统治、征服、控制与支配。现代精神为我们带来了巨大的物质财富和生活方便,但也同时带来了一系列的灾难和危机,如生态危机、能源危机、道德危机、地区性武装冲突、军备竞赛等。因此,后现代主义主张在各方面发动一场全面的变革,以便彻底地超越现代个人主义、人类中心主义、机械论、经济主义、消费主义、民族主义与军国主义。

● 后现代主义主张废弃强制性的力量观、祛魅了的自然观、接受性价值观、非生态性的存在观,建立新的重视内在关系、重视合作、重视创造和奉献的现代范式。

● 后现代主义反对人类中心主义,主张人类回归宇宙,回归自然;人类不仅将各种生命当作我们的目的和手段,而且当作他们自身的目的,并将人类重新纳入自然体系之中。

● 后现代主义主张从生态学中汲取智慧,发展综合性、整体性科学,主张还原论应从属于整体论,以"最优化"的技术理想代替"最大限度化"的技术理想。

● 后现代主义强调,万物都是通过相互包含而彼此联系在一起的。如果把世界看成是与人类分离的,人类就会变得孤立;如果我们与世界融为一体,就不会为了一己之利而操纵世界,而是发自内心地去爱它和保护它。因此,后现代科学必须消除真理与德行的分离、价值与事实的分离、伦理与实际需要的分离。

● 后现代主义对西方科学的基本假设提出了质疑。他们中有的学者认为，宇宙的最终物质是有意识的，心或意识是第一性的，物质、能量从某种意义上说产生于心。在后现代社会中，被现代思想视为"新的异端"的先验一元论（即心决定物）将成为人们活动中的指导性要素。

● 后现代主义认为灵学与科学之间存在契合点。现代自然科学一直排斥灵学，因为灵学关注的超心理现象背离了现代科学时空和能量的概念。但后现代的一些学者主张在后现代社会中，灵学将发挥更大的作用，因为现代社会是以人为中心的，而灵学则强调人性与自然性的"同一性"。

● 后现代医学强调个体间的差异，试图把个人的原因引入医学，克服当代医学的异化和非人性化。

从以上后现代主义的主张来看，后现代主义反对绝对的人类中心主义，强调价值、道德的意义，主张人与环境的和谐与统一，讲究包容，反对金钱第一和无节制的消费主义，以及科学对人性的否定，这些对于今天我们提倡的人文精神，都是有启迪意义的；后现代主义对科学的某些批评，也正是当今医学的软肋；但后现代主义完全否定科学理性与客观性，否认真理的实证与客观逻辑标准，则是与事实不符的。

涉及后现代主义的人文观，有必要再次提及20世纪90年代发生的那场科学与人文关系的大论战。一些著名的后现代作家，如法国福柯（《规训与惩罚》）、印度兰丁（《科学、霸权与暴力》），尤其是美国后现代主义哲学家斯蒂芬·贝斯特（Steven Best）、女权主义理论家桑德拉·哈丁（Sandra Harding）、环保主义学家卡罗琳·莫尘特（Carolyn Merchant）对文艺复兴时期形成的人文观及其后发展起来的科学进行了猛烈的批评。他们认为：维系西欧文明之文化实践与物质生产实践的意识形态体系，如今已经破产或濒临破灭的边缘。他们声称，启蒙时代的知识图景已经被历史肢解得干干净净，空留一副骨架；西方的科学本质上是不准确、不完整的，因为它未能吸纳整个全球文化成果；科学体现了工具主义和对于直接自然经验的异化，两者终将成为生态末日来临的罪魁祸首；现今的科学只不过是资本主义的科学，是资本主义社会秩序在上层建筑的体现；关于科学，只要有一种"立场"就足够了，完全没有必要去了解那些乱七八糟的实际科学知识；而激进的女性主义则认为，科学与现代社会和其他任何知识一样，受到根深蒂固的偏见毒化和腐蚀。

面对后现代主义对科学的批评，一批科学家奋起就科学与真理的有无与后现代主义者进行论战,开展了保卫科学的"科学大战"。美国生物学家保罗·格罗斯发表了《高级迷信、学界左派及其与科学之争》,克瑞杰发表了《沙滩上的房子》,索卡尔出版了《时髦的胡说:后现代知识界对科学的滥用》,一时硝烟弥漫。他们首先指出,虽然后现代主义对科学界的批评观点不一,"却有明显一致的论调,这就是对科学毫不含糊的敌意"。其"矛头直接指向科学建制化得以维系的社会结构,指向职业科学家所赖以产生的教育系统,并且真真假假地指向科学家们之所以被称之为科学家的那些心理特征"[①]。"这类论调具有明显的中世纪色彩,而且包裹它的却是它的超现代语言。它似乎代表着一种对启蒙时代以来最大遗产的否定,似乎在嘲弄那种认为文明能够从愚昧无知发展到富有洞见的进步观念。"[②]后现代主义与科学界这场争论的实质是:科学有没有客观性与真理性?科学是否是意识形态?可否以社会取代自然?其核心是科学是否与人文势不两立?后现代主义与科学界的这场争论,折射出后现代主义在提倡一种与科学不相容的人文主义的思想。后现代主义人文观的特质在于:不正确地将科学与人文对立起来,对科学发展给予人文的支持缺乏正确的估计;对人类中心主义思想的批评缺乏正确的界定,没有区分这一阶段以人为本与人类中心主义的不同;后现代主义对存在主义与人本主义的批评,导致怀疑人作为生命与社会主体存在的意义。后现代主义在这方面走得太远了。

我们研究医学人文,探索当代医学人文理念,不能不对后现代主义的思想及其人文观等问题进行思考。

四、科学人文观

在后现代主义与科学派的论战中,出现了一种新的科学人文主义的思潮。科学人文主义是在旧人文主义的弊端日益显现,并受到后现代人文主义与古代人文主义两方夹击,科学与人文日渐分离的背景下出现的。科学人文主义的基础有三:一是旧人文主义;二是近代科学文化;三是现代科学文化与人文文化的冲突以及人们为此进行的求解[③]。科学人文主义既不同于文艺复兴时

① 任定成.科学人文高级读本[M].2版.北京:北京大学出版社,2005:252.
② 任定成.科学人文高级读本[M].2版.北京:北京大学出版社,2005:252-253.
③ 黄瑞新.科学人文主义在中国的演进及其意义[J].自然辩证法研究,2006,22(6):101-104.

期的人文主义,也与后现代主义和中国古代的人文观有很大的区别。科学人文主义的代表人物萨顿认为:"尽管科学有很多好处,可是只靠科学却不能使我们的生命变得有意义。""技术只能改进机器,却不能改善人的本性。"①"新人文主义并不排斥科学,相反将最大限度地开发科学。"②"由于旧人文主义者的冷淡疏远,也由于某些科学家的狭隘,然而首先是由于掠夺成性的不知足的贪婪,产生了所谓'机械时代'的罪恶。这种'机械时代'必然消逝,最终要代之以'科学的时代':我们必须准备一种新的文化,第一个审慎地建立在科学——在人性化的科学——之上的文化,即新人文主义。"③

"萨顿的科学人文观是一种理想的科学技术发展观,它至少包含四层意义;作为一种新人文主义,它以科学为基础;同时肯定人文的价值,强调必须以正确的人文价值观为导向促进科技的发展;倡导科技与人文的协调共进;其目的是使科学发展完全为人类的幸福服务。"④萨顿特别强调:使科学主义人文化,在科学中注入人性,以科学的人文价值观指导科学的发展,就可以克服科学与人文的分裂;人文必须以科学为基础,对人的终极关怀有赖于科学。20世纪50年代,英国学者斯诺又明确提出了"两种文化现象",主张科学文化与人文文化相互融合,呼吁科学家与人文学家共建一种共同的文化⑤。由此可见,科学人文主义既克服了科学主义的缺点,又超越了古代人文观和传统人文主义的狭隘,较好地解决了科学与人文的冲突与矛盾,促进了科学与人文的结合。曾参与了后现代主义与传统人文主义争论的中国学者,对萨顿提出的科学人文主义给予了积极回应。在我国一些著名大学,一批STS(科学、技术与社会)、SSK(科学知识社会学)、CSS(科学文化研究)等课程的设置,反映了我国学者对新人文主义的认同,并明确主张:"我们提倡的人文精神应该是具有现代科学(自然科学和社会科学)意识的人文精神,我们提倡的科学精神应该是充满高度人文关怀的科学精神。"⑥

---

① 任定成.科学人文高级读本[M].2版.北京:北京大学出版社,2005:252-253.

② 张劼.萨顿新人文主义科学教育观[J].自然辩证法研究,2005,21(1):97-100.

③ 萨顿.科学史和新人文主义[M].陈恒六,等译.上海:上海交通大学出版社,2007:133.

④ 黄瑞新.科学人文主义在中国的演进及其意义[J].自然辩证法研究,2006,22(6):101-104.

⑤ 龚育之.科学与人文:从分隔走向交融[J].自然辩证法研究,2004,20(1):1-12.

⑥ 同④。

　　应当看到,当今社会对人文精神的呼唤,其背景是在科学迅猛发展带来一系列问题的情境下发生的。诸如土地沙漠化、水资源枯竭、气候变暖、海洋污染、空气质量恶化等一系列事实,使人们似乎感到这一切都是科学过度发展的结果,都是科学对自然界过度干预的结果,因而认为现代科学失去了人性,科学是人文主义的杀手。一些少数民族和第三世界的学者,进而发起了对现代性旗号、西方科学霸权主义的激烈批评,并提出了后殖民主义的观点。他们认为现代科学只是众多科学中的一种,并搬出古代的人文观对抗现代的人文观,认为古代的人文观优于西方文艺复兴时期的人文观。这样,就在科学与人文之间筑起了一道篱笆,将科学与人文置于对立的地位。但是,只要我们回顾一下历史,不正是近代科学的产生,将人从神权奴役下解放出来吗? 不正是自动化、信息化技术的发展,提供了把人从繁重的单调的劳动下解放出来的可能吗? 的确,在科学技术发展过程中,过去出现并且以后还可能出现种种恶的一面。这正是我们反复强调的技术两面性。但是,如何克服技术的两面性呢? 是中止技术发展,还是用科学的人文观引导技术的发展? 显然是后者而不是前者。因为"我们必须用以反对技术恶果的唯一武器,还是技术本身。没有别的武器。我们无法退入一个根本不存在的伊甸园"[1]。由此我们可以得出一个结论:"不应该把人文精神同科学精神对立起来。如果在这样的基础上讲人文精神,那就容易流入神秘主义和反理性主义。"不应该把人文精神同科学精神对立起来。

　　以上对人文思想演进中的几种形态做了大略的介绍,可以看出,人文思想并不是一种固定不变的思想范式,而是依据历史发展的不同情况有着其特定的内容。我们今日提倡的医学人文理念,应当是对以往历史的继承,同时也应在以往基础上的发展。我们要汲取历史一切有积极意义的人文财富,同时也应抛除那些不合时宜的内容。

---

[1]　龚育之.科学与人文:从分隔走向交融[J].自然辩证法研究,2004,20(1):1-12.

论新的医学人文观

我们今日提倡的医学人文精神,应当既是对传统医学人文精神的继承,同时也是具有时代特质的医学人文精神,是传统与现实结合的新的医学人文精神。

一、对医学人文精神的理解

医学人文精神是伴随医学产生同时形成的一种职业精神,一种职业规定性。医学人文精神是医学科学本质特征和医疗职业的理性知觉,是医学科学和医疗服务的价值目标的理性提升。其核心内容是对人的生命的尊重与敬畏。概要地说,医学人文是指医学科学技术中凝结的对人类生命关爱、敬畏与尊重的精神,是指医疗保健服务以行善为目的宗旨,它涉及医学及保健服务的本质和终极价值的定位,因而可以认为医学人文是医学的灵魂。"人文精神是人之为人的一种理性意识、情感体验、生命追求、理论阐述、价值观念和实践规范。"[①]同时也可以认为:"人文精神是医学科学的旗帜,在于医学的本质特征是人文关怀。""医学科学的目的性和人文精神的指向是完全一致的。""人文精神一直主导医学科学的发展,驾驭医学的方向。"[②]对医学科学者而言,"医学人文精神是医学工作者之所以成为医学工作者的一种职业理性知觉,它包括对医学工作者立身从业的现实规范,也包括自己对医学精神和医学价值追求的理性提升。现代医学人文精神,是广大医学工作者以职业群体的文明之道普济天下众生的友善良行,是医学工作者在现代条件下从事医学技术事业

---

① 刁宗明.医学人文精神和医学科学精神的融通[J].医学与哲学,2001,22(8):21-22.
② 郑木明,林新宏.人文精神是医学科学的旗帜[J].医学与哲学(人文社会医学版),2007,28(2):24-26.

的精神支柱,当然也是他们的理性精神基石"①。

人文精神是一种理性精神,但它并不排斥现实的非理性精神。理性的人文与现实的非理性结合,理性的人文精神以现实的非理性补充,才有真正意义上的人文精神之体现。应当纠正对"医学人文精神的片面理解:把理性看作人之本,实际上把医学人文精神等同于非理性精神"。"人的理性主要与科学、技术的发现和发明相联系,在当代医学文明的巨大成功中得到了极为充分的展示。因此,崇尚、张扬理性成为长期以来的主导思想潮流,而理性主义作为主导性和统摄性的哲学思潮占统治地位。""正是理性的这种超常发展和理性主义的过度张扬,带来了人性结构的内部严重失衡状态,造成了非理性主义的失落和人性的扭曲,从而引发出广泛而深刻的个性问题;正是对理性反思和批判中提出了拯救和保护人类非理性方面的必要性,非理性主义因此而崛起。"② "非理性主义把人看成世界之本,又把非理性看成人之本,把人看作非理性的人。在他们看来,弘扬医学人文精神,就是要弘扬非理性精神。"③这就从一个极端走向另一极端。

医学人文精神是对现代医学本质的把握。医学科学失去人文,医学就不成其为医学,犹如人失去了精神只剩下躯壳一样。但人文把握医学,必须从全社会着眼,从人类整体利益着眼,从医学发展的现实着眼;让人文把握医学,就是让人文引领医学,惠及天下,造福社会;让人文医学把握医学,就是向不断发展中的医学注入人文精神,就是让那些层出不穷的医学成果始终高扬人文的旗帜而不误入歧途。当然,人文把握医学,人文也必须有适应医学新情况的自我之改造,僵硬的、一成不变的人文观,要么被医学抛弃,要么成为医学的障碍物而妨碍医学的发展,因而必须加强对人文的研究,不断更新医学人文的理念,充实新的内容。医学人文应和不断发展的医学一样,不断改造自身,才能与医学并肩而进。

现代医学的人文特征,从广义上说,包括人的现代医学的特征、现代医学的文化特征、现代医学的职业理性特征和现代医学的人文社会特征。我们今日要提倡的医学人文观,应当是一种新的医学人文观,它和以往的医学人文观相比,更能反映时代的特点,更能容纳当代医学的进步和成果,更能全面反映

---

① 刘典恩.论医学人文精神的重塑[J].医学与哲学,2002,30(9):15-18.

② 刁宗明.医学人文精神和医学科学精神的融通[J].医学与哲学,2001,22(8):21-22.

③ 夏军.非理性世界[M].上海:三联书店,1998:4-6.

人们对医学的要求，因而是一种更高形态的人文观。

二、新医学人文观的特质在于它的新生命观

新的医学人文观，在如何对待生命的问题上，首先是尊重、热爱和敬畏生命，以维护生命作为医学的最高使命和职责，因为这是医学人文思想最起码、最基本的要求，舍此就没有任何医学人文意识可言，新医学人文观继承这一传统是理所当然的。但同时吸纳了当代医学科学的许多成果，大大发展和丰富了传统的生命观和死亡观。由于医学科学的发展，现今在如何救治、维护生命以及尊重生命尊严的问题上出现了许多新的情况，因而当代医学在尊重、维护生命和对待死亡的问题上，与以往相比，面临许多新问题，而且在内容上有许多新发展。

● 不仅仍然坚持生命的神圣不可侵犯的原则，同时也重视生命质量，坚持生命神圣与生命质量的统一。例如在对待那些长期丧失意识、处于不可逆转的植物人、对于那些严重缺陷的新生儿（如无脑儿、唐氏综合征的新生儿），并不强调无条件地维持其生命。

● 对于在以往看来不应有任何人为干预的人类自身生产，现今可能通过各种辅助生殖技术进行干预，可以通过人工授精、代孕等技术，为那些无法生育的夫妇培育下一代。

● 对于那些失去活力的脏器，可以通过干细胞技术，培植新的组织、器官移植，以维护和延长生命；至于目前还处于争论状态的克隆技术，更是对传统生命观的冲击。

● 在如何对待死亡的问题上，医学不是无条件地抗拒死亡并与死亡做斗争，而只是尽可能避免早死，即发生在有机会经历人类特征性生命周期的主要事情之前，亦即有机会去使自己茂盛起来以前的死亡。医学不仅要为生服务，也应为死服务，追求安详地死亡[①]。如安宁医疗，乃至安乐死，其中还包括终止维持生命的治疗，都是新医学人文观的重要课题，并被认为是医生的人道主义职责。

新生命观的一个典型案例：

---

① Hastings Center. Hastings Center report: An international project of the Hastings Center [R]. Hastings Center, 1996: 13.

　　前中国驻荷兰外交官胡群于2007年4月27日在《北京青年报》撰文,披露他在荷兰目睹朋友多丽一家为其患病的妈妈进行安乐死告别的仪式:

　　考克斯是一位高职学校的教员,晚期癌症病人,经常的永无止境的剧烈疼痛折磨着她,给家人带来沉重的负担。在荷兰《安乐死法》通过后,考克斯太太和她的家人都同意她结束这备受折磨的痛苦。这一天,家里的大厅十分精致、温馨。被请来的考克斯太太的家庭医生和一直为她治疗的肝病专家福克医生都来了。福克先生首先站起来对考克斯太太微笑、问候,然后简短地说:作为医生,我们愿意服从病人的选择。因为越是了解这种病也就越是了解这是病情使然的明智之举。在告别仪式上,考克斯太太的丈夫在为妻子特设的专座前吻了爱妻,轻轻地拍了拍她那有些抽动的手。多丽的哥哥播放了母亲喜爱的几支曲子,几个子女异口同声地呼唤:"我们爱你。"考克斯先生切了一片薄薄的蛋糕送到了考克斯太太的嘴边。第二天上午,为考克斯太太梳洗化妆后,在大家围床坐好后,福克医生为考克斯夫人注射,考克斯夫人圆满地结束了生命。

　　　　　　　　　　　　　　（摘自《报刊文摘》2007年5月9日第4版）

三、生命健康权是新医学人文观的支撑点

　　众所周知,医学人文一个十分重要的传统,是对生命、对病人的关爱,时刻将病人冷热寒暖放在心上,一切以病人的健康为宗旨,想病人之所想,急病人之所急,为病人在治疗期间提供舒适安详的生活。新的医学人文观在继承了这一传统的同时,又发展了这一传统,其突出表现就是对病人权利的尊重。

　　新的医学人文观认为,人的生命权与健康权是人类的基本人权,这种权利是天赋而非任何总统、伟人、组织、团体赐予的。"人人享有生命、自由和人身安全。"(《世界人权宣言》第3条)"人人有权享受为维持他本人和家属的健康和福利所需的生活水准,包括食物、住房、医疗和必要的社会服务;在遭到失业、疾病、残废、守寡、衰老或在其他不能控制的情况下丧失谋生能力时,有权享受保障。"(《世界人权宣言》第25条第2款)个人健康权的内涵是指个人所享有和应当享有的保证其躯体生理机能正常和精神状态完满的权利。从敬爱人的生命,同情患者仁爱之心,到承认健康、生命是任何人固有的权利,是历史的进步,也是医学人文观根本性的飞跃。正是基于生命权与健康权属于

基本人权范畴,因而各个国家,特别是一些发达国家将失业保障、医疗保障、养老保障列为现代社会维护人权的范围,并以相关的法律和经济措施加以保证,而国家对这一基本人权的认可,则是生命权与健康权得到落实的重要前提。

医学人文观当然是以人为本的。而"以人为本应该是以人的权利为核心,保障人的生存权、自由权、发展权"①。从以物为本过渡到以人为本,是人类认知的巨大飞跃,是人类思想的一次大解放。以人为本可以表现在方方面面,可以有种种措施落实,但其核心是人权。权为民所用,必须首先承认权为民所有,只有承认这一点,权为民所用才能落到实处。因为只有承认权利从属于人民才能抵制对人民权利的侵犯,才能保障其他种种需求得以实现。对于医疗保健也是如此。这是因为:第一,只有承认健康权与生命权属于基本人权,国家才能对此承担责任与义务,并为此提供各种支持,而那种置国民健康而不顾的政府要受到国际舆论批评;第二,只有承认健康权属于基本人权,任何个人才有可能捍卫自身的这种权利并与一切企图剥夺这种权利的行为进行斗争;第三,只有承认这种权利属于基本人权,才有可能从根本上摆正保健服务中服务与被服务的关系,克服保健服务提供者的恩赐观念与父权思想,从根本上转变保健服务的态度与作风;第四,只有承认健康权与生命权属于基本人权,才有可能形成一系列符合人民健康利益的保健服务与保障体制。

实现和维护人人享有的健康权与生命权及由此而衍生出来的其他诸多权利,是医学人文观的极为重要的内容;而这些权利的实现,更深刻地反映了对人的关怀,是当代医学至今仍在为之而努力的目标。

健康权不是一句空话,其中涵盖复杂而广泛的内容,可以从宏观与微观两个层面来理解。宏观层次是指国家为该国人民通过各种形式的医疗保险,为全体人民群众提供医疗保障,使他们在生命与健康受到疾病威胁时能够得到救治。其中包括躯体健康与精神健康,包括健康请求权、健康待遇权、健康救济权。目前许多国家都在根据各自的情况,为实现这一目标而努力。微观层次是指病人在就医时享有保健服务过程中应当享有的权利。为保证病人权利的实现,一些国家制定了病人权利法案。如美国1973年制定了《病人权利法案》,随后美国又有16个州以法律的形式制定了实现病人权利的章程;1975年,欧洲议会理事会将一个有关保证病人权利的建议草案提交它的16个成员

---

① 徐景安.新转折亟待达成的几个新共识[N].南方周末,2007-10-11(31).

国;1991年日本举行了病人权利的会议。从一些国家这方面的有关规定来看,病人的权利主要包括如下一些方面:

● 医疗权。病人有权获得为治疗他患的疾病所需的医疗服务的权利。

● 知情权。病人有权了解本人的病情、诊断、治疗的各个方面,医生有责任告知病人。

● 自主权。病人对医生提供的诊治方案有自主决策权。医生可以向病人说明诊治方案的利弊,但最后的决定权仍属于病人。

● 选择权。病人有选择医生、医院的权利。医院有责任通过各种形式向病人提供有关就医的咨讯和信息,为病人的选择提供支持。

● 隐私保密权。病人为了治疗的需要,常常将本人有关病情的种种隐私告知医生,医生有责任为病人保密,保护病人的隐私。

● 有监督自己医疗权利实现,在支付医疗费用时有要求提供明细的权利。

● 获得救助权。病人治疗疾病过程遇到超越本人及家庭支付能力的情况时有获得救助的权利。

● 有因患病免除一定社会责任和义务的权利。

实现和维护人人享有的健康权与生命权及由此而衍生出来的其他诸多权利,是当代医学人文观极为重要的内容,也是区别于旧医学人文观的重要方面;尊重生命权与享有健康权两者是相互促进的。对病人生命、健康的关爱,是医学人文的基本要求,而保证生命权与健康权的实现,则为生命与健康提供了根本保障,而这些权利的实现,同时也更深刻地反映了对人的关怀,它是当代医学乃至今后仍须为之而努力的目标。只有关爱,没有从经济上和保健服务上为健康权提供支持和保障,关爱只能落在那些有能力就医的人的身上,那些无力支付医疗费用、难以进入医院大门的病人,那些有病无医可救的病人,是无法享受医务人员对病人的关爱的。不为健康权的实现提供支持的关爱是不完全的,是不彻底的。为人人享有保健提供保障,是对全体人群生命和健康的最大关爱,是现代医学人文观的真正体现。

四、医学科学与医学人文的相互交融与结合

在新的医学人文观看来,医学科学与医学人文不是相互排斥的,而是相互交融、相互依存的。医学实现对生命的关爱与敬畏,起决定作用的不是服务态度与单纯的责任心——虽然这些方面也很重要。免除疾病对生命的威胁

与折磨,提升人类健康,最终仍取决于医学科学的发展与社会的进步。医学科学以人文为宗旨、为价值导向,医学人文以医学科学为依存。医学人文脱离了医学科学,则沦为空谈,而医学科学如果失去了医学人文,则成为没有灵魂和精神支柱的医学。这是新医学人文观与以往的医学人文观,特别是与后现代主义人文观一个重要的不同点。

一些人文学者在批评当代医学缺乏人文关怀时,似乎没有注意到或者没有充分估量到科学的作用。正是医学科学给予了人类生命、健康最大关爱。一部医学史,就是不断谋求科技进步治病救人的历史,就是不断解除病人痛苦的历史。正如池田指出的那样:"进入21世纪后半叶以后,在生物学、生物化学等基础学科的领域与外科技术、麻醉等领域中,有些成果更显著。结果,过去人们认为不可侵犯的'神圣领域',像心脏、大脑也可以施行手术了。器官移植和人造器官等也已经不是特殊的病例,正在进入一般老百姓都能享用的阶段。而且,将来甚至通过移植大脑来改造人类这种尖端手术也有可能实现。"[1] 人类从来没有像今天这样健康、长寿,医学的成就也从来没有像今天这样巨大。"有两个事实为医学发展的重要性提供了强有力的证据。第一个事实是,在过去的50年内,世界人口数量的翻番(从1950年的25亿到2000年60多亿),其中很大的百分比是来自新的医学发明和预防。第二个事实是,避孕药的使用,至少在理论上为安全、简便控制人口铺平了道路。这些成就是人所共知的。"[2]

医学科学对于医学人文关怀的意义在于:

● 医学科学为许多疾病的治疗提供了保证,使许多人免于死亡和痛苦。"最显赫的科学家和最平凡的继承者,都在想尽方法防止危害人类健康或扰乱个人或集体根本的和谐的一切。"[3]

● 医学科学推出种种预防疾病的药物和疫苗,挽救了无数的生命,如1979年宣布在全球消灭天花。

● 医学科学不断开辟新的药物、制剂、方法,使人们的健康和体质得到了提高,使一些失去功能的器官、组织得到恢复。

① 汤因比,池田大作.展望二十一世纪——汤因比与池田大作对话录[M].荀春生,等译.北京:国际文化出版公司,1985:94.

② 波特.剑桥医学史[M].张大庆,等译.长春:吉林人民出版社,2000:5.

③ 卡斯蒂廖尼.医学史:上[M].程之范,译.桂林:广西师范大学出版社,2003:8.

● 医学科学为人类的生殖与繁荣做出了巨大贡献,一些具有缺陷的新生儿得到纠正,严重缺陷的新生儿避免出生;一些不能生育的夫妇喜得子女。

● 医学也为安详地死亡提供了支持,正在努力满足人们对安详死亡的追求。

● 医学正在为促进人的体质提高、避免先天性缺陷、增强人的基因而努力。

医学的种种努力,不正表明医学在为关爱人的生命做出了巨大的贡献吗?

但是,"现代医学的进步是一柄双刃剑",而目前的现实,"具有讽刺意味的是,医学的成功往往是它所面临的许多困难的根源"①。医学科学在其发展过程中,由于技术本身的限制,必然要经历一个逐渐完满的过程,因而极可能出现这样或那样的不足,这就可能给人的生命或健康带来某些伤害,如在治疗肿瘤过程中可能出现对机体的过度切除,化疗中出现脱发、消瘦、食欲不振;在危重病人救治中出现对机体的过度干预,并给病人带来痛苦:但这些都是人类在探索控制疾病过程中难以避免的,而正是医学发展中的这些不足与缺陷,推动医学家不断努力寻求更理想、更人性化的治疗。可以肯定地说,当前医学发展中遇到的种种问题,仍是要依靠医学自身的发展来解决。我们不赞同后现代主义否定科学的某些观点,不能因为医学在前进中出现某些消极方面而否定医学的进步,不能因为这些问题的出现而放弃医学的研究和探索。因为手术破坏机体的某些部分就可以否定手术吗? 因为药物的副作用就废除药物吗? 因为某些放射物质的影响就否定核物理诊断和治疗吗? 当然不能,正如我们不能因为工业的某些污染就回到原始社会一样。

当代医学科学的人文缺失,很多情况下是医学科学自身发展所带来的,是医学科学发展过程中出现了科学与人文的分裂所造成的,而"科学与人文分裂与对立的日益加深,是我们这个时代最可怕的冲突"。在当今的保健服务中,在推进医学发展过程中,一些医学科学工作者也的确存在忽视医学人文的倾向,他们只承认技术的作用,认为技术就是一切,技术是万能的,他们对人文学者指出的当代医学面临的一些伦理社会问题不以为然,或认为是多此一举,置之不理,或认为是对医学科学的不当干预,因而在自觉不自觉地抵制医学人文的呼声,使得一些保健服务的人文水平大受影响,给保健服务造成了不好的

---

① 吕维柏. 14国宣言号召审查"医学的目的"[J].医学与哲学,1997 18(4):169-170.

社会声誉。这些学者们似乎忽视了,在当代,包括医疗技术在内的任何技术,都可能是双刃的,它既可以造福于人类,也可以伤害人类,问题在于给技术的使用设置伦理边界。探索当代医学技术的伦理界限,使当代迅猛快速发展的医疗技术更好地造福人民,寻求医学与人文的结合,使两者相互融合、相互统一,应当是医学科学和医学人文学者面临的共同任务。

关于医学科学工作者与医学人文如何结合,即医学科学的人文化与医学人文的科学化,目前在医疗实践中已经涌现了许多做法与经验,本书的另一部分将做专门的讨论。

五、医学人文逐步走向体制化

医学人文首先是一个观念层面、道义价值层面上的问题,一般是依靠道德教化与约束、依靠人们的道德觉醒才得以实现的,正如目前许多医科大学和医院正在做的那样——开设医学人文课程,为医务人员开设人文讲座,以提高他们对医学人文的认识,然后再通过他们的诊治实践传送对病人的人文关爱。"并不存在'人文'这种实体。"人文是评价性而非纯描述性,与科学陈述是什么不同,"人文学科内涵有'应当是什么'的价值指向,其终极旨归是作为人文本体论意义上的人"[①]。然而,时至今日,情况开始发生变化,对病人的关爱,不仅依赖医务人员人文觉悟而产生的自觉行动,而在很多方面,人文关爱,对生命与健康的尊重,已经开始逐步成为某种体制,成为某种规程,甚至成为某种法律的硬性约束了。例如:

● 就新药的应用、辅助生殖技术、脏器移植、基因技术研究与应用进行伦理审查设置的各种伦理委员会(包括中央的与地方的),就是对医学科学研究与技术应用的硬性伦理约束,以防止这些方面违背人文伦理事件的发生。

● 伦理查房制度开始建立。以往医院的查房,一般是病房主任或科主任定期对所属病房的病人逐一检查与审核,以解决诊治中的某些困难与不测,因而是纯技术性的。但现在由于医学技术应用中的伦理社会问题日益增多,病人对治疗的满意与否不完全取决于技术的应用,同时也涉及诊疗中对伦理社会问题的处理得当与否。因而一些医院,如美国的一些医院、我国的上海新华医院等,开始建立伦理查房的制度,一些伦理学者进入病房,与主管医生共

---

① 尤西林.人文精神与现代性[M].西安:陕西人民出版社,2006:5.

同讨论诊治中的某些伦理社会问题的处理,以确保伦理原则的到位。

● 医患关系调节机构的出现。医患关系已经成为医学伦理社会问题反映的集中点,而良好的医患关系环境,又是良好的医疗效果的重要条件之一。因此,一些医院开始设置处理医患关系的常设机构,疏通和维护医患间的和谐关系。这实际上也是医学人文关爱体制化的表现。

● 维护医患和谐与关爱的法规相继出台。如《中华人民共和国医师法》中一系列关于处理医患关系的规定、2007年国务院颁布的《人体器官移植条例》、卫生部公布的关于辅助生殖技术的伦理要求,都表明医学人文在体制方面的进展。

医学人文从认识层面过渡到体制层面的种种实践,既反映了当代医学面临的伦理、社会、法律方面的问题日渐突出,已经构成当代医学不可回避的现实;同时也反映了人们对医学的人文特性的认可与坚守,反映了对那种认为医学科学技术无所不能、无所不应做的认识的理性回应。在某些医学家(科学家)宣扬医学无边界,只要医学能做到的事情应当听其发展的呼声中,医学并没有失去理智,而是从制度到体制甚至制定相关的法律,以防止医学对人类的伤害。这是当代医学人文的突出特点,也是当代医学人文的坚守。

六、医患交流与沟通具有更重要的意义

医患交流是伴随着医学产生的自然过程。医生诊察病情,必不可少的步骤就是要与病人对话和交流。中医四诊法之一的问诊,就表明了医患交流的实质意义。"凡欲诊病者,必问饮食居处","凡诊者,必知始终"(《素问·疏五过论》),都是讲医患交流的必要性。但是,先前的医患交流,主要是为了了解病情的需要,以便于诊断疾病,向病人传达医生的诊治方案。当然,先前的医患交流,也表现了对病人的关爱,传达了医生的情感。但现时的医患沟通,已经不止于此:

● 在当今的医疗实践中,医患沟通已经被认为是对病人自主权的尊重,是对病人人格的尊重的具体表现;当今医患交流具有医患双方平等的意义。

● 在当今的医疗实践中,医患沟通是吸纳病人的智慧,唤起病人主动参与治疗的必要措施。如今的医学认为,病人不应当只是被动地接受治疗,而且应当参与治疗,配合医生以争取更好的治疗效果。

● 在当今的医学实践中,医患交流与沟通,是为病人提供心理支持的重要手段。许多疾病的治疗实践告诉我们,心理治疗几乎是任何疾病治疗的不

可忽视的方面,而这种心理治疗首先有赖于良好的医患沟通。特别是因为当今心理因素致病已经是很多疾病的原因,而解除心理障碍则主要是依靠良好的医患交流。正如有的医生所言:"我现在对病人的治疗,主要是与病人谈话。"

● 当今的医患交流,是医生了解病人体验与感受的主要渠道,而病人的感受与体验不仅是医生情感的基础,而且是医生了解病人对治疗反应的最好的参照指标,而医生没有这种参照指标,很难对医疗的真实效果做出实事求是的评价。

● 在当今的医疗实践中,由于医学技术的复杂性和医疗效果的高风险性,以及费用的昂贵,医患间极易发生一些纠纷与争执,而充分的医患交流则是避免这种纠纷产生最有效的途径。

● 充分的医患交流与沟通,是创造和谐医患关系最重要的手段与方法,而和谐的医患关系是当今医疗最重要的环境条件。

正因为如此,一些医学院校将医患交流列为医学生必修的一门课程,在这门课程中向学生讲授医患交流与沟通的意义与方法;有的学者还为此设置了医患交流的模拟教学方式,教会未来的医生如何科学地、有效地与病人进行交流;鉴于以往对此不够重视,一些医院也纷纷开设这方面的讲座,为医生们补课。

医患沟通是医学人文理念和实践不可缺少的内容。

七、新的医学人文观已经发展为一种完整的知识体系

从历史上看,长期以来医学人文是作为一种理念、作为一种价值导向而存在的。人们谈论医学人文时,反复强调的是对生命的关爱与敬畏,是对人类健康的忠诚,这无疑是正确的。这一点任何时候都不会发生变化,因为它是医学人文的永恒主题和核心。但是,由于医学科学技术的飞速发展,由于医学领地快速扩张,由于医学的功能无限放大,仅仅依据这种理念,难以回答当前医学实践面临的许多现实问题。如对辅助生殖技术中的异源人工授精,如对呼吸机出现后的一些植物人依赖呼吸机维持生命的处置,如对严重缺陷新生儿的存与弃,仅以对生命的关爱与敬畏的理念是难以直接找到正确答案的。这些问题需要研究,需要论证,需要运用伦理学、哲学、社会学、法学、人类学知识进行思考;对于其中许多问题,还要进行社会学的调查,了解大众的心理,分析不同人群的认识取向,需要研究不同国家、不同民族的人文历史渊源和

习俗。最清楚而生动说明这一点的,莫过于安乐死的艰难决策。以荷兰安乐死法通过为例,从1973年首例医师参与安乐死案被起诉,到2001年安乐死法的通过,前后花了28年的时间;1995年,澳大利亚北方邦议通过了《晚期病人权利法》,即安乐死法,仅时隔2年,1997年,澳大利亚联邦参议院又否决了这个法案。这些事例说明,新的医学人文观面临的现实,是难以仅用某种理念就能判明伦理和人文是非的。

正是此种现实,推动了哲学家、伦理学家、社会学家、法学家、宗教界对当代医学面临的诸多伦理社会问题的研究,经过从20世纪60年代开始到现在的几十年的努力,逐步形成了医学伦理学、生命伦理学、医学法学、医学社会学、医患沟通学等诸多医学人文学科,生命伦理学的一些二级学科,如基因伦理学、遗传伦理学、再生伦理学、生殖伦理学,也在酝酿和形成中;而原有的医学史、医学心理学等人文学科,也在新情况下增加了新的内容:这样就构成了当代医学人文学光彩夺目的学科群。医学人文的基本理念有了一系列医学人文学科群的支撑,其内容大大地丰富了,其作用也大大向前推进了,并且理所当然成为当代医学不可缺少的组成部分。

在如何对待医学人文学科的问题上,有两点值得注意:一是要重视医学人文学科的研究。要清楚地认识到,没有人文学科群的发展与建设,新医学人文观、人文理念是不完全的,是不彻底的,是缺乏现实性和针对性的,当然也是难以应对当前医学面临的人文挑战现实的。对当代医学人文观的研究,对新人文观的理解,不能离开人文学科群。二是人文学科群的建设与发展,是不能离开人文核心观念与核心价值观的。否则人文学科就会变成单纯的知识,失去其存在的现实意义。目前医学人文的学习与讲授中已经出现此种情况,值得引起注意。

人文核心理念与价值观,与人文学科群知识的有机结合,是新医学人文观的重要特点。

八、新医学人文观是普世的,也是民族的

应当说,当前我们谈论的医学人文精神,是从西方,主要从北美引入的。这种从西方、从北美引入的人文观念,是否适合中国的情况呢?是否需要按中国的人文精神传统加以改造和翻新呢?

我们应当承认,当前出现在美国等西方国家以生命伦理学为核心内容的医学人文精神,发生于当代医学新技术的应用中引发的伦理、社会问题及对

这些问题的解答，其根源是当代医学技术在实际应用中提出的，并非来自它们的社会体制或它们的意识形态。当然，美国等西方国家对这些问题的解答离不开它们的主流意识形态，如民主、自由、平等、公正等。问题是这些近代西方社会几百年形成的观念，是否只适合西方社会而与中国这类发展中国家不相容呢？大量的事实证明，人类社会在发展和进步中，除因各自的环境、文化、历史的不同而存在许多认识上的差异外，也还存在许多共同的观念。尽管彼此之间有种种不同，但我们终究要在这个地球中共同生活，终究要发生各种交往，终究要应对全球化境遇中面临的许多共同课题。就当前我们提倡的人文观念而言，如尊重人的生命，维护人类的尊严；在医疗保健服务中，要尊重自主、公正、不伤害的原则；要为人民提供医疗健康的基本保障：是人类的共同期望，绝非只是适合美国等西方国家的国情。因此，就现代人文精神的核心内容而言，就生命伦理学的核心价值而言，它是普世的，是具有全球意义的。从我们中国的实际情况来看，绝不是人民的自主权多了，在这方面有待努力之处甚多。在当今的情况下，我们弘扬人文精神，首先就应当弘扬那些经过历史检验的、对人类进步有重大意义的普世人文精神，而不应当以国家、民族的不同而拒绝宝贵的人类共同财富。当然，即使是前面提到的民主、自由、公正等具有普世意义的价值观，也与各个国家的具体情况相关，在实施中也要考虑各自的国情。在美国，民主、自由、公正的实施，不能脱离美国的历史、传统与文化；我们也有我们的特殊。例如，子女对父母要尊敬和关爱，这是普世的，但这一点在实行中，不同国家则又有很多的不同。如一痛苦难忍且无法逆转的老年病人要求放弃治疗，究竟是以老年人本人的意愿为准，还是以他的儿女的意见为准？到底采取谁的意见最能体现"关爱"含义，最能体现老年人的利益？中美可能在认识上就有不同，在具体做法上也有所不同，不能机械地照搬国外的某些做法。但这种不同只是在具体做法上的某种差异，而不能从根本上否定老年人的利益和他们的自主权。在中国可能更强调子女的意见，但随着时间的推移，子女们也会认识到尊重老人本人的意愿是对老人最好的关爱。

在对待人文精神的民族化与国情化的问题上，我们不能不顾各国的传统文化和具体国情，对自己的民族传统与国情要做具体分析。比如，在对待民族传统的问题上，我们就应做具体的分析，区别精华和糟粕。就人文传统来说，中国自古以来也不缺人文传统，但中国的人文传统是什么传统呢？人文两个字最早见之于《易经》"观乎天文，以察时变；观乎人文，以化成天下"。这里讲的人文，是指教化，是指文而化之的意思。以后经过孔子、孟子等儒学奠基人的诠释,认为中国传统文化的人文思想最突出的体现就是"仁爱",而"仁爱"最为进步的思想亮点是民本主义。民本主义代表中国传统人文观最为光明的一面,一些儒家总是孜孜不倦地教诲帝王爱民、亲民。"但古代民本主义与现代民主思想有原则的区别,民主是指国家的权力属于人民,即主权在民;而民本主义,主要强调的是人民对封建社会应尽的义务、应遵守的伦理道德,而不去提倡人的权利和个性解放。民本主义是从统治者的立场出发,强调民的重要性,只有制服民,国家才能安定,只有拥有民,国家才能富强。"①就医患关系而言,由于平等理念在我国还没有完全扎根,一些医护人员还很难真正以平等的理念看待医患双方:某些病人对医生提点要求,就认为是患者"不听话";有些病人对医疗服务说东道西,则认为病人"刁难"。他们未曾料想到这其中很多正是病人的权利,未曾从深层次认识到这些是患者和社会上每一个人都应享有的。"中国古代统治者可以标榜'爱民如子''与民同乐''为民作主',以及'便民''利民'等关心老百姓、爱护老百姓的事例,但就是不能让老百姓拥有权力。"②这正是中国传统人文的核心理念,而古今中外的大量事实表明,只要权力不真正地属于人民,以人为本的思想就没有真正落在实处,就是悬在半空中。

在当前复兴儒学的浪潮中,有的学者主张以儒学构建生命伦理学,主张以中国传统人文观念代替民主、自由、人权思想,这是很值得研究的。中国的文化传统中确有一些好的东西值得继承,但"维护传统是中华文化传统中的一种表现,批判传统、超越传统同样是中华文化传统中的一种表现,而且在一定条件下它更为重要。把自我批判看成是文化传统观念的断裂,是不符合实际的"③。我们当然可以而且应当继承和发扬传统文化中的那些积极因素。但"我们不要忘记中国传统人文中还有不利于现代化的负面因素,不要忘记反对封建主义残余和革除小生产思想习惯依然是思想文化领域中的一个长期任务"④。因而我们不能不对传统文化做具体的分析,这是我们今日提倡人文精神时不能不思考的。而对于传统文化的继承与扬弃,则"要认真依据中国的历史,用中华民族、中国人民的经验和智慧来分析和总结,把握其中什么东西

①　苏双碧.中国古代为何不能产生民主思想[N].中国改革报,2008-12-01.

②　同①。

③　李德顺.批判比超越更重要[J].理论动态,2009(5):10.

④　许全兴.警惕传统文化消极因素的渗入[J].理论动态,2008(10):30.

是好的,什么东西是不好的;要用我们民族的、人民的实践和命运来分析认识什么东西应该继承、应当发展。实质就是用怎样能使中国、中国人民走向更好的未来作为标准进行选择"①。而中国的文化传统,涵盖的内容十分复杂,其中既有儒、道、法家的传统,也有中国各民族的传统,还有自"五四运动"以来的传统,这些都要做具体的分析,因而在对待传统的问题上,我们不能唯传统而传统,不能"传统万岁",不能将传统只视为儒家的传统,尽管儒家的传统对中国的影响较大。回忆从鸦片战争以来的一百几十年的历史,回忆我们走过的道路及此行程中遇到的困难与挫折,不是我们轻视或忽视了传统,相反,是我们背的传统包袱太重了。

九、实践新医学人文观的主要障碍

以前的医学人文主义的对立面是神,是教皇,是宗教裁判所,人文主义最早的起步就是在反对以神为中心的环境背景下生长起来的,医学也只是在突破了宗教的束缚后才得以解放。现今的新医学人文主义与此不同,其对立面不是神而是技术至上的观念与思想。在反对神学控制一切的环境下发展起来的现代医学,开始走到了自己的反面,被技术至上的唯技术主义套上了自身,技术被技术主义缠身以后,像鬼魂附体一样,不仅无益于技术作用的充分正常发挥,反而时刻影响着技术积极作用的施展,甚至将技术引向了反面。这是唯技术主义论者始料不及的。

技术主义或唯科学技术主义,早在17世纪就有萌生,但作为一种影响甚大的社会思潮,则是20世纪以来的事情。技术主义作为当今社会的一种思潮,其根本特点是视科学技术无所不能,认为没有科学技术解决不了的问题,科学技术高于一切。按人类学家L. A. White 的界定,技术发展决定论认为,社会系统是技术系统的函数;在这里,技术是自变量,社会系统是因变量。社会系统乃是由技术系统决定的;社会系统随着技术系统的变迁而发生变迁。技术哲学家 Krogh 将技术决定论定义为:技术的发展决定着所有其他社会关系;技术本身的发展独立于所有其他因素②。中国的《自然辩证法百科全书》认为:"技术决定论通常指强调技术的自主性与独立性,认为技术能直接主宰社会命运的一种思想。技术决定论将技术看成人类无法控制的力量,技术的状况和作

---

① 苏双碧.中国古代为何不能产生民主思想[N].中国改革报,2008-12-01.

② 刘立.论马克思不是"技术决定论者"[J].自然辩证法研究,2003,19(12):34-36.

用因其他社会因素而变更；相反，社会制度的性质、社会活动的秩序和人类生活的质量，都单独地、唯一地决定于技术的发展。"[1] 就医学领域而言，医学中的技术主义认为，疾病的治愈，健康的维系，全依赖技术，与其他因素无关。医学中的技术主义，将人们的思想情感、生活方式、生存环境、行为方式等全排除于疾病治愈和健康之外。按照技术主义的逻辑，当然没有医学人文观存在的余地。医学人文观的落实，必须清除技术主义的影响。

现今影响医学人文理念落实的，更重要的方面是来自市场经济的压力。市场经济环境催生的拜金主义思潮，几乎影响着保健服务的一切方面。"目前，医学界面临着科技爆炸、市场力量介入医疗系统、医疗卫生实施中存在的问题、生物恐怖主义以及全球化带来的压力。结果，医师发现越来越难以承担他们对患者和社会所肩负的责任。"[2] 在现今的保健服务中，无论是诊断中的各种检查，治疗中各种方法的采用，或者病人的生活环境，无不渗透着拜金主义的影响。在此种情况下，医学人文理念，尤其是新的医学人文精神，处境异常艰难。特别是由于拜金主义与技术主义的结合，此种障碍更加突出。一方面，拜金主义以技术万能为支撑，将技术万能作为旗号，拜金主义更是横行无阻；另一方面，技术主义在拜金主义的支持下，技术万能的思想也因此而获得动力而日益扩张。

分析新医学人文观面临的环境背景，思量如何突破此种环境的束缚，谋划新医学人文观的落实，实属必须。

（本文曾发表于《医学与哲学》杂志2009年第1期，此次收入时做了较大修改。）

---

① 于光远,等.自然辩证法百科全书[M].北京:中国大百科全书出版社,1995:225.

② ABIM基金,ACP-ASIM基金,欧洲内科学联盟.新世纪的医师专业精神——医师宣言[J].中国医学伦理学,2006,19(6):29.

关注医学人文前沿若干新理念

　　医学人文与时代命脉联系十分紧密,是时代气息与脉搏跳动的反映。20世纪五六十年代兴起的生命伦理学,与当时强调人权、强调自主直接相关,是当时的人权运动(包括病人权利运动)的直接产物,凸显自主、公正、公平等原则,这无疑是这个时代的必然。当今时代有所变化,由于种种原因,包括技术的迅速进步、全球化、市场进入医疗领域、正在开始的第四次产业革命,带来了收入分配不均、社会人群分裂的扩大,以及民粹主义思潮迅速蔓延,人群间的各种矛盾相互交错和复杂化等。新情况下的种种发展轨迹,呼吁探索新的思维理念解决前进中的困难,特别呼吁人类彼此间的互助共赢、同舟共济。构建人类命运共同体,已成为时代的追求。医学人文是整个人类文明的组成部分,医学人文的研究和学科建设不能脱离时代背景,不能不与时俱进。当前整个时代背景突出的人文问题,有些是老问题遇到了新情况,需要调整思路;有的是原有观念需要深化;有的是新情况下提出的新问题,需要探索。这三方面情况下提出的医学人文理念,有如下一些,值得关注和研究。

一、自主新释

　　自主是我们这个时代最重要的热门话语之一,国家要自主,民族要自主,个人要自主。同样,自主也是医学伦理学和生命伦理学的重要概念,被视为医学伦理学和生命伦理学的基本原则。但实践表明,随着时间的推移,将自主置于绝对权威的位置,片面夸大它的意义和适用面,不仅难以自主,而且危害不小,因而在学界出现了挑战自主原则的声音。比如:病人自主是否可视为医疗行为在任何情况下不能逾越的界限? 个人的所有要求是否都应当满足? 个人自主要不要考虑他人和社会的利益? 现实生活对以上这些问题提出了质疑。但是,这种种理由能成为否定自主的根据吗? 其后果又是如何呢? 两相比较,如何权衡它的利与弊?

对自主可以做多层面解析:①自主的人。德沃金认为,自主是人的一种特性,自主的人赋予生活的意义;自主与人格相关,对思维能力有很高的要求。②自主的行为。比彻姆要求区分自主的人与自主的行为。他的生命伦理原则中的自主,是就自主的行为而言的。③原则自主。为英国学者奥尼尔所首先提倡,来自康德哲学。康德哲学讨论的是理性的自主。④伦理的自主。没有提及自主的人和自主的个体,而是将自主理解为根据义务原则而行动。这是和前两者大相径庭的。

实际生活表明,自主常是在某种关系下的自主。有三种社会思潮批评生命伦理学的自主原则,这三种批评都涉及关系自主。①女性主义:认为自由主义的自主仍是男权意识的产物,女性主义认为必须从人与人之间的关系理解自主,拒绝孤立的原子式的自主。②海德格尔:自主不能被理解为源于理性的一般的自我管理,而应被看作是植根于生活世界的一种能力,与他人共在(关系)是维系自主能力的关键。③社群主义:倾向于将关系理解为自主能力不可缺少的基础。医疗活动是一个牵涉多方(医生、患者、家属)的复杂互动的实践活动,自主不能脱离人群关系(卡拉汉)。患者自主,往往是一种关系的自主。

比彻姆提出的自主原则发挥了它的历史作用,成为抵御不平等医患关系的有力屏障,但至少有以下三方面的问题未能解决:①患者处于依赖、脆弱的困境给患者自主带来困难,这些情况下的患者自主权常由其家属成员行使,而这种行使有时并不代表患者的利益。②自主未能协调医疗活动内在价值。一个患者的自主要求,背离了医疗活动的内在价值,如要求放弃有希望的诊疗,医生应否尊重患者的自主?或在患者缺乏行使自主能力时其家属的决定背离患者的利益,医生如何应对?③自主如何影响人类的共同生活。自主强调个体独立于他人的自由,但个人自由是不能脱离社会性的,因而是一个悖论。

更值得关注的是,患者自主权的过分强调,在客观上给医患关系带来了创伤。医学的自主权最早源于《纽伦堡法典》的第1条:"受试者的自愿同意绝对必要,这意味着接受试验的人有同意的合法权利。"这就是说,一个人是否接受医学试验,是他本人的权利,是自主的。20世纪60年代曝光的、始于20世纪30年代的塔斯基吉(Tuskegee)持续了42年之久的梅毒研究,以及随后曝光的其他一些人体试验研究,震惊了美国上下,使得美国国会决定建立国家伦理委员会,并于1978年发表了著名的《贝尔蒙特报告》,确定了尊重人(自主）、有利和公正三原则。由此可见,当代生命伦理学强调的首要原则——自主,"是针对医生和科学家的不道德行为或潜在的不道德行为应运而生的"。"生命伦理学的早期的主要关切,如知情同意,保护患者的自主性资源分配,都是由对医生的怀疑引发。"[①]自主权的后面潜藏的对医生的不信任和医患间的对立性,在我国实践自主原则的这些年,暴露无遗。自主在保护患者权利的同时,不仅没有弥合医患间的分歧,拉近双方的思想距离,甚至使医患间的不信任合法化。因此,自主需要完善。

以上几点,我们在我国近些年的医疗实践中已深深感觉到了。看来除了需要考虑患者缺乏自主能力如何行使自主外,还要根据新遇到的情况,考虑自主的适应范围和条件,改善自主的环境,坦诚地承认医患间的分歧,强化医患沟通,特别是通过医患共同决策,弥合医患间的分歧,形成医患同心、医患合力的医疗局面,共同应对慢性病对生命和健康的威胁。我们不能止于自主,止于知情同意,还要让患者自主向前迈进,通过医患共同决策,走向医患同心、医患合力。这是对自主的新释。

二、共济、共赢

2011年英国智库纳菲尔德生命伦理学理事会（Nuffield Council on Bioethics）发表了由 Barbara Prainsack 和 Alena Buyx 撰写的报告《共济:对一个在生命伦理学正在兴起的概念的反思》（*Solidarity: Reflection on An Emerging Concept in Bioethics*）,提出了共济这一概念[②]。近些年,在英国以及世界其他地方,尤其是在经济危机和政治气候不佳时,越来越多地讨论共济（solidarity）的概念,讨论其与个人、家庭、社群和社会责任的关系。生命伦理学有关的决策往往首先是围绕个人进行的,但生命伦理学也越来越多地遇到集体或国家、民族的关系问题,如难民、移民的处理与对待,如何处理、参与这些关系,如何看待各方的义务、权利和诉求。特别是近些年由于技术进步带来社会人群的分裂、收入差距的扩大,共济可能是应对、解决社会危机的一种良策。

---

① 卡伦.叙事医学:尊重疾病的故事[M].郭莉萍,译.北京:北京大学医学出版社,2015:286,287.

② 英国纳菲尔德生命伦理学理事会.共济:对一个在生命伦理学正在兴起的概念的反思[J].邱仁宗,译.医学与哲学,2017,38(6A):90-93.

　　这个报告认为,共济在当今存在于下述四类不同语境之内:①在公共卫生语境内,共济被认为是能够为国家干预公共卫生辩护的一种价值;②在医疗卫生制度的公正和公平语境中需要共济;③在全球健康的语境内为贫困国家提供援助时,也需要援引共济这一术语;④一些国家和地区,如欧洲、大洋洲的医疗卫生制度以共济价值为基础,这些国家和地区与美国的医疗卫生制度以自主为基础不同。

　　起草报告的作者根据对生命伦理学文献以及其他著作的分析,对共济提出了新的理解,认为共济是反映某种集体承诺的共享实践(shared practices),这种承诺是承担经济、社会、情感或其他的代价来帮助他人。共济在这里被理解为一种实践,而不仅是一种内在的感情或抽象的价值,它要求采取行动。共济是对关爱、同情的进一步发展,将关爱、同情转变为行动。

　　共济常常是条件较好的一方对另一方的支持与救济,这种对另一方的支持与救济,稳定了社会,营造了人群之间的和谐和团结,这当然同时也有利于全体人群的生存和发展。共济包括主动支持另一方。因而可以认为,共济的后面就是共赢,共济蕴藏共赢,共赢是在共济中实现的。就医疗保健事业而言,共济理念不仅限于公共卫生领域,而且对于营造新的医患关系、处理医患间的矛盾,对于思考医疗行业与医药开发企业的关系,对于加强医生保健事业各部分之间的团结,都是有意义的。它为处理当前医学实践中的许多矛盾和冲突,为这些矛盾和冲突的解决提供了一种新的思路。医学人文、医学伦理学等,应当为营造医学共同体与医患共同体而努力,不能满足于和止于各方的权益。

　　最近有的学者指出,当代人类的共同话题是"人们如何在一起"[①]。全球化使地球变成了一个小村庄。人们都住在这个小村庄,至少相当长的时间内不可能搬到别的星球上去。不论强者或弱者,"在一起"似乎是比争斗、比战争更好的选择。医学体系中的各有关方也是如此。这就需要共济与共赢。共济,一方帮助了另一方,赢得了社会的稳定与平衡,不论对哪一方,都是各有所得的,至少是彼此能在一起过好自己的生活。共济与共赢,具有时代性的意义,应当引起医学人文学者的关注。

---

　　① 樊浩."我们",如何在一起? [J].东南大学学报(哲学社会科学版),2017,19(1):5-15.

三、患者赋权

患者赋权的理论是美、英、加、德等国学者于2010年以来讨论的一个概念,主旨是企图彻底摆脱生物医学专业权威主义的束缚,破除患者是纯粹的消费者的思想,推动以患者为中心的理念落地。

患者赋权理念的基本内涵,旨在提高个人处理日常问题的能力,是人们掌控自己生活的一个过程。在解释患者赋权的内涵时,西方学者各自强调的着眼点并不完全一致。一类学者强调通过赋权理念激活患者参与保健活动的积极性;另一类学者认为赋权主要是指患者做自己完全自主决定的行为人,为相应的医疗决策负责。实际上,两类学者的不同认识,正好构成了对患者赋权理念的全面认识。就医疗而言,患者赋权实际上就是医患之间权利的再平衡(rebalance)。通过患者赋权,更好地激发患者潜藏的意识,鼓励患者积极参与医疗保健服务活动,为实现医患双方的共同价值,亦即医患同心合力的医疗铺平道路。

患者赋权是实现从传统生物医学模式向以患者为中心转变的桥梁。患者赋权理念与以患者为中心两者间存在密切关系。以患者为中心,不是我们一般习惯性地理解的医疗工作要围绕着患者做,像商店要以顾客为中心那样。对"以患者为中心"最权威的解释是:"以患者为中心的医疗是一项起源于美国和英国的理念和临床运动,强调在医疗卫生的全过程中要囊括患者的视角和要求,尊重患者的选择,关注患者对疾病的信息和教育的渴求,鼓励患者家属和朋友的参与,保证治疗的连贯性和合作,直面疾病中的情感因素。"运动的领导人之一毛艾拉·斯图尔特(Moira Stewart)写道:"患者喜欢以患者为中心的医疗……寻求对患者整个世界的整体认识——也就是他们的整个人、情感需求、生活中的问题:能够在整体上找到问题之所在,并一致同意对这些问题采取的管理措施……能够增强医生和患者之间的持久关系。'以患者为中心'的医疗实际上就是没有分歧的医疗。"[①]以患者为中心的核心思想,是囊括患者的视角和要求,鼓励患者参与,谋求医患同心合力的医疗。而要实现这一愿望,关键在于将患者看成是什么样的人。是纯粹意义上的消费者,还是有能力参与整个医疗过程,和医生共同实现这一理想?患者赋权的意义在于唤

---

① 卡伦.叙事医学:尊重疾病的故事[M].郭莉萍,译.北京:北京大学医学出版社,2015:35-36.

醒患者主体意识,在于通过一系列的设计,唤醒、培育患者参与决策的主体意识,为医患共同决策营造良好的环境和条件。在英国,甚至提出了"专业化患者"(expert patient)政策。患者赋权就是在医患之间建立价值共创(value co-creation)的伙伴关系[①]。

患者赋权是一个过程,包括以下四个阶段:患者支持——这是赋权的前提,没有患者的支持,赋权无从谈起;患者激活——主要是指激活患者的意愿和能力,患者并不是都有赋权需求的,需要激活;患者承诺——提高患者与医生建立联系的能力,为共同参与、共同决策做好准备;患者参与——患者实现承诺的阶段,实现共同决策,意味着向以患者为中心的治疗模式的转变。患者赋权是相互联系的四个阶段,也可认为是四个方面。

有的学者甚至认为:患者赋权是医患关系的基石。在患者赋权理念影响下,患者的权益,远不只限于知情、同意、选择、拒绝,而是全面参与保健活动。患者赋权的理念将自20世纪60年代以来以尊重患者自主为中心的医学人文理念大大向前推进了一步,由对生命、健康权的尊重,进而延伸到患者参与,与医生共同努力,实现没有分歧的医疗。

四、医学的主体间性

主体间性(inter-subjectivity)是20世纪德国哲学家胡塞尔提出的一个概念,后经海德格尔规范和完善,成为现代哲学重要的基础性概念,甚或可以说,就人文社会科学而言,现代哲学就是主体间性哲学。简单地说,主体间性即人对他人意图的推测与判定,也可以说主体间性的含义就是主体与主体间的统一性。主体间性有不同的级别,主体间性在形成过程中,涉及三个不同领域,从而也形成了三种不同含义,即社会学的主体间性、认识论的主体间性和本体论(存在论)的主体间性。

根据胡塞尔、海德格尔、伽达默尔等人对主体间性的阐述,其内涵主要有:①人的交往行为是主体间性行为,通过交往建立相互理解、沟通交往理解,以达到社会和谐,主体间性就是主体间的交互关系。②人们之间的共识、统觉、通感、移情等均来自主体间性;通过富有成效的对话,人们得以形成互认的普遍尺度。③主体间性的根据在于生存本身。生存不是在主客观二分的

---

① 焦剑,Timothy L.患者赋权问题及其解决思路——国外患者赋权理论文献综述[J].医学与哲学,2019,40(6):1-7.

基础上进行的主体构造与客体征服，而是主体间的共存，是自我主体与对象主体的交往、对话。④在现实存在中，主体与客体间的关系不是直接的，而是间接的，它以主体间的关系为中介，包括文化、语言、社会关系的中介。⑤主体间性比主体性更为根本；主体间性极为重要的含义是涉及他人、个体与社会的关系。主体间性不是把人的存在看作原子式的个体存在，而是看成与其他主体的共在，世界是我与他人共同分有的世界。⑥有两种存在。一种是处于沉沦状态的异化的共存，这种存在是个体被群体吞没；另一种是超越性的本真的存在，个体与其他个体间存在自由的关系。主体间性并不是反主体性、反个体的，而是对主体性的重新确认和超越。以上这些话有点抽象，但它们表达了主体间性理论的主要内容。

主体间性的这种新的社会学认识论的转向，向医学传递了许多重要信息，特别对传统的医学诊断根据、医生知识的来源、医生主体地位提出了挑战。比如，认为医生与病人的关系，就是一种主体间性的关系，医生对疾病的诊断，就是医生与病人两个主体互动的结果，而不是只是医生根据某些资料主观判断；医患间的主体性比医生的主体性更重要，医患间的主体间性是医疗关系中更为重要的存在；真实的临床医学，不只是医生或病人，而是发端于医患主体间性的存在；只有通过医患间的交往，即医患主体间性，才能形成医患间的共识，形成医患间的普遍尺度和共同视野。主体间性的哲学，为我们重新认识医患间的关系，重新认识临床的真实，重新认识临床医学的本质，提供了和以往完全不同的思路，它开辟了一种崭新的临床医学。有的医学专家说：在诊疗中，医患应该是相互配合的专家，一个是懂医学的专家，另一个是了解自己生活环境、心理的"专家"，两个专家相互沟通，制定出的医疗方案才贴近患者的实际。这是对医患主体间性很好的注释①。主体间性的哲学回答了医学中的许多现实问题，不仅值得人文学者研究，更值得医学专家研究。

主体间性对临床医学的意义是：为医患消解分歧、形成共识，进而为共同决策提供认识方法的基础；为避免和化解医患冲突提供一条重要通道；为医患间的情感交流，形成医患共情，架构了桥梁；为创建医患同心合力的医疗，提供认识论方法学的支撑。主体间性哲学引出一个重要的医学思想：医生与患者相遇，是临床医学的核心。临床医学的核心，不是医学发展有多高的水平，不是医生掌握了多少医学知识（尽管这些也重要），而是在医生与患者相互交

---

① 詹启敏."北大医学"在融合中求创新［N］.健康报,2017-03-24(7).

往中医生的知识与患者实际的结合而产生的诊疗效应。医学成功的标准是诊疗达到了治疗疾病、促进健康的目的,它与衡量科学成功与否的标准不同①。

五、身体哲学与医学

"身体是多维度、多层次的现象,其意义随着民族与性别的不同而不同,随着历史与境遇的变化而变化。"②有的学者将身体区分为世界身体、社会身体、政治身体、消费身体和医学身体③。身体只有当它作为生理学、解剖学的对象时,它才是肉体的,肉体只是身体的一个昂利层面。身体哲学从尼采、弗洛伊德开始,经胡塞尔、海德格尔、福柯、梅洛-庞蒂、舒斯特曼等人创造和完善,真正开启了从意识哲学向身体哲学的转身。构建身体哲学的重要人物梅洛-庞蒂(法国现象学和存在主义学家),于1942年发表《行为的构造》一书,解释了躯体与思想的区别,创立了以身体为基础的现象学,诠释了身体在世界构成中的奠基作用,强调通过身体感受而不是抽象的哲学概念认识世界的作用。梅洛-庞蒂说:"身体是我们拥有世界的总媒介","知觉是意识的原始形态,最初的原始意识是知觉而不是思维,身体为我们提供了一种初生状态的逻各斯"④。人们首先是以身体的方式而不是意识的方式和世界打交道,是身体先看到、闻到、触摸到了世界,它是世界的最初见者。"身体哲学与意识哲学的根本分歧在于世界是以理念统辖身体为存在模式的还是以身体统携精神为存在模式的。"⑤

身体哲学的主要观点,一是认为身体是人类世界的根本,是人类拥有世界的总媒介;二是身体对世界的感知是人类认识的起点,是意识的原始形态;三是"每个人都有两个身体:一个是自我感知的身体,另一个是感知外部世界的身体;一个是身体吸收世界,另一个是身体释放自我"。身体处于世界与自我之间,同时承受着世界,并向世界散发自我。"身体感受是生命存在的核心标志","身体感受是患者逻辑思维的逻辑基础","身体感受是患者情感的基本

① 　Munson R.为什么医学不可能是一门科学? [J].中外医学哲学,1998(5).

② 　斯特拉桑.身体思想[M].王业伟,赵国新,译.沈阳:春风文艺出版社,1999.

③ 　同①。

④ 　梅洛-庞蒂.知觉的首要地位及其哲学结论[M].王东亮,译.北京:生活•读书•新知三联书店,2002.

⑤ 　刘虹.论身体哲学思想对医学发展的历史价值[J].医学与哲学,2018,39(11A):1-6.

元素"①。

身体哲学的这种认识对医学具有极重要的意义。首先是从身体哲学的视野看,医学研究的对象远不仅是人体(或肉体、躯体),而是躯体与心灵统一的身体,身体是医学研究对象更为重要的根本,医学如何从只关注身体的肉体层面转向关心肉体与心灵统一的身体层面,是摆在当前医学面前的重要课题。其次是医学最原始的意识,是来自身体对疾病的直觉、感知。身体哲学对医学的最基本和最重要的影响之一,就是要重视患者的感受。身体感受是患者的思维起点;患者感受集身体反应与心理反应于一体;身体感受是生命存在的核心标志,是患者情感表达和反应的表示;是医生思维状态的重要影响因素。病人身体感受具有更深层的意义:病人的身体感受是患者成为患者的根本原由,是患者身份特征的标志;是患者接受医疗干预的接收器,也是患者向医生展示自我的发射器;是患者联系医生和外界的纽带。在医疗过程中,通过医患的主体间性,收集、理解和运用患者在整个诊疗过程中的感受、体验,并借此完善医学,营造更为理想与完美的医学,是当前医学不可忽视的重要方面。再次,运用身体哲学和主体间性的哲学,重新认识医患关系,确认医生与患者各自角色的位置、特点,研究医生与患者在医疗全程的感受,为研究医患关系提供新的参考系数,借以修整和完善医患关系,开辟建立理想的医患关系的新途径。

2013年在温岭发生的连恩青案,为理解身体哲学的意义提供了一个范本,它表明理化检查的结果,不是衡量有无疾病、疗效的唯一证据。有没有病,是不是治好了,必须考虑患者的身体的主观感受。鼻腔综合征,理化设备查不出,是患者感觉出来的。这样的事例,在医学上已经发生多起。人文学者要和医生一起,研究身体哲学。

六、病人的真实世界

真实世界的概念来自2016年12月美国国会通过并在官方网站公布的《21世纪治疗法案》第3022条②。FDA的专家随后在《英格兰医学杂志》发表专

---

① 同④。

② U.S. House Energy and Commerce Committee. Text of House Amendment to the Senate Amendment to H. R. 34[EB/OL].(2016-12-25)[2017-03-21].http://www.congress.gov/114/bills/hr34/BILLS-114hr34enr.pdf.

文,对"真实世界证据"做了具体解释:"它是指来自典型临床试验以外的其他类型的医疗保健信息,包括电子健康档案、医疗保险理赔与账单、药品与疾病的登记单,以及从个人、医疗器械与保健活动中收集来的数据。"①FDA的专家认为,真实世界证据与临床试验证据的区别在于:前者源于实际医疗现场或家庭、社区等真实场境,后者则来自严格受控的科研场境。联系到4P医学、5P医学的提出,似可认为,人们对医学和疾病的认识正在经历从局部病变、躯体局部回归全人、整体医学的根本转变。

目前医生诊断疾病,一般是以理化检查提供的报告为依据。理化检查报告是不是病人真实证据? 是,它反映了病人某一局部变化的真实。也不是,这种理化检查只是疾病某种时节下的静态反映,远未能反映病人的全部真实;它只是机体某一部位的生理变异的反映,未有全身情况的评估,未有病人与社会、家庭、环境、职业生活情况的显示,未提供精神世界的资料,而疾病与这些是密切相关的。就理化检查本身而言,也存在可能不真实的情况,如出现假阳性的可能。"医学中的每一个检测,甚至可以说任何领域中的任何检测,都存在假阳性率和假阴性率。"②某些理化检查提供的资料,可能不能反映疾病的真实,有时并不构成对健康的威胁,如前列腺特异抗原PSA对前列腺癌的判断,肿瘤标志物对肿瘤的判断;同时,理化检查不排除误判的可能。由此可见,理化检查提供的证据,远非病人的全部真实。

病人的真实世界,应当包括病人的医学世界、生活世界、情感世界。仅以理化检查作为临床判断的依据是远不充分的。比如,病人的生活世界,或者说,以病史为中心的生活世界,常是疾病诊断不可缺少的。张孝骞教授认为,50%的病可以通过病史得到解决③。另一位老医生说:当今的病人,80%患的是一般性的疾病,疑难重症只不过占百分之十几,约80%的疾病可从病史、体检、X光、心电图等常规检查,特别是可从病史知道大致是什么病④。病史的根本意义,在于为医生提供了进入病人真实生活世界的有效途径。病人的医学世界,发生在生活世界中,疾病的治疗、康复,都离不开病人的生活世界。只有了解病人的生活世界,才能与病人有共同的语言。病人的情感世界也是病人真实

---

① 吴家睿.迈向精确医疗的重要举措:真实世界证据[J].医学与哲学,2017,38(5A):1-4.

② 穆克吉.医学的真相[J].潘澜兮,译.北京:中信出版社,2016:23.

③ 张孝骞.漫谈临床思维[J].医学与哲学,1984,5(2):1-5.

④ 柯若仪.临床医生的基本功永不过时[J].医学与哲学,2017,38(8A):11-14.

世界的重要组成部分,它至少包括病人得病后的心理情感和病人在接受治疗后的情感两部分。了解病人在诊治中的心理感受形成的情感具有重要意义。医疗干预后的身体真实世界是通过病人感受反映出来的。病人接受医疗干预后的感受,能提供病人身体的整体状态而非局部变化,远比某项生理指标更能反映接受干预后的身体真实;病人感受集生理与心理于一体,反映病人在接受治疗后生理变化引起的心理变化,是患者心理情绪的重要标尺;病人感受常常从侧面反映医疗干预恰当与不当之处,能引起医生对医疗干预的反思。细心的医生,千万不能认为患者诉说自己的感受无关紧要,将之视为鸡毛蒜皮的小事。情感世界还包括病人心理深处的忧虑、悲伤和喜悦。一些住院时间较长的患者,特别是某些生命末期的患者,他们的感受常常凝聚着对人生、事态的反思与省悟;医生可循此进入病人心灵世界进而为之提供心灵支持。这是医生千万不能忽视的。

病人真实世界的观念,有助于实践生物-心理-社会医学模式,有助于客观评价医学科研的成果,有助于公正评价循证医学提供的客观证据,有助于促进医学技术与医学人文的结合,有助于实现临床医学中的科学与非科学的统一。关注病人的真实世界,是当代医学从生物医学转向生物-心理-社会医学的标志性的进步,也是医学人文与医学科学会合的重要节点。它既是医学的一种理念,也是医学人文的升华。

七、伦理效应

伦理效应是指人们在实践美德、伦理原则、伦理规范、伦理规则等过程中对他人、对社会、对工作所起的效果和反应。伦理学,归根结底是要为实践服务的;伦理原则、伦理规范、伦理规则不进入实践阶段,或者进入实践而不发生或少有效果和反应,都是没有意义的;医学伦理的效应也是如此。因此,对伦理效应的研究,是医学伦理建设不可缺少的环节。这些年,我们在医学伦理建设方面做了大量工作,也取得了很大的成绩,特别在科研伦理审查方面。但总体来说,伦理建设的成效并不显著。我们重视了伦理原则、规范、规则的制定,但却忽视了对这些原则、规范、规则的效应检查与思考,伦理效应没有提到日程上来,医学伦理建设系统工程出现了空白。

伦理效应有正效应和负效应之分。尽管经过论证的伦理原则、伦理规范和规则是正确的,但在实践过程所产生的效应,并非都是正面的,也可能是负面的,或者说是少有效应。比如,尊重患者自主权这个重要而正确的伦理原则,其实践的效应,并不都是正面的,在不少情况下,没有达到预先设定的目标,甚或起了不好的作用。在一些医院,签订知情同意书已经成为医生和医院的保护伞,而对某些患者来说,则成了他们的生死状。以对患者生命和健康尊重为前提的知情同意书,不但没有起到密切医患关系的作用,甚至拉开了医患间的距离,增强了彼此的猜疑和对立。在中国当前医师职业精神淡化和医患彼此戒备的情况下,知情同意已经背离其初始的本意,在某种意义上说,知情同意是一把双刃剑[①]。

伦理效应不好有多方面的原因,其中某些情况不是伦理学者能够掌控的,但从伦理学的角度看,我们的工作是有缺陷的。主要是未能对医学伦理学的建设做全盘考虑,未能形成医学伦理实践的整合与系统配套。重理论,轻实践。医学伦理建设是一项系统工程,包括伦理规范和道德原则的研究、制定、宣传、实践、监督和效果的检查,其中任何环节的缺失,都会影响伦理效应。

为提高医学伦理效应,须加强以下几方面的工作:第一,要重视责任伦理的研究和建设。责任伦理是指行为人在履行伦理原则和规范的行为过程中对他人、对社会所承担的责任。责任总是植根于具体的社会关系中,具有鲜明的实践性。效应的检查必然涉及道德行为人的责任。不研究伦理行为的责任,伦理建设的效果是要大打折扣的。伦理责任包括执行伦理规范和不履行伦理规范的责任,也包括履行伦理规范但效果不好的责任。责任伦理是伦理实践中不可缺少的环节,也是整个伦理建设中的重要课题。伦理责任是个复杂的难题,德国伦理学家伦克就责任伦理的研究提出了诸多问题,比如,责任的因果性——内在责任与外在责任;责任的类型——任务责任与角色责任;责任的层次——行为责任、道德责任、法律责任;责任的属性——直接责任与间接责任;责任主体中的个人、集体、单位的责任,由于政策造成的属于单位责任、机关的责任;伦理责任的因果关系,涉及消极因果责任、积极因果责任;可分配责任和不可分配责任,法律责任是可分配责任,道德责任是不可分配责任,共同承担,人人有分。机构责任与个人责任的冲突,是当今落实伦理责任的最大难题。如当前医院偏离公益性伦理责任,就属于难题之列。近期责任与远期责任,近期责任好判断,远期责任判断难[②]。但随着医学的发展,远期责

① 杜治政.从知情同意走向医患同心合力——兼论知情不同意[J].医学与哲学,2019,40(20):1-7。

② 王飞.伦克的技术伦理思想评介[J].自然辩证法研究,2008(3):57-63.

任更重要。这些都是责任伦理研究的课题。第二，要重视机构伦理。机构伦理是指以人为本，以崇高的价值观为指导，以超越法律的自律精神，积极负责任地、合乎伦理地开展机构的一切工作和活动；其中包括机构的工作目标、经营活动的宗旨、激励机构人员的机制和协调人员关系的原则。机构伦理十分重要：机构伦理是机构对社会的公开承诺，是取信于社会和广大公众的基础，是构建机构及其成员与社会和谐相处的保障；机构伦理是机构成员行为道德的风向标和医师职业精神的旗帜；机构伦理是机构成员团结的凝结剂，是调节关系和处理矛盾的钥匙；机构伦理是执行卫生保健政策的铺路石，是消除落实政策障碍的道德屏障；机构伦理同时也是机构与社会各方联系与合作的基石。当前机构伦理的缺失，是影响伦理效应的重要因素。中国医疗界存在一种奇怪现象：即要求医生将病人利益置于首位，但医院却以赚钱为目标，医院的经济指标分解到科室，落实到个人，医生的收入与创收直接挂钩，医生面临两难的境地，机构伦理成为伦理实践的肠梗阻。第三，要正确处理伦理冲突。当今的医学伦理学，已经是众多伦理理论和伦理规范的大汇集，而这众多理论和规范有着不同的渊源，发自不同的情境，这种情况在研究、学习、宣传阶段，似乎是井水不犯河水，各走各的道，但一进入实践阶段，彼此的交织与矛盾就充分显示出来了。如患者的自主权在解释其内容含义时是风平浪静的，但一进入实践时，种种矛盾就发生了。如肖志军案，就发生了自主权与生命权的冲突；患者自主与家庭成员的参与，在出现矛盾时，以何者为主？这也使病人行使自主权经常落空。不伤害是医学伦理学的重要原则，但医学不能完全排除伤害，在伤害与不伤害之间的冲突也需要权衡。遵守医学专业的相关规范，是医生行医的重要准则，但专业规范常与实际病情发生不一致，如何是好？这也是医生行医的难题。而这些都会影响伦理学的效应。伦理冲突与利益冲突在某些情况下有一定联系，但两者有严格的区别，如何处理伦理冲突，是提高伦理效应、避免负效应的重要一环。第四，要重视德性伦理的建设。德性伦理是一切伦理行为的基础。任何伦理行为都是由人实现的，它离不开人的思想、情感和理智。规范再好，人们想绕开它、回避它，如果德行不好，总是能够绕开、回避的。规范有赖高尚的道德情操支撑，这是大量现实证明了的。但这些年伦理学界却没有对德性伦理给予重视，这也是影响伦理效应的重要原因。德性伦理对伦理行为具有兜底的作用。正是因为德性伦理的自觉与自律，保证了伦理原则的彻底执行，从而保证了伦理原则、规范的正效应。

八、人道功利主义

人道功利主义是笔者于1992年5月在中日医学伦理学研习班的报告，《医学与哲学》杂志1992年9、10两期连续发表，后做了修改，以《一种新的医学伦理观点：人道功利主义》为题，作为日本医学哲学伦理学第十一次会议上的特别讲演，《中国医学伦理学》1993年第2期、日本《医学哲学伦理学》1993年第13期分别予以刊载，随后《自然辩证法研究》1993年第3期、《新华文摘》1993年第5期全文转载。

为什么提出人道功利主义的问题？这与当今的时代有密切的关系。第二次世界大战结束已有七十几年的历史，这是19世纪以来罕有的长期和平时期。在这样的环境下，全世界绝大多数国家和地区都在努力发展经济，大力推动科学技术进步，社会各个阶层也都为改善自身的生活而奔忙，追逐财富、谋求富裕美好的生活，已成为当今发展与和平时代的主旋律。在这种情况下，上至国家的执政理念，下至人们的价值观、伦理观，都发生了翻天覆地的变化。长期处于伦理正统地位的行善、义务论、人道主义的价值观受到了严重的冲击，一切以功利为轴心的价值成为人人崇仰的时尚，功利主义在这几十年中大行其道，无论是国家的发展、政府的改革、财富的分配，甚或家庭的组合等，都以功利大小为转移。但是，以效果和功利论英雄的原则，在这几十年中，也遇到了严重的挑战，暴露了许多严重的社会问题：对自然进行无限制的掠夺，环境的污染，气候的恶化；在社会层面，带来了国与国、地区与地区之间因利益争夺而发生无止境的冲突与纷争，人们因财富分配不均而形成的人群分裂；在精神道德层面，因迷恋享乐而出现的道德沦丧和精神空虚。如此等等，将以效果和功利为准绳的生存法则的弊端一面暴露无遗。

这种矛盾的现实在过去几十年的医疗卫生保健事业中的表现也是淋漓尽致。一方面，20世纪五六十年代那种不计报酬为病人服务的献身精神少见了，医务人员不能安于贫穷无欲的生活；另一方面，无论是医疗服务、卫生保健、医学研究与医药产业的开发，尤其是医患关系，都陷落于一种难于摆脱和调节的利益冲突中。人们迫切需要寻求新的生活和伦理规则，要求我们从以往的历史中汲取营养和智慧，在人道主义、义务论和效果论、功利论等各方的长处与弊端的比较中，做出新的决策。

人道功利主义正是出于这种情境而做出的选择。其实，将道义与功利结合的设想，以往的思想家早已论述。马克思就曾说过："表现为全部行为的动因的共同利益,虽然被双方承认为事实,但是这种共同利益本身不是动因,它可以说只是在自身反映的特殊利益的背后,在同另一个人和个别利益相对立的个别利益的背后得到实现的。""共同利益恰恰只存在于双方、多方以及存在于各方的独立中,共同利益就是自身利益的交换。一般利益就是各种自私利益的一般性。"①共同利益就是自私利益的交换,就是对义务论与功利论交互关系的一种说明。众所周知,儒家思想一贯强调仁而对利是不屑一顾的,但这是一种误解。孟子在推行他的王道思想时,并不否定利益,反而认为要实行真正的王道,必须重视老百姓的生活。"七十者衣帛食肉,黎民不饥不寒;然而不王者,未之有也。"在孟子看来,王道、道义是不能脱离利的。亚当·斯密在《国富论》中,大力倡导市场经济,解释了利己主义和竞争是促进增长的必由之路;但他同时在《道德情操论》中,用同情的基本原理解释正义、仁慈、克己等一切道德情操产生的根源,说明道德评判的性质、原则和其他美德的特征,进而揭示人类社会赖以维系和谐发展的基础,以及人的行为应当遵循的一般道德基础。美国诺贝尔经济学奖得主米尔顿·弗里德曼曾说:"不读《国富论》不知道怎样才叫'利己',读了《道德情操论》才知道'利他'才是问心无愧的'利己'。"②问心无愧的"利己"是什么?不正是人道的利己么?将利己置于人道的基础上,岂不是"问心无愧的利己"么?可见,将义务论与功利论结合起来,并不只是今人的设想,人道功利主义这一命题是能够成立的。

当代医疗卫生事业和医学科学发展面临一系列难题的根由,无不是道义与利益的冲突。破解这一冲突,既不是否定道义,也不是否定功利,只能是两者的结合。义与利,并非在任何情况下都是水火不相容的,它可以在某些条件下互补和结合。一个危重病人暂时交不上钱,医院可以拒绝发药而见死不救吗?当然不应当。但医院也不能无偿服务呀!怎么办?要相信一些病人是能够筹到钱随后交上的,或者由国家安排救助资金以解除病人的危困;或者从医院的收入中拿出一点给予补贴。在当前医保制度逐渐完善的情况下,此类病人不会是很多的,医院似无需担心拖垮医院的情况出现,无论如何要以救人为先。人道在前,功利在后,在仁的基础上牟利,这就是人道功利主义。医学

---

① 马克思,恩格斯.马克思恩格斯全集:第46卷:上册[M].北京:人民出版社,2006:196-197.

② 斯密.左手《国富论》 右手《道德情操论》[M].焦亮,编译.北京:中央编译出版社,2009:序言3.

人文的理念要想在医务人员中站稳脚跟,要想为医务人员和有关各方所接受,出路也只能是奉行两者结合的思路。我们应当将人道功利主义作为医学人文的基本理论看待,下功夫研究这种结合的根据和理论基础,研究在医疗卫生保健各种实践中如何将这两者结合起来的具体操作措施,给医务人员、医院及其他各方人士谋求合理的利益指出一条光明坦途的界限,划出义利之间的善与恶的界限,避免医务界的内心煎熬和社会指责。

九、心灵哲学

近些年来,由于晚期病人安宁疗护的需要,心灵哲学引起了关注。晚期病人,特别是晚期癌症病人处于临终前夕,为他们提供心灵抚慰,减轻痛苦,让他们含笑而终,是安宁疗护的重要任务。王辰院士曾说:"医学实践中的宗教因素是在医学不能充分把握和解释、预测病情的情况下,患者所产生的一种心理依托的祈求。在产生心理效应的基础上,宗教还可产生由心理而引发的行为和生理效应。"他还说:"这种现象及其背后的机制,当代医学远未明了。医生在行医过程中,应当于无形中向患者及家属传达一种达观的生命态度。"[①]这就涉及什么是心灵,它的具体内容是什么,心灵与心理、灵性、灵感、共情的区别与相通点是什么,如何提供灵性服务等问题。

心灵是一个古老的哲学命题,最早是由古希腊哲学家阿那克萨戈拉提出来的,他认为宇宙是一个原始混合体,后来才分离出各种事物,而这种分离的原始动力不在种子本身,而在于一种可称为"心灵"的东西。由于这种"心灵"的作用,才使原始混合体发生涡旋运动,涡旋运动使一切事物分开。阿那克萨戈拉认为心灵是万物中最细的,也是最纯的,又是无限的、自主的,不与任何事物混合,是单独的、独立的。显然,一方面,他把心灵与有形事物分开,心灵使事物运动和具有秩序,是一种非物质性有意识的理智的东西;另一方面他在描述心灵对事物的作用时,说心灵像机械的力量,心灵的活动是一个机械的过程,心灵又近乎是物的东西。古希腊另一哲学家巴门尼德认为,心灵指认识存在、获得真理的道路。他认为存在是一个共同体,永恒不变。认识存在有两条路径,一是经验感知,一是心灵判断,而这是通向存在的唯一道路。英国哲学家贝克莱认为唯一可称为实体的东西就是"心灵",又可称之为精神、灵魂或自我。他认为整个世界的存在仅仅在于其被感知。从西方哲学发展史看,

—————————

① 王辰.要成良医 必修人文[N].健康报,2016-09-18.

心灵是唯心主义哲学的起点。

究竟什么是心灵呢？心灵与灵气、灵性、灵魂是不是一回事，有无区别？心灵是人类的一种特有现象，是人类内心的一种特殊存在。《现代汉语词典》说，心灵"指内心精神思想等。幼儿的眼睛是心灵的窗户"。"心灵，指思想情感等。如心灵深处。"国外学者 Stallwood 将心灵（灵性）这种内心深处的情感区分为四个层面：与自我共融——发现真正的自我，达到自我认同；与他人共融——与他人的关系达到一个和谐状态；与大自然共融——对大自然珍奇美好的事物产生共鸣；与至高者共融——对至高者崇拜、信仰、怀抱慈悲、感恩。近几年，国内学者就心灵发表了多篇研究性质的文章，如人大报刊复印资料《科学技术哲学》2011年第4期的"心灵哲学"栏发表的3篇论文。在一篇名为《存在无意识的心灵状态吗》的文章中，作者使用"心灵状态"表述这一特有的心理现象，并界定"心灵状态指在各种时态上进行的心灵性的状态、事件或过程，包括感知、信念、欲望等"[①]。作者认为对什么是心灵有不同的回答，且不具有终极性。如果心灵深处是指感知、信念、欲望，那么它与心理、精神、意识又有何区别？

什么是灵气？《辞海》的注释是：古谓一种细微的精灵之气。《管子·内业》称：灵气在心，一来一逝，其细无内，其大无小。《现代汉语词典》上有两种解释：一种是机灵劲，悟性。另一解释是指神话中的超自然力量；神奇的能力。以上两种释义有相通之处。对灵性的解释，几本辞书的释义几乎一致，系指智慧、聪明才智，如：他具有导演的灵性。灵性与灵气有些近似。至于灵魂，《现代汉语词典》做了四种注释：一是指附在人的躯体上作为主宰的一种非物质的东西，一种迷信；二是指心灵；三是指人格、良心；四是比喻起决定性作用的因素。从安宁疗护和整个医学伦理学的要求设想，医学人文对此的研究，将之定位为"心灵"为好。对病人心理的研究，对终末期病人的心理安抚，似以"心灵"表达较为合适。其他灵性、灵气、灵魂，都不大符合医学人文的境遇要求。心灵的这种表达，既符合医学人文的要求，又避免了可能发生的歧义和误解。但如何为终末期病人提供心灵抚慰；究竟提供哪些心灵抚慰，此时病人的心灵是什么，具体有哪些内容；它是无意识的，还是有意识的；或者说安宁疗护人员如何开导、启迪病人的心灵，如何提供心灵抚慰……所有这些，有待在实践中探索、总结和研究。

---

① 李忠伟.存在无意识的心灵状态吗？［J］.自然辩证法通讯，2018，40(1)：33-41.

十、关系实在

人文离不开关系。关系有人与人的关系，人与物的关系，人与社会、环境的关系。在医疗卫生系统中，人与人的关系中，又可区分为医生与患者的关系，医务人员之间的关系，医务人员与医院之间的关系，还有医务人员、医院与医药开发商的关系，以及种种关系之间的关系，如此等等，还可列出一些关系。但如何看待关系？它是不是一种实在？如何看待它的存在和影响？这是医学人文不能不思考的问题，因而将之列为医学人文理念之一加以研究。

研究对象是物质实体还是关系实在，已经成为科学是否具有现代性的一个重要判据。"以'技术即劳动资料'为研究对象的技术哲学是传统物质实体观的反映。"[①]现代医学技术的另一特点，是技术由物质实体转变为关系实在，物质实体与关系实在都是现代医学技术的研究对象和立足基础。开启这一先河的是相对论。"相对论和量子力学相对于近代的经典力学来讲，研究对象就是以关系实在取代物质实体，在自然科学领域开创了以阐明实在之关系依赖性来消解'实体'的任何绝对化解释之先河。"[②]相对论和量子力学的诞生，导致技术的研究对象不仅限于物质实体，而且延展到关系，延伸到物与物、物与人、物与环境、人与环境以及时与空的关系。现代物理学开启了以现实存在的关系实在为技术的研究和存在基础，消解了将物质实体作为技术赖以生存的绝对化认识。

只要我们回顾一下医学已经走过的历程，我们就可以清楚地看到，20世纪前的医学技术，主要是以物质实体为研究对象的。技术的作用对象，是人体身上的各种疾病；医学施加于人体身上的各种技术，也主要是由物质资料构成的各种技术手段。但是，20世纪50年代以后，情况有了显著的变化，一种新的技术实在、关系实在开始进入医学的视线。最先是身与心的关系、心对身的影响、心对身的调控，将医学技术从传统的物质实体扩充到关系实在，因为心与身的关系首先是一种关系实在，而非某种物质实体，而且这种关系实在对人体生命和健康的影响，在某些场域中丝毫不逊于物质实体对生命和健康的作用。随后是人体各种组织、器官之间的关系，各种疾病之间的关系，人体与环境、社会之间的关系，人体与生态之间的关系，都是医学技术的研究对象，

---

① 陈凡.技术与哲学研究：2004年·第一卷[M].沈阳：辽宁人民出版社，2004：20.
② 同①。

其成果日益成为维护生命和健康的重要支撑。比如,早前的医学,视心血管疾病与糖尿病为彼此不相关的疾病,采取分而治之的医学技术措施,而现代的医学,则将这两种疾病视为彼此相互关联的疾病,心血管疾病与糖尿病的关系,糖尿病与内分泌的关系,糖尿病与视觉系统疾病的关系、与肾病的关系,都是研究糖尿病和这些疾病的新视角。类似这种心与身的关系、疾病与疾病相互间的关系、人体生命与环境生态间的关系等等,是现代医学技术新的重要的立足基础,它开辟了医学的新视野,拓展了对生命与健康的认识。特别要指出的是,当今生态问题对人类健康的影响越来越大,越来越重要,而生态问题,其中包括人与其他物种的关系,人与大气、江河、山岳、气候等方面的关系,都是一种关系实在,与物质实体大不相同。清楚地认识医学技术的这种变化,对发展和完善现代医学,是极为重要的。

　　长期以来,医学是将实体孤立地进行研究的,其应对的医学技术也是治其一而不及其他,即使是紧密相联的人体生命,也是如此。关系实在概念的提出,有助于医学走出形而上学的困境。这将极大地推动和促进将人体生命作为一种整体,将人与环境、生态作为一个整体来对待,从而形成对生命和健康更完整的认识,并将医学提高到一个新的水平。特别是由于大数据时代的到来,云计算概念的出现,为医学技术的关系实在的研究提供了极大的可能,并且有可能将关系实在的技术提到一个新水平。

　　将关系视为一种实在,对医学人文有重要意义。医学人文似乎谁也看不见,摸不着,因而人们不重视,将之视为可有可无的东西。医学人文在哪里?医学人文就存在于各种关系中,存在于医生与患者、医院的关系中,存在于医生与医院的关系中,存在于各类医务人员的关系中,存在于医生、医务人员与医药开发商的关系中,存在于医药科研人员、开发商与受试者的关系中。而这种关系虽然不像物质实体那样具有物质的存在形态,但它却是时时刻刻影响人们的情绪和行为的客观存在,是一种非物质性质的关系实体。有谁能否认这种关系的客观存在? 有谁能逃避这种关系实在的影响? 当前医患关系困扰一些医院和医务人员,不正表明关系实在和物质实体一样,是不以人们意志转移的客观存在么? 那种认为人文、包括医学人文是空对空、是莫须有、是忽悠人的假大空的认识,是十分错误的。医学人文就是研究医学中各种关系实在的,就是研究各种关系实在应当遵守的规则和正确的价值取向,从而协调各种关系的和谐发展,促进医学更好地服务人类的健康的。这就要求我们研究这种关系实在,像研究物质实体那样,严格遵循客观化的原则,遵循主体间性的原则,防止主观任意想象、主观构建、塑造关系实在,而关系实在的特点之一,就是极有可能被主观想象、主观构建,最终妨碍我们对关系实在真实面貌的了解。许多关系的真实面貌被歪曲、篡改,可能就是这样发生的。

小结

医学人文近些年出现的新理念不少,以上列举了当前需要关注的十个人文理念,除个别的先前已提过但如今再度显示了它的重要性须再提外,其余的都是近些年在国内外医学实践中涌现的。这些概念具有不同性质。有的对医学人文具有基础性质意义,如身体哲学、主体间性、人道功利主义,被视为医学人文基础性理论;有的则是属于医患权利的扩展与平衡,是新情况下医患关系及医学社会关系的深化,如共济、患者赋权;有的则是对医学伦理学思想的补充,如伦理效应。这一系列的新理念,展示了医学人文进入了新的阶段,即夯实基础、平衡权利、互济共赢、完善医学伦理实践的阶段,希望引起人文学者和医学专家的关注。

(作者于2016年在天津医科大学医学人文系、2017年在南京中医药大学医学人文研究中心和2019年在温州医科大学进行了讲演,这些讲演反映了作者认识的变化,本文根据最后一次的讲演修改整理而成。)

医学人文与人文医学之辨析

　　关于医学人文与人文医学的讨论,国内学者已先后发表了多篇论文,笔者拟就此再做一梳理和分析。

一、两个概念的由来与内涵

　　医学人文与人文医学是伴随着医学的产生、发展应运而生的,但两者的出现并引起世人关注的背景、内涵、意义有所不同。医学人文与医学相伴而生,有医学就有医学人文,医学人文孕育于医学专业之中。但医学人文作为一种理念和思潮,引起世人关注,是第二次世界大战结束后纽伦堡审判和东京审判暴露出法西斯利用医学摧残人类生命的种种令人发指的罪行,以及持续40多年之久在美国发生的塔斯基吉梅毒研究等。它警示世人必须捍卫人类生命的尊严,必须维护医学的纯洁性和崇高宗旨。

　　什么是医学人文? 医学人文是以敬畏生命、关爱生命、护卫生命尊严为主体思想并与医学专业对应的思想理念。医学人文是20世纪中期兴起的,反思医学的宗旨与目的、维护医学尊严、坚持医学良知的学术思潮和贯穿于医疗实践、医学科研和医学教育中的文化运动,是第二次世界大战后整个社会维护人类利益的和平民主运动的组成部分。医学人文是对医学本质的哲学概括,它是医学的宗旨与目的的集中体现,是引领医学发展的旗帜[①],标示医学发展的方向。医学人文作为一种理念和精神,寓于医学的一切方面和所有行为中,是医学的灵魂。

　　什么是人文医学? 人文医学是适应生物医学模式转变为生物–心理–社

---

　　① 郑木明,林新宏.人文精神是医学科学的旗帜[J].医学与哲学(人文社会医学版),2007,28(2):24-26.

会医学模式的客观发展需要,以阐述心理、社会、伦理及诸多人文因素在医学中的作用,为患者提供身与心的全面照护而积累的知识体系并以此构成的诸多人文医学学科。人文医学是现代医学的组成部分,与生物医学一起,构成当代医学的双螺旋①,是医学人文精神在医学学科体系中的体现。人文医学是以伦理、心理、社会、法律及其他人文要素为对象形成的知识体系并以此构成的一群人文医学学科的总称。

二、国内外对两者应用的情况

一项研究表明②,国外和国内的学界对医学人文与人文医学都有分别使用的情况。国外最早以人文医学为命题发表的一篇文章于1975年发表在 *Folia Clinica International* 上(1975年25卷11期),题目是 "Humanistic medicine in internal medicine: Some forms of its dehumanization";最早以医学人文为命题发表的一篇文章1974年发表在 *Texas Reports on Biology and Medicine* 上(1974年32卷1期),题目是 "Fellowships in the medical humanities: A report"。这项研究还介绍了以医学人文和人文医学为命题的论文的发表情况:通过Web of Science 数据库进行检索,条件限定主题词为 humanistic medicine 和 medical humanities,时间不限,结果分别为65篇和513篇(截止时间是2015年5月7日)。医学人文的文章大大多于人文医学。该研究进而以主题词进行了检索,以人文医学为主题的文章,主要是讨论医学人文教育和医学人文课程设置;以医学人文并人文医学为主题的文章,其中一篇由 Stolt 和 Ahlzen 发表在 *Academic Medicine* 上(2003年78卷10期),主要讨论了医学人文与人文医学的关系,具体介绍了卡罗琳斯卡医学院设立人文医学的计划。检索结果表明:医学人文与人文医学的概念、研究内容、研究目的等,都是国际学术界确认并在不同条件下使用的学术范畴。人文医学使用的语境一般是作为学科建设、学术研究的范畴,而医学人文使用的语境,一般是作为价值理念、文化素质的范畴。

利用中国知网期刊全文数据库检索,国内以人文医学和医学人文两个关键词在全部期刊和核心期刊分别检索,时间为1900年至2014年,精确包含人

---

① 刘虹,姜柏生.人文医学新论[M].南京:东南大学出版社,2020.

② 何小菁.基于文献计量学的人文医学与医学人文论文分析[J].医学与哲学,2015,36(6A):16-20.

文医学的期刊论文数为827篇,其中核心期刊论文数为160篇,占19%;精确包含医学人文的,论文数为180篇,其中核心期刊论文数为58篇,占32%;包含两者的论文数为27篇,核心期刊论文数为10篇,占37%。检索结果是:人文医学研究的论文数最高,医学人文研究的论文次之,但以医学人文为关键词发表于核心期刊的论文占比高于人文医学为关键词的论文占比。我国人文医学的第一篇文章是蔡用舒发表于《陕西新医药》的《访美札记:介绍哈佛大学等开展科研、教学的概况》。在我国,人文医学的研究分三个阶段:第一阶段:1983—1995年,共13年,发表论文15篇;第二阶段:1996—2004年,共9年,发表论文117篇;第三阶段:2005—2014年,共10年,发表论文695篇。医学人文的第一篇文章是王一方发表于《医学与哲学》2001年第8期的《消费时代医学人文价值——兼谈医学人文与医学科学的对话》。医学人文的论文从2008年才开始以指数级增长。以上资料系笔者对何小菁发表于《医学与哲学》杂志2015年第6A期上的《基于文献计量学的人文医学与医学人文论文分析》一文所提供的资料的转述。以《医学与哲学》杂志为例,2015年以后,医学人文与人文医学的研究呈爆发式的增长,仅2019年一年,发表医学人文的文章为265篇,发表人文医学的文章共16篇。

　　国内研究展示两者的差异和国外基本一致,但中国的研究更为突出的是将人文医学定为学科建设的范畴,是将它作为适应生物心理社会医学模式、实现医学的新目的,构建新的医学学科框架,将人文(社会)医学作为当代医学组成部分定位的;对医学人文的设定是,作为人文社会科学的范畴,在提高医学人文素养、铸造人文精神、提高人文素质的语境下,编织医学人文的研究经纬。

三、两者的相同与差异

　　医学人文与人文医学,两者的根、本源都在医学;两者都是为培育和强化医学的人文品性(品质)服务的;两者的核心理念,即关爱生命、敬畏生命、护卫生命,将人的生命视为最宝贵的,维护生命的尊严这一价值观理念是同一的。但两者也是有差异的,而且认清这种差异,不是可有可无的,是十分需要的。

　　医学人文与人文医学有哪些差异?①发生背景与渊源不同。"医学随着人类痛苦最初表达和减轻这痛苦的最初愿望而诞生。"[1]而关心人类痛苦和减

----

① 卡斯蒂廖尼.医学史:上[M].程之范,译.桂林:广西师范大学出版社,2003:8.

轻人类痛苦的愿望和实践是什么？不正就是医学人文么。尽管医学人文这个名词于1919年才由奥斯勒首次提出①，1974年才有医学人文的论文出现；人文医学则是医学发展到一定时期的产物。20世纪中期以来，社会和医学界认识到，生物医学模式是有缺陷的。1977年，美国罗彻斯特大学医学院精神病学和医学教授G.L.恩格尔指出：生物医学"认为疾病完全可以用偏离正常的可量的生物学（躯体）变量来说明。在它的框架内没有给病人社会、心理和行为方面留下余地"。"我们现在面临这样一种需要和挑战：扩充对疾病的研究方法，把心理学的研究方法也包括进去，同时不牺牲生物医学研究方法的巨大优点。"② 在随后的这五六十年中，由于医学技术和药物开发与应用的飞速发展，医学对心理、社会、伦理、法律方面的需求日益迫切，心理、社会等人文因素在医学中的作用不断提升，由此集蓄而形成系统的知识和理念，成长出一批人文医学学科，这些学科融入了医学体系并成为医学的重要组成部分。②两者内涵的差异。医学人文往往与思想、精神、理念相联，它表现为贯穿于医学发展全程中对生命呵护和关爱的精神与品格，它与医学专业相对应，是作为医学双重品格的另一品格面世的，它重在价值判断和对生命尊严的维护，并常孕育于医学的一切实践中；人文医学则是当代医学为完善其功能的内在需要而形成的学科，是医学构成要素中的社会人文因素的反映，是医学人文精神适应医学实践的具体化、对象化，表现为一门门的系统知识、医疗程序，有的甚至形成某种医学体制，如各种类型的伦理委员会。③两者的范围、对象不同。医学人文是属概念，领域远比人文医学广阔，凡属医学中人文问题，都可纳入，如医学语言、医学文化、医学逻辑、医学地理、医学经济、医学人物等，都是医学人文的课题；而人文医学则是种概念，是医学生成为医生必须了解、掌握的人文医学的知识，甚或是必须学会操作的规程和技巧（如知情同意的告知内容和程序、心灵抚慰的技巧等），其范围远比医学人文小、窄，是受辖于医学人文的。从学制和学时的情况出发，目前我国一般将医学伦理学、医学心理学、医患沟通学、医学法学、医学社会学、医学哲学、医学史列为人文医学课程，真正普遍到位的主要是前四门课。④落脚点和目标不尽相同。医学人文的落脚点和目标是人文，它关心的是医学人文在何处。解析医学人文的价值和意义，

---

① 张大庆.医学人文学的三次浪潮［J］.医学与哲学，2015，36（7A）：31-35.
② 恩格尔.需要新的医学模型：对生物医学的挑战［J］.黎风，译.医学与哲学，1980，1（3）：88-90.

如何培育人文情怀,如何排除医学技术对医学人文的遮蔽,特别是技术、资本和权力对人文的干扰,其直接目标是维护医学的人文性;人文医学的落脚点是医学,其直接目标是填补生物医学缺乏的心理、社会的部分,使人文社会医学成为现代医学的组成部分,以完善当代医学之不足为目标,如医患沟通学中的沟通技能、沟通语言等,是医生在行医中必须掌握的知识和技能。⑤两者使用的语境、学术范畴不同。医学人文使用的语境,一般是作为人文素质、价值理念判断的范畴,它与技术主义、唯技术论、技术至上相对应。人文医学的出发点是将自身视为医学中的另类学科,使用语境一般是作为学科建设、学术研究的范畴,博士点、硕士点大多是以人文医学为依据的。没有学科定位,难以培养出这些领域的高级人才。它的对应方是生物医学。⑥两者使用的场域与情境不同。就加强医学的人文品格、提高医务工作者的人文素质而言,使用医学人文更为恰当一些。因为医学人文的内容十分广阔,可以容纳各种不同情境下的人文,从医生的处方、手术、打针、发药、引流、包扎,标本采取,乃至卫生政策的制定等,都涉及人文要求,各种不同的医学人文问题均可包括进去;就培养医学生的教育而言,学制是有时限的,课程的学时也是一定的,医学生培养目标对医学人文的基本要求有明确规定,这些要求是通过必要的课程实现的。如医学的伦理原则和规范的掌握和运用,就是通过医学伦理学的教学实现的。这种情境下必须使用人文医学。⑦两者的哲学基础也似有差异。一般说,医学人文的哲学基础是人道主义,即把人看成是最高价值并保护人的自主和全面发展的观点,也即关怀人、尊重人、维护人的权利,颂扬以人为中心的观点。人文医学因其归宿点在医学,医学当然也是人道主义的事业,但医学是以人体生命为其专业基础的,因而有学者认为,人文医学的哲学基础是身体哲学。身体哲学视身体为身与心的统一体,身体感受是知识(也包括医学知识)的起点,它为填补生物医学的不足提供了认识论的基础,而医学人文则不一定有这种要求。⑧从事医学人文的学者与从事人文医学教学的老师(或同一人在研究医学人文与人文医学时)的视域也有不同。从事医学人文的研究,可以多层面挖掘医学中的人文,著书立说,阐述其意义。如种族、民族的医学观念的差异,不同阶层的人们对医学需求的不同,妇女分娩从巫医、产婆接生到现代医学接生的人类学演变的探索,都是有意义的人文课题。但这样的课题,对于从事人文医学教学的老师来说,可能过于宽泛,不太紧贴医学生的培养目标。而人文医学的教学,则要求更多地从医生执业需要的人文知识、素养和品格等方面考虑,是作为一个合格医生必备的知识、技术和品格而要求于从医者的。

四、区别两者的意义

认清医学人文与人文医学的区别,不是多余的,不是天下本无事,庸人自扰之。当前医学人文已经引起医学界和医学教育界的高度重视,官方也在加强对这方面的政策指导和具体管理。但由于对这两个有着紧密联系但有诸多差异的概念不甚清楚,因而在工作中造成某些混乱,影响了这方面的工作。区别这两者的意义,至少有以下几点:

1. 有利于医学生培养目标的落实。医学生的培养目标对医学人文有明确的要求,这集中体现在国际医学教育组织制定并颁发的《全球医学教育最低基本要求》的60项要求,这60项要求的7个方面中,有医学职业价值、态度、行为和伦理;交流与沟通技能;批判性思维3个方面共26项是人文医学教学应承担的任务。我国教育部颁发的临床医学教育标准也提出了相应的要求,而这些是需要通过相关的人文医学课程实现的。

目前人文医学教学的弊端之一就是目标过于分散,没有紧紧围绕医学生培养目标的人文要求,对医学生的价值追求、职业道德、批判性思维重视不够,而这正是医学生从业最重要的人文品格。一些学校的人文医学教学脱离实际,特别脱离当前医学生的培养目标的实际,没有抓住人文医学教学应当完成的任务,混淆了医学人文与人文医学的差异,不了解人文医学教学有特定的要求,而并非只向学生灌输一些一般性的人文知识和一般性的人文修养,虽然这些也是有益的和需要的。对于一个医生来说,最重要的人文品质是他的价值追求和职业道德,而我们以往的人文教学恰巧对此没有给予应有的重视。这也正是许多医院的医生和相关领导反映当前人文医学教学不是很成功的原因之一。

2. 人文素质、技能的培养要重根本。人文素质很广,有知识素质、伦理素养、礼仪素养、行为素养、沟通素养、思维素养等。美国内科学会等社团将人道主义、利他主义、诚信、专业水准、善行、正义、尊重、沟通技巧等列为医师的素养,其中特别强调包括尊重、怜悯和同理心三项要素在内的人道主义的重要性。目前,我们在医生素质的培养方面,对人道主义这个核心重视不够,枝叶讲得多,主干说得少。

人文技能的培训也是如此,具体技能讲得多,对技能体现的根本理念有些忽视。结果技能变成了作秀。我国当前的现实是,医学专业精神在医师的心目中没有扎根。由于医院经营以牟利为宗旨，医师收入与医师创收直接挂钩，这方面的问题很突出。而我们的医学人文教育少有针对这种现实的发言，并且常常避开这些情况，讲一些如何欣赏音乐、文学作品之类的故事，所以人文教育似乎有些隔靴搔痒。我们和哈佛大学医学院等学校不同，他们的人文教学面比较广，注意从各方面扩大学生的人文视野，那是因为他们的整体医师职业精神没有崩塌。我们则不然。我国医学人文的首要任务，是要扎好一切为患者利益着想这个根，而不是这个根以外的一些枝和叶。无根的叶与枝，意义不是很大。

3. 扎根实际，要紧跟临床进展。医学人文的基础在临床，医学人文要扎根、立足实际，要紧跟临床进展。目前，医学人文已经引起医学界的关注，已经涌现了一批关心和实践医学人文的医师；中国医师协会所属的分支组织很多已建立医学人文的研究组织；有的医院推出了肿瘤的人文关怀模式；终末期患者的心灵安抚也有了具体进展；ICU患者的人文问题也被提到医师们的议事日程。但一些人文学者不大了解这方面的情况，他们工作滞后于临床实际进展。一些医师认为我们的医学人文教学太空，太虚，没有落地。这些反映值得关注。

4. 处理好雪中送炭与锦上添花的关系。现时我们的医学人文教育，其中不少是锦上添花。锦上添花好不好？需不需要？当然是好、是需要的，但当前我们的现实是，一些基本的医学人文问题在相当多的（不是少数）医生和医学生中没有得到解决。人头可以换置吗？人类的基因可以随意编辑吗？医疗可以用来交易吗？遇上节日医疗可以打折吗？这些从医的基本门槛我们还没有过。医学人文首先需要的是雪中送炭，然后才是锦上添花。雪中送炭的话可能有些人不爱听，但不能因不爱听就不讲，就只讲爱听的。医学人文教育要针对现实，要击中要害，不能隔靴搔痒、避难就易。

我们在医学人文研究方面，如果能紧密跟随医学的进展及时发现提出的种种医学人文新课题，如果能对心理、社会、伦理道德、环境、医患互动的规律和特点等因素作用做深入研究，那么，我们就能为充实生物-心理-社会医学模式的内容，为在诊疗实际落实生物-心理-社会医学模式，为医学的发展和完善做出应有的贡献。

（本文系作者于2019年10月应邀在太原召开的医学人文素质会议上的报告，有修改。）

关于健康人文

健康人文是时下人文精神与实践的新课题,在山西医科大学段志光校长(现为山西中医药大学党委书记)的倡议和组织下,开了多次全国性的会议,许多学者和专家发表了很好的意见,还出版了一套系列丛书,其速度之快,本数之多,令人赞叹。健康人文对于建设健康社区、健康国家,实现全民健康是有意义的。我们不仅应当关心医学人文,同时也应当关心健康人文。

一、理清健康人文的理念和内容

健康人文的主题是什么,是一个什么样的概念?这是探讨健康人文首先要回答的。健康人文的概念定位,应当包含以下三方面的内容:探讨人文与健康的关系;探讨以人为本的人文理念在健康领域的要求和体现;从人文关怀角度探讨如何促进人类健康的发展与完善。第一句是理论问题,从理论上阐明人文与健康的关系,人文对健康有没有作用,有没有意义。第二句将理论引向实际,搞清楚健康对人文有些什么要求,健康人文体现在健康的哪些方面,在健康和健康促进中有哪些具体的人文问题。第三句是讲如何推进健康人文,如何让芸芸众生了解和以良好的人文精神和实践促进健康,促进健康家庭、健康社区、健康城市、健康国家目标的实现。任何学科或专业领域的概念,应当反映该学科或专业领域的全局,指导该学科或专业领域的正确发展。像健康这样具有强烈现实意义、人人都关心的事,不仅是一门学问,更是亿万群众的实践。我看到一些关于健康人文的定义,似乎只注意健康人文学问方面,未能关注健康人文的实践,而实践正是健康人文的要害。研究健康人文,如果不探讨健康人文如何实践,不研究如何将健康人文的思想和要求传播到广大人群中,让他们理解它、实践它,是没有什么意义的。健康人文的研究,是为促进全民健康目标实现服务的,是手段而非目的。目前国外一些研究健康人文的论文,少有对健康人文如何实践、当前健康人文在人们的生活中如何受阻的分析,似乎大多停留在学术理论讨论层面,目的是发表著作。当然,这也许是开始阶段的现象,但即便是始初,也应将健康人文的实践放进去。理论研究不考虑实践,这种脱离实践的理论意义不大。我们对健康人文的探索,要理论与实践并举,而不是只讲理论而忽略实践。

健康人文包括哪些主要内容? 它的内容界限在哪里? 这是需要认真思考和琢磨的问题。健康涉及的范围十分广阔,影响健康的因素很多很多,但这些因素并非都是人文选项。要健康,首先必须保证必要的衣食住行条件,要有良好的环境,但这并不是人文问题。健康人文是指影响和维系健康的诸多因素中的人文因素,探索人文因素对健康的影响与作用,不能将影响健康的所有因素都视为健康人文。不少研究健康人文的文章,混淆了健康因素与健康人文因素的区别。现有关于健康人文的文章和书,大多集中在对与健康有关因素的分析上,真正揭示健康人文的内容甚少。在健康人文的起步阶段,区分健康的影响因素和健康人文因素,将真正影响健康的人文问题找出来很重要,这也是关涉健康人文能否立住脚的问题。比如,讨论健康教育的文章很多,而且健康教育很重要,但健康教育和健康人文教育是有区别的。健康人文教育要教育什么? 少有文章论及。

健康人文的具体内容有哪些? 至少可以列出以下一些: ①健康的价值。健康对个人、家庭、社会、国家的价值,这些价值总体上是一致的,但也有不同。如健康对国家、家庭的价值,侧重点就有不同。对穷兵黩武的国家来说,健康的价值在于出壮丁; 对家庭来说则是经济等方方面面的顶梁柱; 对个人来说,其价值在于个人的事业、前途、家庭和个人幸福。②健康理念。健康有躯体、机体与身体健康之分,躯体健康是不是健康的基础? 三要素(生物、心理、社会)还是四要素(生物、心理、社会、道德),道德是不是健康的要素之一? 如何理解和实践社会适应良好,如何做到社会适应良好,社会适应良好是不是虚拟的空想? 个体健康与群体健康的关系。个体健康与群体健康,谁影响谁,谁是基础? 健康与美,健康包不包括美? 什么是健康美? 健康与长寿,长寿是否等于健康? 长寿是否必然健康? 如何看待长寿的健康与不长寿的健康? 等等。③健康的责任。健康的主体责任是谁? 是国家还是自己? 残疾人健康的主体责任是自己吗? 由自己造成的不健康,要国家和社会承担责任吗(美国共和、民主两党医疗方案分歧原因之一就与此相关)? 国家、家庭、社会,对健康的责任是什么? ④健康与心理。心理是如何影响健康的? 健康需要什么样的心理素质？当前社会影响健康的负面心理有哪些？抑郁、浮躁、欲望狂等心理因素对健康影响的研究。⑤健康与道德。道德是如何影响健康的？仁者寿有无道理？健康的个人道德有哪些？健康的社会道德（公德）有哪些？健康促进的道德要求；健康道德准则（如有利、不伤害、公正、诚信、健康与市场）是什么？健康人文素养的道德要求。健康不道德行为之研究。⑥健康社会学与行为学研究。特殊人群（老人、妇女、儿童、残疾人、军人、罪犯）健康人文的特殊要求。罪犯有没有健康权？瘾与健康，毒、烟、酒、网瘾对健康的影响。宗教与健康。健康与民族、种族；健康与阶级、阶层相关吗？⑦健康人类学的研究。远古、古代、近代、现代健康观的演变。不同种族、民族健康观的比较研究。⑧文学艺术与健康。诗歌、音乐、电影、戏曲等对健康正负作用的研究。如何评估其作用？⑨健康服务者（医疗、健康产业、食品、健康促进等行业）的伦理准则。食品投入使用要不要伦理审查？食品药品的健康监管为何缺位？⑩健康政策的人文审视。《中华人民共和国基本医疗卫生与健康促进法》第六章健康促进，共13条，其中第69条，讲了公民是自己健康的第一责任人，公民应当尊重他人健康的权利和利益，不得损坏他人利益和社会公共利益。这是国家法律的表述。以此来衡量，现行相关法规有无健康不平等的痕迹？当前现实中有哪些健康不公正的现象？健康政策面临的人文课题是健康公平与平等，现有政策有哪些不足？能做到健康公平吗？当前健康不公平与不平等表现在哪些方面？如何促进它的公平和平等？

这么多具体内容，有没有重点和核心？健康人文的核心是什么？有国外学者提出，将艺术和人文作为健康人文的核心要素，通过艺术和人文，让人文回归健康[①]。这种提法，有道理还是无道理？把艺术和人文并列是否合适？艺术是人文回归健康的核心吗？我以为健康人文的要点有四：一是个人和社会对健康理念的认识和理解；二是个人、社会和国家的健康道德责任；三是生活方式的人文要求；四是健康服务产业，特别是食品行业，必须执行的伦理准则。现实表明，这些方面对健康的影响太大了。

二、健康人文的践行

健康人文相较医学人文而言，受众的对象要广得多，涉及各类人群的全体，而传播健康人文的人，也涉及诸多行业但又无明确的主体；同时，健康人

---

① 段志光.健康人文：基本理念篇[M].北京：人民卫生出版社，2018：68，70.

文不像医学人文那样紧迫和立竿见影。有人说,人文是软性的,健康人文似乎比医学人文更软。种种情况表明,在实践和落实方面,健康人文比医学人文要困难得多。

健康人文的受众面涉及全体人群,让全体人群了解健康人文对健康的重要性,在自己的言行、特别行为中,遵守健康人文的规范和要求,是健康人文发生作用的关键。这就需要有一支庞大的队伍向广大群众宣传、传播健康人文的知识和要求,帮助他们自觉地遵守和履行相应的规则。涉及这方面工作的,首先是医护人员。医护人员有责任在指导病人恢复健康时注意相应的人文问题,但其作用有限,他们接触的对象主要是病人,而且主要发生在病人找医生看病(住院)的时刻。家庭医生的作用大一些,但家庭医生的这种作用如何到位? 就目前我国的家庭医生的情况而言,有很大的距离。老师——各级学校的老师,主要是幼儿园、小学、中学的老师,大学的老师也能做些工作,但作用不如前面几类老师——对学生的健康教育可发挥主要作用,但仅限于教育,健康人文的实践很难顾及。新闻媒体是健康人文的重要传播渠道,但难以将宣传与实践结合起来。各种自治组织和社会组织,可以做工作,特别是从事健康促进和管理的公司、各种社会组织,有责任承担健康人文的实践者,但如何做? 作用如何评估? 有待探索。为健康提供物质支持的产业,特别是食品行业,与健康关系极大,比如,现在的保健品满天飞,几乎遍及婴幼儿、青少年、中青年,特别是老年人群。有的保健品天天喝,天天吃,但这些保健品,是否经过检验,有无副作用? 谁都不知道。生产加工这些保健品,要不要经过试验,要不要提供试验报告? 生产这些东西,有无伦理标准和要求,是否需要特设的机构把关? 这是健康人文不能不考虑的问题。健康人文的理念及行为规则在这些部门的有关单位如何得到落实,是健康人文实践的最大的难题。"Who speaks for whom? Health humanities and the ethics of representation"是纽约 Upstate Medical University 学者 R. Garden 所写的一篇文章[1],其题目道出了健康人文的关键点和难点,健康人文和它的伦理学如何表现与描绘? 谁来干? 为了谁? 是难题,也是关键点。健康人文面对的是全体人群,涉及健康者本人和其他许多方面,和医学人文大不相同。谁来落实? 谁来干? 的确是健康人文的难点。关乎民生的所有行业和部门,如食品工业、环保部门、农业及

---

[1] Garden R. Who speaks for whom? Health humanities and the ethics of representation [J]. Medical Humanities,2015,41(2):77-80.

养殖业；教师（特别是中、小学教师）；家庭医生；为老人服务的部门与人员。如此多的关涉者，如何将健康人文的理念与实践传给他们？ 他们如何惠及广大民众？ 这是健康人文要花大力气探索的问题。

三、健康人文与医学人文的区别

健康人文与医学人文，两者的相同之处有：以人为本，对生命爱护与尊重，有利、不伤害、公正，这些原则两者都是适用的；最终目标都是为了有一个健康的生命，目标是一致的；健康人文是医学人文的延续，医学人文关注点集中在患病期间人群的人文问题，健康人文将人文扩大到人生全程的健康状态，认为人处于健康状态时也需要人文的抚育与支持；健康人文与医学人文构成了对人的全程人文关爱，使对人的生命与健康的人文关爱更完整。

医学人文与健康人文也是有区别的，而且这种区别是很重要的：首先是背景不同。医学人文与医学同时发生。卡斯蒂廖尼说："医学是随着人类痛苦的最初表达和减轻这痛苦的最初愿望而诞生"，"它的最高目标是解除人类痛苦，促进个人体质及种族改良。这是从古至今由医生的信心和热忱以及勤劳不息的努力所得出的真理"[①]。当前，包括医学伦理学在内的医学人文引起特别关注是由北美20世纪中期出现的一系列对生命冲击的案件引发的；健康人文似乎与此不同，健康人文难以说是远古、近古就意识到的，健康人文是在全社会普遍关注健康的背景下由学者们提出来的。其次是两者的聚焦点不同。医学人文的关注点是疾病诊治中的人文，较为集中在生与死的问题上，是与生死有关的种种新问题；健康人文关注点是健康中的人文，是如何更好地健康，如何使健康更完美，它与医学人文面临的那种生死问题的紧迫性和现实性大不相同。再次是挑战人文的背景因素不同。挑战医学人文的主要因素是技术、资本与权力；挑战健康人文的主要是陈旧的健康理念，不文明的生活方式，为健康提供物质支持行业的不人文、反人文的认识和行为。从某种意义上来说，挑战健康人文的，主要是健康者本人。再其次是目标与任务不同。前者是维护患者的生命尊严，减轻痛苦，恢复健康；后者是培育健康，为健康锦上添花。最后是受众方与责任方不同。医学人文的受众是病人，责任方主要是医护人员；健康人文受众方是广大公众，责任方主要是本人，以及为健康服务的相关部门和人员。

---

① 卡斯蒂廖尼.医学史：上[M].程之范,译.桂林：广西师范大学出版社,2003：8.

疾病与健康是生命的两种常态,疾病永远不会消失,健康也永远常存。疾病与健康有各自不同领域和特定的人文问题,反映的是两个不同领域对人文的诉求,因而不能互相取代。健康人文能够讨论呼吸机的安放与撤离吗? 能够研究基因编辑之类的问题吗? 显然有些远了。当然,有的学者可能会说,这也是与健康相关的问题。是,是和健康相关,但这是疾病中发生的问题,与一般健康常态情况下的问题不同,也不能用增进健康的方法解决。但两者有一定的关联,要重视和研究两者的衔接,相互促进。如当一个病人的疾病基本上得到控制或消除后,医生应当尽可能忠告病人出院后如何维护健康,避免病情再发或出现新的疾病,提出保健中要注意的人文要求,当然也包括保健中要避免患病的人文因素,但两者不能互相取代。医学人文代替不了健康人文,健康人文也代替不了医学人文,虽然在某些边缘有重叠,但主体位置不同。两者也不是谁归属谁的问题,健康人文当然不能归属于医学人文,医学人文也不能归属于健康人文,正如疾病不能归属于健康和健康不能归属于疾病一样。管理这方面工作的国家行政部门,卫生健康委员会、全国人大讨论通过的《中华人民共和国基本医疗卫生与健康促进法》,都表明了医疗与健康两者的实际内涵、目标任务的区别。混淆两者,既不利于医学人文,也于健康人文无益。

四、关于对医学人文的批评

在研讨健康人文时,不少学者对医学人文提出了种种批评。如:医学人文有其自身局限性,不能满足健康人文的要求,认为主要以通过加强医患之间的沟通而提高疾病的治愈率为目的的医学人文学,难于满足提高人类生存质量和健康福祉的目的,因而明确提出要区分两个不同领域的人文,即医学人文与健康人文;医学人文忽视了对残疾人、同性恋等群体对健康与疾病的考量与需求,医学人文的研究视野无法涵盖诸多关涉人类健康的重要领域,如残疾人研究、女性研究等;健康人文挑战医学人文只将关注点聚焦于医学职业,医学和医疗实践并不能涵盖人类健康的所有问题;生命伦理学关注临床关系和技术引发的问题,使这一领域远离人群健康、健康不平等和健康正义等问题,其结果是目光短浅,忽略临床关系以外的制度环境;应超越医学人文框架,以健康人文取代医学人文;医学人文已离初心,背离初衷,在近医学、疏健康的路程上越走越远[①];医学人文过时了;等等。

---

① 段志光.健康人文:基本理念篇[M].北京:人民卫生出版社,2018:68,70.

如此种种对医学人文的批评,有的应当说基本上是正确的,如医学人文没有涵盖健康人文的内容,不能满足健康对人文的要求,有其局限性,诸如对残疾人、同性恋、女性等群体的特殊人文问题,少有研究。但也应对这种批评做具体分析。残疾人、同性恋群体,就整体人群而言,他们不属于医学范围的对象,行政上划归民政部管,有病才归医学部门管;但这些批评也的确揭示了医学人文对健康人文应该给予关注,它对完善医学人文是有益的。医学人文应当在健康人文的研讨中充实和完善自身。健康人文更具有包容性,不仅从医生视角,也会以普通公众的视角,由下而上地审视人们的健康与病痛问题。这种视角对医学人文也是有启示的。

但其中某些批评——生命伦理学关注临床关系和技术引发的问题,使这一领域远离人群健康、健康不平等和健康正义等问题,其结果是目光短浅,忽略临床关系以外的制度环境——也确有商榷之处。生命伦理学的诞生,它的目标和任务,就是针对当代医学技术迅速扩展引发的思考,就是为了回答和探讨如何应对各种技术引发的种种伦理问题,如:是否应当无条件地采用呼吸机维护无知觉的生命? 是否可以应用某种生殖技术帮助无法孕育的女子获得孩子? 这很难说是远离健康人群。医学似乎应对这些人群的要求不闻不问,而只关注人群的健康就是没有远离健康人群? 满足有病求医的人,帮助身体出现了障碍的人克服障碍(如生育障碍、视力障碍等)实现他的愿望,是医学的首要职责,同时也是对人群健康负责的行为。当前,我国有近6亿人面临种种急、慢性病威胁,80%以上的医药卫生保健人员忙于与疾病抗争,不改变这种形势,就根本无全民健康可言,而在疾病防治中,不论是新技术的开发,还是原有技术的运用,都面临着大量伦理、社会、法律方面的问题,而这方面问题的存在,正在影响医疗工作的宗旨和医疗质量,妨碍患者健康的恢复。因此,在重视健康人文时,绝不能放松对医学人文的研究与宣扬。应当指出,认为医学只是通过加强医患沟通而提高疾病的治愈率的认识,是对医学的一种误解。好的医患沟通是医疗十分需要的,对提高医疗效果有重要影响,但治病的主要手段,仍是药物、手术、理疗、化疗、放疗等各种技术;至于临床以外的制度环境,当然也会影响疾病和健康,但它并非直接因素。医学的任务,首先是解除或缓解直接致病的种种生物、物理、化学、心理等因素,至于制度因素,医生们可以提出建议,但并非医生职权范围之可为。在这种医疗过程中,医学人文始终伴随着医学的发展进程,呼吁关注、揭示人文问题,包括心理、伦理、法律等多方面的问题,以完善各种医疗服务。在过去的这些年,医学人文在这方面的成绩可圈可点：教学席位的争得，医学界对医学人文引起的重视与实践，与医学伦理相关的几部立法的通过和施行，各种医学伦理委员会的纷纷设立，对反人文医学行为的抵制……医学人文从未远离初衷，更未远离人文，而是日益接近人文。

健康人文是不是未来的方向？健康人文应否取代医学人文？这要看如何理解。如果说医学人文要关注健康人文，重视健康人文，无疑是对的；如果说健康人文要代替医学人文，则似乎难以成立，因为健康与疾病两者不是同一的且不能互相取代。疾病和健康是生命的两种常态，两者不能互相取代，两者的区别也不会消失。医学是手段，状态与手段是不能置换的。况且有病就要有医生，就要有医院，有医生和医院，就有医学人文存在的客观基础，医学人文就不会消失，除非医院没有病人来住，医生没有病人可看。关于医学要从以疾病为中心转向以健康为中心，这是我们努力的方向，但在相当长的时间内是不现实的。现在每年新增加380万至400万癌症病人（死亡280万）、9 000万糖尿病人，1亿多高血病人等，2016年一年就有79亿人次看病，医学现时能以健康为中心吗？健康人文取代医学人文，为时尚早，但这并不是说不要重视健康人文。医院、医生、医学人文学者，应当关注健康人文，但他们现时的主要目光，仍只能是医学人文，或者说在关注医学人文的同时也关注健康人文。

对医学人文的认知，人文学者和医生是有差别的。综合大学的人文学者和医科大学人文学者的使命，也略有不同。人文学者的视角，重在发现（discover）医学中的人文，有多少，在哪里，有何重要性，并写出著作。时下关涉医学人文实践的医学伦理学、医患沟通学、医学心理学、医学法学、医学社会学，是为解决当前医学面临的实际问题而思考的，与一些学者们因研究兴趣聚焦不全相同。如民族、种族、阶级对疾病与健康的影响之类的问题，可能在很长时间内都只能是学者们的研究课题，医生们是不会或难于想到的，而这也难以对出现在他们面前的病人诊疗发生作用。诸如改善人类疾病面临的境遇，医生和医学人文是难以发力的。在医生的眼里，人文重在实践（practice），关注的是医学（包括医学各科和各种新技术）中哪些处所需要人文，没有它医学是不是不完善，是否有助于实现该项医学干预的目的，是医学人文如何融入医疗行为中。某些人文学者批评医学人文对同性恋、残疾人等特殊族群未予关照，这可能是这些人文学者头脑的主观的产物。同性恋者、残疾人在他们没有患病时不是医学的服务对象，当然不应也难以成为医生关心的问题。医学人文中的医学（生命）伦理学，一开始是被视为实践的科学，而不是理论的科学。医学人文与人文医学的争论，也可能与此有关。一些国外学者做学问，喜欢仰望星空，这也是需要的，这可以看得更远、更高。"不识庐山真面目，只缘身在此山中。"但仰望星空是为了将地上的事物看得更清楚。医学人文，经过大家几十年的努力，为医学界所认同，为许多医生所接受，刚有了点热气。当前医学人文遇到的问题一大堆，似应鼓气，不宜泄气。愿医学人文与健康人文，共同繁荣昌盛。

健康人文的概念，就提出一个新的概念而言，它所强调的内容，完全可以从医学人文中扩展出去。或者说，二者的适用对象有所区别，虽有交叉，但健康人文的重点和着力点应在于扩展出去的那部分，而不在于与医学人文交叉的那部分。这才是健康人文的关注重点。

（本文系作者于2018年11月在山西太原召开的全国第二次健康人文研讨会上的报告，有修改。）

守住医学的疆界

医学有没有自己的疆界？当前是否存在超越疆界的危险？要不要守住这个疆界？要不要坚持以人为本的原则？这个问题不仅是现实的,而且是迫切的。

一、医学有没有自己的疆界

医学有没有自己特定的、稳定的疆界？当然有。这个疆界就是坚持为病人和全人类的健康服务,履行人道主义的职责。医学的服务对象是人,医学的宗旨是治病救人,是增进人类的健康,所以医学被我国古代医家称为"仁术"。治病救人,增进人类的健康,医乃仁术,就是医学的疆界,这是古今中外一切医学家、政府和社会都认同的。著名的《日内瓦宣言》,则开宗明义地宣称每一个医生都应庄严地宣誓:奉献我的一切,为人道主义服务。即使是市场经济发达的美国,其医学会(AMA)于1957年修订的章程也明确认为:"医学界的主要宗旨是充分尊重人的尊严,提供人道的服务。医生应对病人一视同仁,全心全意为病人服务。"[①]医学的这一疆界,医学的这种人文宗旨,是不是过时了呢?几年前由ABIM基金、ACP-ASIM基金和欧洲内科学联盟发起倡议的《新世纪的医师专业精神——医师宣言》对此做了明确的回答。宣言明确指出:

---

① 杜治政,许志伟.医学伦理学辞典[M]:郑州:郑州大学出版社,2003:617.

"将患者利益放在首位。这一原则是建立在为患者服务的基础上。信任是医患关系的核心,而利他主义是这种信任的基础。市场力量、社会压力以及管理的迫切需要都不能影响这一原则。"①古今中外,医学巨匠和医学文献一再肯定的这种医学属性和医学的疆界,至今不仅无人反对,而且在事实上,不管履行或不履行的人,都在一再肯定它、赞扬它,把它写在书中和有关文件中。医学的这种疆界,这种人文传统,是医学长期发展形成的,是医学固有的,是医学内在的,是医学的本性,不是外界强加于医学的,也不是后发的,当然也是在任何时候都不应改变的。如果医学超越了这个疆界,失去了这种人文道德本性,不竭诚致力于维护生命和促进健康,比如医学成为害人的工具,成为政治的工具,成为商业和牟利的工具,成为交恶的工具,医学就背离了治病救人的准则,医学就不成其为医学,并且可能走向了它的反面。

从历史上看,医学有两次突破了自己的疆界,远离了对生命的关爱和对人的关怀。第一次是8、9世纪至13世纪这段时间,当时医学和整个科学一道沦为宗教神学的婢女,成为神学的工具。"早期的罗马医学几乎全然是以魔术为基础。治病的能力全归于众神。病人只有向他们求助,不仅尊崇众神,而且几乎每一种病都要求助于一个特殊的神。"②"基督教的讯息宣称:对受到伤害的人,世俗医学已经无法治疗。惟有基督是至高的医师,灵与肉的救主。相信基督,相信他的门徒,相信福音,可以治疗疾病、残障与伤痛。"③当然,在中世纪,医学并非没有任何进步,也出现过一些著名医生,如聚集在著名的萨勒诺学校周围的一批医生,但医学纳入教会体系,的确使医学一度停滞不前。第二次是第二次世界大战期间,德国和日本法西斯,一度使医学成为法西斯杀害人类的武器。在第二次世界大战期间,在纳粹德国的许多集中营,对犹太人、吉普赛人、战俘、政治犯进行医学人体试验,如将这些人置于压力实验室,观察他们在高压下如何停止呼吸;将犯人置于空军的减压舱,然后将空气抽去,观察受试者如何因缺氧而死亡,然后进行尸体解剖;还有臭名昭著的"冷冻试验",将"犯人"浸泡在冰水中或脱光衣服放在雪地里,观察人所能忍受的或被冻死的最低温度,寻找濒临死亡的人的复苏方法。日本在侵华战争期间设置的731

①　ABIM 基金,ACP-ASIM 基金,欧洲内科学联盟.新世纪的医师专业精神——医师宣言[J].中国医学伦理学,2006,19(6):29.

②　卡斯蒂廖尼.医学史:上[M].程之范,译.桂林:广西师范大学出版社,2003:152.

③　Bettmann O L.世界医学史话[M].李师郑,译.台北:民生报社,1980:85.

部队,在中国东北哈尔滨进行的人体试验,包括活体解剖,更是惨无人道,给人类带来了空前的灾难。虽然这两次背离医学的宗旨、越出医学疆界的行为并不是医学自身的过错,但它说明,医学一旦离开了救人生命的宗旨,抛弃了人文宗旨,就很可能成为危害人类的工具,就可能将医学引到一条邪恶的道路上去。这种教训是不能忘记的。

二、关于医学中的技术主义的倾向

当今,有两个因素在诱惑医学超越固有的疆界,诱导医学背离医学传统中的人文传统。其一是唯科学主义,或者称为技术至上主义;其二是市场和由它催生的拜金主义,特别是技术至上主义与市场这两者的结合。但是,令我们不安的是,医学正在悄悄地超越自己的传统疆界,正在一步步地背离人文精神。2001年12月,美国马萨诸塞州伍斯特先进细胞技术公司的科学家,公然抵制世界舆论对他们从事胚胎干细胞克隆研究的批评,宣称科学家有研究的自由。这从一个侧面表明,提出重视医学的人文精神,守住医学的疆界,的确是一个紧迫而现实的问题。

唯科学主义思潮的形成和发展,医学与人文学的这种背离,有其久远的历史。自从文艺复兴以来,一直存在一种科学主义的思潮,培根、笛卡尔、霍布斯的全部努力,都源于对一种绝对确定性的追求。这种思潮虽然在不同时期有不同的表现和特点,但其基本思想不外乎以下三点:一是认为科学技术是万能的,是决定一切的,是凌驾于一切之上的。"所谓技术决定论,即认为:①技术是决定社会变迁的根本原因;②影响社会变迁的其他因素,是技术因素派生出来的,也就是说技术是第一位的原因,其他因素是第二位的原因。"[1]二是认为科学的方法可以解释一切,认为还原的方法可以回答包括社会在内的一切问题。"科学之外或任何人类生活领域,没有什么科学不能成功地运用的。一切事物的科学解释构成了宇宙及其居民的全景。"[2]科学主义是"那种把所有的实在都置于自然秩序之内,并相信只有科学方法才能认识这种秩序的所有方面(即物质的、社会的、物理的或心理的方面)的观点"[3]。三是科学没有目的,科学就是一切,科学不应有任何约束。科学"只问是非,不计利害",科

---

① 刘立.论马克思不是"技术决定论者"[J].自然辩证法研究,2003,19(12):34-36.
② 曾欢.科学主义在17世纪的萌生[J].自然辩证法研究,2007,23(5):39-42.
③ 同②。

学只讲事实,不关注伦理道德这些东西,科学是中立的。

　　针对唯科学主义思想的泛滥,百十年来,在世界各地出现了一种反科学主义的思潮。一方面,人们都在惊叹当代科学取得的辉煌,科学也的确以"它的实际活动构成了社会进步的主要基础"①。但是,人们同时也看到,科学在取得自己辉煌业绩的同时,也带来了环境的污染、土地的沙漠化、物种的减少、资源的枯竭和对精神追求的淡漠。另一方面,现代科学遵循经典物理学所描述的线性的、可预测的、决定性的方法,对物质世界的认识的确硕果累累,因而人们希望用科学的标准来衡量文化、政治、经济、法律,希望这些人文科学也具有和科学一样的严密性、准确性、可预测性,希望用现代科学来改造人文科学。但是当人们试图如此做时,却失望了。如是,诸如生态主义者、环境保护主义者、绿色主义者、女性主义者、后现代主义者、动物权利主义者,对科学提出了种种指控。他们指责科学主义使科学泛化,使宗教、艺术等非科学文化失去了生长环境,指责科学导致了人们对精神理想的淡化和对人的冷漠,指控操纵自然天性不合乎伦理道德,指责科学导致了环境的恶化。这股反科学思潮认为科学及技术并不必然为人类带来幸福,相反却使人失去了人的本性。当然,我们并不完全苟同反科学主义的观点,难道我们应当回到原始社会的环境中去吗? 难道我们还要茹毛饮血吗? 难道生活在今天的每一个人,不都在享受着科学阳光带来的温暖吗? 问题不在于否定科学,不在于阻止科学的进步和发展,不在于对科学发出刻薄的指责。科学和历史上的许多事物一样,在其成长中也免不了出现种种负面影响和不足。我们也不赞成唯科学主义,科学只能活动在其有限的适合于它自己的领域,科学不能无限制地扩张;科学不是无所不能的,科学不能代替艺术和宗教。科学可以为人们提供幸福舒适的生活,但科学不能解释生活的意义。因为舒适的生活代替不了人的情感和信仰。同时,也不能认为,凡是技术上能实现的,都是合理的,都是对人类有益的。尽管科学有着这样或那样的"弊端",但我们不能咒骂科学,不能让科学止步。科学带来的种种负面效应,只能依赖科学自身的进步和向科学注入人文精神才能解决。正如萨顿所说的那样:向科学注入人文精神,唤醒科学不要忘记人和爱,不要忽视自身得以存在的根本。这正是弥补和抑制科学的消极方面的坦途。

　　科学主义与反科学主义的斗争,贯穿于几百年的近代史的始终。反科学

――――――――――

　　①　贝尔纳.科学的社会功能[M].陈体芳,译.北京:商务印书馆,1982:33.

主义思潮提醒我们要对某些问题做些必要思考,它带有很大的片面性,其对科学主义的批评,混淆了科学应用中出现的问题和科学自身问题的界限,没有看到科学进程出现的负面效应可以而且正在一步一步地得到解决,科学发展中出现的问题并不意味着可以根本否定科学真理存在。但反科学主义提醒我们要清楚地估量科学与人文的关系,不能将科学绝对化,这是可取的,但就反科学主义的整体思想而言,就其基本否定科学而言,并不为大众所认同,所以反科学主义对科学主义的批评并未产生重要的影响。

渊源于15世纪的近代科学和作为当代科学整体一部分的医学,在过去的几百年中,的确取得了自己的宏伟业绩,以至于人们把自己健康的美满都寄托于它的未来,并且将其视为驱除病魔和健康的偶像。但是,科学主义在医学中的影响也是深远而广泛的:

● 在唯科学主义影响下的生物医学,视生物因素为唯一影响健康和疾病的因素,因而不能解决当代医学面临的许多问题;

● 在唯科学主义影响下的生物医学,过高地估计当代医学的成就,以为当代医学是无所不能的,无所不可做的,它们没有看到当代医学的不足,没有看到当代医学在对付折磨人类的慢性病、老年病、退行性病变方面远不是得心应手的,这些病人常常处于住院与出院的反复周转循环之中;

● 在唯科学主义影响下的生物医学,其眼中只有技术和设备,没有病人,对病人的冷漠无情,使医学日益失去爱人的关怀,医患关系日益恶化,医生至高无上的权威和无可商量的训责态度,日益伤害着患者的人格尊严;

● 在唯科学主义影响下的生物医学,拒绝承担或不重视医学的社会后果,以为凡是技术上能够做到的,就是应当的,不接受或不重视社会伦理的合理约束;

● 在唯科学主义影响下的医学,使医学愈来愈成为有钱人的医学,高昂的费用使广大低收入者望而止步,医学日益失去了它昔日的那种普同一等的公正光辉。

正是在这种情况下,一股对现代医学批评的强劲之风迎面而来:美国社会学家文森特·帕里罗、约翰·史汀森等认为:"医疗保健由于专业化而变得非常零碎,人们常常要为同一个健康问题去看几个医生,从而增加了医疗开支。这种做法也使医疗过程中的人情因素越来越少,医生只把病人视为一种客观物体而不是一个有血有肉的人,病人很难对医生形成亲近感。合伙医疗制度和经营性医疗设施的发展更进一步强化了这种模式。"① "医疗危机直接和技术先进有关,高科技带来高消费、高需求、高开支,其结果必然带来有限资源分配的不合理,加重矛盾,突出矛盾。技术愈先进,危机愈严重。""现代医学的进步是一把双刃剑。具有讽刺意味的是,医学的成功正是它面临的许多困难之根源。"②在美国的一些社会问题的著作中,甚至出现了一些对医学持续而尖刻的批评。

医学愈是在取得巨大进步的同时,引起人们忧虑的情况也在日益增长。只要注意一下最近因克隆人、胚胎干细胞培育而起的世界性轩然大波,就可以看出医学一旦失去人文精神就会引起何等的后果。自从美国马萨诸塞州伍斯特先进细胞技术公司宣布利用克隆技术培育出人类早期细胞的消息传出后,不仅美国总统、巴西总统等政要表示了明确的反对,许多对人类负责的科学家纷纷表态,认为克隆人类胚胎跨越了人类恪守的禁区,必将产生一系列严重社会伦理问题,以至意大利卫生部部长于2005年10月26日在罗马指出:克隆问题到了非管不可的时候了,意大利议会必须立法。2005年,联合国正式通过了一项禁止克隆人的没有约束力的决议。因此,有的学者认为:"医学已成为自身成功的囚犯。医学已经征服了许多疾病,缓解了疼痛,它的目的已不再如此清楚,它的授权已变得混乱。它的目的是什么? 它在哪里停止? 它的主要责任是无论在什么情况下尽可能地维持人们活着吗? 它的变化已使人们更健康地生活吗? 或者它仅仅是一种服务产业,去满足它的顾客提出的无论什么稀奇古怪的要求,如整容或脸面改造吗?"③

三、在求真与求善中的人文决策

医学不仅应当求真,而且更应当求善。求真是为了求善。著名的科学家杨振宁说:科学研究的最终价值不会取决于为了科学的科学,而是取决于科学是否对人类有益。在当今,早已不是科学技术一体化的时代了,而是科学、技术、经济、社会与人的一体化了。像基因工程、克隆人、胚胎干细胞研究这样影响千秋万代的事,人们怎能不再三斟酌呢? 一个科学家或医学家如果对社会失去了责任感,那就很可能背离科学和医学的宗旨,丧失了作为一个科学

---

① 帕里罗,等.当代社会问题[M].周兵,等译.北京:华夏出版社,2002:392.
② 吕维柏.医学的目的:确定新的优先战略[J].医学与哲学,1997,18(4):171-173.
③ 波特.剑桥医学史[M].张大庆,等译.长春:吉林人民出版社,2000:10-11.

家的良心。科学不应该有禁区,科学家有研究的自由,只能是相对的,并不具有绝对的意义。科学应当从事以害人为目的的研究吗?科学研究的自由可以无视人类的利益和人类的安全吗?科学家难道应当为那些罪犯、杀人犯和暴政提供支持吗?所以,科学界一致认为,科学和技术能够做到的,并不等于都是应当和可以做的。在今天,由于科学技术的飞速发展,许多过去看来似乎不可能的事,现在可能了。但是,难道这些可能做的都是应当做的吗?这个应当与不应当之间的界限,就是对社会、对人类有益还是有害。任何科学、任何医学,都必须遵守这个界限。然而令人遗憾的是,一些医学家似乎不在乎自己的社会责任,不考虑其科学研究的任何社会后果。他们认为,科学家有研究的自由,科学家就是为了研究而研究,就是为了发明而研究。在他们的心目中,只要能有所发现,有所发明,就应当而且有权利去做。比如,医学界的某些医生,热衷于变性手术;某些美容工作者,不惜破坏正常人体组织以获取高利润和进行所谓技术上的离奇探索。这些情况向我们提出,医学的目的究竟是什么?它的研究应当不受任何限制吗?它有没有应当遵守的疆界呢?它在什么情况下都应当维持人的生命吗?它可以复制生命吗?它应当满足顾客提出的任何稀奇古怪的要求吗?由此可见,我们应当牢守由于技术至上主义泛滥可能超出的这个疆界。

　　这里还涉及一个如何看待医学生活化的问题。医学可否生活化?医学的生活化有没有边界?医学如何面对生活化的困扰?因为失去房子、工作、朋友、妻子以及孩子的联系而苦恼,要不要采用医学手段治疗?一个顽皮的孩子注意力总是不集中,要不要用医学的方法来应对?眼下最受关注的医学生活化的课题还有如何面对衰老、秃顶、粉刺、丑陋、飞行时差综合征、烟瘾、身材短小、过敏、害羞、多毛……从医生、病人、制药公司到媒体,总有一种不断增长的压力想把任何状况都归为疾病。《英国医学杂志》的编辑理查德·史密斯写道:"医生,尤其是一些专家可能很欢迎当一个新领域被划归医学问题时所带来的身份、地位和收入的提高。全球的制药公司当然更致力于将生活问题医学化。医疗设备公司也是一样。记者和编辑们也乐于写一些医学套话,对最新发现致命性的恐惧总是伴随着神奇新药的发明。"① 但是,生活医学化也引起一些医学套话。2002年《英国医学杂志》的一期特刊中说,"医生和专家们试图推翻将日常生活医学化的潮流。医生们说,他们受不了的并不仅是

---

① 布朗.生活医学化的困扰[N].参考消息,2002-04-22(7).

病人,而是那些游说团体、随声附和的媒体,以及想把什么都变成需要治疗的疾病的制药公司。他们担心这种医学化走了极端,会对社会造成不良影响,妨碍我们接受人性。它会使我们总把自己当成寻求治疗的受害者,不断地从一种痛苦走向另一种疾病"。但是,也有另一种观点认为"医学化可以带来明显的好处。人们希望引起重视,并让医生严肃对待"。"把它称为疾病就不用受道德的评判。对许多人来说是非常直接有用的说法。"①

守住医学的疆界,并非反对利用医学技术做其他的事情。事实上,医学生活化或者生活医学化的问题已经摆在人们的面前。生活医学化,就是运用医学知识和技术,去解决那些非医学范围的问题。美国哈斯汀斯中心的一份文件说:"那么,什么是合适的医学化? 如果生活产生忧虑和悲伤,是否就应该用药物去治疗? 如果社会产生暴力和社会病态,医学是否应该用它的知识和临床技能来治疗它呢?""人类生活广泛的医药化,不仅造成了对医学范围和医学本质认识的不确定性,同时也提高了医疗保健的费用。"②的确,由于医学科学技术表现出强大的力量,医学可以做出许多不是医学范围内的事。眼前就有两件较为突出的事,一是变性手术,一是生活美容。将一个男人变成女人,或者将一个女人变成男人,它是需要非常慎重的。个别人产生心理问题,想改变自己的性别,首先应当通过心理治疗来纠正,不应轻易以变性手术来满足其要求,因为这种要求的满足是可能导致一连串不良后果的。据对几位变性者术后的跟踪观察,变性者长期处于痛苦状态中。首先,这种变性人归属于男人还是女人? 社会如何承认他(她)? 家庭如何接纳他(她)? 其次,这种手术容易被罪犯利用,1997年一个在上海实行了变性手术的罪犯逃脱追捕8个月之久。生活美容也是值得研究的问题。通过美容再造面孔、拔高身材,能满足一些人对美的追求,这也并非坏事,但从近些年出现的一些触目惊心的事例来看,对生活美容也需要做具体的分析。生活美容和医学美容完全不同。一个烧伤病人,医生有责任尽量减少瘢痕,这是责无旁贷的;对于某些先天性的生理缺陷,医学当然有责任为其修复、整形。但对破坏身体的正常组织、损害机体健康的美容,就不能不慎重对待了。在这里,也有一个医学的疆界问题。对于超越医学疆界的一切医疗行为,我们医生是要慎之又慎的。

当前,由于对经济利益和高额利润的追求,一些人经不住金钱的诱惑,以

---

① 布朗.生活医学化的困扰[N].参考消息,2002-04-22(7).
② 吕维柏.医学的目的:确定新的优先战略[J].医学与哲学,1997,18(4):171-173.

致背离医学宗旨的事情屡见不鲜,给人民的健康带来损害,并引起许多法律纠纷。抵制市场和金钱的诱惑,特别是在全球化的强劲之风吹来之时,守住医学为人类健康服务的这个最终疆界,坚持医学不仅要求真,更要求善的宗旨,也是当代医学面临的重要课题。

四、如何在市场经济环境条件下维护医学人文精神

威胁医学疆界的另一个因素,是市场、巨额利润对医学和医学家的诱惑,这不能不引起我们的忧虑。的确,谁也无法否认,在市场经济条件下,一切无不与市场发生关系,医学与保健服务当然也不例外。医学科学研究,需要金钱,需要从市场得到支持,保健服务也需要从市场得到补偿。但是,适度地利用市场,从市场得到某些补偿,和完全服从市场的需要,听从市场的指挥,将医学和保健服务视为一种商品向需求者兜售,是两个不同的问题。这正如同我们的政府、军队、学校也要考虑市场经济环境而不能商品化一样。改革开放以来,在医学界,也包括一些经济学家,主张医疗保健服务市场化,他们认为这样做有利于医院的补偿和增收,有利于医院发展和医疗技术的提高,有利于医务人员生活待遇的改善。但是,大量的事实证明,当我们的医疗保健服务成为一种商品,医院、医生和病人成为买卖关系后,就会出现许多严重的社会问题。医疗保健服务商品化的第一个后果,就是许多低收入者,甚至中等收入者的保健服务得不到保障,有病进不起医院,不能得到及时的治疗,他们的健康就会逐渐恶化,人人享有保健的基本人权就会成为一句空话。第二个后果,就是公共卫生、预防会大大削弱,传染病、流行病就会在社会蔓延,不利于疾病防控。第三个后果,将会导致卫生资源的分配不公、闲置和浪费,城市与农村、内地与边远地区的差别将会进一步扩大,医疗公正将会受到严重威胁,而这一切的后果是整个社会的卫生状况恶化,严重影响社会生产,从而威胁社会全体的安宁,其中也包括有钱人的安宁。第四个后果,将会导致重复医疗和过度医疗的大量出现,据兰德公司的一项研究,按人口计算,美国的外科医生是英国的两倍。外科手术的次数也是英国的两倍。该公司的调查称,在美国,50%的剖腹产术、27%的子宫切除术、20%的心脏起搏植入术、17%腕骨管状综合征手术、16%的扁桃体切除术、14%的椎板切除术都是不必要的[1];这种情况在我国也是很突出的。第五个后果,将会进一步导致医疗保健队伍金钱至上思想的膨

---

① 帕里罗,等.当代社会问题[M].周兵,等译.北京:华夏出版社,2002:392.

胀,恶化医患关系,激化社会矛盾,使已经技术化、物化的医患关系雪上加霜,对人的关爱将更趋冷落。正因为如此,尽管医疗市场化在一些国家已经成为事实,但至今还没有一个国家公开宣布医疗保健服务市场化的政策,即使像美国这样高度市场化的国家,也对医疗保健服务商业化采取了某些限制措施。

但是,遗憾的是,我们似乎对医疗市场化的后果没有足够的认识,没有看到市场化带来的某些好处远远无法抵消其不良后果,因而仍在想方设法在实际上使保健服务商业化。其结果虽然使医院的收入得到增加,但给医疗保健服务带来的消极影响是严重的。当今,医患关系某种程度的恶化,医疗纠纷的增多,医疗服务质量不同程度的下降,医院和医生良好形象的扭曲,医疗保健服务不足与过剩并存,公共卫生、社区和基层服务的削弱,无不与我们未能恰当处理好保健与市场的关系有关。当然,我们不是无条件地反对任何医疗服务中对市场机制的合理运用。事实证明,在某些特需医疗服务方面,在满足某些特殊人群的需求方面,可以引入市场机制,但是,即使在处理此类医疗市场运作的问题上,我们也应守住医学以治病救人为宗旨的这个疆界。

由此可见,在医疗市场取向呼声不断的情况下,如何守住医学的疆界,如何解决医疗在市场经济环境条件下发生的种种问题,的确是当今坚持医学人文精神无法回避的问题。

五、呼唤医学教育的改革

如何面对医学超越固有疆界的这种危险呢? 这需要从多方面做工作,甚至包括立法和行政的干预。其中最为重要的一个举措,就是改革现行的医学教育,加强医学人文学的教育和研究,在医务人员和医学院校的学生中,大力加强医学人文精神的教育。

新中国成立以来的几十年,我们的医学教育在学生的医学技术培养方面花了大量的精力,用了无数的资源,培养了一大批有一定技术水平的医生。但是,相对而言,我们对医学的人文教育太落后了,太少了,以至于我们培养出来的许多年轻医生,忘记了医学的宗旨是为了病人,不了解他们自己肩上的责任。他们不清楚,医生不只是为了个人的富有,不只是为了展示自己的才能,而更重要的是为了人民的健康。一般来说,当今我国医学生的主要弱点不是技术的低下,而是人文精神的极度匮乏,是他们的敬业精神、历史责任感的淡薄。

当今时代是一个改革的时代。医学也不例外。那么,医学教育要改革的是什么？一些人说，医学学制太短了，不适应当代医学科学的发展；另一些人说，我们医学教育内容涉及的高新技术不够，落后于时代。的确，从当代医学发展的前沿看，我们五年制培养出来的人才确有高不成、低不就之感，教育内容反映的科学前沿仍不能令人满意。因此，医学教育面临的改革课题，也确需要探索学制、内容等问题，但其中最为迫切的任务之一，还是加强人文教育，强化对学生人文精神的注入。正如曾任台湾大学医学院院长的谢博生先生所说：当今"医学人文精神的式微，造成医疗逐渐远离人性化，医病关系疏离，医疗资源浪费，医疗纠纷增加，医疗费用高涨，医师地位低落，医源性疾病盛行，医疗专业面临前所未有的挑战。为了应付此一挑战，20世纪80年代开始，重振人文精神高涨，经由人文面、社会面、伦理面的重视来培育未来的医师，成为医学教育改革的重点"①。这位毕业于东京医科大学的博士，历任台湾大学医学院内科教授、副院长、院长，他在其撰写的《医学人文教育》一书中提出：医学教育改革的目标，是要适应全人医疗。他说："近年来，全人医疗受到特别重视，全人了解（whole-person understanding）成为医师照顾病人的重要基础。全人了解意指医师对病人的整体性了解，亦即经由各种不同面向的了解所形成的总体了解。对病人了解至少包括下列四种面向：基于生物科学的了解；基于社会科学的了解；基于历史性叙述的了解；基于洞察病人行为意义的了解。"②

　　加强医学人文精神的注入当然要向学生提供较广阔的医学人文知识，要增加一些人文医学的课程，如医学伦理学、医学哲学、医学史、医学与社会以及医患沟通知识技巧等，但更为重要的是，向医学生注入热爱病人、热爱生命、尊重人的精神和品质，抛弃那种唯技术至上的观点，这就需要在进行这种教育时，设法增加与病人的接触和思想沟通。这是医学人文教育最主要的课题。医学人文学的任务可以是开阔视野，可以是增加知识，可以是了解医学与社会的互动关系，可以是充实和完善生物-心理-社会医学模式的内容，这些都应当成为医学人文学的要求和目的。但是，所有这一切，最后都应落实到这个根本的着眼点上来。在这方面，我国台湾地区医学人文教学的做法可供我们参考。台湾中山医学大学戴正德教授写的一篇文章介绍了台湾医学院校人文课程教学的目的有如下六项：①培养一个对全人观的了解，即人为体、智、

---

① 谢博生.医学人文教育[M].台北：台湾大学医学院出版社，1999：24-25.
② 同①。

灵的综合体,健康的关键有赖其间关系的平衡;②给予医学生去感受到医学的人性面并认识人类社会、个人行为及环境对健康的影响;③提供学生在医学知识的增长中,一个持续内省的机会;④促进一个"医师为天职"的情怀;⑤研习合乎伦理思考价值与精神,并应用到实际医疗的决定过程中;⑥提升医生的社会责任感。医学人文教育不只是知识性的,更重要的是人性方面的。①

当前,我国医学院校如何加强医学人文教育,最大的困难还在于教育行政部门领导和院(校)长们的认识。在他们看来,我国医学教育最大的差距,只是技术层面的知识不足,因而他们的努力方向主要是增加学生的技术知识与适应高、精、尖医学发展的需要。他们似乎没有看到,当前制约我国医疗保健工作的主要不是技术问题,而是种种社会问题,其中包括医患关系日益恶化的现实。也就是说,他们仍是用技术主义的眼光看待教育和人才培养。这是当今医学教育改革的主要障碍。在这个问题上,我们不能完全效法美国的做法。美国的医学,在攀登科学高峰上说是成功的,但在如何使医学技术发挥最大的效益和使最大多数人受益方面,是不成功的。在这方面,欧洲有更多的可取之处。关于生物医学的局限性,关于当代医学的不足方面,国外很多医学专业人士都看得很清楚了,很可惜,我们的一些人还没有看清这个形势,还在使尽力气推行技术至上主义的教育思想。如果不转变这个认识,我国的医学和卫生保健将面临更多的问题。

可能有一些学校领导同志认为,我们有马列主义、毛泽东思想、邓小平理论、"三个代表"重要思想、科学发展观和习近平新时代关于中国特色社会主义思想理论的教育,分量已经不轻了。这些教育和医学人文教育有一定的联系,但这与我们讨论的医学人文教育是不同的。医学人文教育是各国都面临的课题,是针对当代医学可能脱离人性而发的,所以前者代替不了后者。

我们相信,会有越来越多的校长看到这个问题的重要性。加强医学人文教育的另一个条件是专业老师们的支持和参与。在这方面,我们也看到了希望,比如,吴孟超院士主编的《外科学》,就增加了一章伦理学的内容;同济医大的老校长裘法祖,听说要请他们负责写一部《器官移植伦理学》,他很高兴地说,写了那么多器官移植的书,就是没伦理学的,并说这个问题太重要了。但是,毋庸讳言,我国的大多数医师并未对此引起注意。比如,我们有的临床教材,洋洋洒洒100余万字,从序言到书后语,没有一处提到临床实践遇到的

---

① 戴正德.为何需要医学人文[J].台湾医学人文学刊.2000,1(1):5-6.

伦理问题,而我国早些年翻译的《西塞尔内科学》,就有专讲伦理社会问题的章节。我们愿意和专业老师共同努力改变这方面的状况。

人类在其长期的历史中,曾经追求过权力、追求过财富、追求过征服和控制自然,现在又在追求知识,知识经济成为当代经济的一个重要特点。到头来,人们最终又认识到,人类的一切努力都是为了人类自身,而只能是为了自身,人成为一切的根本。于是,以人为本的思想和观念,几乎成为各国政要、社会名流和学者以至普通老百姓的共识。的确,细细想来,如果我们的工作,不为人类带来美满,那又有什么意义呢? 我相信,医学应当永远忠实于人类的健康事业,在当前众多因素挑战这一根本时,我们应当守住这个疆界。

(此文系作者于2001年11月在天津医科大学人文医学系成立大会上的讲演,曾刊载于《医学与哲学》2002年第9期,收录入本书时做了修改。)

医学的未来发展及其人文思考

和逝去的历史一样,随着时间的推移,医学的概念和内涵在未来也会相应地发生变化,它将既是一门科学、一种经验、一门技艺,同时也是一种社会建制,是一种服务体系①。那么,在21世纪可能出现一些什么新的情况? 医学可能有哪些走向? 它可能从哪些方面呼唤人们对医学人文的关注? 这是每一个医学专业学者和人文学者都关注的问题。

一、医学如何接受当代社会各种因素的影响以调整自身的发展目标

医学的发展从来都是与整个社会的发展息息相关的。历史表明,医学在很大程度上受到社会世俗、价值观、文化传统、经济和政治的影响,社会的转型往往同时也影响医学的转型。回想19世纪和20世纪医学所经历的情况,我们可以清楚地看到社会各种因素对医学的种种制约。"我们快速变化的世界带来了会影响我们的身体和健康的新的风险和挑战,但也为我们选择过好日子和保健提供了可能性。医疗保健制度正在经历巨大的变化。"②从当前已经显示的一些情况看,未来社会影响医学发展的至少有如下五方面的因素:一是科学技术的迅速进步为医学提供源源不断的新装备;二是由于产业结构、生活方式、生态环境以及人口结构的变化导致疾病结构及病因结构的变化;三是市场对医疗保健服务的影响日益增长;四是健康的重要性和广大公众对健康的需求不断提升;五是医疗费用日益昂贵。在这些因素的影响下,医学将会走向何处? 医学在其发展中可能遇到哪些问题? 医学人文会遇到哪些挑

---

① 杜治政.关于医学是什么的再思考[J].自然辩证法研究,2008,24(6):16-22.
② 吉登斯.社会学(第四版)[M].赵旭东,等译.北京:北京大学出版社,2003:137.

战? 值得指出的是,这些因素对医学的影响是相互制约的。例如,由于广大公众对健康的需求增长要求医学更加关心常规技术,但因整个科学技术高速发展和市场的作用日渐加强,又必然推动医学将主要注意力放在发展高新技术上,而以高新技术装备医学,又必然促进医疗费用的提升,而这又必然给医疗的可及性带来威胁。医学在其发展中如何平衡这些因素的影响? 在这些因素相互作用中医学如何科学地发展自身? 如何在发展中坚持以人为本这个医学的根本目标? 这是我们不能不思考的。

二、医学服务对象需要重新定位吗

传统的医学是以病人和疾病为服务对象的。就目前许多国家的情况而言,仍是将医学的服务目标放在病和病人身上。但是,现在的情况发生了很大的变化。随着人民生活水平的提高,健康对于生活与工作的重要性日益显著,人民对健康的需求普遍增长。从世界各国掀起的健身热和人们对健康不惜投入的情况中我们可以看到,健康已经成为人们的基本需求,已成为生活质量、家庭幸福、社会文明乃至社会地位的一个功能指标。医学是否仍是坚持原来的服务对象,或者调整目标,把包括患病人群在内的广大社会公众作为自己的服务对象? 医学应当在何种程度上通过何种途径实现这种转变? 医学在未来有可能在事实上把"人人享有卫生保健"作为自己的服务目标吗?

当代医学对健康或亚健康人群的关心太少了,医学在这方面的人文缺失是显而易见的。未来的医学一定会在发展中调整自己的服务对象,将全体人群健康包括患病人群的健康纳入自己的视野,人们期待医学在未来为实现人人享有健康这一目标找到突破口,做出新贡献。事实上,各国政府在实现健康权这一基本人权方面所做的努力,医学对预防、公共卫生、亚健康或亚临床状态的关注和研究,以及医疗保健服机构探索将保健服务从病和病人转向全体人群的种种尝试,已经表明医学开始重新定位自己的服务对象。如果医学实现了这一转变,医学科学知识和保健服务将惠及全体人群,医学的人文关爱岂不是向前迈进了一大步?

三、医学的主攻方向在何处

长期以来,医学是以疑难病症作为主攻方向的,并且取得了空前的辉煌。那么,21世纪的医学,是沿着以生物医学为基础,以特异性病因说为导向,以主要的人力、物力和财力寻求疾病的特异性病因和特异性的诊治方法,还是朝着生物-心理-社会医学的思路,开阔视野,多路出击,探索疾病的综合病因和综合治理疾病和健康的方法? 目前,还有相当数量的危重病威胁人类健康,医学以相当大的注意力关注危重病和危重患者是理所当然的。但是,当代疾病和病因结构的确发生了很大的变化,预防、整体治疗、综合服务对于健康的意义切不可低估,而当代医学在这方面未能适应形势的变化。我们目前所做的努力,能够期待其像19世纪和20世纪前期制服传染病那样的效果吗? 1995年NCI发表了一份调查报告,公布了1973—1992年的20年间美国肿瘤死亡率的变化:其中65岁以下的人群,死亡率由1973年的21%上升到1992年的26%;65岁以上的人群,死亡率由1973年的16%上升到1992年的23%。而这20年中,美国的肿瘤研究取得了重大进展。在肿瘤免疫、抗肿瘤单克隆抗体,以及各种导向药物的研究方面,都获得了重大成果[1]。我国的情况也是如此,20世纪70年代,我国每年死于癌症的人口约70万。城市癌症死亡率91.85/10万,占全部死亡人口的16.3%;农村癌症死亡率80.8%/10万,占全部死亡人口的11.6%。20世纪90年代,我国每年死于癌症的人口为117万,城市死亡率112.6/10万,占全部死亡人口的20.6%;农村死亡率106.8/10万,占全部死亡人口的17.1%。21世纪初(2003年),我国平均每年死于癌症的人口大约150万。城市死亡124.6/10万,占全部死亡人口的22%;农村死亡率127/10万,占全部死亡人口的21%[2]。众所周知,在这几十年中,我国对癌症的诊治水平无疑有了很大的进步,但癌症的发病率和死亡率反而大幅度地上升,为什么会出现如此鲜明的反差? 这不正是未来医学发展应当考虑的问题吗?

　　这种情况至少说明如下两点:(1)未来的医学,在对待那些危重的慢性病救治和研究上,不能只限于生物学手段,不能完全以特异性病因和特异性治疗方法为坐标,应当探求综合性的病因和综合性的疗法,因为这些疾病从发病一开始,并非由某种单一的原因引起,它们常常是生物的、社会的、心理的、环境的多元因素作用的结果。它们不仅与生物、物理、化学方面的因素有关,也与社会、心理、人文的因素有关。未来医学应当走出这种单向思维。(2)未来的医学,不能将医学的目光仅限于疾病和病人,同时应关注亚健康病人、关注健康人群。因为病人正是从这些健康人群,特别是从亚健康状态人群演变而来的。人们期待医学关注健康状态人群的健康特征以及他们如何从亚健康状态

① 谢蜀生.关于肿瘤研究的策略[J].医学与哲学,1997,18(1):5-8.
② 全国肿瘤防治研究办公室.我国癌症的流行现状[N].健康报,2008-04-18.

变成病人。什么是亚健康？有哪些情况可能认为是亚健康状态？从健康变成病人的条件是什么？如果医学能够为人们说明这些，就能扼制大量亚健康状态的人变成病人，就能大大降低诸如高血压、糖尿病、心血管、癌症等疾病的发病率。如果做到这一点，将是医学人文性的重大提升。医学研究主攻方向的调整，实际上也是医学专业中的人文性的重要发展。

四、我们应当全力以赴地追求高新技术吗

当代许多疾病的治疗有赖于高新技术。医学的高新技术，特别是像基因工程、干细胞工程这样的技术，肯定能够给人类带来福音。但是，21世纪的医学应当全力以赴地追求高新技术吗？高新技术能够满足人类健康的一切需求吗？高新技术是一般中低收入人群能够用得起的医学吗？高新技术在预防各种慢性病的发生和发展方面究竟起了多大或能够起多大的作用？我们的医学专家正在探索通过干细胞技术培育人体的组织、器官以更新那些失去功能的组织和器官，并已经出现了令人高兴的前景，但谁知道安装这种新器官和组织要支付多少费用？何况现代许多医学高新技术是一把双刃剑，它在造福人类的同时，也给人类带来麻烦、困扰和不安。医学在走向高新技术的同时，是否也应重视适宜技术？是否也应更新、完善、发展适宜和常规技术？医学如何使自己成为一种理想的、便宜的、大家用得起的医学？WHO认为，当代医学正在沿着一条愈来愈昂贵同时又愈来愈为少数人服务的方向发展[①]。从医学人文的角度看，医学是否应当调整目前这种用昂贵的方法为少数人服务的发展方向？

并不是说高新技术对于今天的医学不重要，也不是说我们的医学专家寻求用高新技术手段攻克某些疑难杂症没有意义。我们仍然需要高新技术，一些处于危重状态下的病人渴望通过高新技术治愈他们的顽疾以挽救他们的生命，我们仍然需以相当的力量去攀登高新技术高峰；但是，并不是所有的疾病都要求高新技术。许多常见病、多发病，更多的病人，仍需要适宜技术。如一般性的胃肠道疾病、呼吸系统疾病、感冒等，只要认真进行体检是完全可以确诊的，为什么要动用CT、核磁共振？但是，适宜技术却受不到重视。一方面，适宜技术研究开发未能受到重视，一些专家和开发商对开发和改进适宜技术没有积极性；另一方面，现有许多适宜技术，是经过长期医疗实践检验的，仍

---

① 吕维柏.医学的目的：确定新的优先战略[J].医学与哲学,1997,18(4):171-173.

有其很好的诊治价值,并且诊断水平和治疗水平一点也不亚于某些高新技术,如黑白B超对某些肝胆疾病、常规X片对于些肺部疾病的诊断并不比彩色B超、CT低很多,但一些医生和医院并不愿意采用适宜技术。其原因何在? 这当然与这些适宜技术不能为医院和医生带来丰厚的经济收入相关。说得直截了当一些,时下许多情况并非疾病和病人需要高新技术,而是医院的收入需要高新技术,是医院的扩张需要高新技术。由此可见,在采用高新技术与适宜技术之间,存在一个以人为本还是以人民币为本的尖锐问题。医学是否为市场所左右,在很大程度上就体现在如何对待和使用高新技术与适宜技术的问题上。人们期待医院与医生们在使用适宜技术与高新技术方面,有医学人文的觉醒,有医学责任的担当。

五、医学仍只需继续固守大医院的阵地吗

按照美国社会学家威廉·科克汉姆的说法,医院经历了四个不同发展阶段,即作为宗教活动中心,作为贫民院,作为临终者之家和作为医学技术的中心[1]。14纪末,英国大约有470所医院,其中患者3～30人不等;15世纪,仅意大利的佛罗伦萨已有33所医院,约1 000人就有一所医院[2];1784年由约瑟夫大帝二世重建的维也纳医院,可收1 600名病人,分设6个内科、4个外科、其他4个临床部门,并有84张床可供教学用,这是当时的医院明星[3];自十七八世纪以来形成的医院,在制服疾病、发展医学技术方面发挥了重要作用,今天也仍然发挥着重要作用,医院在今后的保健服务中仍有重要的位置。但是,难道医学今后仍然主要是以医院为主要阵地发挥自己的作用吗? 医学要不要把自己的主要力量扩展到社区,扩展到健康与亚健康人群中去? 现代医疗保健服务体系在接纳日新月异的医学成果与为广大人群服务,在治疗与照料之间如何调节平衡?

今日医院面临的主要疾病是心脑血管病、糖尿病、肿瘤、慢性阻塞性肺炎、神经精神疾病等慢性病,而慢性病的特点是很难根治和多次反复发作,病人经常处于住院、出院、再住院的循环中;慢性病多为生物、生活、精神心理、行为、环境等多种因素所引起。大医院对付此类疾病主要依赖各种高新技术

---

① 科克汉姆.医学社会学[M].杨辉,等译.北京:华夏出版社,2000:226-227.

② 波特.剑桥医学史[M].张大庆,等译.长春:吉林人民出版社,2000:337.

③ 波特.剑桥医学史[M].张大庆,等译.长春:吉林人民出版社,2000:339-340.

手段。从半个多世纪的实践看，大医院依靠高新技术对付此种疾病的效果，只能是缓解病情，减轻痛苦，延长生命，而少有治愈的可能，病人常是多次住院，直至死亡。而在这一住一出的反复过程中，病人要支付越来越多的费用，有的病人甚至倾家荡产。由于主要的医疗力量集中在医院而不是基层医疗机构，医院的病人当然是愈来愈多，医院常是人满为患，应接不暇，医生们则是疲惫不堪，有的甚至难以为继。医院难道不应当走出医院，以一定的力量从事预防，和公共卫生力量相结合，从事健康教育，帮助和引导人们调整生活和行为方式，改善环境条件，减少慢性病的发病率，将病程控制在早期阶段吗？

我们不能低估大医院的作用。但是，种种情况表明，当今采用办大医院对付慢性病的办法绝不是高明之举。"对于医院和亚专科化的过度重视已经成为卫生效率低下和不平等的主要源头。"[①]医疗资源主要集中在大医院的现况，是和人人享有保健服务目标相矛盾的。但是，令人不安的是，现在很多医院经营者偏爱大医院，偏爱不断扩大医院的规模，并希望将尽可能多的病人收入他的医院。显然，对医院经营者而言，无疑是病人愈多愈好、病愈重愈好，因为只有这样才能给医院带来源源不断的财源，但这是与人类追求健康的目的相悖的。大医院的医师们走出医院大门，实现医疗资源向社会和其他基层医疗的转移，是控制慢性病的光明大道，是适应疾病结构变化、降低医疗费用、落实"人人享有卫生保健"目标的光明大道，也是医学可持续发展的光明大道。

医疗服务体系始终是医学的重要组成部分，正如产品推销系统始终是现代企业非常重要的组成部分一样。合理的医疗服体系是现代医学的重要环节。医学再先进，如果没有合理的服务体系，医学服务于健康的目标仍是一句空话。未来医学走向何处，和医疗服务体系的选择是密切相联的。大医院目前处于一个重要的关口，或是通向人文关爱，或是通向金钱的大门，医院院长们不能不慎重选择。

六、如何估量人文社会医学在未来医学中的地位

应当如何理解医学？医学难道只是技术吗？医学是沿着单一的技术方向发展，还是沿着技术与人文相结合的方向发展？现代医学如何看待人文社会

---

①　世界卫生组织.2008年世界卫生报告　初级卫生保健——过去重要，现在更重要[M].兆瑞臻，等译.北京：人民卫生出版社，2008.

医学,是否容纳人文社会医学?

从历史上看,医学是由科学文化与人文文化两部分组成的,医学是人文与科学技术的统一凝结物。而由于疾病结构和病因结构的变化,慢性病、退行性疾病和老年病的增长,社会因素、行为方式、生活方式、精神心理因素愈来愈成为致病的重要原因,医学中的人文比重不断增加,医学人文对于医学有了更重要的意义。

人文医学的滞后是现代医学的一个弊端,当代医学许多不尽如人意之处均由此而引起。现代医学必须加以完善的理由很简单:疾病应被告知为多原因的引起,它有分子生物学方面的原因,也有社会经济方面的原因,有行为文化方面的原因,而治疗与健康也同样是多因素、多途径的结果。大力加强人文社会医学的研究,充分发挥其在治疗疾病与促进健康中的作用,是当代医学的一个重要任务。

有人对医学人文之于医学的意义表示怀疑:病是靠药物、手术治好的,不是靠人文治好的。的确,人文学科首先是"一种方法,态度和精神";就"具体对象而言,并不存在人文这种实体。只有把各学科视作主体性活动的不同领域,才能获得人文学科概念";"人文学科是评价性而非纯描述性。与科学陈述'是什么'不同,人文学科内涵有应当'是什么'的价值指向,其终极旨归是作为人文本体论意义的人"①。从这个意义上说,人文学科的确充当不了直接治病的角色。但它却存于治病、手术的实体活动之中,而且指导着此类实体活动的取向。以给病人开药为例,疗效大致相同的药物,是给贵的、还是便宜的? 某种疾病,可手术也可不手术,究竟如何选择? 一次检查可以确诊,还要不要多做几次检查? 这其中都有思想在支配,这种思想就是人文。何况当今的许多慢性病,心理治疗常可收到直接的效果。因此,怀疑人文对于医学的重要性是没有根据的。"医学上除了硬件外,软件也是不可缺少的,即所谓软实力。这个软实力应当说是包含了很多东西,也包含了你们正在准备的这个会议提到的人文。""一个成功的医学科研工作人员,尤其是临床医生,软件是必不可少的。实际上,教学、科研、做人都有他的软件,医学发展方向就是非常重要的软件。"②

---

① 尤西林.人文精神与现代性[M].西安:陕西人民出版社,2006:4-5.

② 汤钊猷.软实力·巧实力·多学科协作[J].医学与哲学(人文社会医学版),2009,30(5):1-3.

人文社会医学的历史责任,就是要坚持医学以人为本的方向,与医学专业工作者共同全面探索影响人类健康与疾病的诸因素的相互关系,正确阐明精神心理、社会、文化、生态环境等各种因素对健康与疾病的影响,克服生物医学的弱点与不足,为建立一门完满的、公正的、可持续发展的医学而贡献力量。

七、医学如何回归人文传统

"医乃仁术"是一个经典性的命题,它清楚地界定了医学的两个基本方面,阐明了医学作为一门科学与技术的本质特点。"术"不能离开"仁",而"仁"当然也不能没有"术"。现代医学发展过程中出现的病与人的分离、心与身的分离、技术实体与病人实体的分离,引起当代社会的关切,成为当代保健服务中的一个痛点。只要我们读一读《展望21世纪》《2000年的大趋势》《医学社会学》这些有着广泛社会影响的著作,只要我们分析一下我们身边的种种医疗纠纷,我们就可以了解到医学中出现的这种分离在何种程度上引起人们的忧虑。医学的这些分离难道应当继续下去吗?当代医学如何解决医患关系的物化问题?如何防止医学对人的异化?当代医学回归人文、回归社会,是一个紧迫而又十分重要的问题,应当引起医学界的重视。医学日益失去昔日的那种人道主义的光辉,是当代医学的悲哀,是医学未能更好地满足人们要求的一个重要原因,这也正是人们强烈地呼唤医学人文精神的原因。

问题不仅在于人们强烈地要求医学回归人文,同时也存在着一股不可忽视的抵制人文回归医学的潜在因素:技术至上的思想因种种原因仍有广泛的市场;保健服务的市场运作及拜金主义的影响,将会持续而深远地存在于医疗保健服务的各个环节;整个社会客观环境道德水平的低下;而医学人文自身发育的不足也在客观上成为医学回归人文的不利因素。医学回归人文仍将是一个漫长而又曲折的过程,仍是需要积极促进和精心组织才能达到的目标。医学人文的复归,不是自发实现的,目前正在经历由自发到自觉的转变过程。在这一客观发展过程中,我们可以做的工作是,运用大量的医疗实际事例,说明医学回归人文的重要性和紧迫性,营造医学回归人文的舆论氛围;积极实践生物-心理-社会医学模式,变革单一生物医学的诊疗思想,为病人提供身体康复、心理健康和社会安宁的全面服务;探索医院技术组织结构的改革,增设和强化心理、社会诊疗服务科室,推进人文与医学专业结合;提高医师的人文社会医学的知识水平和人文执业能力;等等。

八、如何看待生活医学化与医学充当非医学的角色

21世纪是生活科学化的世纪,生活医学化也是21世纪医学面临的新课题。所谓生活医学化,就是运用医学去解决非医学范围的问题,亦即运用医学手段解决生活与工作中的种种问题。这种医学的生活化不会仅限于个人,而且也正波及社会,包括在常规手段处理社会问题无效时运用医学解决一些难于处理的社会矛盾。实际上,一些克隆技术的运用、基因技术的运用,以及诸如人畜细胞混合技术的运用情况,都表明这种生活医学化已经开始。例如,美国法庭采用DNA指纹识别嫌疑人的证据,而第二代DNA检测手段将不再限于证明嫌疑人血迹与受害者血迹是否相符,而且可能弄清嫌疑人的生物特征和心理特征;斯德哥尔摩久负盛名的卡罗琳学院的神经学家展示了他们的成果:通过让志愿者佩戴虚拟眼镜,让他们体验与假人和真人交换身体的幻觉,它有助于发展下一代虚拟现实游戏,让游戏者真切感到自己是游戏中的角色。医学可以充当非医学的角色吗? 医学的发展可以突破医学的传统边界进入非医学领地吗? 看来,医学进入非医学领域是难以避免的,而且有时也是有益的。问题是当医学这样做的时候,医学还能称之为医学吗?

如果说,这种需要可以满足人们的某种需求,那么,生活医学化有没有边界? 有没有禁区? 医生们如何对待来自社会的种种需求——包括不正当的需求? 是有求必应,有选择地予以支持,还是坚守传统阵地而不为所动? 这些都是需要人们本着技术的可行性与伦理、法律可允许性来思考的。但是,"人类生活更加医学化,不仅造成了对医学范畴和医学本质认识的不确定性,同时也提高了医疗保健的费用"①。

未来的生活科学化与医学化是不可避免的,这是知识经济和服务经济时代的必然产物,是人类社会进步的结果。医学家应当和社会学家、哲学家、伦理学家联手,共同理解它、研究它、迎接它的到来,探讨哪些是可以做的,哪些是不可为的。

九、医学研究的方法也在呼唤人文

以往几百年,医学家运用实证的方法、还原的方法,突破了神学的桎梏,营造了现代医学的辉煌。但是,还原分析的医学研究方法可以囊括一切和经

① 吕维柏.医学的目的:确定新的优先战略[J].医学与哲学,1997,18(4):171-173.

久不衰吗？还原分析方法在何种程度、何种范围内需要综合系统方法补充？未来医学研方法将走向何处？传统的还原的医学研究方法是否仍是现代医学的支柱？

由于当代医学对疾病、健康的认识，不仅需要微观的深入，同时也需要宏观的分析，正如目前循证医学对大样本所做的分析那样；此外，影响健康和导致疾病的因素不仅有物理、化学、生物的因素，同时也有环境、社会、心理的因素，而对这些因素的分析和认识，是很难通过还原方法实现的。由此可见，系统的、整体的方法对于当代医学来说，是绝对必需的。事实上，当代医学在揭示生理与精神，在阐述意识对躯体的影响，在寻求疾病的心理精神根源，在探求高尚道德对健康的作用，在揭示疾病流行的规律，在挖掘中医药遗产等方面，已经力不从心，还原方法的局限性已暴露无遗。可以预料，21世纪的医学，将会在寻求还原方法与系统整体方法相结合方面取得重大进展。21世纪的医学应在大力促成生物医学模式转变为生物-心理-社会医学模式，促进临床水平的提高，以及推动临床医学与预防医学、公共卫生相结合方面取得突破，而这一系列目标的实现，和方法论的完善密切相关。

在还原论一统天下的时候，医学体系中没有人文存在的空间，因为人文是难于还原的，也正因为不能还原而被排除在医学之外。医学方法论的转变与完善，还原论的方法由系统论的方法加以补充，不仅是完善生物医学的需要，同时也为人文社会医学的合理存在创造了条件，人文社会医学也会因此而繁荣。当然，人文社会医学也可以而且应当从还原方法中汲取营养，人文社会医学并非与还原论水火不容。医学研究方法呼唤人文，人文也需要从方法学方面得到改进。应当看到，未来的医学是微观与宏观结合的医学，是生物、物理、化学因素与人文、社会、心理因素结合的医学，是还原方法与系统方法结合的医学。当前，包括医学在内的整个自然科学为此已经准备了条件，它将成为21世纪医学一个重要特点。

十、医学的一元、多元与人文

现代医学是趋向一元的，而且朝着一元的方向走过了几百年。近几百年来，许多国家、地区的不同医学，都朝着一元的方向汇聚到一个大宝库中。几十年来，我国的中医现代化、中西医结合，实际上也是这种一元化努力的一部分。但是，实践常常非意料所及，现代医学在容纳传统医学、另类医学过程中遇到了障碍。在这一过程中，传统医学、另类医学，或者是被改造得面目全非，失去了它原有的特点；或者是始终格格不入，保持其原有的独特风情。这不能不使人们提出这样的问题：未来的医学只能是一元的吗？未来的医学难道不能是多元的吗？传统医学、整体医学，还有民间医学，在未来的医学中难道不可以有它们的一席之地吗？人们对健康的需求是多样的，有人喜欢物理疗法，有人喜欢开刀，有人愿意接受按摩、推拿，另一些人偏爱瑜伽，医学应当适应人们对保健多样化的需求。

事实上，人们在增进健康的时候已经是多途径的了。像中医的推拿、气功、按摩，印度的瑜伽等整体医学、替代医学，早已证明有益于人类的健康，且深受欢迎。同时，几乎所有传统医学的一个共同点，就是它们十分重视人的整体机能的康复，重视人体的自然力的扶植，重视人的心理调节，重视与病人交流，它们充满着人文气息，弥漫着人文精神。这些传统医学纳入医学大家庭，将会十分有益于现代医学人文精神的增强，使现代医学再次重温医学人文的光荣历史。看到以上种种情况，人们难道不应当将这些纳入医学的范围吗？西方一些国家对中医、对东方医学采取欢迎的态度，能否回答这个问题呢？

有一种传统的、过时的观念妨碍人们接纳传统医学、整体医学等另类医学，妨碍将这些医学纳入医学大家庭中。这种观念就是认定医学必须是科学，而科学又必须是能够经得起实验检验和能够重复的。医学是不是一门科学？应不应当用科学的标准要求医学？当然是。从希波克拉底时代开始，医学不正是为此而努力吗？医学也正是因为获得科学的地位而获得今天的成就。但是，医学只是在它的基础部分，在它对人体生理病理功能机制、药物作用机理的认识上是立足于科学的。医学绝不是一门纯粹意义上的科学，绝不是可以与物理、化学完全等同的科学。医学同时也是经验，是技术，是组织管理。医生为病人做手术，他要遵循对人体的科学认识，遵循人的机体生命运动的规律和特点，而这些认识、规律与特点是普世相同的，是科学的。但至于手术如何做得更好，如何少出血，如何减少对机体的损伤，如何使刀口愈合快一些，如何合理使用抗生素，这在很大程度上取决于医生的经验及其对病的关切与同情、病人个体不同的认知，甚至还与当地的习俗、文化背景相关。而这一切是科学回答不了，也无需科学回答的问题，这是技艺、个人经验、组织管理的问题，是一个与人文密切相关的问题。我们无需为要争得传统医学的地位而否定医学是科学，否定医学的科学标准；也无需因要维护医学的科学尊严而否定传统医学作为医学而存在的客观现实。医学的一元与多元，涉及医学人文与医学的关系，一元论的医学观是排斥人文的。呼吁医学是以现代医学为主体的多元医学,可能为人文争得在医学中的合理位置。

我们完全有理由预测,21世纪的医学,将是一个以现代医学为中心,周围辅以经过历史检验的传统医学或具有特色的地方医学的医学群,是一个充满关爱生命的医学。

十一、关于临床医学与预防医学的整合

治疗与预防在早期是合而为一的。中医关于上医治未病的观点就说明了这一点。临床医学与预防医学分离只是近百年的事。1916年,为了适应防治传染病的需要,加强公共卫生人员的培养与科研,在美国罗氏基金会的支持下,美国一些学者致信几个院校的校长,建议建立公共卫生学院,1916年与1923年,约翰·霍普金斯大学与哈佛大学分别建立了公共卫生学院,随后其他一些大学也效仿这种做法,这就开始了临床医学与预防医学的分离。这种分离在当时无疑是正确的,对临床医学与预防医学都起到了好作用。但是,这种分离,在今天看来,未必仍是要坚持这种做法了。对于今天控制威胁人类健康的许多慢性病来说,没有临床医学与预防医学、公共卫生的结合,是很难收效的。1995年日、美两国发表的几项统计似乎说明了这一点,1960年日本人平均寿命为68岁,美国为73岁;而1990年日本增长至79岁,而美国则为76岁。1960年,日本的儿童死亡率为37%,美国为31%;而1990年日本降至6%,而美国为11%。1990年,日本人均医疗费为1 358美元,美国则为2 763美元。在这一时期,美国的技术一直走在日本的前面,费用花得多,技术又先进,其效果为何反差如此之大呢? 关键在于日本比较重视预防,重视卫生知识的普及。显然,像目前影响人类健康的老年病、慢性病,以及各种退行性病变,仅仅依靠临床或是仅仅依靠预防,都是无济于事的。制服这类疾病,必须有临床医学与预防、公共卫生的结合。

从历史发展的情况看,许多疾病的根绝主要归功于预防。当前的现实,不仅提出了结合的需要,也提供了结合的可能。基因研究的一些成果,很可能为疾病的预防做出重大贡献。而临床流行病学、社会医学、健康流行学、公共卫生学的发展,也的确为两者结合创造了条件。目前,我国一些医院的医师们循着他们在临床中积累的资料开展的健康教育,举办各种疾病的俱乐部,引导病人调节个人不良生活行为,在减少哮喘病的复发,防控糖尿病、高血压、心脏病方面,已经迈出了可喜的步伐。如果这一愿望得以实现,将是医学迈向人文的大步,将是医学人文精神的最大复归。

十二、医疗与市场

医疗保健服务无节制的市场化,是当代医学对医学人文最严重的挑战。

20世纪80年代以来,医学已经遇到市场的严重挑战。一方面,市场在寻求医学,在寻求医学高新技术,并以此构建新的产业,形成新的利润源泉,一些国家保健服务经营集团的形成,另一些国家和地区医药产业的迅速发展,就证明了这一点。另一方面,现代医学需要强有力的经济支持,故而也在向市场靠拢,希望从市场得到经济资助。医疗部门希望得到雄厚的资金补充,医务人员谋求改善自身生活待遇的冲动,使得市场机制正在悄悄地进入医学。医疗的市场化、商品化,从来没有这样突出地摆在人们的面前。可以预料,随着世界市场进一步形成和世界经济一体化的加剧,医疗市场化的呼声将会更加强劲。但是,医学应当运用市场的刺激发展自己吗? 当代医学的发展能够回避市场吗? 保健服务能够像其他商品一样由医生们兜售吗? 医疗保健服务应以国家调节为主,还是应以市场调节为主? 或者说是两者兼而有之?

医学就其本性而言,它不是也不可能是一般意义上的商品。由于医学涉及人的生命,涉及人的生存权利,而生命和基本人权是不能购买或出卖的,医患双方的关系又根本不同于市场上那种买卖双方的关系,这就决定了保健服务不能商品化和市场化。这也正是当今世界到现在为止,还没有一个国家公开正式宣布医疗商品化的原因。

事实上,市场对医学的影响有其积极方面,它有利于病人有更多的选择,有利于调动保健服务经营者和医务人员的积极性,有利于多方筹措经费从而减轻政府的经济压力。当代医学发展迅速,也的确与市场刺激有一定的关系。但是,按市场规则经营医疗保健服务,其消极影响也是十分突出的。从根本上说,医学追求人人健康的目标与保健服务市场化的目标是背道而驰的。医疗服务市场取向必然是以追求利润为目标的,要实现这一目标,其条件是充足的病人特别是充足的危重病人;而通过预防等手段减少病人、控制轻病发展为重病正是医疗保健服务的根本任务。因此,我们完全有理由认为,医疗保健服务市场化,以市场原则营运医疗保健服务,可能将其引向高危险中。"卫生体系向无节制的商业化沦落","卫生服务商业化对服务的质量和可及性都会产生影响","缺乏管理的商业化的医疗卫生体系是非常低效和昂贵的"①。医学过多的失衡和保健服务的商品化,对医学本身是一种巨大的威胁。

如何对待医疗保健服务商品化,实际上涉及医疗保健服务奉行的宗旨是什么的问题,是以金钱、利润为主,还是以人为本。如何处理好医学与市场的关系,谨慎地利用其积极的方面而又避开其消极的方面,在谨慎地运用市场机制中而不迷失医学人文的方向,是21世纪医学发展过程中无法回避的重要问题。

十三、摆脱当前医疗困境的出路

近些年来,一些西方学者认为西方国家存在一定程度的医疗危机。他们所说的医疗危机,主要是指当代医学的发展走向与社会公众对医学的期待的矛盾。一方面,医学发展十分迅速,医学研究的成果层出不穷,基因技术、干细胞技术、再生技术、移植技术,令人眼花缭乱,医疗产业规模越来越大,医疗费用迅速增长;另一方面,疾病,特别是慢性病、老年病、退行性疾病,则越来越多,发病率、死亡率居高不下,愈来愈多的人看不起病,有病不就医,社会对医学的不满日益增长。医学处于一种十分矛盾的尴尬局面中。医学如何走出这种困境?

实际上,当前许多国家已经意识到此种危机,并且企图通过改进医疗保健服务管理的各个方面,包括增加投入、扩大医疗保险的范围、加强基本卫生保健服务、改革保健服务体系、降低医药价格等各方面,来摆脱此种困境。但是,当前保健服务遇到的困难,仅仅从改进管理体制和开辟经费来源上下功夫就能够找到出路吗?从表面上看,当前医疗保健遇到的困难,似乎只是管理体制上的问题,似乎只是国家对保健的投入太少。因此,一些国家纷纷在改进对医药事业的管理上下功夫,并且尽可能地增加对卫生的投入,然而迄今为止,几乎所有的国家都收效甚微。原因何在呢?原因在于没有找准当前医疗困境的病根。的确,当前医疗面临的困难和管理体制不当、投入不足有关,但是,其中最根本的原因并不在此,最根本的原因在于现代医学本身。现代医学的具体目标是着眼于病和病人,着眼于降低死亡率,着眼于延长寿命,而对付疾病的主要阵地是大医院,制服疾病的主要手段是不断采用高新技术,视野又仅限

① 世界卫生组织.2008年世界卫生报告　初级卫生保健——过去重要,现在更重要［M］.兆瑞臻,等译.北京:人民卫生出版社,2008.

于生物因素方面,而不重视社会、心理、环境等方面的因素,其结果是严重忽视了预防和公共卫生,忽视了从生物、社会、生活环境等方面进行全面治理,忽视了从源头上控制疾病的发生,从根本上扼制医疗费用上涨,为人人享有保健服务提供基本保障。因此可以认为,当代的所谓医疗危机,根源在于当代医学的某些固有的弊病,根源在于传统医学模式的医学观点,是传统的医学思路造成的。因此,摆脱医学危机的根本出路,关键在于转变医学模式,调整医学的目标,从更广阔的背景和思路来理解当代医学,以全新的思路组织医疗保健服务事业。对西方医疗危机的反思,对于未来的医学的科学发展是很有启示意义的。

以上的分析说明,当代医学不应当只是生物医学、技术医学,不应当只是医生的医学;当代医学,同时应当是生物的、技术的、人文的、社会的、环境的、生态的、全民的医学,应当是这些方面的综合结晶,而其核心是对人的关爱,是以人为本。医学只有回归人文,并且依据现代高科技时代的特点正确解决科学与人文的关系,医学才能找到它正确的归宿。

当代医学的发展呼唤人文,当代医学发展征途中遇到的种种问题呼唤人文。

（本文曾发表于《中华医学杂志》1999年第1期,收入本书时做了较大修改。）

医学目的面临的新课题 *

当前医学人文面临的问题，与传统的医学目的有很大的关系。由于医学技术的飞跃发展，传统的以治病救人为根本宗旨的医学目的，在当前遇到了许多新的挑战，而这些挑战都涉及医学人文的本质。医学目的的重新审视要求我们重视当代医学的人文课题。

一、医学目的研究的提出

医学目的问题是由美国哈斯汀斯中心主任卡拉汉（Daniel Callahan）于20世纪八九十年代提出的。1980年以来，哈斯汀斯中心就医学目的中涉及的医学、法律、资源分配、医学面临的困难等问题组织了一系列讨论，最终发现世界各国的医疗保健服务都陷入了一个怪圈：为治疗各种疾病，各国都在尽一切努力广泛采用新技术，但疾病并未得到控制，且不断涌现一些新病，迫使医

---

* 我国对医学目的（Goals of Medicine，GOM）的研究，始于1993年。从1993年开始，参加卡拉汉发起的医学目的的研究的中国中医研究院吕维柏及其他几位学者，在北京先后组织了十多次小型讨论会，并及时向哈斯汀斯中心反映了中国小组的意见。1995年5月14—16日，中华医学会医学伦理学会在武汉举行了工作会议，决定以"医学目的—生命质量—医学伦理"作为第八次医学伦理学术讨论会的主题，并向全国各省市伦理学会下发了通知，组织撰写论文。福建、湖北、上海、广西、四川、北京等省（自治区、直辖市）立即开始行动，纷纷召开研讨会，河北职工医学院郭清秀还开展了问卷调查。为了开好此次会议，中华医学会医学伦理学会秘书处还组织了由大连、天津、石家庄、武汉四市参加的问卷调查，对社会各界2 000人的意见做了分析，调查显示，社会各阶层支持调整医学目的；为了深入研究这一课题，学会秘书处还撰写了《关于调整医学目的与服务模式的若干问题的研究提纲》。1995年10月23—28日，第八次医学伦理学术讨论会如期在张家界举行，160余名学者参加了这次会议，会议收到120多篇论文，28名学者在会上宣读了论文，并就《关于调整医学目的与服务模式的若干问题的研究提纲》进行了讨论，《健康报》对此次会议做了长篇报道。医学目的在中国开始引起医学界和社会各界的关注。

学家们和医药开发商寻找更新的技术,更新的技术推广和使用形成了新一轮的费用上涨,其结果是医疗费用的负担愈来愈大,医疗的可及性愈来愈受到威胁。1992年,卡拉汉被选为美国科学院院士,同年他又组织了有著名生物学家和医生参加的会议,他在会上提出要重新考虑医学的目的,以寻求解决医疗保健面临的各种矛盾的方法。医学目的一经提出,就引起各国医学界的重视。1996年11月,在纽约举行的新闻发布会结束了这一研究。当前医学人文面临的问题,与传统的医学目的有很大的关系,所以探索医学目的与医学人文的关系是有必要的。医学目的调整呼唤医学人文。

哈斯汀斯中心提出医学目的问题是出于下述四点假设:

● 所有国家都或迟或早要发生一场医疗系统的危机。

● 现代医学不能解决疾病、衰老和死亡问题。

● 现代医学错误地把治愈疾病、阻止死亡视为其首要目标。

● 追求良好健康状况和治愈、减轻疾病之间的差别是很大的。

GOM一经提出,就引起各国医学界和哲学界的重视。开始时是工业化九国参加(美国、德国、瑞典、英国、荷兰、意大利、西班牙、捷克、匈牙利)。当时的世界卫生组织总干事贾德尔写信给卡拉汉,建议发展中国家最好也有代表。随后又有中国、印尼、智利、丹麦、斯洛伐克参加。这样就形成了由14个国家组成的GOM国际研究计划。这个国际研究组织中的国家平时根据哈斯汀斯中心的计划开展学术研究,由中心组织大家交流讨论。

在GOM的研究过程中,共举行了5次国际学术讨论会:1993年7月第一次布拉格会议;1994年10月第二次布拉格会议;1995年11月第三次布拉格会议;1997年7月的那不勒斯会议;1996年在美国底特律还举行了一次会议。中国学者参加了其中的两次会议。

第一次布拉格会议主要是确定GOM的研究目标和计划。卡拉汉及中心的其他学者就此做了介绍和说明:GOM的计划是争取对以下3个问题提供答案:什么是医学将来的目标？什么应该成为将来医学服务的目标？什么应该是将来医学教育的目标？

第二次布拉格会议就经过调查了解的情况归纳成10个问题进行讨论:① 健康、疾患和疾病的概念;② 早死;③ 老龄化;④ 医学领域;⑤ 医学进步;⑥ 医学目的的历史观;⑦ 关于医学目的的建议;⑧ 医疗服务;⑨ 医学研究;⑩ 医学教育。

第三次布拉格会议主要讨论GOM研究形成的统一声明的第四稿。这个声明将以前讨论的主要问题贯穿成文,并列出了23个问题,如传统的医学目的、重建的理由、医学的"是"与"应该"、市场力量与公众需求、文化压力、生活医药化、增强人类等。这个声明后又经过多次讨论,最后以"医学的目的:确定优先发展战略"为题形成文件。但斯洛伐克组和丹麦组对文件中关于计划生育、不孕调节、文明社会应为公民提供体面的医疗而不管他们是否支付费用等内容表达了不同意见。

1996年的底特律会议,卡拉汉在会议开始和结束时做了"我们为什么要重新考虑医学目的"和"重新界定医学目的"的发言。并介绍了医学目的三年国际研究计划的背景资料。会议分成6个单元进行:医学目的与美国医学史,美国未来的医疗保健;医疗与保健的关系;美国的社会价值;解除疼痛与保全生命;慢性病与增强人类;医疗服务与医学教育。

底特律会议有很多精彩的发言,其中有些观点值得人们思考:

● 医学目的应当重建,包括改变对死亡的态度、从治愈至照料的转变、缩小医学领域。

● 分别确定不同疾病的治疗目的,如慢性病的治疗目的要具体对待。

● 医学目的是一种社会结构。

● 将保健服务区分为普通的与豪华的两个系统。

● 要改变医学目的,必须改变社会价值系统。

● 将临床治疗终点定在消除致病性是合理的。

此项GOM的研究,以1996年11月在纽约举行的新闻发布会告终。发布会宣告:14国宣言号召审查"医学目的",敦促医学从治愈和高科技转移至照料,重点在公共卫生和预防疾病。国际研究小组警告:目前医学的发展战略是在全世界创造供不起的、不公正的医学。

二、传统医学目的的困境

GOM的研究认为,目前国际上对卫生改革的回答仅是技术性的,只承认是管理或组织方面的问题,解决的途径通常是讨论市场、私有化、政府的调控、价格控制和成本效益分析等。这些虽然是必要的,但并非根本。归根结底是医学的目的出了问题而不是医学的方法有问题。没有这种思考,目前全球进行的保健改革很可能失败。

传统医学目的可以概括为:治愈疾病,避免死亡。

1. 传统医学目的面临的挑战

挑战一：传统医学目的之一是抢救和延长生命。但当能用机器去维持那些以前不能维持的生命时，医学的这个目的意味着什么？遗传学可能延长生命，这是合适的医学目的吗？医学是否有必要成为死亡和衰老的敌人？

挑战二：医学的另一传统目的是促进健康、维持健康，但当能用很大的代价使轻于500克的婴儿存活或维持超过100岁老人的生命时，医学目的意味着什么？疾病和痛苦是否不能被接受和必须消灭？

挑战三：传统医学目的是解除疼痛和疾苦，这是否意味着安乐死和医助自杀应当成为医学的一部分？医学是否应当在它的范围内考虑日常生活中的忧虑、社会暴力、环境危害并试图寻找药物或其他医学方法对付这些问题？因为这些都可能给人们带来疼痛和痛苦，虽不源于疾病，但有害健康。那么，什么是医学的合法领域和合理的医疗边界？

挑战四：传统医学目的一般说是针对个人并主要由医生决定的，但现时医生愈来愈受限于外部条件。由于医学的巨大进步，医学已成为金钱、利润的源泉，成为国家的产业部门的经济力量；而个人的财力愈难承担，政府在保健方面愈来愈起主要作用。同时，当今医学处于前所未有的开放中，且日益受制于外部影响，医生的作用相对缩小。

挑战五：医学的传统目的，是以医学为中心的，在实现医学目的中医学手段是决定性的，但自20世纪以来，促进健康的方法愈来愈广，医疗对保健的作用相对较小；医疗被放置于保健系统中，而保健系统又被包含于更广泛的社会和政治系统之中。这样就出现了医疗系统、保健系统和更大的社会系统在保健作用方面的界限不清和矛盾。

2. 传统医学目的面临困境的原因

当今，医学处于极大的压力之下。这些压力产生的原因是多方面的，但其中一个重要原因是医学的成功，而不是医学的失败。因此有必要检讨医学的发展战略：是不是医学自身的发展思路出了问题？

原因一：医学过于追求尖端技术。当今医学认为治愈疾病全靠尖端技术。医学教育引导医生运用尖端技术，药物器械工业致力于制造和供应尖端技术，医疗保健则致力于部署和支付费用。这样就造成了日益庞大的医疗费用，使得医学沿着愈来愈昂贵和愈来愈为少数人服务的方向发展，而所带来的效益往往是边缘性的。

原因二：对治疗观的偏爱。在现代医学的意识里，医学就是治疗，致力于治疗的观念没有任何软化而且愈来愈忽视照料。在与癌症、心脏病、中风的斗争中,照料和同情常被模糊了。无休止地寻求高新技术来对付这些疾病是过去50年医学的标志,但同时这在许多国家也把医学推向了难以持续下去的边缘。

原因三:老年人群对医学的影响。一些证据表明,老年人增长并不必定引来费用的显著增长,但老龄社会加上对老年人进行强化的医疗和保健服务,必然引起费用的高涨,而对老年人生物学障碍的改善并未取得显著的效果。老年保健方针的不适当也使医学处于困境。

原因四:市场对医学愈来愈大的影响。

● 医学进步很大程度上受公众需求所驱动,而公众对医学的需求在很大程度上受市场的影响。慢性病比重的上升,加剧了市场对医学的需求。

● 市场创造公众对医学革新的需要,并投入巨额资金用于研究,不停地刷新医疗技术,使那些本可继续发挥作用的适用技术迅速过时以赢得利润。

● 市场基本上是针对个人需要的,它不一定对公益有益。个人需求与社会需求并不都是一致的。医疗市场正如烟草消费一样,可能本身就是疾病和痛苦的来源。

● 市场倾向于为特权阶层人士创建高质量的保健,为穷人提供可比的照料常常很困难。市场驱动的效率与公正原则常常相反。

● 市场可能使医学成为商业力量的俘虏,医学的中心价值和传统目的受到严重打击;医患间的诚信、医学利他主义和公众对医学的信任,都受到影响。

原因五:医学生活化给医学带来了新的难题。医学有强大能力改变和修改人体,有开辟新的生物系的可能性,并在多方面尽可能地使生活医学化。但它不仅扩大了公众对医学的期望,同时也把医学推到更广阔的社会问题中。这不仅提高了医疗费用,同时也造成了医学本质和范畴的不确定性,使得医学边界更加模糊。

3. 传统医学目的的消极后果

● 传统医学目的强化了传统的生命神圣观念,忽视了生命质量。

● 与生物心理社会医学模式不适应。

● 与人人享有卫生保健的目标不适应。

● 与卫生资源公正原则形成严重冲突。

● 不利于保健服务模式的转换。

三、确定新的医学目的

当医学有能力决定自己的历程时,很大程度受制于社会的世俗、价值观、经济和政治的影响。医学目的的理想转型同时也要有社会的转型。重新考虑医学目的时,也要考虑社会的目的与价值,重新考虑社会文化背景和价值。要确定新的医学目的,必须找到医学目的与社会目的之间的结合点。新的医学目的应当是:

● 预防疾病和损伤,促进和维持健康。这是医学的核心价值。理由:一是可能免除疾病和损伤;二是能给社会和个人同时带来巨大的利益;三是有益于经济,通过减少发病率的范围从而减轻经济负担。但由于疾病总体上不能被克服,任何人都可能得病、受伤或致残,所以不能说这一目的是绝对的,某些时候其他医学目的可能走到第一线成为首要的医学目的。

● 解除由疾病引起的疼痛和痛苦。这是医学最古老和传统的医学目的,但现代医学并未很好地满足这一要求,因为医生在对疼痛的理解和实施疼痛疗法之间,在对实质性病变引起的疼痛和精神心理引起的痛苦之间存在巨大的认识差别。当前遇到的问题是:在解除疼痛和痛苦时能够走多远? 诸如安乐死和医助自杀之类的问题,仍是实现这一医学目的的难题。

● 对疾病(包括不治之症)的照料和治疗。以往医学往往首先是找到病因,然后寻找治疗方法,以让病人回到功能安康状态,照料常被忽视。但许多疾病并没有可以治愈的方法,特别是老年病和慢性病,治疗几乎很难有大的成效,照料就成为医学最普遍、最直接的目的了。医学工作者最大的工作是管理疾病而不是治愈疾病。

● 避免早死,追求安详死亡。与死亡做斗争是医学的重要目的,但医学应当和各种死亡保持适度的矛盾平衡。医学应当提供安详死亡的服务,而不是制止死亡的可能性。但医学为实现这一目的,必须正确处理:避免早死,追求安详死亡,妥善处理终止生命维持疗法,确定这种疗法的道德标准和医学标准。

早死:指发生在生命周期以前的死亡。避免早死有助于医学走出某些死胡同。阻止死亡是不可能的。死亡不是医学的敌人,但死亡发生在错误的时间、发生于错误的原因,以错误的方式发生,则是医学的敌人。

鉴于医学发展如此迅速,人们对医学的期望愈来愈高,社会对医学的影响愈来愈大,医学愈来愈成为社会的重要构建,重新审视医学目的、确定医学的任务究竟是什么,是十分必要的:

● 有利于确定未来生物医学研究的优先战略。大力发展生物心理社会医学模式,以促进临床水平的提高。医学心理学、医学人类学和医学社会学应当成为重要学科。加大对流行病学和公共卫生研究的投资,它是预防疾病、促进健康的决定性因素。在世界范围内的流行病学调查,应当和人类基因组计划一样受到重视,其意义绝不亚于基因组计划。

● 有利于科学地设计医疗保健服务体系。确定轻重缓急策略。其中包括有效、合理地安排医疗资源、在个人利益与共同利益之间找到平衡点;保健系统首先应满足公众健康需求,然后才提供精细的医学以满足某些个人的需求;将社区与农村的保健服务放在首位。

● 有利于把握好医学与市场的关系。市场在吸引资金、促进技术进步、满足特殊人群的需求等方面赋予医学和保健更大的可能性,但同时也有更大的危险性。市场促进医学无止境地采用新技术、无止境地制造保健需求,因而形成保健费用无止境地上涨。医学不能由市场主导,只能有限度地利用市场。

● 有利于改进医学教育,培养医生更好地为医学目的服务。现在的"诊断加治疗"的医学教育模式虽有优点,但其缺点是十分严重的:忽视慢性病的医学和社会复杂性,忽视预防,扭曲了医患关系,无视病人的整体性,忽视医学人道主义,这些都有待克服;医学人道主义,特别是法律、伦理学、交流技能、医学哲学和医学人类学,应当在医学教育中得到加强。

医学目的的研究结论认为,未来的医学应当是:一门有节制和谨慎的医学;一门供得起和在经济上可持续的医学;一门对社会反应敏锐和多元的医学;一门公正和公平的医学;一门尊重人的选择和尊严的医学。

医学是艺术还是科学? 医学是含有科学部件的人道事业,还是含有人道部件的科学事业,目前还没有明确的答案。但要坚信:面对不确定性,面对人道和道义的核心价值,面对新的科学发现,应将医学的目的与人类判断艺术结合起来,追求受尊敬的、供得起的、可持续的和公平的医学。只有通过医生与病人、医学与社会的共同努力才能完满地塑造医学的未来。这些努力的出发点就是医学的目的。

四、促进传统医学目的的转变

● 根据时代的变化调整医学目的。医学的终极目的是一致的,但不同国家、不同地区在不同时期,应根据自身的条件和情况确定适合自身情况的医学目的。因此应将医学目的区分为广义与狭义的医学目的、宏观层次与微观层次的医学目的、理想层次与现实层次的医学目的、医学的社会目的与医学活动具体目的。应根据时代的不同,确定不同国家、地区卫生工作的目标,制定相应政策。

● 未来医学目的应面向健康人群。传统医学目的以个体病人为服务对象,这在一定情况下是必要的,但存在诸多弊端——它无法避免迟早要出现的医疗危机。只有将医学目的转向以健康人群为主要服务对象,才能摆脱当前医学面临的种种困境,这就要求明确健康的概念,确定健康目标的内容,催生全民健康意识的觉醒,在医疗队伍和全民中实现对医学目标认识的转变。

● 将公共卫生提到主要议事日程。传统的医学目的抑制了公共卫生的发展,而没有公共卫生的充分发展,医学目的很难实现。临床医学只是医学中的一部分而非全部;治愈疾病,避免死亡的医学目的,将公共卫生排斥于医学之外,或者放置于不重要的位置,这正是当代医学走入困境的重要原因。只有将保健服务的重点放在健康而不仅是疾病,放在人群而不仅是个体上,将公共卫生和预防疾病作为保健服务的主体,才能实现科学的医学目的。

● 正确处理经济对医学的影响。医学朝着私有化和市场化方向发展,将不可避免地扭转医学的固有功能。社会必须决定市场对医学所起作用的程度、范围、措施和方式,否则医学将处于紧张的关系中,其目的也将难以实现。

● 重视非卫生部门对健康的作用。种种事实表明,现今环保、体育、食品、居住环境、社区及行为方式对健康的影响越来越大。实现医学目的和人人健康的目标,有赖于卫生部门和非卫生部门的合作。那种认为预防疾病和促进健康只能靠卫生部门努力的认识过时了。

● 重视传统医学(中医)在实现医学目的中的作用。传统医学(中医)的医疗思想强调治未病,强调扶正祛邪,强调身心统一,强调养身养气,因而是比较符合科学的医学目的的。排斥传统医学是现代医学的偏见。

五、对卫生改革及医学人文的思考

哈斯汀斯中心发起对医学目的的研究,是从西方发达国家情况出发的,但对我国这样的发展中国家也是有意义的。我国学者在医学目的研究过程中,认为当前发展中国家同样也存在发达国家医疗保健服务面临的一些主要矛盾,医疗危机实际上也不同程度地存在。因此,对发展中国家来说,重新审视医学目的也是有现实意义的。

我国的一些学者认为,中国实际上已面临医疗危机。医疗费用猛涨,广大人群看不起病,保健覆盖面小;医疗资源分配不合理;保健服务体系结构性矛盾十分突出;资源不足与资源浪费并存;医患关系恶化,社会不满与日俱增:都说明我国的医疗保健面临一场危机。但当前种种举措都是围绕如何控制费用、扩大医保覆盖面、增加投入等方面进行的。正如GOM的研究结果表明,现在面临的医疗问题是由当代医学寻求高技术治疗疾病、提供以大医院为中心的保健服务这一发展战略所造成的。只要这一战略不改变,上述问题的根源就存在,或者只能有某种程度的缓解而不可能从根本上得到解决。

目前的对策能否克服这场医疗危机? 很难。经过几百年形成的以大医院为核心的保健服务体系,是以高技术为支撑的,并且不断淘汰老技术、采用新技术以维持其活力,它和医院、医生的切身利益密切相关。试想,用高技术装备起来的大医院,怎么可能放弃对高额利润的追求而去从事疾病预防,指导公众调整生活习惯和生活方式、提高卫生知识水平,从而降低发病率呢? 没有病人,医院安能存在? 也许,可能要另建一个以提高全民健康水平为目标的系统才能实现医学目标。

因此,如果不改变寻求发展高技术以治疗疾病的医学发展战略,企图控制医疗费用,有如缘木求鱼,实现医疗公正和人人保健的目标是很难的。为此,必须准确定位医学目的,从而调整医学、服务、教育、科研的发展战略。

鉴于要求现有的保健服务体系做如此彻底的转变几乎是不可能的,一个更大胆的设想是:将现有和健康直接相关的部门(如环保、计划生育、体育、疾病控制、健康保险等)联合组织起来,形成一个健康促进部,并与医疗部门结成联盟,推进人人健康目标的实现。

医学目的研究,引发了我们对许多医学人文课题的思考,将医学人文引向一个新的高度。传统的治病救人的医学目的,无疑凝聚了医学人文的高尚精神,是敬畏生命、尊重生命的体现。但是随着医学科学的进步和人们对健康的重视,传统的医学目标的人文性无疑存在缺陷与不足,不能认为它最好地体现了人们对医学的期求。无条件地延长人的生命符合个人和他人的最佳利益吗? 医学对照料的忽视难道不是医学人文的不足吗? 对死亡的冷漠不也反映了传统医学目的在这方面的空白吗? 将广大人群的健康置于医学之外,不也是对于医学人文的覆盖面没有予以考虑吗?

医学目的研究,呼唤我们重新思考和衡量以往那种对医学人文的认识。

(本文系作者于2006年在北京召开的全国医学人文学术会议上的讲演,全文发表于《科技中国》2006年第1期,收录入本书时做了适当修改。)

扬起科学精神与人文精神结合的风帆

当回顾我国医学人文学和《医学与哲学》杂志走过的这20个春秋时，我们想起著名的科学史家萨顿在他的著作《科学史和新人文主义》中说过的一段话：

> 使科学工作人性化的唯一方法是在科学工作中注入一些历史的精神，注入对过去的敬仰——对作为一切时代的善的见证的敬仰。无论科学可能会变得多么抽象，它的起源和发展的本质却是人性的。每一个科学的结果都是人性的果实，都是对它的价值的一次证实。科学家的努力所揭示出来的宇宙的那种难以想象的无限性不仅在纯物质方面没有使人变得渺小些，反而给人的生命和思想以一种更深邃的意义。随着我们对世界的理解逐渐深入，我们也就更热心地去欣赏我们同世界的关系。没有同人文学科对立的自然科学，科学或知识的每一个分支一旦形成都既是自然的也同样是人文的。①

在这20年中，我国的医学人文学和《医学与哲学》做了些什么呢？面对新的世纪，我们还想做些什么呢？扬起科学精神与人文精神结合的风帆，向医

---

① 萨顿.科学史和新人文主义[M].陈恒六,等译.北京:华夏出版社,1989:49.

学注入更多的人文精神,同时又推动人文医学从现代医学中汲取新鲜营养,促进包括生物医学和人文医学在内的当代医学的全面繁荣。这就是我们过去所做和未来想做的。

人们都在惊叹当代科学取得的辉煌,科学也的确"构成了社会进步的主要基础"①,但是,人们同时也看到,科学在取得自己辉煌业绩的同时,也带来了环境的污染、土地的沙漠化、物种的减少、资源的拮据和对精神追求的淡漠。另外,现代科学遵循经典物理学所描述的线性的、可预测的、决定性的方法,对物质世界的认识的确硕果累累,因而人们希望用科学的标准来衡量文化、政治、经济、法律,希望这些人文学科也具有和科学一样的严密性、准确性、可预测性,希望用现代科学来改造人文学科。但是当人们试图如此做时,人们却失望了。如是,诸如生态主义者、环境保护主义者、绿色和平主义者、女性主义者、后现代主义者、动物权利主义者,对科学提出了种种指控。他们指责科学主义使科学泛化,使宗教、艺术等非科学文化失去了生长环境,指责科学导致了人们对精神理想的淡化和对人的冷漠,指控操纵自然天性不合乎伦理道德,指责科学导致了环境的恶化。这股反科学思潮认为科学及技术并不必然为人类带来幸福,相反却使人失去了人的本性。

但是,难道我们应当回到原始社会的环境中去吗?难道我们还要茹毛饮血吗?难道生活在今天的每一个人,不都在享受着科学阳光带来的温暖吗?试想,如果我们没有轮船、火车,没有电灯、电话,没有飞机和现代的通信,我们今天的世界是一个什么样的世界呢?问题不在于否定科学,不在于阻止科学的进步和发展,不在于对科学发出刻薄的指责。科学和历史上的许多事物一样,在其成长中也免不了出现种种负面影响和不足。我们不赞成唯科学主义,科学只能活动在其有限的适合于它自己的领域,科学不能无限制地扩张;科学不是无所不能的,科学不能代替艺术和宗教。科学可以为人们提供幸福舒适的生活,但不能解释生活的意义。因为舒适的生活代替不了人的情感和信仰;同时,也不能认为,凡是技术上能实现的,都是合理的,都是对人类有益的。当然,我们也不敢苟同反科学思潮。尽管科学有着这样或那样的"弊端",但我们不能咒骂科学,不能让科学止步。科学带来的种种负面效应,只能依赖科学自身的进步和向科学注入人文精神才能解决。正如萨顿所说的那样:向科学注入人文精神,唤醒科学不要忘记人和爱,不要忽视自身得以存在的根

---

① 贝尔纳.科学的社会功能[M].陈体芳,译.北京:商务印书馆,1982:33.

本。这正是弥补和抑制科学的消极方面的坦途。

渊源于15世纪的近代科学和作为当代科学整体一部分的医学,在过去的几百年中,的确取得了自己的宏伟业绩,以至于人们把健康的期望都寄托于它的未来,并且将其视为驱除病魔和身心健康的偶像。但是,现代医学在取得其辉煌成就的同时,世人也越来越看到了它的不足:在对付折磨人类的慢性病方面远不是称心如意的;对人的冷漠和日益失去爱人的关怀;高昂的费用令广大底层收入者望而却步。如是,一股对现代医学批评的强劲之风迎面而来:"一个基因的偶发事件会比一次核失误有更大的灾难性"[①];"当科学之光照在人的生命上时,人的生命自身就成了与医生的精神交流断绝的客体。这当然就引起了人类生命的'物质化'[②];"医疗危机直接和技术先进有关,高科技带来高消费、高开支、高需求,其结果必然带来有限资源分配的不合理,加重矛盾,突出矛盾。技术愈先进,危机愈严重"。"现代医学的进步是一把双刃剑。具有讽刺意味的是,医学的成功正是它面临的许多困难之根源。"[③]

哲学家们、未来学家们对医学的这些指责和批评,的确反映了当代医学面临的困境,但是,医学难道应当就此止步么?当然不能,但医学也的确不能漠然视之。医学似乎应当接受这些批评,正视自身的不足。这里有必要提及一下科学史家W. C.丹皮尔早在1929年说过的一段话:

> 科学可以越出自己的天然领域,对当代思想的某些别的领域以及神学家用来表示自己的信仰的某些教条,提出有益的批评。但是,要想观照生命,看到生命的整体,我们不但需要科学,而且需要伦理学、艺术和哲学;我们需要领悟一个神圣的奥秘,我们需要有同神灵一脉相通的感觉,而这就构成宗教的根本基础[④]。

是的,只有向医学注入某种人文精神,让医学更关心人,对人注入更多的爱,医学才能走出自己的阴影,突出日益包捆自己的围墙。

① 奈斯比特,阿伯迪妮.2000年大趋势[M].军事科学院外国军事研究部,译.北京:中共中央党校出版社,1990:300.

② 汤因比,池田大作.展望二十一世纪——汤因比与池田大作对话录[M].荀春生,等译.北京:国际文化出版公司,1985:96.

③ 吕维柏.医学的目的:确定新的优先战略[J].医学与哲学,1997,18(4):171-173.

④ 丹皮尔.科学史及其与哲学和宗教的关系:上[M].李珩,译.北京:商务印书馆,1987:21.

现代医学可以用手术刀解剖人体无限细微的结构，但无论何种先进的手术也解剖不了人的心灵；现代的脑科学可以揭示人脑的各种功能，但任何技艺高超的医生也无法制造人的思想；各种层出不穷的免疫制剂可以使人避免某种病菌的感染，但任何强大免疫制剂都不能抵制社会心理因素对人体的干扰；威力无比的药物可以使种种病菌屈服，但它无法代替宽慰的心灵给机体带来的修复与安宁；被人们寄予无限希望的人类基因组计划，可能制服许多遗传性疾病和其他疾病，但仍无法阻止不同环境、不同社会条件对基因影响的不同修饰和不同表达。

科学精神需要人文精神的孕育与抚养；扎根于现代科学根基上的现代医学，也需要人文科学予以填充。瑞士著名的心理学家皮亚杰曾经说："人文科学尽管是最复杂，最困难的学科，在科学的圆圈中却占据着优越的位置。人文科学既是建造其他科学的主体科学，却不能与其他科学分离而不导致一种带有歪曲性的人为的简单化。但是，如果把主体人重新放回到他的真正位置上，即放在从物理学和生物学的客体的角度看是末端，从行动和思想的角度看又是创造出发点的这个位置上，那么只有人文科学能使这个科学的圆圈的封闭性，或者更确切地说，它的内在紧密性，变得可以理解。"①

医学人文学，既担负着一般人文学的重任，同时又是当代医学的组成部分。我们的医学要始终记住，医学的目的不是为了自身，不是为了金钱，而是为了广大人群的健康，是为了对人的爱和关怀；我们的医学不仅要始终盯住病魔，而且更要正视在痛苦中呻吟的病人，期待看到医生眼神中的同情；我们的医学和医生要理解，技术能够做到的，并不都是人类需要的，也不都是合乎人类理性的；我们的医学要清楚地看到，还原和分析的方法，并不是万能的，在对人体探索的许多领域，还有待人文学的方法予以补充；我们的医学还应当牢牢记住，医学不是少数人享用的奢侈品，而是广大人群的基本权利；我们不仅期待医学攻克一个又一个高峰，而且更希望医学更加大众化和平民化，能够轻易地走进平民病人家中，能够成为人们都能享用得起的、可持续发展的医学。

当然，医学的人文学，也要摆脱那种空洞的说教和不着边际的批评，从科学的医学中汲取雨露和营养；医学的人文学，应当和现代医学一道，广泛运用统计学方法、概率论方法，以及在自然科学领域里发展起来的抽象模式，共同

---

① 皮亚杰.人文科学认识论［M］.郑文彬，译.北京：中央编译出版社，1999：61.

去探索社会、人文、心理等各种因素对健康和疾病的影响,使现代医学更完满;医学人文学,应当更贴切地面对具体的病人和各类弱势人群,为他们的健康呼吁和呐喊;医学人文学,应当以传统的人文精神培育人,造就热爱人类、热爱生命的医生。

促进科学精神与人文精神的结合,就当代医学而言,有两个问题值得我们重视:一是用批判的精神对待现代医学。什么是科学精神?科学精神就是实事求是的精神,就是批判的精神,就是可以证伪的精神。科学之所以是科学的,就在于它承认自身可能出错,承认自己只是在一定范围内才是科学的。任何科学,如果自认为完满无缺,拒绝批评、无需证伪,就很有可能走到科学的反面。就当代医学的所有科学成果而言(包括各种临床经验),都有一定的局限性,都只是在一定情况下的某种真实。如诞生于20世纪90年代的循证医学(Evidence-Based Medicine, EBM),将临床经验和临床流行病学以及现代信息学结合起来,对人们先前对心脑血管药物作用的认识做出了许多纠正,就证明了这点。坚持科学精神,就可能使当代医学真正植根于科学的土壤之中,就可能避免泛科学和唯科学主义。另一点是将价值观念引入医学。价值概念是人文科学的基本范畴,它涉及哲学、经济学、伦理学和美学等多学科的内容。价值是客观对主观关系的反映。用价值观念来评估医学、评估各种医疗技术,就可能对某一医疗技术做出全面的评价。如对冠状动脉搭桥术做出价值判断,就很自然地要有对医学科学的价值、对病人的价值、对国家经济的价值,甚至对传统文化影响的种种考虑;而病人的价值,又必然要和病人的年龄、职业、经济状况、社会地位等问题联系起来。更值得重视的是,对各种价值的估量,病人和医生往往是不同的。目前,在医疗技术的认识上存在以医学科学价值代替其他价值,以医生的价值观念代替病人的价值观念和社会价值观念的情况。这也正是医学与社会、伦理、文化传统产生摩擦的重要原因。把价值观念引入医学,是医学的科学精神与人文精神结合的重要一环。

正如皮亚杰所说,在当代,"如果说有一股人文科学自然科学化的倾向的话,那么也有一股自然程序的人文科学化"[1]。高高举起科学精神与人文精神结合的风帆,推动现代医学科学的人文化和人文医学的科学化,促进医学科学的全面繁荣,这就是我国医学人文学和《医学与哲学》杂志今后要做的。

（本文发表于《医学与哲学》杂志2000年第10期,有修改。）

---

① 皮亚杰.人文科学认识论[M].郑文彬,译.北京:中央编译出版社,1999:55.

医学人文与临床医学结合的若干思考

　　1998年3月27日，美国的《科学》杂志刊登美国科学工作者促进会（American Association for the Advancement of Science）主席为该学会成立150周年撰写的纪念文章，对21世纪的科学发展提出如下几点展望：（1）科学已经不是个别的专业精华人物的特别活动；（2）人类已经不仅是生物学的而且还是人类文化的物种；（3）进化使人类成功地令生存环境渐渐地、极度地适应于自身的存在，这与人类存在的意义恰巧相反，是十分危险的；（4）我们需要将自然科学与人文科学整合在一起探索生命。文章还认为："自然科学家与人文学家一直是在两条无法交融，而且也人为地拒绝汇合的道路上孤独地蹒跚行走，可是他们却在寻求同一个目标。"[①]科学与人文的结合，是整个时代的要求，对于医学来说，这种结合则更为迫切和重要。

一、回归人文是当代医学面临的迫切课题

　　半个多世纪以来，现代医学由于遵循生物医学发展模式，其人文性的日益淡薄一直受到社会公众的持续批评。无论是从现代医学的诊疗思想或许多诊疗技术的实际运用来看，或者从保健政策的宏观决策与医院管理的某些举措来看，还是从眼前持续紧张的医患关系来看，如何强化医疗保健服务的人文性，不仅是广大患病人群和全社会对医学的期求，同时也是广大医学专家和人文学者共同关注的课题。

　　医学如何回归人文，医疗保健服务如何增强对病人的关爱，如何使医学成为一门充满人性的医学，要从多方面着手，有许多方面的工作要做，它涉及

---

　　① Wilson E O. Integrated science and the coming century of the environment[J]. Science, 1998,279：4028-4029.

卫生保健政策对医疗保健服务的可及性和公平性等问题的正确处理；涉及医院管理各个环节如何体现对病人关爱，如何革除那些有碍于病人与医院、病人与医生之间构筑和谐关系的种种陈规旧制；当然也涉及医生们在医疗服务工作中，如何强化对病人生命与健康负责的职业良心和尽心尽力的努力；但更为重要的方面，或者说一个不可忽视的基本方面，是如何改变生物医学自身对人、对生命尊严的冷漠，改变"现代医学本身改变着运用医学的医生的人格，不断夺去医生对生命的尊严观"①的特质。因此，探索医学如何回归人文，如何改变现代医学对人性冷漠的属性，恢复医学以往那种闪耀人性的光辉，促进医学人文与医学专业的结合，既是医学专家的追求，也是医学人文学者的期盼。

从人文学者的角度来看，医学人文学的所有一切努力，其中包括加强和改进医学人文学的教学，开展有关医学人文课题的研究，组织医学人文学术交流，其最终指向仍是促进医学科学与医学人文的结合，促进医学科学的人性化。所有一切医学人文活动的最终落脚点，包括医学生和医生人文素质的提高，仍是医学专业的实践，并且也只能是医学专业的实践。这就是说，医学人文的教学成果、医学人文研究的价值取向、医学生人文素质的提高，最终只能通过医学专业的人性化，通过医生们人性化的诊疗服务，才能给病人带来福祉。医学人文学本质上是评论性的，并不直接为病人提供人性化的服务，人性化的医疗服务是通过医生们的诊疗实践实现的。因此，医学人文学者不能满足于几门人文课程的开设，不能将医学人文停留在学术层面和讲课层面——虽然搞好人文教学和研究也是非常必要的。促进医学科学与医学人文的结合，是医学人文学者不可推卸的责任。

二、当代医学人性冷漠的根源

促进医学与人文的结合，首先要弄清楚医学与人文分离的症结。本来是充满人性的医学，为何在其获得科学品格以后，反而总是遇到忽视人性的批评呢？这要从现代医学的渊源与结构说起。

众所周知，现代医学为了摆脱古代医学的抽象性与模糊性的缺陷，为了突

---

① 汤因比,池田大作.展望二十一世纪——汤因比与池田大作对话录[M].荀春生,等译.北京：国际文化出版公司,1985：97.

破宗教神学设置的禁锢,在十四五世纪整个科学革命思潮的影响下,接受了培根、笛卡尔等哲学家的实验科学方法和身心二元论的影响,在维萨里、哈维、魏尔啸、科赫等一大批医学家的努力下,撇开与人体密不可分的心理、社会、环境的关系,将人体及其组织作为一种纯粹客体的物质加以研究,并且因此获得了空前的进步,涌现了无数的发明和发现,为人类战胜疾病做出了巨大的贡献。在这种哲学影响下形成的生物医学模式及特异性病因说的医学思想,认为任何疾病必然表现为局部的器质病变,都由特异性的病因引起,因而也必然有特异的方法来治疗,整个医学近几百年的努力,可以归结为寻找特异性的病因与特异性的治疗方法。正是在这种医学思想的指导下,人体组织与人的整体、病与人、心与身发生了分离,并形成了重疾病、轻病人,重治疗、轻照料,重实验证据、轻病人体验,重器质的恢复、轻心理调节与支持,重技术处置、轻伦理社会思量等一系列诊疗规则,而其后果当然是对人、对人的心理与情感、对病人的关爱自然而然地消失了。正如汤因比与池田大作所指出的那样:"在现代科学中,医学部门也和其他部门一样,获得业绩的关键是选择、定量化、机械化和非人格化。"① "现代医学是建立在笛卡尔以来的科学思维方法上的。科学给医学以察明疾病的有效手段,因此,现代医学获得了长足的进步。但是另一方面,科学包含着这样的性质,即对一切事物都客观地审视,摒弃感情,用理性的'手术刀'解剖。因此,用科学的眼光看自然界时,自然就成为与自己割裂的客观的存在。同样,当科学之光照在人的生命上时,人的生命自身就成了与医生的精神交流断绝的客体。这当然就引起了人类生命的'物质化'。"② 这就是现代医学人性冷漠的病根。今日我们探求医学与人文的结合,期盼恢复医学的人性,须从纠正此种医学思想着手。

人们在对现代医学人性冷漠提出种种批评时,常将目光指向医生,指向医院及相关的管理机关,指向推行保健服务市场化的政策和措施。的确,部分医务人员对病人不负责或不够负责的言行,一些医院的不当管理措施及不当管理,使人性化的医学蒙上了阴影,使人性化的医学蒙尘。而本属于公共产品的医疗保健服务市场化,更是雪上加霜,把本来在原质上就存在人性缺失的生物

① 汤因比,池田大作.展望二十一世纪——汤因比与池田大作对话录[M].荀春生,等译.北京:国际文化出版公司,1985:94.

② 汤因比,池田大作.展望二十一世纪——汤因比与池田大作对话录[M].荀春生,等译.北京:国际文化出版公司,1985:96.

医学的弱点推向了极端,新闻界报道的因无钱支付费用发生的见死不救的惨景,极个别的医院半夜将付不起医疗费的病人抛在荒郊野外的事例,理所当然地引起人们对医疗部门的公愤与不平。但是,医学人性淡漠的根并不在这些方面,医学人性淡漠的根不是医生、不是医院,甚至还可以说不是医疗服务的市场化,而是医学自身,是现代医学的生物医学模式,是它的一系列的诊疗思想与理念。

现代医学的冷漠,我们可以从以下两个案例得到清楚的认识。一是南通儿童福利院切除智障少女的子宫。尽管对智障少女是否可以采取切除子宫的手段以解决她们生活中的许多问题可有不同认识,但福利院和医院如此草率和简单地处理此事,也反映了我们对待生命的态度是有问题的,反映了人文意识的淡薄。

二是手术戒毒。2000年广东三九脑科医院就颅脑手术戒毒的科研项目申请立项,2001年得到广东省卫生厅的批准,随后全国多个省市开展此项手术,共有500多名病人进行了这种手术。2004年8月卫生部召开专家听证会,11月决定在全国范围内停止这项手术。颅脑手术戒毒,涉及人类最敏感的部位(精神领域),涉及对人的意识的破坏与干预,涉及人类的尊严,所以精神外科一直是一个有争议的课题,至今人们仍未有一致的认识。作为一个科研项目,没有研究结论、没有科研鉴定、没有远期的效果观察,就大面积地开展,显然是背离医学科研成果推广应用原则的。就临床科研而言,没有科研设计,没有参加研究的知情同意书,没有风险与受益的对比分析,这都是违背医学科研基本要求的。这件事反映了一些人对人的生命的尊重和关爱是薄弱的,是医学人性淡薄的典型表现。

有人把科学的医学划分为现代医学与后现代医学,认为后现代医学的特点是对人、对生命的关注,病人是中心,医生是生命的仆人,而不是生命的主宰。而现代医学则崇拜技术,技术万能,把人当作客观物体,医生是主人,可以主宰一切。这种划分也许有助于我们了解人文关怀在当代医学中的地位,可以了解人文关怀对于当代医学的重要性。

三、从根本上转变医疗思想

如何向医学注入人文性,如何实现医学科学人文化呢? 有的学者认为,"在医学的实践层面,我们要自觉促进科学文化与人文文化的相互渗透与统一构建。""在医学科学层面上,要在生物-心理-社会医学模式的基础上,发展和发挥医学科学、医学人文、医学社会的内在相通性,建立一种真正的现代医学精神。"①还有学者主张,从文化层面、学科层面、研究层面、教育层面、工作层面、行为层面等方面实现医学人文与医学科学的融通②。所有这些意见都在一定程度上回答了这一问题,但从当代医学的现况看,关键是在以下几个方面向医学注入新的观念,就能从根本上实现医学的人文化或人性化。

第一,努力促进生物医学模式向生物-心理-社会医学模式的转变,切实推行全人医疗的理念,以病与人、身与心、生物与社会、人与环境相统一的观点应对疾病和健康,克服病与病人、身与心、生物与社会、人与环境相脱离的二元论的医学观。

医学在其开始阶段,展示在其面前的服务对象是一个整体的人,因而那时不曾出现对人的忽视。医学只是在其进入分析的时代,在其专注研究局部组织、细胞及各种细微结构,在其避开整体的人而专门注重研究局部病变以后,才渐渐地离开整体的人而形成对人的冷漠,才出现躺在床上的不是有生命的人,而只不过是一个称作肉体的物质的场景。因此,克服医学科学的这种顽疾,首先就是要在所有服务中恢复医学的服务对象是整体、是有生命的人这一传统观点,彻底抛弃那种在医学面前只是病毒、细菌、变异的组织的形而上学观点。这是医学人性化的基本要求和前提。这就要求:

● 在诊疗中提倡对病人的全面了解:重视病,同时也重视病人;不仅要了解病,也要了解病人,要全面了解病人。"观察病人是医生最基本的职责。"③

● 对疾病的认识与判断,不仅重视对疾病的生物学的了解,同时也重视对疾病的社会学、心理行为和疾病历史学的了解。

● 不仅要重视解除病人器质上的病变,消除疼痛,还要致力于解除病人的痛苦,为病人提供心理、社会安宁的支持。

● 为此,需要探索临床医学学科的重新组合与多学科的协作的形式与方法,革除只重专科的弊病,强化心理、社会支持,不断探索心理、社会支持与服务的方法与途径。

生物医学模式与生物-心理-社会医学模式,是两种截然不同的医学观,

① 刁宗广.医学人文精神和医学科学精神的融通[J].医学与哲学,2001,22(8):21-22.

② 郭永松,杨清.医学人文社会科学融通的实践理性与理性实践[J].医学与哲学,2005,26(8):51-52.

③ 卡斯蒂廖尼.医学史:上[M].程之范,译.桂林:广西师范大学出版社,2003:13.

一种是以物为本、以病为本的医学观,其出发点与归宿点首先是病而不是人;一种是以人为本的医学观,出发点与归宿点都是人。医学不可能不关注病,但关注病不可能也不应脱离对人的关注。因此可以认为,"生物-心理-社会医学模式实质上是科学与人文并重的医学模式,生物医学模式向生物-心理-社会医学模式的转变,就是人文精神向生物医学的回归"①。

现代医学人性失落,与现代医学只集中关注病而形成越来精细的专业化与专科化密切相关。正是这种越来越精细的专科化,使得医生们只关注本专业与专科有关的病,完全忽视了病人身上的病是与其心理、生活、社会各方面的情况息息相关的;正是这种专科化或专门化,将医学视为修理人体部件的机械运作,将医院视为流水线作业构建的工厂,把病人从这一科室推向下一科室;也正是这种专业化与专科化,将对医学极为重要、极为宝贵的情感交流与人文关怀排除于医学之外,医学因此逐渐失去了人性而受到世人的批评。医学专科化或专门化,对医学来说是一种巨大的进步,它推动了医学对人体微观领域的深入,推动了医学对疾病微观的认识。但是,任何局部、任何微观领域反映不了整体的水平,因为作为一个生命的整体,绝不只是局部的简单相加,也不能认为有了局部病变的消除或局部情况的改变,就等于人体整体水平的提高。医学专科化或专门化,只是从一个方面反映了医学的进步,绝不是医学进步的全部。"进步再也不能以技术和生活物质标准来衡量了。如果在道德、美学、政治、环境等方面日趋堕落的社会,则不能认为是一个进步的社会。不论它多么富有和具有高超的技术";"人文科学、社会科学在人类历史进程中的分化与统一,也标志相应历史阶段上人、社会、自然三者实际的关系水平,同时也标志着人在何种程度上成为主体"②。医学的专科化或专门化,同时也酝酿着一种深刻的危机,即医学背离其宗旨的危机。医学的专科化促成了一大批医学的成果,同时也带来了医学人文的衰落。因此,医学的专科化与专门化必须与全人医疗、全科医学相结合,医学的专科化或专门化必须回归到人;在诊治疾病中,必须逐渐实现专科与多学科的协作,实现还原与系统的协调,而不能只依赖于专科。我们必须树立如此的信念:从根本意义上说,医学进步的标志远不只限于技术的进步;医学的现代化,远不是技术的现代化和专

① 谢新清,兰迎春.医学教育人文精神缺失的弊端及对策[J].医学与哲学,2004,25(5):46-47.

② 尤西林.人文精神与现代性[M].西安:陕西人民出版社,2006:11.

科化。现代、现代化与现代性并非完全等同的问题。"现代是以现代化为文明基础、以现代性为心理文化引导,并不可避免地拥有现代主义意识论证理论的历史定位。"① 人文是全面理解进步的关键。高水平的医院、高水平的医疗,不仅要看设备和技术服务,而且更为重要的是要看其医学人文的水平,即病人、生命在医院和医生们眼中的位置。医学科学与医学人文相结合的水平,医学人文之于医学科学渗透的程度,医学科学的人文水平,是衡量医学进步和医学发展水平的重要标志。"专业分化性是学科的主要特征。然而,人文学科不同于分析性的自然科学学科。作为一群内容不同却目标一致的协调性学科,人文学科综合地指向主体人文素质的践履培养,因而恰恰针对分化性专业学科而维持人的完整统一性。"② 加强人文对科学的渗透,有助于克服专科化的弊端。

第二,重新定位医学的服务目标,全面满足当代人们对身心健康和生命质量的需求。医学自形成以来,长时间是以消除疾病、延长人的寿命为目的的,而且它仍是当代医学的重要目标,当代医学的研究目标及其大量成果,都是服务这一目标的。但是,医学为提供这一目标所采取的种种新技术,的确在一定程度上延缓了死亡,满足了人们求生的欲望,但同时也带来了许多痛苦。只要我们走进ICU病房看看那些满身都是管子的病人,看看那些反复放置支架的病人,看看那些进行移植术后终身用药、不断透析的病人,我们就可以领悟到将延长生命视为医学的唯一目标太狭隘了。透过这些技术,我们既看到了医学的成就及这些成就给予人们的满足,同时也看到了这些技术为人们带来的痛苦与不适,看到了这些技术的人性缺陷与不足。

一种充满人性的医学,不能仅仅以延长生命为目标,还应当为减轻病人的痛苦、提供心理安慰、改善生命而努力。按照WHO关于健康的定义,医学应为人们提供躯体上、精神上和社会的完全安宁状态服务。当然,实现这一健康目标,需有其他方面的努力,但医疗保健部门无疑承担了重要责任。当前医疗服务的人性缺失,无疑也与我们未能全面理解保健服务的任务直接相关。首先,我们现在的医疗服务,对提供病人的心理支持、关注病人的心理状况是远远不够的,而任何身患重病的病人,除了有解除病痛的需要外,同时也迫切需要得到心理安慰与支持,而这也正体现了医学的人文关怀,凸显医学人性的

---

① 尤西林.人文精神与现代性[M].西安:陕西人民出版社,2006:13.
② 尤西林.人文精神与现代性[M].西安:陕西人民出版社,2006:28.

集结。其次,是对生命质量的忽视。目前许多疾病的治疗,如癌症的治疗、器官移植,都呼唤对生命质量的关怀。的确,在很多情况下,病菌得到了清除,坏死的组织和器官得到了切除,但人的机体受到致命打击,精神受到了摧残,失去了独立生活的能力,剩下的只是一条苟延残喘的生命。这样的医学,是令人鼓舞的医学吗?医学在这方面要做的工作很多。最后,是对死亡服务的忽视。人总是要死的,但"医学应当重视创造一个安详死亡的环境","对于不能存活的病人的照料,与对于存活的病人的照料看成一样重要"①。当代医学使死亡变得越来越复杂,延长生命和终止生命的处置,病人接受维持生命疗法的利益与代价,无不充满着人文关怀的情意,都是医学人文的课题。

这里有必要提及治疗与照料的关系。长期以来,医学把自己的全部注意力放在治疗上,而忽视照料。但那些老年病、非传染性疾病的患者更需要的是照料而不是治疗。因为这些疾病由于其病因的复杂性和治疗的非靶向性,使照料变得更有意义,对这类病人,照料更体现了医学的人文关怀。"医学的医治(healing)功能应包括治疗(curing)和照料(caring)。"②照料应当贯穿于医学服务的全过程中,而不只限于不能治愈的病人。当代医学对照料的忽视,正是当代医学人性缺失的重要方面,针对医学人文缺失而加强的照料,当然成为医学人性化的重要措施。

第三,全面转变治疗观念,探索人性化的治疗理念与方法,尽可能地减少对机体的损伤,维护和扶植机体的自然力。

人性化的医疗很大程度上是通过各种具体诊疗环节实现的,一些人性淡薄的医疗也常表现在具体的诊治环节上。探索改进诊疗方法,提高诊疗方法的人文性,充分体现对生命的尊严与关爱,是医学专业与人文结合极为重要的方面。

● 不断探索对症治疗与整体治疗的结合,正确处理整体固本与清除局部病变的关系、清创与维护机体的自然力的关系。

● 提倡微创或无创疗法,尽力减少对机体的损伤,减少对机体不必要的干预,维护机体的自然抗病能力,谨慎地使用手术、介入疗法。

● 提倡规范治疗与个体化相结合,循证医学与经验医学相结合;提倡适宜技术,不搞过度医疗,不滥用药物,尽可能地减轻病人的经济负担。

---

① 吕维柏.医学的目的:确定新的优先战略[J].医学与哲学,1997,18(4):171-173.
② 同①。

● 重视病人生命的维护,同时也重视病人生命质量的提高,在危重病人的治疗上尽力探索延长生命与提高生命质量相结合的方法。

源于近代自然科学的现代医学,将治疗视同机器的修理,长期以来以清除病变为治疗目标。这种治疗观念在过去的治疗中发挥了很大的作用,但由于其着眼点在于病变而不是增强机体的整体力,因而在清除了病变的同时,也给机体带来了损伤,甚至是致命的打击。有时是病变清除了,但机体更衰弱了,生命的活力萎缩了,医学人性衰退了。近些年来,现代医学在这方面已经开始发生变化,大切大换的治疗观念开始让位于微创和无创治疗的观念,一些医学家正在努力探索微创和无创治疗,这是现代医学人文性的重大进步。其实,早在两千多年前,希波克拉底就说过:"自然力是疾病的医生。"他还认为:"如果医生能够巧妙地借助自然力的力量,许多疾病可以自愈。"①中医大力倡导的扶正固本,也是维护和支持人体自然力的治疗观念。尽管目前一些医学家在孜孜不倦地通过干细胞技术探求器官再生,但是,正如再造一个自然永远不可能和原生的自然相比一样,再生一个器官也永远不能和原生的器官相比,再生物和原生物在人的心目中,其人文性质是完全不相同。

谨慎地设置道德、法律的底线,限制高新技术的滥用,防止某些医学高新技术的伦理社会问题的产生,消除人们对某些技术的恐惧与担忧,提升人们对医学安全感,在新技术的运用、实验性治疗、临床试验、新药物的运用、安慰剂运用等问题上严格把紧关口,执行相关的伦理规则,正确处理诊治中伦理社会问题,为某些诊疗方法设置伦理底线,维护病人的生命尊严,不歧视病人,避免以往发生过的诸如手术戒毒、手术切除智障少女子宫等背离伦理原则的医疗行为再次发生。

最近一些年来,许多医学高新技术已经突破了传统医学的一般范围,深入到干预人类机体的深层,甚至有可能影响人类的长远发展,诸如基因调控、基因加强、胚胎修理,以及克隆技术、再生和再造技术的发展,令人喜忧参半,人们甚至不知道这些技术会将生命引向何处。这也是人们对医学人性怀疑的重要原因,而设置医学高新技术应用的道德和法律底线,正是保证医学高新技术行善去恶的重要保证。

的确,制服技术的恶果的主要武器,仍有赖于科学技术的进步与发展。但是,科学绝不是克服科学恶果的唯一武器。因为,科学的本性是求真和扩张,

---

① 卡斯蒂廖尼.医学史:上[J].程之范,译.桂林:广西师范大学出版社,2003:13.

它的目标不是求善。在科学家的眼中,他关心的是面前的现象是什么,能够做什么,至于应不应当做,一般不是他们首先考虑的问题。正如萨顿所说:"我们仍然可以看到形形色色极端的科学主义者,毫无人文关怀。面对有关科学和技术的负面效应的讨论和研究,他们会轻而易举地扣上反科学、伪科学之类的大帽子,仿佛科学和技术确实可以解决一切。如果还存在什么问题没有解决,那也只是科学和技术的发展还不够,并坚信在科学和技术的进一步发展中一切问题会迎刃而解。"[①]许多事实也证明那些极端科学主义的论点是站不住脚的。且不说纳粹德国和日本侵华时期一些科学家的所作所为,因为那是某种特殊历史时代的产物,单是美国20世纪50年代关于塔斯基吉梅毒研究、Willowbrook痴呆病儿的研究,20世纪六七十年代我们关于针刺麻醉的推行,以及我国早两年发生的脑手术戒毒的研究,都说明科学研究的特点和本性在于求真而不是求善。特别在当前资本向科学广泛渗透,向医学注入人文精神,提出医学不仅要求真而且要求善,就更加迫切了。克服科学的弊端不能只依靠科学,科学没有外力是难以看清并消除其弊端的。因此,为医学科学成果的应用设置伦理法律的范围,就成为克服技术可能作恶的必要措施了。的确,人文学科不能再造一种去恶扬善的技术,但人文学科可以为技术善的应用提供伦理社会的支持,引领技术的发展,校正航向。

第四,重视与病人的交流与沟通,认真履行知情同意原则,尊重病人的自主权。

医患交流的广度与深度,是医学人文理念的重要体现之一。这是因为,医患交流与沟通在当代诊治实践中具有愈来愈重要的意义。它不仅是深入了解病情的需要,而且是医患间相互配合搞好治疗、更好地恢复健康的需要;密切的医患交流,对于安慰病人、加强心理支持也是绝对必需的;在现代医学频频使用各种高新技术的情况下,密切的医患间交流,还可以抵消这种情况造成的医患关系物化的消极影响;医患间的交流,同时也体现了对病人自主权与人格的尊重。因此,我们切不可小看医患交流,它既是落实人文关怀的重要方法和手段,同时也是医学人文关怀的深切体现。一个对病人无言无语的医生,一个不愿意与病人交谈的医生,一个不情愿将诊治信息传达给病人的医生,很难是病人满意的医生,因此也可以说很难是一个好医生。

第五,促进临床医学与预防医学、公共卫生的结合,提倡临床医学走出医

---

① 刘兵.新人文主义的桥梁[M].上海:上海交通大学出版社,2007:160-161.

院,进入社区,进入社会,开展健康教育,对常见的慢性病进行行为干预,积极推动医疗保健与全民健康管理的结合,进而促进医疗公平的实现。

众所周知,当前病人住不上院、看不起病的一个重要原因,是医疗费用太贵。那么,有没有可能减轻病人的经济负担呢? 这种负担是否仅是国家对医疗投入不足造成的呢? 据《新华每日电讯》2009年4月22日报道,黑龙江省卫生厅近日公布的一项调查,该省两所体制相同、规模相近的公立三级甲等医院,诊疗总量、重症患者比例、治疗水平大体相当,但是2008年度的经济收入分别是19亿元和7亿元,相差竟到12亿元。这条新闻的作者要求医院算算良心账①。无独有偶,2005年6月3日,辽宁省卫生厅公布了省属14所规模较大的医院单病种每例病人平均医疗费用、药品价格、医疗收费、患者满意度等五个项目的调查情况,其中胃癌(没有并发症,只接受一次手术,未接受化疗)一项,锦州医学院附属二院为8 800元,大连医科大学附一院为47 000元;单纯阑尾炎,在沈阳市两家大医院的治疗费用相差1 700元。这种情况清楚地表明,生物医学广泛使用高新技术为市场提供了可乘之机,市场反过来又极大地扩大和提升了生物医学的缺陷。生物医学的缺陷与市场的结合,是通过医生手下的处方实现的。这说明当前医疗费用高低,很大程度上是由医生的医疗决策所决定的,是由医生为病人治病用何种方法所决定的,而这种情况又与现在的生物医学模式息息相关。黑龙江省和辽宁省一些大医院收费相差悬殊的情况,是两种完全不同的医疗思想的体现,也是两种完全不同的办院思想的体现,即以人文的理念行医、经营医院还是以牟利为目的行医、办院方针的体现。尽管一些医院在各种场地高挂“一切为了病人着想”的标语,尽管医生可以带着微笑服务,尽管可以在病人生活方面安排得井井有条,但这一切如果都是为了谋取高利的目的,都是为了更多地收取病人的费用,这又有何医学人文精神可谈? 这不是什么人文精神,这是“人文秀”。医学人文的实质不是形式,而是我们的努力是否能够真正落在病人健康的实处,是否能够真正体现医疗服务的公平性与可及性。

可喜的是,我国目前一些医院的医生已经开始了这种探索。如北京大学人民医院何权瀛教授,从1993年开始,就开始组建哮喘宣教中心和哮喘病人协会,对哮喘病人开展健康教育,告诉病人正确用药方法和监测病情方法,并且起到控制发病、减少住院、降低费用的明显效果;许多医院还开展对糖尿病

---

① 　新华社每日电讯:压缩医疗成本要算良心账[N].报刊文摘,2009-04-09(1).

病人、肿瘤病人的健康教育和行为调节，他们走出医院，深入社区，推动临床医学与预防医学结合，逐渐将疾病控制在萌发阶段，这是在新情况下落实医学人文性的重要举措。

应当说，从现代医学受到人性冷漠批评的那一天开始，医生们和一些医院就已经开始了探索克服医学冷漠化的努力。以上医学人文化的种种构想，实际上已经成为某些医院或医院某些科室的实践。只要我们及时发现和总结医疗实践中不断出现的医学人文化的种种新成果，现代医学一定能够焕发她昔日那种关爱生命、尊重生命的光辉。

四、医学人文与医疗实践结合的几个案例

案例1：华益慰医生临终感悟

2005年7月，北京军区总院外科主任华益慰饭量减少，消化不好。经开腹探查，证实为晚期胃癌，按常规行全胃切除，小肠与食道连接。由于没有贲门，碱性的肠液与胆汁返流，病人出现"烧心"等症状，嗓子呛得发炎。随后进行腹腔热化疗，腹腔加温到41摄氏度，大汗淋漓，腹部疼痛难忍。化疗每周2次，一个月要做8次，根本没有喘息的机会。其间，呕吐愈来愈重，无法进食，改为鼻饲管点滴营养，体质一天天下降。化疗结束后，本以为身体可以逐渐恢复，但呕吐、恶心等症状更加严重，鼻饲也无法进行，出现心功能不全、全身水肿、肝肾功能不正常等症状，决定进行以解除肠梗阻为目的的第二次手术。然而手术后，肠吻合口漏了，肠液、粪便、血液倒流入腹腔，造成严重感染。这时即使没有癌症，人也很难活下去了。第二次手术失败后，将病人转入ICU病房护理，病人全身布满管子：有静脉输液管、气管切开导管、肠胃减压管，腹腔内有血液引流管、粪便及分泌物引流管，还有导尿管。每根管子都由2根管子固定，以防管子脱落。由于病人已无力咳嗽，需要外力帮助才能将痰吸出，几分钟就要吸痰一次。2006年2月气管切开后，吸痰更加频繁，需要不停地用纸擦拭。在生命的最后几天，还要不停地输血、输液。华医生本人不断要求停止这些治疗，不断地对他的老伴说：我受不了了。华医生先前也做过许多胃切除术，但没有本人患病的体验；此次病后，他一再对同科医生说："全胃切除带来的问题不光是吃饭困难，还有术后返流等，病人要遭受极大的痛苦，能不全切的就不要全切。不能光考虑将肿瘤切除干净，还必须考虑生活质量，在生活质量与清除病变之间权衡轻重。"以后，这个医院的外科接受了华医生的建议，在治疗胃癌病人时，能不全切的就不全切，即使非切不可的也改进了方法，设法

避免向上返流，并想办法将肠子成形后代胃，使食物能在胃中停留一下，这样病人就舒服多了[①]。

此案例说明了生物医学胃癌治疗中存在的问题，以及这些问题给病人带来的痛苦，说明医疗技术存在人文关怀的广阔空间，需要我们努力探求。

案例2：一例甲状腺瘤摘除术中的人文关怀

患者张某，于2008年5月体检时发现左右甲状腺均有一实体性肿块，医生嘱其到医院就诊。随后，张某7月到大连市某大医院检查，彩超证实左侧有一0.6 cm×0.6 cm、右侧有一4 cm×4 cm的肿块，边界清楚，医生嘱随诊观察；9月张某又于另一医院做彩超检查，仍证实左侧有一0.8 cm×0.6 cm、右侧有一6 cm×4 cm的肿块，肿块内血运丰富清晰，医生嘱其要密切观察，不可大意；11月初，张某本人一次触摸时，感到可触及两侧的肿块，于11月15日又到第一次就诊的医院复查，经超声科医师仔细检查，发现左侧肿块为1.5 cm×0.8 cm，右侧为6 cm×6 cm，边界不清楚，左侧肿块出现钙化点，血运丰富清楚，呈异质回声反应。经外科专家会诊，鉴于肿块发展较快，且有边界不清、与周围无粘连、出现钙化点等症状，建议手术，当即决定于次日办理住院手续，行术前各项检查。手术前一日下午主刀医生到病房向患者解释建议手术的缘由。医生告知病人说，甲状腺肿瘤95%以上为良性，根据彩超提供的影像资料，具备良性向恶性转化的可能。所以认为还是手术摘除较为安全，同时指出，即使是恶性，也远比肝癌、胃癌的情况要好，不必惊恐。医生还介绍了甲状腺摘除术近些年的进展，明确告知病人，此手术最大的风险在于术中防止对喉返神经的损伤，而目前的技术已经发展到可以做到避免声带损伤，可放心；同时交代了如果为良性，则只是部分切除甲状腺体，甲状腺功能不受影响，无需吃药；如为恶性，则根据具体情况决定切除范围。一般来说要全切，术后服药，也可恢复甲状腺的功能。医生的谈话近40分钟，同时履行术前签字。次日在全麻下行双侧甲状腺部分切除术。术中见左甲状腺中段1.5 cm肿物，右甲状腺下段一0.5 cm肿物，切除送病理冰冻检查，示良性病变，术后止血后关闭切口，术程顺利，术后安返病房，予对症处理。患者于23日出院，无声音嘶哑，无音质低钝，无饮水呛咳，无手足麻木及抽搐。但病人感到有两点不足，一是术后从手术室推出输液时，手术的护士在未做检查情况下从左脚下踝静脉点滴，而病人左腿患有静脉曲张，结果造成腿肿胀，半个多月后才消退；

---

① 医院收费曝光医疗市场［N］.大连晚报,2005-06-14（B14）.

二是此次手术是全麻,术中导尿时患者没有反应,导致尿道损伤,患者尿血4天后才恢复。(资料来自作者与病人的访谈)

此案例表明,由主刀医生亲自向病人说明手术的根据及好处,说明手术中可能出现的问题及拟采取的对策,并全面介绍了此种手术的演变历史。医生的坦诚交谈,使病人无形中产生了一种安全感,消除了顾虑,因而在手术过程中与医生配合好,使此次手术获得成功。此案例表明医疗实践中的人文关怀,最重要的是恰当地做出最理想的诊疗决策,对诊治可能出现的问题做全面考虑并采取措施防止,由主刀医师真切地与病人本人沟通,帮助病人消除顾虑,主动配合。如果再细致一些,术中两个纰漏也是可避免的。

案例3:一个患者的自述:中美医生的处方

病人余某自述:在国内某校患了感冒咳嗽,校医建议到我市C医院做CT;我花了20元挂了省内有名专家的号。我先说了声你们好,就拘谨地坐在病人席位上。专家不冷不热地问:"你哪里不舒服?"我简明地讲了自己咳嗽感冒的症状,等待专家的分析和嘱咐,未料他只说了一句:"你去照CT吧。"随后他从男助手那里拿过病历本,在上面写下:痰不多,偶有咳嗽。1. MRCT,2.美爱克(30片),沐舒坦(40片)。随即由助手输入电脑,一张纸条滑出并递交给我,说你可以走了。前后不到两分钟,下一患者被叫入诊室。情急之下,我问专家:"照CT是为了确诊,既未确诊,怎么药就开出来了?"专家不以为然地说:"你不是咳嗽吗?咳嗽就有炎症,这药是消炎药。"我又问:"照CT的结果还返回吗?"他冷冷地说:"不用找我了,你另外挂号。"我说:"不找你,别的医生又得重新诊断。"他说:"不用重新诊断,看CT结果就行。你找我也找不到,我很忙。"我无话可说,忍着气,快快退出诊室,习惯地说了声:谢谢。付了钱,到药房取药,5小盒西药,竟然400多元。使我吃惊的是,病历上的美爱克就是头孢妥仑匹酯片,而沐舒坦则是盐酸氨溴索片。更让我吃惊的是,这两种药都是高于青霉素效用的一种抗生素。盒子的右下角注明:痰多、痰浓、黏稠且不易咳出者适用。而我的病历上写的是:痰不多,偶有咳嗽。费已交,药已取,我也不想再自取其辱,只好忍着离开医院。到家中,将药高置于柜中。第三天,CT结果出来了,肺部没有问题,医生开的药显然不能吃了。花了1 000多元,我的感冒什么也没有治。

2006年冬到美国看女儿,也患了感冒,女儿建议我到华盛顿大学附属医院就医,女儿帮我挂了号,我忐忑不安地走进诊室,一个女医生主动从座位上站起来,礼貌地示意我坐下,并亲切地问:"哪儿不舒服?"女儿用英语向她介绍了病情。她听后，从桌子上拿出透明橡皮手套戴上，一手拿住压舌板撑开我的口腔，一手用手电照，检查我的咽喉；接着，又取出纸床单铺到病床上，扶我躺下，又帮我将衣服往上捋了捋，用听诊器轻轻地滑动，双手轻轻地扣着我的腹部，并开玩笑说不用怕。检查后，扶我坐起来，一边脱去手套，对我女儿说："只是一般感冒，除咽喉有些红肿外，肺部没有感染。"我女儿问："吃什么药?"医生说："不需吃药，多喝水，多静卧，最好禁食几天，或走动走动即可。"听到这样的诊断，我彻底地放松了，不断地说谢谢。回到家中，我遵嘱：静养，多喝水，吃点稀饭。几天后，全好了。一分钱也没花①。

同样是感冒，但两位医生的处置全然不同，让我们深感什么是医疗实践中的人文关怀。两位医生人文情结的多与少，也再清楚不过了。

五、提高临床医师的人文素养

医学专业与医学人文的结合，有赖于医师们对当代医学人文缺失弊端的深刻了解，有赖于他们对人性化的医疗实践探求，有赖于他们对医疗技术及技术结构的不断改进与革新，而这一切的基础，则取决于医师的人文素质的提高。可以说，有什么样的人文水平的医师，就有什么样的医疗人文水平的诊疗实践与服务。

医师的人文素养与品格包含的内容较为广泛，一般地说，以下几方面最为重要。首先是对医学人文观的全面理解与认知，其核心是对生命的尊重与敬畏。这是医学人文的基础，也是医学人文实践的前提，同时也是医学人文最起码的要求，如果视生命如蝼蚁，对危在旦夕的生命没有怜悯之情，对那些带着期盼与乞求的病人无动于衷，对那些痛苦难忍、呻吟之声不绝于耳的病人视若无睹，那是没有医学人文可言的。其次是人文服务的热情及诚挚的服务态度，对病人的亲切关怀与体贴，从言语到医护实践中的一举一动，使病人感到关怀与体贴，自然而然地产生一种对生命与健康的归属感与安全感，这是医学人文的情感力与感染力。最后是医疗服务过程中人文的执业能力。因为医师对病人的诊疗过程中，自始至终都要围着病人转，都要多次接触病人，要与病人交谈，要和病人的家属沟通；要了解国家的相关医疗政策、法规与其他有关规定，同时要了解与治疗相关的伦理、社会、法律、经济方面的知识及如何实际运用这些知识；要处理医生、医护之间的种种关系。而对这些问题的处理，

---

① 余维钦.中美医生的"处方"[J].晚报文萃,2009(11):30-31.

就必然养成医师这方面的执业能力。如"人际沟通能力、心理承受能力、情绪调控能力、人性化服务能力、医德认知能力、医德修养能力、危机处理能力"[①]。也有学者认为,医师的执业能力应包括医患沟通能力、伦理决策能力、人文服务能力、和谐行医能力、依法行医能力等五方面的能力[②]。从我们观察的实际情况看,医师的人文执业能力和水平,最影响诊疗效果的是:对影响疾病与健康的人文社会因素的发现与分辨能力及采取相应对策的能力;对医疗决策中涉及伦理、社会、法律、经济问题的认知与处理能力;危重病情或某些紧急事件的应变能力。我们以为,这方面的能力有无,基本上反映医师执业的人文水平的高低。

医学的人文水平,不仅体现在医师的人文执业水平,同时更为重要的还体现在医学自身的人文水平高低,而医学人文水平,又与医师的人文执业水平是正相关的。医师的人文素养另一个不可忽视的方面,是促进医疗技术与人文结合的能力,即对医疗技术本身的人文性的谋求与探索的能力。就当前在临床中实际运用的许多医疗技术而言,虽然它们在治愈和减轻各种疾病的痛苦方面发挥了很大的作用,但毋庸讳言,也存在改进和提高其人文性的巨大空间。如目前对心脏病的介入治疗,对晚期癌症病人的治疗,对肾衰、心衰、呼衰病人的治疗,对截肢病人的治疗,对帕金森综合征和其他一些认知能力消失病人的治疗,常常可以看到这些病人痛苦挣扎的面容,都可以看到这些疗法人文关爱的不足。任何一个人文意识强烈和对病人尽职尽责的医师,都会意识到医学在这方面的不足,都会产生致力于改进此种人性不太完满的医疗技术的意愿与要求。事实上,由于一些医师们的努力,许多医疗技术已经在人性化方面做出了成效。如从生物心理社会多方面考虑的肿瘤综合治疗;开通冠状动脉慢性闭塞的治疗;乳腺癌的保乳治疗;癌症晚期患者的安宁疗护;糖尿病从治疗走向预防;在不影响疗效的前提下尽量缩小手术切口、微创手术的广泛采用;采用llizarov牵拉成骨组织以避免截肢、重建肢体功能等;都是人文精神渗透到医学技术中的成功范例。这是医学最高境界的人文关爱,也是病人对医学最迫切的期待,我们应为此而努力。

---

① 董茂龙,胡大海.重视人文教育,提高医学生的医患沟通能力[J].山西医科大学学报(基础医学教育版),2002,10(1):126-128.

② 曹永福,张晓芬,杨同卫.论医师的人文执业能力及其培养[J].医学与哲学(人文社会医学版),2009,30(6):9-12.

应当说,医学与人文的结合,医学的人性化,更重要的是诸如以上举例的种种医学自身的人性化。因为正是如此的人性化,才是病人的最大福音,也是人性化的医学的根本体现。

六、向医学人文注入科学精神

医学科学与人文的结合,还包括向医学人文注入医学科学精神,使人文精神科学化。当前在加强人文学科建设的呼声中,人文学者似乎忽视了这一点。因而影响人文学科的建设及其作用的发挥。

以人作为主体对象的人文科学,其实"并不存在人文这种实体。只有把各学科视为主体性的不同领域,即人的存在的不同形式或载体,视为人的本质的多项规定域,才能获得人文学科概念"①。人文学科是评价性而非描述性的,人文学科的内涵是它的价值指向,其终极旨归是作为人文本体意义的人,"人文学提供超越实用主义之上而又与宗教虚幻彼岸迥然有别的目的观与价值观,给人以安心立命的生活之根"②。"就社会职能而言,与其说人文学科是认识或实践的工具,毋宁说是借以锻炼发挥人性的场所或器具。""人文学科与其说是教人知识,不如说是予人自我意识;与其说它是技术,不如说是人的素质修养。人文学科没有直接的功利用途,它与攸关国计民生的以经济学为主干的社会科学明显区别开来。"③但是,人文学科不能因此而排斥科学,相反它将最大限度地开发科学;从某种意义上说,它必须依托科学,医学人文学科的对象和基础是医学。这是因为,一方面,医学人文对象首先面对的是医学发展进程中的种种人文课题,医学人文只有立足于医学,及时研究医学中的人文问题,才能获得生存的基础,同时也只有紧跟医学,才能为自己争得发挥作用的场所。"没有任何文化能够永久脱离当代主要的实用思想而不蜕化为学究式的空谈。"④"科学和哲学又重新携起手来,最先是在各种各样的进化论思想中携起手来,后来又通过更深刻的分析,靠了数学和物理学的新发展,而携起手来。近来的数学原理和逻辑学原理的研究更清楚地阐明了认识论,一种新的

---

① 尤西林.人文精神与现代性[M].西安:陕西人民出版社,2006:5.
② 同①。
③ 尤西林.人文精神与现代性[M].西安:陕西人民出版社,2006:6.
④ 贝尔纳.科学的社会功能[M].陈体芳,译.北京:商务印书馆,1982:546.

实在论也应运而生。"①另一方面,科学与医学研究的某些方法对人文学科也是有借鉴意义的。我们不能也不应将实验的方法照搬到人文学科,但案例的解析,典型的调查,以及数理统计学方法,不是正在广泛运用于人文学科吗?而不也正是朝着实证的以事实为根据来说明问题吗?因此,作为医学人文学科,只有与医学科学结合,将医学科学精神渗入其中,才能获得实在的意义,才能发挥引领医学发展方向和为医学提供社会伦理支撑的作用。

这就要求医学人文学要走进医学,特别是要走进临床医学的各学科,和医学专家共同研究这些学科领域中的人文社会问题,找出人文与医学科学的交接点,在此基础上形成内容充实的、紧密与医学科学相结合的各医学人文学科。医学人文学不能空洞地、抽象地呼唤人文精神,不能抽象地呼唤对人、对生命的关爱,而应通过医学科学的各种实践体现对人和生命的关爱,而这正是当前我国医学人文学发展的软肋。

医学人文学科能够从哪些方面吸取医学科学精神的营养呢?这是一个有待探讨的课题,但以下几点是值得注意的:首先是密切关注医学发展中的新观念、新成果,及时探讨种种新观念、新成果在应用中的社会、伦理问题,研究这些医学成就所需的社会支持,并将之纳入人文学的研究范围。其次是在医学人文学科建设中,引进科学精神与科学方法,对一些人文课题,不仅要做定性研究,还要做定量的研究。众所周知,马克思一生中特别关注自然科学和历史学领域内的每一个新现象和新成就。他认为:"一种科学只有在成功地运用数学时,才算达到了真正完善的地步。"②当前医学伦理学、医学哲学、医学心理学面临一些争论不休的课题,对此,如果能提供数量的分析,医学人文学的信服力与吸引力将大大提高。再次是大力提倡描述性的研究。尽管人文学是分析和批判性的,但如果我们在一些课题的研究中,引用自然科学描述性的方法,例如对一个病人病史的描述,对某一医患对话进行描述,对医生诊疗活动进行描述,并以此种描述为基础进行分析,我们的医学人文的状况是大不相同的。

关于人文主义的科学实验研究,也可视为人文学科引入科学方法的一种

---

① 丹皮尔.科学史及其与哲学和宗教的关系:上[M].李珩,译.北京:商务印书馆,1987:19.

② 苏共中央马克思列宁主义研究院.回忆马克思恩格斯[M].胡尧之,译.北京:人民出版社,1957:73.

有益尝试。作为人文学科重要学科之一的心理学，早在19世纪就开始了心理学的生理学基础的研究。德国心理学家费希奈（Gustav Theoder Fechner，1801—1887）创用实验方法，以物理刺激的变化转化为心理的经验的历程；20世纪初，H.艾宾浩斯（1850—1909）就将实验方法应用于记忆的研究，从那时起联想主义的心理学开始进入实验研究的阶段；近几年来，神经生理学出现一种有趣的研究动向，即伦理学的神经生理学的研究。这种研究提出了大脑是如何决策的，在大脑中价值观是如何体现的。最近的研究表明：情感在伦理道德认知中发挥了重要作用，因而引发探讨伦理学道德认知的神经科学基础。他们甚至认为，存在一种神经本质论，即大脑比基因更多地决定我们是什么。大脑能否作为个人身份的标志？这种个人身份对个人其他特征有何后果？先进的科学技术如何影响对伦理、法律的理解？已经成为神经生理学研究关注的课题①。类似这种研究是否也可以成为人文科学化的一种努力方向呢？

　　正确看待人文学中的理性与非理性的关系，是关系医学人文精神要不要科学化的重要问题。一般说来，人文精神是强调非理性的。人文主义作为对唯科学主义的反驳，正是唯科学主义将理性绝对化和普遍化，而强调人的主体性、自由性、不可平均化的个性、不可预测性等。但是，人文主义不应绝对排斥理性，不应将理性视为人文科学的敌人。其实，人文与科学并非水火不相容，人文主义并不排斥科学精神。"人文所拒斥的'科学'实质并非作为技术生产力的'科学'本身，也非这一意义下的科学赖以发生发展的'科学精神'，而是作为文化观念的'唯科学主义'。"②新人文主义与旧人文主义、后现代主义人文观的不同，也正在于新人文主义并不反对科学，不反对科学的发展，而且认为：新人文主义可以围绕科学建立起来。"科学是我们精神的中枢；也是人们文明的中枢。""我们不能只靠真理生活。这就是我们为什么说新人文主义是围绕科学而建立的原因。科学是它的核心，但只是核心而已。"③人文主义当然有其不可理性化的方面，如果试图用科学精神武装全部人文学科，实现人文学科全部理性化，那无疑会妨碍、毁灭人文精神，但人文主义绝不能无条件地排斥理性。相反，人文学科的一定程度的理性化，在其可以理性化的场所理性

---

　　① 胡剑锋，毛晨蕾.神经伦理学——人文科学与神经科学的完美结合体[J].医学与哲学（人文社会医学版），2008,29(6): 15-17.

　　② 尤西林.人文精神与现代性[M].西安：陕西人民出版社，2006: 23.

　　③ 萨顿.科学史和新人文主义[M].陈恒六，等译.上海：上海交通大学出版社，2007: 132.

化，将会给人文学科带来新品质，增加人文学科的时代感和责任感，更好地发挥人文精神的作用。

七、为医学科学与人文的结合提供平台

要更好地促进新的医学人文精神的落实，很重要的一点是医学专业学者与医学人文学者的合作与结合。当前，我国各方面对医学人文精神的实践重视起来了，特别是一些从事医学人文的学者，不断为此呼吁和奔走；而一些从事临床的医学专家，也逐渐看到医学的人文缺失，看到医学人文缺失给医学服务带来的影响，因而正在思考医疗实践中的人文关怀，关心医疗实践中伦理、社会和法律方面的问题。鉴于当前医学与人文的分离已经是生物医学一个历史时代的现实：医学专业的教学，不讲医学人文；几乎所有专业教材中，没有任何讨论伦理社会问题内容的章节，不关心医学面临的种种伦理、社会、法律问题；医学专业刊物，没有人文的席位，不发表任何人文内容的文章；医学专业会议，没有人文的报告和论文，没有人文的声音；一些医学专业人士，将医学人文视为医学的异己或与医学专业不相关或多余的事情，医疗技术与人文似乎没有任何关系，似乎医疗技术的运用与实践可以完全避开伦理社会问题。尽管现时在医疗实践中不时出现一些医生关心医学人文、积极探索医学人文与医学专业的结合，但就总体情况而言，现时医学的诊疗体制与学术结构仍是排斥人文的。因此，突破此种格局，迫切需要构建两者结合的阵地与平台，为医学专业与医学人文结合提供机会，为两方面的学者接触提供场所。

● 在临床医学专业课的教材中增加阐述涉及该学科伦理问题等人文内容的章节。

● 在医学专业期刊上设置人文专栏，发表医学伦理学、医学社会学等人文内容的文章。

● 在医学专业学术会议中开辟医学人文讲坛。

● 在内、外、妇、儿、影像等临床教学中安排适量学时的人文内容的授课。

● 邀请临床医师参加医学人文方面的学术会议，也邀请人文学者参加医学专业的会议。

● 提倡人文学者主动与临床医师交朋友，加强人文学者与医师之间的交流。

● 人文学者主动参加疑难病例的会诊和医患纠纷的案例研究。

　　20世纪80年代,英国小说家、分子生物物理学家兼政府官员查尔斯·P.斯诺发表了一本名为《两种文化》的小册子。在这本书中,斯诺以科学家与人文学者两种身份,呼吁人文学者与科学家加强联系与合作。他认为:"整个西方社会的知识生活日益分化成两个群体","一极是文学知识分子","另一极是科学家"。"在这两极之间是一条充满互不理解的鸿沟,有时是敌意和不喜欢,但大多数是由于缺乏了解。"①"双方的相互不理解已经达到令人啼笑皆非的程度。"②他指出,这种分离遍及整个西方世界,但以英国更为明显,其原因,"一个是我们对教育专业化的狂热信仰;另一个是我们倾向于社会形态的具体化"③。他认为,"这样的两极分化对我们大家来说只能造成损失,对人民、对社会也是一样"④。因此,他呼吁实现两种科学文化,即科学文化与人文文化的结合,呼吁人文知识分子与科学家加强合作、加强相互交往。而从根本上解决这一问题,"办法只有一个,那当然就是重新审视我们的教育"⑤。

　　今日摆在我们面前的医学与人文的分离与结合的课题,不也正是科学文化与人文文化的分离与结合的问题吗? 加强这两个社会群体的结合,为他们相互沟通创造条件,不正是促进两者结合的最佳途径么?

　　(本文发表于《医学与哲学》2009年第7期,收录入本书时做了较大的修改。)

---

① 任定成.科学人文高级读本[M].2版.北京:北京大学出版社,2005:243.
② 任定成.科学人文高级读本[M].2版.北京:北京大学出版社,2005:246.
③ 同①。
④ 同②。
⑤ 任定成.科学人文高级读本[M].2版.北京:北京大学出版社,2005:249.

当代临床医学的人文走向

自20世纪90年代以来,特别是本世纪以来,现代临床医学发展中出现了一些非常重要的人文走向,这是令人十分高兴的,也是值得认真研究的。

一、以动态和发展的眼光看待现今的临床医学

对于从十四五世纪发展起来的以先进科学技术手段装备起来的现代医学,人们过去和现在都有过许多尖锐的批评,主要集中批评其对人性的淡漠和对技术的过度崇拜。

这种批评早在100多年前就曾出现,特别是1972—1973年英国著名的历史学家J.汤因比和日本文化界著名人士池田大作以他们的伦敦对话为基础而出版的《展望二十一世纪》,最具有理性和代表性。在这本书的第一编第四章,两位作者对现代医学无视医学的人性做了极为深刻的批评。他们说:"医学越是具有直接左右人的生命的力量,医生如何运用它就越成为大问题。"今日在医生面前,"就似乎觉得躺在床上的不是具有生命的人,而不过是一个称作肉体的'物质'","尽管医疗本应以医生和患者的相互人格交流为基础,现在却已濒临崩溃"。"然而在今天,在医生这一方面,对于生命尊严的敬畏观念的降低已成了问题。""当科学之光照在人的生命上时,人的生命自身就成了与医生的精神交流断绝的客体。这当然就引起了人类生命的'物质化'。"①而美国的社会学家文森特·帕里罗、约翰·史汀森等在《当代社会问题》一书对医学的人性化做出了更尖锐的批评。他们说:"医学的进步造成了生命的医学化,使人们屈从于医疗行业人员的控制。不断专业化和医疗机构的发展,使得

---

① 汤因比,池田大作.展望二十一世纪——汤因比与池田大作对话录[M].荀春生,等译.北京:国际文化出版公司,1985:94-96.

医疗保健以医院为基础的治疗失去了人性味。"①在国内,作为人文社会医学核心刊物的《医学与哲学》,发表了许多对现代医学淡漠人性的批评文章,如《消费时代的医学人文价值》②《当今医学缺少的是什么》《现代医学存在自身缺陷的依据、原因、现象及其后果》《守住医学的疆界》《呼唤人性的医学》等等③。

　　这些批评无疑是正确的。正是这些评论与批评,提醒并引起了医学界的关注与重视,促成了医学界为医学人文关怀而努力。在当今"以人为本"的全球呼声日益高涨的环境背景下,整个科学技术的发展,乃至整个政府的工作,都将"以人为本"视为首要课题,医学科学和保健服务也不例外。现在,这些批评已经持续百年,医学的发展有无变化呢? 当我们审视当代医学,特别是21世纪临床医学发展的走向时,可喜地看到现代临床医学已经或正在发生变化,出现了许多科学与人文相结合的征兆,并且已经取得了许多可喜的成果。不仅在保健服务方面,还有临床实践方面,其变化也是令人高兴的:医学要以人为本,已经成为整个医学界的一致呼声;生物医学的传统模式正在转向生物-心理-社会医学模式;对疾病的诊断、治疗及效果的评价,开始着眼于病人心与身的统一而不是仅限于局部病变;以前那种视技术为对付疾病、增进健康为唯一手段的观点正在让位于技术、心理、社会和环境综合治理的认知。尽管这些变化中不少仍只是苗头与伊始,尽管还面临市场经济诱惑和技术万

　　① 帕里罗,等.当代社会问题[M].周兵,等译.北京:华夏出版社,2002:417.

　　② 王一方.消费时代的医学人文价值——兼论医学中科学和人文的对话与冲突[J].医学与哲学,2001,22(8):16-20.

　　③ 《医学与哲学》杂志自20世纪90年代以来,先后发表了一批对现代医学的评论性文章。这些文章在肯定现代医学取得的巨大成绩的同时,也提出许多问题,特别是对其人文性的淡薄进行了尖锐的批评。如2000年第2期发表的《第三只眼睛看医学》(钟飞)一文认为,当代医学的主体语境充满了对疾病的憎恶与排斥,限制了医学的视野。医学对人类的过度呵护,使人体恃宠生娇,导致人体生命内在素质下降。因此有必要对当代医学进行重新审视。2002年第1期发表的《现代医学的有限与无奈》(何权瀛)一文全面分析了医学面临的一系列的无奈,诸如至今许多疾病病因不明,许多疾病的发病机制不清,缺乏早期敏感特异诊断手段,许多检查手段面临风险,许多疾病缺乏有效的治疗方法等。同期发表的《现代医学存在自身缺陷的依据、原因、现象及其后果》(孙宝良、滕百军)一文认为,现代医学过于依赖实验的研究方法,忽视了哲学的指导作用,因而逐渐放弃了传统医学可取之处,导致了其建立的理论体系明显的片面性和不完整性;在研究内容上缺乏全面性,对意识的产生及支配行为机体的作用缺乏深入研究;缺乏对人与社会、人与环境之间相互关系的研究。作者还分析了产生这些不足的根源与后果。

能思维模式的压力,但终究有了新的转向。我们不能用固定的、静止的眼光看待当代医学,无视当代临床医学正在开始的重要进步,一味地批评,而应当积极发现、分析医学发展过程中的种种新变化,发扬和扩展这些变化,促使其进一步向人性化方向发展。

二、当代临床医学迈向人文的十大走向

当代医学,特别是21世纪临床医学的人文转向,最为重要和突出的至少有以下十个方面。

第一,从单纯追求延长生命转向对人的整体关怀和生命质量的提高,医学目的正在悄悄发生变化。"现在我们要规定我们认为医学的当代合适的目的,同时为那些目的说明理由。……医学目的能在下述四个标题下得到合适的论述:预防疾病和促进健康,解除疼痛和痛苦,治疗疾病和对不治之症的照料,预防早死和安详地死亡。"[①]医学目的的这种变化,在癌症治疗决策问题上表现得最为清楚。WHO在癌症预防与控制报告(WHA58/16号文)中指出"抗癌治疗的目的是治愈疾病、延长生命和提高生活质量",这就意味着抗癌从单纯地追求延长生命走向延长生命与提高生活质量并重。而晚期癌症的治疗则更加强调生活质量。"对晚期癌症患者的治疗决策,要确保治疗只用于受益阶段。"[②]

第二,从单纯重治疗转向治疗与关照并重,努力减轻病人的心理负担。尽管现代医学有了很大的进步,但许多疾病仍然是无法治愈的,特别是那些老年病和慢性病,常常具有终身性质,一直伴随至死亡。而病人通常不只是需要治疗,还需要同情、关爱和理解。对于许多疾病来说,医务工作者的大部分时间是管理疾病而不是治疗疾病。管理指的是在感情与心理上的持续心理关怀,帮助病人重新塑造一个新的自我。目前,世界各国对晚期癌症病人提倡的姑息治疗(palliative care),最能反映医学人文关怀的进步。姑息治疗的基本要求是:"对生命受到威胁的患者进行积极全面的医疗照顾:承认生命是一个过程,死亡是生命的终点;主张既不加速死亡,也不延缓死亡。"其目的是:"改善

---

① Hastings Center.The goals of medicine setting new priorities[J].Hastings Center Report, 1996,26(6): S1-27

② 于世英.晚期癌症患者治疗决策的思考[J].医学与哲学(临床决策论坛版),2008,29 (3): 6-8.

癌症患者生存质量；帮助癌症患者以较平静的心境和较强的毅力面对困难；帮助癌症患者积极生活直至死亡；帮助癌症患者家属面对现实，承受打击。"姑息治疗的主要任务是："缓解癌症本身和治疗所致症状及并发症；减轻患者的躯体痛苦和心理负担。"①

第三，从关心病转向关心病人，呼唤全人医疗和整体医疗，这是医学人性回归的重要一步。自从医学从古代聚焦整体转向重视机体的局部病变、重视疾病的微观探索以来，作为整体的人渐渐地被忽视了，医生的眼前存在的不是病人而是病、是微生物、是细胞、是基因，因而医学的人性淡薄了，现代医学也因此受到尖锐的批评。但是，现代医学的这些弊病近些年开始引起医学界的重视，许多有先觉的医师，开始呼唤全人医疗，呼唤医师们回到病人床边，呼唤重视与病人的沟通。"医学的对象是整个人（whole person），必须考量人的整体性，人具有尊严性及个性，人的身与心彼此互相影响。""医业的执行必须超越病人的身体，尊重病人的尊严性，了解病人的心理与情绪，而不能只针对疾病。"因此，"全人医疗受到特别重视，全人了解（whole-person understanding）成为医师照顾病人最重要的基础"②。特别是20世纪五六十年代以后，疾病的类型开始发生变化，慢性病开始代替以传染病为主的疾病。致病原因的多元化与复杂化，要求单一的生物医学模式转变为生物-心理-社会医学模式，医生诊治疾病不能只了解病变的局部机体，不能只针对疾病，还必须了解病人整体，必须了解病人的心理和情绪。当前，医学界呼唤要重视与病人沟通，要重视了解病人，医学要重新回到病人的床边，这已经成为许多医师的共识了③。"医师对病人的了解，对人的完整性的了解暨对病人痛苦的体质和来源的了解，医师对人的完整性及其与生病关联的了解，是解除病人痛苦的主要基点。"④

第四，从只重视技术，认为技术是万能的治疗观念转向同时重视病人的心理社会的全面调理，这也是当代医学人文化的重要台阶。十六七世纪以来，现代医学走上了迷信技术的道路，认为技术能医治病人的一切，技术是无病不克

① 于世英.晚期癌症患者治疗决策的思考［J］.医学与哲学（临床决策论坛版），2008,29（3）：6-8.

② 谢博生.医学人文教育［M］.台北：台湾大学医学院出版社，1999：24.

③《医学与哲学》编辑部.把握当代医学走向，切实办好"临床决策论坛版"［J］.医学与哲学（临床决策论坛版），2008,29（3）：81.

④ 谢博生.医学人文教育［M］.台北：台湾大学医学院出版社，1999：23.

的万能神。当然,我们应当肯定,技术也的确为人们解除了许多疾病,为许多患病人群带来了福音,但是,即使是那些以局部病变为特征的疾病,也要波及全身,而其所带来的痛苦,无疑要刺痛人的心灵。因此,单纯依靠技术的医学,从来都不是完满的医学,因为在这种医学的视野里只有病而没有人,人性的关怀被掩盖了,并因此成为冷漠的医学而受到批评。现在,时过境迁,当人们回过头来审视现代医学时,已经认识到"医学以人、人的生命、人的健康为对象,其本质为'人性化的医疗',是奠基于人文、哲学及科学的学问。医学教育以培养良医为目标,除了科学教育及技术训练之外,还必须使学生了解医学人文、哲学层面,确立价值观、伦理观及生命哲学观"①。有的临床学者提出:"临床针对疾病治疗决策的制定,需要遵循规矩原则、证据原则和美德原则。规矩原则存在较大的缺陷是忽视了患者的价值,忽视了患者及家属的意愿,忽视了社会的公平性。美德原则弥补了规矩原则与证据原则的缺陷。"②临床医学界对技术医学的这种再认识,反映了医学的人文进步,反映了当代医学人性关怀在提高。

乳腺癌治疗观的变化可以被视为这种认识变化的一个缩影。自1882年Halsted创立乳腺癌根治术以来,乳腺癌治疗几度发生根本性的变化,并完成了从可耐受性的最大治疗向有效的最小治疗的转化。目前,女性乳房疾病,特别是乳腺癌的治疗,不再仅仅满足疾病的治愈,还要尽量保持外形美观,由此保持自信心与心理认同,满足患者对生活质量的追求。这难道不是医学人性的进步吗?

第五,从对局部病变大动干戈转向在治疗中尽量减少机体的损伤,重视机体自然力的恢复。微创手术和微创医学的问世,也是医学人性化的重要进步。众所周知,传统外科是以切除病变著称的。躯体任何部位的实质性病变,只要一经确定,其治疗对策是尽可能地彻底切除,而不顾及切除大小对机体的伤害。但是自1985年提出微创外科(minimally invasion procedure)概念,德国医生(1986年)和法国医生(1987年)完成腹腔镜胆囊切除术后,微创外科被医学界广泛接受。事实上,微创外科不等于小切口手术,它比现行的外科手术能有更小的创痛,能有更好的内环境稳定、更准确的手术结果、更短的住院日以

---

① 谢博生 . 医学人文教育[M]. 台北 : 台湾大学医学院出版社 ,1999 : 7.

② 于世英 . 晚期癌症患者治疗决策的思考[J]. 医学与哲学(临床决策论坛版),2008,29(3): 6-8.

及更美好的心理治疗。尽管微创技术目前仍主要限于外科领域,并且主要是由腹腔镜外科的创建而引导出的,但它无疑反映了人们寻求尽量减少对机体的损伤的努力。"西方医学发展的一种趋势是在过去20年间,有越来越多的声音要求回到其传统起源,同时也开始寻求一种新的医学智慧。"①"现代外科已向着人文关怀为核心的微创外科发展,以人为本是微创理念的核心,在对病人进行任何医疗决策时,都应将微创理念贯彻到决策和治疗的全过程,最大限度地减少诊疗过程中对病人的损伤。"②例如,现在前列腺增生大多采用经尿道电切、汽化、激光等治疗,肾脏多发结石也通过皮肾镜进行治疗,大大减少了对病人机体的损伤,而手术效果与开放性手术相同或优于开放性手术。因而目前泌尿外科开放性手术,已部分或大部分被腹腔镜手术取代,并有进一步缩减的趋势。微创技术的应用还有不少问题有待解决,但它明显减少了各种手术对病人机体的损伤,减少了对病人心理的损伤。因此可以认为,"微创医学以及在治疗中减少对机体损伤的出发点,是医学人性化的重要表现,是现代医学迈向人性化医学的重要一步"③。

第六,由单一学科向多学科协作的方向转变。这意味着现代医学开始抛弃那种将人体视为部件拼凑的机器的错误观点,承认人是有意识有尊严的活体,从而促进了适应医学人性化的需要及医疗技术组织结构上的调整。根源于还原论和人是机器的形而上学的观点,现代医学将疾病从人的整体分离出来,设置了以疾病为中心的各种专科,并且越分越细,在每一层次上产生更多的分枝,因而离整体的人越来越远。在专科医生面前的不是活生生的病人而是各种不同的病、病毒、组织、细胞、基因、化验数字和各种影像,因而一些医生对待病人没有同情、体贴、关怀,往往将他们推来推去,与对待一种物品、器具一般,医学的人性渐渐被淡化和淹没,这导致了人们对现代医学越来越多的批评。现代医学越来越多的研究成果表明,很多疾病是相通的,是与人的整个机体密不可分的。例如,现代医学已经证明,心血管疾病实际上是代谢性血管病。糖尿病又是冠心病的危症,糖尿病是心血管疾病④。一些高血压病、胃病,

---

① 王永光.微创医学——一个新的医学理论体系[J].医学与哲学,2004,25(11):2-4.

② 吴学杰,杨罗艳.泌尿外科微创技术与临床决策[J].医学与哲学(临床决策论坛版),2007,28(10):7-9.

③ 杜治政.医学人性的复归:微创医学与全人医疗[J].医学与哲学,2004,25(11):8-10.

④ 胡大一.控制心血管疾病的根本出路在于预防[J].医学与哲学(临床决策论坛版),2007,28(5):1-2.

实际上同时也是某种心理性疾病。再如高血压病的治疗,人们已经认识到,血压是一个动态的调节过程,且人的情绪对血压的影响极大,药物治疗不能稳定病人的情绪。长期服药的无奈和恐惧,极易导致病人的焦虑与不安。因而情绪波动往往是高血压,特别是三期高血压、心脑血管疾病发生的重要诱因。所以对高血压的治疗必须引入心理、情绪的概念。

如此种种使人们认识到,必须摆脱单纯专科视野的习惯,树立多学科合作的观点,从人的整体视角对待疾病,恢复对人的整体关怀,摒弃那种将人视为机器零件的形而上学的思维习惯。因此,近些年来,国内国际学术界都在呼吁多学科合作诊治病人,如英国许多医院已经建立由多学科组成的团队,国内北京垂阳柳医院组建多学科治疗中心,都是为克服专科医学人性缺乏,恢复多学科、多视角治疗做出的努力。

第七,从经验医学转向循证医学。证据与经验相结合,规范化与个体化结合,为病人提供最优化的治疗奠定了基础。医学最根本的目的,是为病人提供最优化的服务,为人们的健康提供支持。医学在为实现这一目标的过程中走过了曲折的道路。医学最先是从经验开始的,医生们是依靠自己在实践中积累的经验为病人治病的;十四五世纪以后,医学逐步从现代科学中得到了武装,现代科学为医学增添了强大的翅膀,但现代医学将仪器装备提供的各种检测资料运用到每一个病人身上时,仍靠的是医生个人的经验。但是,这种情况在20世纪90年代以后有了重大改变,其突出表现就是循证医学(evidence-based medicine, EBM)概念的提出,其定义为"慎重、准确和明智地应用所能获得的最好研究依据来确定患者的治疗措施"。EBM与传统医学有很大的区别。传统医学是以医生个人经验为主的,医生根据自己的经验、教科书和医学期刊提供的信息来处理病人,这就可能导致实际上无效但理论上推测有效的方法被广泛应用,另一些实际上真正有效的方法反而未被采用。

循证医学的人文意义在于:将病人放在中心地位,让病人充分知情,积极参与;强调医疗行为要适应医学模式的转变,即考虑疾病发生的生物、心理、社会条件;强调要为病人提供充分的信息,为病人提供治疗方案、效果的利弊及并发症、治疗费用等方面的信息,以供病人选择;以预后终点指标来评价治疗方案的有效性和安全性,其中包括有效寿命、总死亡率、疾病重要事件、生活质量、成本-效益比等。循证医学体现了医学精益求精、对病人高度负责的精神,在理论与实践上初步解决了什么是最优化、如何实现最优化的问题,因而是医学人文性的重要体现。

第八，从医生决定和包办一切转向病人自主、医患合作与互动，这无疑也是医学人性化的重要进步。长期以来，医生一直被视为医学的主体，病人只能被动地接受医生的安排，这种医患关系一度被称为父权主义的医患关系。医患之间的此种关系，根源于医生对医学知识的掌控与病人对医学的无知。在古代，这种医主病从的状态似未造成医患间的隔阂与不和，这是因为当时医生的诊察手段有限，医生必须依靠与病人的交谈了解病情而确定治疗对策。但是，近代医学产生后，医学诊疗技术手段层出不穷，许多医生认为没有必要从与病人交谈中获得治疗依据，只需要开几张化验单、检查单就可以满足诊断决策的要求了，因而医生离病人愈来愈远，临床医学也因医生远离病人床边而演变为实验医学，医患交流的渠道荒芜了，医患之间的关系疏远了，病人眼中慈祥、关爱、体贴的医生形象渐渐消失了，从而构成了现代医学人性衰退的一个重要方面。

近代医学这方面的缺陷，随着医学技术的飞速发展日益突出；与此同时，自20世纪六七十年代以来的病人权利运动，以及整个社会人权意识的觉醒，促使医疗保健被视为人人享有的基本权利。病人来到医院求治于医生，其要求是具有充分的理由和根据的，为病人提供诊疗不是医生或医院赐予的，它是病人固有的权利。在医疗过程中，病人有知晓病情的权利，有在医疗中做出符合自己价值观的选择和决定的权利。这种认识上的变化，推动了医生改变原先那种自己可以决定一切的观点，必须与病人合作，必须与病人交流与沟通，必须接受病人的合理选择，因而医患互动、医患沟通成为当今医疗过程中的时髦语言，甚至一些医学院校开设了医患沟通的课程，医学生进入医疗服务队伍，必须接受医患沟通的培训。回归临床，回到病人的床边，倾听病人的感受，成为当代医学回归人文的强音。

第九，医疗服务组织开始从大医疗中心向社区医疗、基层医疗转向，这也是医学迈向大众，迈向人人享有保健、实现全人关爱的重要进步。现代化的大医疗中心是适应生物医学、实验医学的需要逐渐发展起来的。在近200年的历史中，医院有了巨大的发展。真正现代意义上的医院，是从1784年由约瑟夫大帝二世重建的可容纳1 600名患者的维也纳医院开始的。一方面，随着医学科学的进步，大医院越来越多，医学现代装备越来越多，医院的科室分工越来越细，大的医院或医疗中心，似乎成为医学进步和国家、地区医学水平高的标志。另一方面，大的医院又的确可以为经营者带来丰厚的利益。以我国为例，从20世纪90年代以来，一股医院越办越大、越办越多的风吹遍了我国大江南北。大型医院的发展,为采用新的科学技术提供了条件,为治疗重病患者带来了福音,但是大医院的发展,不分轻重地将大部分病人吸引到医院中来,这不仅增加医疗费用的开支,同时更为重要的是削弱了预防,削弱了基层医疗,而目前占疾病主要地位的慢性病、老年病、退行性疾病单是从治疗着眼是无法解决的;且大医院由于分工细、科室多、层次复杂,医生与病人交往受限,因而存在医学人文关怀的先天性缺陷。

可喜的是,许多国家的政府和一些有远见的医学家已经认识到,保健服务要走上光明大道,必须重视依靠和发展社区医疗和基层医疗,必须将保健服务的重心从大型医院逐渐转移到社区和基层。只有实现这种转变,才能保证人人享有保健目标的实现,才能有效地控制医疗费用,才能从根本上降低各种慢性病的发病率,提高有效治愈率,才能从根本上使医学的恩泽落实到大众身上。

第十,从治已病、治终末期的病向治未病、治早期疾病、预防疾病源头的转变。早在2 000多年以前,人们就认识到"上医医未病之病;中医医欲病之病;下医医已病之病"(唐·孙思邈《备急千金要方·论诊候》)。新中国成立后,人民政府早就将预防为主列为卫生工作的基本方针,但实际上,除了烈性传染病猖獗时突出了预防外,平时大量的人力、物力仍是以治已病、沿终末期的病为主,大量的医学研究,也是针对抢救危重病的目的进行的。这就形成了医院越盖越大、病人越治越多、费用越来越高的恶性循环;客观的印象是,医疗机构在期望更多的病人、更重的病人,因而也就导致现代医学严重背离了防病治病、增进健康的初衷。以治疗为主,还是以预防为主,实际上成为检验医学人文性的一个重要标尺。因此,将以治疗为主的方针转变为以预防为主的方针,就成为实践医学人文关怀、体现医学人文性的一项根本性的举措。

但是,这种情况最近十多年开始有了重要的变化,国内外的临床与预防医学的实践使医学界认识到,以治疗为主的办法,是无法控制当前最令医学界烦恼的慢性病、老年病和种种退行性疾病的。如对冠心病的治疗,对冠状动脉斑块的处理,任何一种有创性治疗都是破坏斑块稳定性的,但这种破坏都只是暂时缓解症状,即使放了支架,仍要吃药,离不开他汀类药物、β受体阻滞剂、ACT抑制剂和阿司匹林。但是,如果我们从预防着手,是完全可以大大减少此类疾病的发生的。冠心病是一种全身性疾病,这种疾病是可防可控的。2004年公布的Inter-heart Study有52个国家参加,其中包括7 000名中国人的实验对照试验报告证明,90%的心肌梗死是可被我们身边可检测、可控、可改变的传统因素所预测和解释的。该项研究证明，10个心肌梗死病人中9个可以解释，6个可以预防。美国近30年来人均寿命延长了6年，其中3.9年归功于心血管危险因素的控制与预防。这一事实大大推动了人们预防观念的转变，呼吁转变生活方式、呼吁戒烟的声音，已成为一些医学专业会议的强音。"心血管疾病一定要强调预防，不管疾病发展到哪个阶段，都要把预防放在首位。我们今天讲预防，不仅是救患者，同时也是救自己。""生命珍贵，它属于人只有一次，作为一个心血管医生应充满自豪感和责任感，让人类，包括我们自己，活得更长，活得更好。"[①]这是我国心血管专家胡大一充满人文气息且发自肺腑的由衷之言。

当然，当代临床医学朝向人文方向的变化，还有其他种种表现，本文只不过列举其中的一些主要方面而已。

三、基于医学价值观与医学哲学观的转变

当代临床医学的人文转向和医学科学与人文的结合，是基于医学价值观与方法论的更新，基于"以人为本"的医学价值观逐步取代医学技术论的价值观，系统论逐步取代单一的还原论，身心一元论取代了身心二元论。

"医学随着人类痛苦的最初表达和减轻这痛苦的愿望而诞生，由于最初需要解释人体发生的各种现象和以人类心灵为主题进行最初的辛勤探索而成为科学。"[②]这样一门起源于为解除人类的痛苦且从头至尾充满着爱人的科学，其价值观无疑是以人定向的。但是，医学自从十四五世纪开始追求以实验科学改造和装备自身以来，其价值取向悄悄地发生了变化。以维萨里的人体解剖学和哈维的血液循环论为起始的现代医学，在近400年的历史中，涌现了一个接一个重大发现和发明，极大地加深了人们对生命和疾病的认识，激发了对医学科学化的追求，甚至无形中在医学界形成了一种默认：一次重大的发现或发明，就意味着对人体和疾病认识的飞跃，意味着对疾病的征服和医学光辉的上升。无数的生物学家、化学家、物理学家和医学家，都在拼命地追求对生命、人体、病原体、诊疗手段的新发现和新发明，并且毫不怀疑地认为，新技术、新设备的堆积，就是医学，就是医学的发展与进步。这样，医学的价值观，

---

① 胡大一.控制心血管疾病的根本出路在于预防[J].医学与哲学(临床决策论坛版)，2007,28(5):1-2.

② 卡斯蒂廖尼.医学史:上[M].程之范，译.桂林:广西师范大学出版社 2003:8.

开始从对人的关爱逐渐转变为对技术的关爱,医学名副其实地转变为技术,医学技术成为医学的代名词。唯技术论的价值观渐渐代替了对人的关爱的价值观。但是,在人们追求医学技术的无限进步过程中,人被忽略了,人被冷落了,医学的人性淡漠了,大量的事实引起了人们对唯技术论的怀疑。人们发现,无论是搭桥、放置支架、血管扩张,还是血液透析,花样翻新的各种手术方式,以及诸多脏器移植,大多只是暂时缓解症状,不仅花费巨大,并且常给病人带来终身痛苦。因此,尽管医学自身感觉进步巨大,但人们对医学的批评与埋怨愈来愈多。人们认识到,技术至上,技术就是医学的一切,以技术水平的高低作为衡量医学进步的标准过于片面了。"医学的价值是多元的,除了基本价值外,医学的价值还可以分为手段价值与目的价值、功利价值与非功利价值、现实价值与理想价值、经济价值与文化价值等。"[①]但医学的核心价值观仍然只能是对人的关爱。医学不能离开技术,更不是不要技术,但不能将技术作为医学自身价值的主要取向。医学必须回到对人的关爱这一基点上来,并将"以人为本"作为医学价值的基点。

还原论转向系统论,系统论与还原论相结合,为医学的人文转变提供了方法论的基础。现代医学从产生以来,一直是立足于还原论的。没有还原论,就没有对人体组织、细胞、血液、蛋白质、基因的揭示,就没有对人体内分泌、免疫反应、神经调节机制的清晰认识,就没有对微生物、细菌、病毒、钩端螺旋体等各种病原微生物的了解,从而也没有现代医学对许多疾病的控制与治疗。否认还原论对于现代医学的意义绝没有充分的理由。但是,我们也要承认,还原论有其不足的方面。正是这种还原论的哲学思想与研究方法,将人体化解为组织、器官、细胞、基因的微细结构,作为整体的人逐渐消失于这些无限的微细结构之中。还原论是今天占统治地位的生物医学的认识论基础。生物医学模型包括还原论——即从简单的基本原理中推导出复杂现象的哲学观点——是现代医学人文性失落的基本原因。

但是,这种认识正在得到改变。人们逐渐认识到,生物医学模型完全依赖生物学的变量来解释疾病的观点,完全排斥社会、心理、行为对疾病和健康的影响,是片面的。大量的事实证明,实验室检查的结果有时只是表明潜在的疾病,但不能确诊疾病。糖尿病或精神分裂症的生化指标异常,只是此类疾病存在的一个必要条件,但不是充分条件。生化指标的缺陷不能解释疾病的一切。

① 刘虹.论医学人文价值[J].医学与哲学,2005,26(4):29-31.

病人的心理、家庭、社会、经济、环境、饮食,都是影响疾病的因素。因此,对疾病的认识与控制,还原论必须要有系统论的支持。系统论认为所有的组织层次在等级系统关系中是互相联系的,一个层次的变化就会影响另一个层次的变化,采纳系统论作为医学研究的方法将会大大缓和整体论与还原论的分裂。而此种认识基础的调整,就为现代医学重视人、重视人的整体、重视人的思想情感、重视人的社会及环境提供了哲学基础,从而也为医学的人文性提供了认识论的基础。

身心二元论也是医学人性淡漠的重要原因。西方医学和东方医学不同。由于种种原因,源于西方文化背景的现代医学从一开始就走上身心二元论的道路。为谋求克服古代医学模糊性的努力目标,现代医学采用了实证和还原的方法,同时也接受了笛卡尔身心二元论的影响。笛卡尔认为,世界存在两个各自独立、性质不同的本原,即心灵与物体。心灵是精神实体,物体是物质实体,这两者彼此互不依赖。心的属性是思维,物体的属性是广延。有广延性的物体不可能思维,能思维的灵魂无广延性。这两个实体只有在上帝这个绝对实体里才能实现彼此的统一。据拉斯莫森的研究,当年的基督教会允许解剖人体时仍坚持人的灵魂是神圣不能侵犯的观点,当时准许对人体进行解剖有一个君子协定,即不许对人的精神和行为进行研究①。这样,当时的医学只有将人的心理放置在一边,先将人体加以研究,才能在客观实证上回答许多疾病的原因及过程,才能找到医治躯体上的各种病症的方法。这样久而久之,人的心理被忽视和遗忘了。当然,对人的关爱,对病人的心理支持,也不为现代医学所关心了。而近来大量的事实证明,人的躯体与人的心灵是密不可分的。身与心相互依连、相互影响、相互作用。癌症、高血压、糖尿病、冠心病等等,其发生无不与精神心理因素相关,其治疗不仅需要药物、手术等各种物质手段,而且需要心理调理。身心二元论必须让位于身心一元论。正是这种哲学观点的改变,促进了医学人文观念的提升。

四、还有漫长的路要走

我们应当清醒地认识到,以上种种人文转向还只是开始,有的还只是发展中的苗头,还只是一些有远见的临床学家的见解与呼声,远没有成为当代医学

---

① 恩格尔.需要新的医学模型:对生物医学的挑战[J].黎风,译.医学与哲学,1980,1(3):88-90.

的大气候。首先,从认识上看,例如,如何从根本上摆脱慢性病治疗的困局,如何实现还原论与系统论的结合,如何实现从大的医疗中心向基层医疗的转变,并不是所有医生都关心的。这方面还有赖交流、讨论与实践的证实,并逐渐取得共识。其次,上述提到种种医学人文转向,还有许多具体的实际问题有待解决。例如,如何实现从单一学科向多学科合作的转向,目前出现的一些做法,如疾病中心的建立,多学科团队的组建等,还远不成熟,需要探索和积累经验;再如,如何更好地为病人提供心理支持,如何在疾病的诊治中体现心身统一,目前的实践还远未使这一问题得到切实的解决。再次,医学的人文转向,不仅是一个观念问题,还涉及医学教育、医疗服务体制、社会保障体制和公共卫生诸多方面,这更是一项复杂的任务。例如,目前的医学教育,基本上仍是生物医学的教育,教学内容远远落后于医学实践的发展。再如,我们的医学期刊,大多仍然局限于医学的实证研究,认为只有这样的文章才能登大雅之堂,似乎疾病的治愈与康复只关乎技术而与其他无关。而这一切的转变是需要时日的。最后,最为困难的是,医学人文转向还面临着许多阻力,特别是唯技术主义与金钱、资本的诱惑,其中技术主义的影响在最近的20多年虽有所衰退,但在一部分医生中还严重存在;而市场与资本对医学的诱惑则更令人忧虑。正如欧洲内科联盟所指出的那样:"现代医学面临着前所未有的挑战。改变医疗卫生体系与兼顾患者的需求,以及达到需求的有限资源都越来越多地依赖于市场的作用,其中以放弃将患者利益放在首位与传统职业责任之间的挑战最为突出。"①现代医学要真正实现人文关怀的转变,还有很长的路要走。

但是,尽管这种变化才开始,我们仍应十分热情地关心和支持这种转向,及时觉察和总结、宣扬这种转向,并为这种转向叫好。有的学者不赞成对当代医学的这种评价,认为现代医学的市场取向倾向和技术至上的倾向并未改变,对医学以人为本精神的冲击也未削弱。但是,任何事物发展的重要转向,都是从小开始的,都是从少数人的先觉开始迈步启动的。更为令人高兴的是,在临床医学界,已经涌现一批视野开阔的医生,他们曾经十分热衷于高技术,十分热衷于放支架、搭桥、血液透析和各种新式手术,认为不断以各种新技术对抗疾病是医学发展方向,但是他们现在全然改变了这种态度。他们在大声疾呼要重视预防,要重视生活方式的调整,要重视病人生活质量的改善。北京

---

① ABIM基金,ACP-ASIM基金,欧洲内科学联盟.新世纪的医师专业精神——医师宣言[J].中国医学伦理学,2006,19(6):29.

同仁医院副院长王宁利说："现在年轻医生中出现了一种技术至上主义，可能给医学带来灾难性后果。"[①]我们也看到，在一些学术会议上，开始大谈戒烟，大谈规范的行为与生活方式。这难道不是令人高兴的事吗？我们难道不应为医学的这种变化而欢呼吗？

五、关于后现代主义对医学的批评

医学这些变化，集中起来，其实质和核心就是医学观和医学价值观的变化，是医学观的逐渐完善，是医学价值目标和价值取向从单一走向有核心的多元。医学不再仅是生物医学了，而且正在将社会、文化、环境纳入医学的视野；医学的价值目标，不再是以前那样以治病救人为单一的价值取向了。美国医学批评家罗伊·波特曾说："医学已经征服了许多疾病，缓解了疼痛，它的目标已经不再如此清楚，它的授权已变得混乱。它的目的是什么？它应当在哪里停止？医学可能迷失方向，或需要重新定义其目的何在。医学的主要责任是无论在什么情况下都要尽可能使人们活着吗？或者它仅仅是一种产业服务，去满足它的顾客提出的无论什么稀奇古怪的要求吗？"[②]可喜的是，医学价值目标正在走向清晰。

从这个意义上说，后现代主义对当代医学的许多批评无疑是有意义的，特别是对当代医学淡薄人性的批评，对现代医学见病不见人的批评，对现代医学忽视当代医学面临的社会伦理法律问题的批评，对现代医学将分析还原方法绝对化的批评，都是有意义的、积极的。但是，后现代主义对现代医学的批评，也有些观点值得商榷。首先，后现代主义对现代医学的批评，未能注意到现代医学在近几十年的进步。例如，某些持后现代观点的学者，仍然认为现代医学是机械唯物主义的医学，是只见局部不见整体、只见肉体不见精神、只注意静止而不关注动态的医学。但是实际上，现代医学，包括临床医学，在这些方面已经有了长足的进步。我们且不说早几十年就已问世的像沃特·坎农（Walter Cannon）的稳态学说、汉斯·雪利（Hans Selye）的应激学说、免疫学、神经生理学重要成果，就以最近三四十年来医学发展中出现的生物-心理-社会医学模式、身心医学、整体医学、整体护理、环境基因理论来看，现代医学已经在这些方面有了大的进步。我们怎能不顾及它的这些变化而一味地算老账呢？

---

① 临床实践亟需人文医学［N］.医师报,2007-06-21.
② 波特.剑桥医学史［M］.张大庆,等译.长春:吉林人民出版社,2000:10-11.

其次,是关于还原论的批评。的确,现代医学将还原论绝对化,认为还原论是解决一切问题的钥匙,这在很多情况下是不符合事实的。但是,后现代主义对还原论的批评似乎走得太远了。后现代主义几乎完全否定还原论对现代科学、对现代医学的意义。后现代主义认为:"后现代科学意味着同牛顿的决定论、笛卡尔的二元论以及再现认识论的决裂。后现代倡导者们信奉混沌原则、不确定性和解释学,有些人还要求实现自然的反魅(reenchantment of nature)。"①然而,医学终究是一门以生命物质活动为基础的实验科学,尽管其中充满人文社会色彩,存在许多不确定因素,但几乎所有社会、心理、人文因素对健康、生命的作用,不是都能或正在从机体器质和功能变化中得到解释和说明吗?因此,医学的发展,包括其自身的一些缺点和不足,在很大程度上仍需要还原方法的研究,需要分析与解剖,需要观察与实践,需要定性与定量,尽管我们不应将之绝对化和教条化。例如,我们对SARS疾病的斗争,对禽流感的防范,不正是有赖于科赫四原则吗?再如,紧张、焦虑、忧虑等对人体健康的影响,不是也能在内分泌的变化和神经调节障碍中得到说明吗?当然,尽管还原分析的方法可能不能解释生命的一切,但它仍是现时制服疾病、促进人类健康的主要武器。何况现时对我们来说是模糊混沌的,但其中许多在未来是可以明晰清楚的。时下,医学不可能也不应当和决定论决裂,我们切不可把医学重新推向模棱两可、非驴非马的虚无缥缈状态,我们的医学不能也不应是一门无定型的科学。我们不能将医学变成既不是供神蜡烛,又不是喂鬼馒头的模样。

"我们的目标是去阐释和理解后现代理论,把它看作是对现代理论和现代政治的一种挑战,既包含着很有希望的新观点,同时也有值得怀疑的向度。我们并不接受那种认为历史已经发生了彻底的断裂,需要用全新的理论模式和思维模式去解释的后现代假设。不过我们承认,广大的社会和文化领域内已经发生了重要的变化,它需要我们去重建社会理论和文化理论,同时这些变化也每每为'后现代'一词在理论、艺术、社会及政治领域的运用提供了正当性。同样,尽管我们同意后现代对现代性和现代理论的某些批判,但我们并不打算全盘抛弃过去的理论和方法,不打算全盘抛弃现代性。"②美国学者道格拉斯·凯尔纳与斯蒂文·贝斯特合著的《后现代理论》一书中的这一段关于如何

---

① 凯尔纳,贝斯特.后现代理论[M].张志斌,译.北京:中央编译出版社,1999:36.

② 凯尔纳,贝斯特.后现代理论[M].张志斌,译.北京:中央编译出版社,1999:41.

评价后现代观点的精辟论述,也许可以帮助我们理解后现代主义对当代医学的批评。

　　医学在所有科学中,是一门发展变化最快的科学,它无时无刻不处在变化中,我们不宜用固定的眼光观察当代医学。当代医学发展的上述势头,包括已经开始或即将开始的变化,包括其对自身某些缺陷与不足的纠正与反思,都将给人类的生活和生命带来意想不到的冲击,其中有的已经引起社会各方的关注。对于当代医学发展出现的各种新情况,我们应当做全面的分析,不应当做片面的否定或肯定。我们应当及时地找出其中有利于人民健康的发展势头,支持医学界的努力,并大力呼吁社会予以重视和支持。对于某些不良势头则要适时做出恰当的分析,提出解决的意见或建议,以引起医学界的重视。

　　(本文系作者于2005年6月为同济大学八年制学生所做的讲演;随后于同年8月在广州中医药大学和广州医学界做同一题目的讲演,全文发表于《博览群书》2005年第10期;后经修改,刊载于《医学教育探索》2006年第7期;本次收录时,又做了较多的修改和补充。)

人性化医疗：内涵、难点、进路

　　1993年美国的哈斯汀斯中心启动由14个国家参加的一项医学目的国际研究计划，于1996年11月发表报告《医学的目的：确定新的优先战略》，其结论性意见称：医学应当是一门崇高的和贯穿在专业中的医学，一门有节制和谨慎的医学，一门供得起和经济上可持续的医学，一门对社会敏锐和多元的医学，一门公正和公平的医学，一门尊重人的选择和尊严的医学[①]。这些对医学目标的多重界定，可以用一句话简单地加以概括，那就是：医学应当是这样的好医学，是人性化的医学。

一、什么是人性化医疗

　　人性可从两方面理解：一方面是指一定时期的社会制度和一定历史阶段条件下形成的人的本性。马克思对人性的这方面做了充分的论述。另一方面是指生理、心理等方面的自然本性。孔子说的"食、色，性也"的"性"，《三字经》说的"性相近，习相远"中的"性"，就是针对人性这方面而言的。人的这种自然本性，普天之下都是相近或相同的。人是一个有思想意识的生命体，要维持这个生命体生存和发挥其功能，就要有求生的欲望，有性和延续后代的需求，有交往和沟通的习性。人的这些生理、心理方面的本性，属于人的自然属性。只要是一个人，不管他是穷人还是富人、白人还是黑人、古代人还是现代人、高高在上的领导还是社会底层的普通百姓，都具有这种自然本性。医学所追求的人性化医疗，就是为了使人活得更好、更健康、更长寿；使他们不仅躯体健康，而且心理也健康；不仅是他们自身，同时也包括他们的后代。显然，

---

　　① Hastings Center.The goals of medicine setting new priorities[J].Hastings Center Report, 1996,26(6): S1-27.

人性化医疗,是针对人的自然属性而言,是以人的这种自然属性为出发点的。

人性化医疗是一个伸缩性很大的概念。一般可区分为三个层次。首先是法律层次。依法行医,不做法律禁止的事。知情同意是法律的规定,载入了《中华人民共和国医师法》《中华人民共和国侵权责任法》《中华人民共和国基本医疗卫生与健康促进法》。与患者签订了知情同意书,就按签订的合约行医,没有签,则不进行医疗处置。凡是可检查可不检查的,一律不检查;凡是可抢救可不抢救的,一律不抢救。从法律角度看,不违法,不能因此状告医生。法律体现了人的最基本的,亦即体现了人性最起码的要求,因依法行医是符合人性的。例如,知情同意,反映了人的自主这种最基本的要求,当然是符合人性的,不能认为依法行医不符合人性。例如,李丽云死了,而她本可以不死。李丽云的丈夫肖某因某种原因拒绝签字,他有权行使这种权利;医院因患者家属拒签而没有进行处置,也是依法行医,没有违法。但是法律是最低限度的道德,而人们对医学的期望不只是依法行医,而是希望医生超越法律的规定为他们提供更多、更好的医疗服务,人性化医疗不能停留在依法行医的水平,需要提升,依据伦理规范行医。一些高新技术,既有正面作用,能帮助人恢复健康,减少痛苦,但也有负面影响。如何解决这个难题?用还是不用?还有一些两难问题。一个有严重生理缺陷的新生儿出世了,如脑积水,如何办?尽一切努力救治、抚养,还是舍弃?令医生和父母处于两难境地。为此,经过伦理学家、法学家和医学专家共同努力,制定出了许多伦理规则,认定在何种情况下可以如此处理,使这些两难问题得以解决,医学在这些困惑面前前进了一大步。依据伦理规范行医,范围比依法行医要宽,扩大了那些依法可以不做但从伦理角度医生有义务提供的医疗服务,将人性化医疗提升了一步。如一个重危患者治疗风险大,患者也理解,但医生出于对患者生命的关爱,仍是和患者共同承担风险,尽力抢救,使患者的生命转危为安。其他如辅助生殖技术、器官移植、干细胞、基因诊断与治疗等,都是依据伦理规范做的。执行这些规范,能保证使用这些技术时不伤害人,体现了人性化医疗的要求。但伦理规范大多限于一些高新技术或某些医疗两难问题的处理,大量日常普普通通的医疗实践没有具体规范,要靠医生的自觉和良心。即使是就此设定规范,也只是最低要求,还可能有更好的,规范难以体现人们最理想的要求。规范也未能充分调动医生们尽善尽美的积极性,而这种积极性能够为病人提供更好的服务。就规范的实践而言,也有赖于医生对人性的觉悟,否则会沦为空谈,或者在实践时走样、变异。比如基因编辑已经形成了一些规范,如不可用于生殖性的治疗,必须履行充分的知情同意手续,如果使用这种技术的人有私心,想利用这种技术谋财,他就会回避这些规范,设法逃离规范的约束,如贺建奎所做的那样。可见,依伦理规范行医,还不是人性化医疗最理想的形式。

什么是切切实实的人性化医疗? 人性化医疗没有特殊的、具体的、成文的绝对标准,它以医生仁爱之心为起点和终点,体现在医生主动积极的一切努力中,表现为医生对病人强烈的责任感和使命感,贯穿于医疗全程的各种医疗行为。人性化医疗的主要标尺是:敬畏生命,热爱生命,尊重生命;伤害最小、受益最大;充分的个体化,体现每一个患者自身各方面的特殊性和特殊要求;有节制地、慎之又慎地使用医疗技术,特别是新技术和新药物,严防因医疗干预带来的伤害;注意扶植机体的自组、自控、自增的自然力;成本低,提供的服务是效益大、可持续的;重视照料,重视心理支持,服务周到温馨;尊重病人的自主权,体察、体谅、体贴患者的感受,重视与患者的沟通,鼓励患者参与医疗决策,倾听患者的诉求。2013年6月,由中国的11位院士和4位著名医生发起的"促进临床医学人性化的十点倡议"[1],这个有500多字的文件,较为全面地阐述了人性化医疗必须具备的前提、人性化医疗的主要标准,以及推进医学人文与医学科学相结合的平台和实现人性化医疗的环境和条件,可以说是对人性化医疗的最好诠释。追求人性化的目标,可以说是国际医学界的共识。1920年,上海市某医院曾经邀请哈佛医学院一个外科医生团队来沪手术。据媒体报道,他们做手术有两个显著的特点,一是手术主刀医生在术前必须到病房与接受手术的患者做一次较长时间的谈话;二是手术结束,手术主刀医生必须亲自将患者推送至病房,并在其身旁陪伴30分钟,观察术后患者的反应[2]。哈佛外科医生的手术风范,展示了人性化医疗的一个小侧面。

人性化医疗是医师职业精神内生的,它和来自外生的依法、依伦理规范不同。人性化医疗是医师职业精神的集中体现和升华。人性化医疗从人的机体和精神心理的自然本性出发,是适应人的自然本性需要而生的;人性化医疗具有普世性质,是人类的共同追求;人性化医疗是动态发展的,没有终点,是无止境的,它为医生发挥聪明才智提供了广阔空间。

人性化医疗与时下某些医疗是有严格区别的。人性化医疗不是针对某些

---

① 促进临床医学人性化的十点倡议[J].医学与哲学,2013,34(8A):1.

② 海外眼.哈佛医生来中国做了8台手术,中国医生为何汗颜?[EB/OL].(2018-03-07) [2020-07-07].http://k.sina.com.cn/article_6153255802_16ec33b7a027004vzr.html.

特殊人群的特需医疗和豪华医疗。一些医院为了满足有权势和财力雄厚人群的需求,设置豪华的病房,配备优良的生活设施,调集优秀的医护人员,提供远远超过诊治疾病需要的服务。这种看来是十分亲和周到的服务,并非我们所需要的人性化医疗。人性化医疗也与过度医疗有严格的区别,过度医疗不是从病情的具体实际情况出发,而是提供超出患者实际需要的多余服务。这种外表看来很称某些患者的心意,但往往给患者带来伤害的医疗,与人性化医疗有着天壤之别。人性化医疗与消费医疗、享受医疗更是南辕北辙。当今是消费时代,消费已经成为当代经济发展的重要引擎。企业家为了加速企业的发展,壮大企业的规模,想方设法通过各种手段和途径,刺激人们的需求,从而拉动消费。在这种消费导向的影响下,医疗在某些人的眼中也成为一种为生活提供乐趣的手段,将医疗视为奢华的享受消费。而一些医院经营者为了增加医院的收入,往往将这种消费医疗装扮成人性化的医疗服务。消费和豪华医疗往往是受一种与众不同、突出于一般人群之上的心理驱使而设置的,与尽力满足人的正常生理、心理需求的人性化医疗有着本质的区别。当然也可认为医疗是一种消费,但医疗这种消费与一般的生活消费是有很多不同的。将医疗等同于一般消费,实际上就是宣布医疗是一种商品。当然,人性化医疗,更不是无节制的大拆大卸、制造改造人体、人兽混合的医疗,人性化医疗应与这些医疗划清界限。

二、难点

实现人性化医疗,有难点。难点有外在的,也有内在的。就内在的难点而言,主要有:

1. 如何面对医疗风险?

最好之处在险峰,很多事都是如此。攀珠峰很危险,但却是登山运动者的终身追求。毛主席的一首题"仙人洞照"的诗中有一句"无限风光在险峰",可以说是对这一客观情况的概括。尽管医学科学在近百年有很大的进步,但医学的困惑和不确定性仍然比比皆是,医疗是一种充满风险的事业。人性化医疗表现于医疗全程的各种具体服务中,表现为医护人员在所有医疗服务中细枝末节的精心操作,但人性化医疗的光辉往往更多地表现在诸多医疗风险的处置中,表现在医护人员不计个人得失、敢冒风险,在生死险处挽救了患者生命,使患者的生命转危为安。医生一般不愿冒险,也冒不起险。但没有风险的医疗,遇到风险就回避,就退而求其次,是少有人性化医疗的。静脉穿刺有没有风险? 对于一个年轻的护士来说,就存在风险,但因有风险就不穿刺? 麻醉有没有风险? 有。但因有风险就不做麻醉医生或拒绝麻醉? 当然不能。不应当提倡医生盲目地冒风险,特别不应鼓励医生冒那些没有把握的风险,但也不能对有风险的医疗就一律推之、拒之。手术摘除肾上腺肿瘤,就存在风险,稍有不慎,可引起患者血压突发性升高而导致死亡,但成功地摘除这种瘤子,又的确能有效治疗因此引起的高血压。在医疗实践中,风险与效益并存的事例,可谓不胜枚举。上海六院黄新余医生收治的一位32岁的病人小毛,因骑摩托车撞击电线杆,导致右上臂骨折,肋骨骨折,胸外伤,双肺挫伤,肝脏破裂,腹腔内大出血,虽经输血8 000毫升,仍处于昏迷状态,肚中充满纱布。第二天家人为他筹办后事,但其哥哥仍坚持救治,最终由黄医生接手,终于以较低的费用抢救成功。在医疗人性化的目标面前,医生们可能做出出人意料的创造,做出令病人永世难忘的事来[①]。

问题在于如何处理风险。医疗风险可以说是无处不在,想完全回避风险就不能做医生。现在老年病人普遍存在用药过多的问题,许多老年人的衰弱加速是用药过多造成的。但要老年人减药或停药,就要冒风险,因为用药有指南为依据,出了问题医生没有责任,停药指南没有讲,出了问题就找医生。问题是如何面对风险。一些医生在这方面积累了许多经验。比如,小步前进,将大风险化为小风险,就是对付风险的一种有效方法。如减药或增药,都可逐步前进,试着做,看准前步再安排下步,这就可能将风险化小、推迟,甚或避免了风险的发生。再如,与病人共同分担风险,也是对应风险的有效方法。既然医疗充满风险,就应当运用恰当的方法,选择恰当的时机,向患者说明风险可能发生的原因和风险的性质、特点。告诉患者要治好疾病,或者使病情好转,都存在一定的风险,并取得病人的理解进而同意,愿与其共同承担风险,治好疾病。只要讲清楚问题,是能得到患者支持的。因为患者的意愿就是治疗疾病。风险与收益并存。不承担任何风险,就只能出院回家,听任疾病的发展和恶化,而这是任何患者都不愿看到的结局。还有,就是善于学习,善于总结经验,反复思考,慎重安排。这是很平常的,但对于预防和应对风险很重要。

2. 如何走出科学主义的圈圈?

人性化医疗不能没有科学,甚或可以说,科学是人性化医疗的重要基础,科学的医学为病人解除病痛立下了丰功伟绩,但人性化医疗不能只限于科学,

---

① 施嘉奇,沈艳阳.一个冒险抢救而挽回生命的案例[N].文汇报,2011-11-15.

它还需要科学以外的东西,或者说需要非科学。如与疗效判定有关的患者体验与全身感受,患者个体化种种特殊的医疗需求,对患者参与医疗全程的作用及具体落实,对疼痛与痛苦的抚慰,对心理的支持,对社会适应状态的调节,对病人价值观的满足等等,是科学无法解决的,它需要非科学来填补,而这些正是人性化医疗的要义。

医学教育至今仍是以科学为基准的,培养出来的医生至今仍是以科学或不科学看待医疗实践中的一切,这是人性化医疗的障碍与难点。"只靠科学性医学是无法帮助患者与失去健康做斗争并找到疾病和死亡的意义的。"[①]这是《叙事医学:尊重疾病的故事》一书作者对科学医学的批评。"不管是出于保护自己在治疗重症患者时不为悲伤所累,还是保证其临床判断的客观性,医生的行为似乎与患病和垂死的患者相隔很远,他们对疾病的理解,以及是什么导致疾病、如何治疗疾病、如何在情感上回应疾病的出现都与患者有巨大的差别,导致了他们与患者之间的隔阂。"作者还进一步指出:"不能真正自觉地理解患者所经历的痛苦,这样的医学也许可能实现其技术目标,但却是空洞的医学,最多也就是半吊子医学。"[②]

汤因比与池田大作在30多年前曾说:"科学包含着这样的性质,即对一切事物都客观地审视,摒弃感情,用理性的'手术刀'解剖。因此,用科学的眼光看自然界时,自然就成了与自己割裂的客观存在。同样,当科学之光照在人体的生命上时,人的生命自身就成了与医生精神交流完全断绝的客体。"[③]科学主义在某种程度上之所以成为人性化医疗的障碍,是因为科学主义眼光中的患者,只有显微镜下的红细胞、白细胞,只有X光、CT影像下的组织结构的完整与缺损,只有呼吸、脉搏、体温的变化,只有机体对食物的吸收、消化与排泄。在科学主义的眼光中,没有患者身心统一的有机整体以及这种身心不可分割的整体的医疗应对,没有患者的情感与悲伤以及这种情感与悲伤对机体运行的影响,没有患者的个人特质与爱好以及这些特质、爱好对医疗保健提出的需求,没有社会交往对患者生命的支持以及对这种社会支持的医疗安排,没有患者的价值观及价值观对医疗决策的思考,没有患者生长的文化土壤及

---

① 卡伦.叙事医学:尊重疾病的故事[M].郭莉萍,译.北京:北京大学医学出版社,2015:Ⅲ,3,5,8,11.

② 同①。

③ 汤因比,池田大作.展望二十一世纪——汤因比与池田大作对话录[M].荀春生,等译.北京:国际文化出版公司,1985:96-97.

对患者诊疗文化土壤的培植。而这一切的缺失,导致的必然结果只能是冷冰冰的生命物质化,只能是一个缺乏情感与感受、完全物质化的人,只能是人性的重大缺损。医学需要科学,但医学不能止于科学,不能限于科学。这就是以唯科学主义看待医学必然造成人性化医疗不能到位的原因。不走出唯科学主义,很难有人性化的医疗。"医学的本质是人学,若抽去了人的本性,医学就失去了灵魂;若抽去了人的本性,只剩下其中的科学,就成了科学主义。它所带来的严重后果将不堪设想。"①

一篇题为"走在时代前沿的北京协和医学院社会服务部"的文章,记述了在中国出生的美国人浦爱德应洛克菲勒基金会的聘请来北京协和医院开展社会服务工作。他从1921年至1939年,在协和医院担任了18年社会服务部主任,做了大量感人的人性化服务工作。这个社会服务部最多时有30人,仅1929—1930年就办理2 171例个案,对每个案例都根据其具体情况安排大量医学以外的服务,这些服务大大缓解了患者的焦虑与痛苦,加速了疾病的好转与机体的恢复。他们于1932—1933年办理4 901例个案,结案的有3 941例②。这些是科学的医学无法回答的,但它的确永远印在病人心中,至今仍为人所称颂。

3. 如何处理医生权威与患者主体作用之间的关系?

医生是医学的重要主体,要有权威,医生没有权威,说话患者不听,自行其是,就不可能有真正的医疗,这是无须争论的。但患者可否也是主体?应否有表达其主体意识的权利和必要?至今没有得到医生的普遍认同。而这也是能否实现人性化医疗的关键影响因素之一。

人性化医疗不只是理化、影像检查的结果,还在于患者真实情况的充分反映及其在医疗中的体验、感受、主观期盼是否得到满足。而这些是理化检查无法回答的,它有赖于患者主体意识的充分表达和医师依据这些表达改进医疗服务。不认同患者同样也是医疗主体,没有患者主体意识的充分表达与参与,就不可能有人性化医疗。

这是因为,人性化的医疗,必须是个体化的医疗,而个体化医疗必须依靠和充分发挥患者的主体作用。个体化医疗的目标是不能只依靠理化、影像检查实现的。在CT断层扫描、显微镜下病人的图像、血压、血脂、血糖是否

① 樊代明.医学离科学越近离病人越远[N].健康报,2015-03-16(8).

② 陈元方.走在时代前沿的北京协和医学院社会服务部[J].医学与哲学,2019,40(13):14-19.

异常，标准是一样的，测不出它的个体特征。一个患者的血压高低或正常的判断，可以通过测量血压，参照治疗指南关于高血压的标准得到解决。但某个患者的高血压，是原发性的还是继发性的？在什么情况下血压容易升高或降低？高血压指标在哪个标段，比如是170/110mmHg、150/100mmHg的哪个标段对机体的影响最大？须知，在实际生活中，有的老年患者，血压高至180/130mmHg，本人全无反应，能正常料理生活甚或还能做一些工作；而有的高血压患者，血压升至150/110mmHg时，就出现全身反应，心率加快，心跳气喘，急忙求救于医生。高血压患者在什么情况下需要用药、用什么药、用药量如何掌握等这些问题，依靠理化检查是难以解决的，理化检查回答不了这些问题。这些问题只能通过与患者充分交谈，充分发挥患者主体的作用才能得到解决。个体化只能通过对患者生活、工作、年龄、环境乃至情感生活的了解才能解决。必须有患者主体作用的充分发挥（包括患者意识的充分表达）和医生对患者主体作用的充分理解和支持，才能知道个体化应当在何处，到何种程度，否则就是瞎子摸象、盲人骑马。

有丰富实践经验的医生都知道，血压高到何种程度需要用药、服什么药、服多少、服多长时间，必须根据个人的具体情况定，指南的标准只能供参考。一位医生的父亲96岁，舒张压高到180mmHg，她都不轻易要父亲服药，只有到200mmHg左右，感到不舒服，才用药。本人对症状异常感觉的程度，是处理个体化的重要依据。主动脉狭窄要不要放支架，也要考虑个体情况。有的老人多次检查有狭窄的病症，但没有因此而出现严重症状，就不一定放支架。一位医生形象地说，虎跳峡，很窄，但两边有很硬的石头顶住，水从急流中通过，并不堵塞。血管壁钙化了，很硬，很结实，血流通行无阻，放什么支架？这些有赖于通过患者个体化解决。

当然，诊疗中患者的主体作用，不能只限于通过沟通对患者各方面情况进行了解，还包括对病情及其发展进程的判定，了解患者的动态信息。如患者如何发挥主观能动性参与诊疗及配合医生的治疗，患者对有关疾病诊治的主体诉求，对疾病愈后的全身反应和感受，患者需要的社会和家庭支持等。

《叙事医学》一书的作者卡伦（R. Charon）说："医务工作者和患者相遇是医学的核心。"[①]这句话文字不多，但很深刻，可能是一位久经沙场的医生的经

---

① 卡伦.叙事医学:尊重疾病的故事［M］.郭莉萍,译.北京:北京大学医学出版社,2015:44.

验之谈。医生经过长期的不断学习,掌握了较为丰富的医学知识,但这些知识必须和患者的实际结合才能产生临床效应。医学和科学的不同,在于医学的目标不是证实科学原理,其直接目标也不是发展现有的规律和原理,医学的目标是运用已有的知识治疗疾病,帮助患者恢复健康。而这就要求医学知识必须与患者的实际相结合,否则仍是一事无成。正是从这个意义上说,医生与患者相遇,是临床医学的核心。医生的水平有三个维度:学术水平,技术水平,临床水平。三个水平彼此有联系,但有区别。学术水平是指能写文章,对国内外的医学进展娴熟,但这样的医生不一定能看好病,因为他还缺乏对病人情况的深入了解,而没有对患者的了解是难以治好病的。技术水平当然是好医生的一个重要条件,但善于操作、操作技艺高,也不一定就能做一个好医生,不一定有临床水平。临床水平的奥秘在于将医学的知识、技术落实到具体病人的身与心上,像服装师量体裁衣一样,使顾客合身,使病人称心如意。做不到这一点很难有人性化医疗。

4. 如何有节制地、谨慎地进行医疗干预?

现代医学几乎天天有新东西,医生,特别是年轻医生,总是想试一试。医生的创新欲,再加上创收,这"两创"就形成了无节制的医疗。无节制的医疗,将病人当作练功场、摇钱树,很难有人性化的医疗。

人性化医疗与非人性化医疗的一个重要分水岭,在于它有无节制。人是一个有意识,能够自我生长、自我发展和自我调节的生命体,各种器官、组织都具有一定的承载限度,超越其最高限度就可能摧毁生命,有时最小的医疗干预也可能会带来影响终身的后遗症。曾经引起医学界关注的以色列前总理沙龙,因突发轻微缺血性中风于2005年住院,在48小时内接受3次开颅手术[①],此后一直处于昏迷状态,于2014年死亡。且不说对于如何适时、适量运用何种抗凝药物可以讨论,但在48小时内3次开颅,即使是一个体格强壮的人也是难以承受的。现在医疗的死亡,其中不少不是因为治疗缺乏而是医疗干预过多造成的。一个典型的案例,是2000年春天。以色列全国大部分医院举行罢工,持续数周,除急诊、透析、癌症病房、妇产科、儿科之外,其余全部停诊。以色列的殡葬调查显示,此期间死亡率降低50%[②]。据统计,美国每年医院的

---

① 张丽霞.过度治疗:沙龙三上手术台[N].大连日报,2006-01-11(6).

② 为什么医生罢工,死亡率却降低了[EB/OL].(2014-07-07)[2020-07-07].
http://www.360doc.com/content/14/0707/08/14897000_392537756.shtml.

非正常死亡人数是25万到40万[①],据中国红十字会估计,中国每年不少于40万[②]。这其中有多少是无节制的医疗造成的,谁都说不清。

无节制的医疗现在可以说是泛滥成灾。如对高血压、糖尿病、骨质疏松等危险因素,动不动就服药、终身服药,进行各种各样的医疗干预。病人究竟有无受益、受益多少? 究竟是利大于弊还是弊大于利? 都是值得研究的课题。

老年人自然衰退与病理改变相互交错,将自然衰退当作疾病治疗在老年医疗中相当普遍,因而造成了大量过度医疗。有资料显示,老年人住院率占老年人总数的26%,再住院率12%,死亡率14%,认知功能恶化47%,体能恶化中72%与过度医疗有关。康复医学的鼻祖、英国医生William Heberden处置心绞痛病人,其治疗方法之一是每天要患者锯木材半小时,结果心绞痛几乎全部治愈[③]。当前一个值得关注的情况,已经进行的医疗改革之一,就是调整收费标准,降低检查费,提高劳务费,特别是提高手术收费标准。一些医院已经在收缩内科住院床位,扩大外科床位,扩大外科手术指征,将一些无需手术的病人进行手术。据估计,至少有20%不该手术的病人进行了手术。这样无节制的医疗干预,怎能是人性化的医疗呢?

5. 如何平衡医患双方的利益关系?

这是人性化医疗的最难点。很多医生其实都知道,何者对患者有利,何者对医方有利。但由于医院的经营方针是多赚钱,许多人性化的医疗就让位于不那么人性化的医疗。以赚钱为目标的医院经营方针之所以成为人性化医疗的障碍,是因为以赚钱作为经营方针,必然要在过度医疗上下功夫。因为只有过度的各种理化影像检查才能带来丰厚的收益,完全依据适应证选择理化影像检查必然使得医院的收入大大减少;以赚钱作为经营方针,必然会想方设法扩大手术指征,将那些可做可不做的,甚或完全没有必要的手术进行手术;以赚钱为目标的经营方针,必然会设法放宽诊断标准,将那些不具备条件的患者诊断为患有某种疾病的患者,包括将前期病变诊断为现时已患的疾病,将可能导致疾病的影响因素诊断为已经酿成疾病的因素,将正常的生理现象,如更

① 佚名.过失成为美国人第三大死因[N].参考消息,2016-05-05(8).
② 宋宇.中国过度开药致死人数超过交通事故[N].参考消息,2014-09-11.
③ Heberden W. Pector is doctor[M]// Heberden W. Commentaries on the history and cure of diseases. London:Hardpress Publishing,2012:362-369.

年期现象、老年斑、秃顶、皱纹、白发等列为疾病；以赚钱为目标的经营方针，将医护人员的目标引向如何多得奖金、多分红的视点，必然淡化服务质量而只顾数量，工作马虎，降低责任感和使命感。现在中国一些医院越走越远，为了增加收入，几乎不顾一切，指标到科室，落实到人。现在又加上压缩内科某些科室床位，关闭赚钱少的病房，放宽手术标准，扩大外科床位，男女混合病房（不让床位闲空），目录药药房与非目录药药房并举等。更严重的，对此少有不同的声音。在这种情况下，人性化医疗的步履是很艰难的。尽管如此，还是有不少医生在为人性化医疗尽心尽力，例如，北京宣武医院凌锋医生团队，北大人民医院胡大一医生，今天到会的一些医生。正因为此，当今中国医院人性化医疗的事迹，仍是屡见不鲜的。

人性化医疗并不排斥医院的合理收入和医生个人正当利益的诉求。人性化医疗并非与钱存在根本冲突，人性化医疗并非免费医疗。如果医生能够处处为病人着想，为病人提供质量高的人性化服务的医疗，工作做到位，即使费用高点，病人也不会有多少怨言；人性化医疗要求医护人员对所有医疗工作尽职、尽心、尽力，精雕细刻，精益求精，医护人员必然要为此付出更多的心血，患者对此支付合理的报酬是天经地义的。梅奥诊所、约翰·霍普金斯大学的医院、哈佛大学的医院，费用似乎并不低，但人们似乎没有多大的怨言。老百姓最不喜欢的是，服务不好，收费却高得令人难以置信。

问题在于医患间的利益要有一个适当的平衡。这种平衡的首要点就是人性化医疗服务，为医患间的利益平衡提供基础。患者来院就医的首要目的，就是希望治好疾病，帮助他们恢复身体健康，即使不能治好，也要使疾病有所缓解，知道应当如何面对所患的疾病，而这一点同时也是医生的职责所在。医患双方认可这一点，就有可能使医患间的利益得到平衡。患者获得了这种服务，认为"物"有所值，心情泰然；而医生收取必要的合理的费用，也心安理得，认为对得住患者。患方的不满与抱怨，医方的失落，都会因此而荡然无存。

取消医生的奖励与其服务收费的多少直接挂钩的办法，是实现医患间利益平衡不可忽视的要点。对医生的激励机制如果按每个医生每天为医院创收多少核定，则必然将医生的目光引向如何创收而将人性化的服务置于一旁。目标定在何处，是为自己还是为患者，其性质是大不相同的。这种不同绝不只限于思想认识的差异，而且会在实际的服务中显示其不同的本色。目标定在人性化的服务，则首先且主要会在人性化服务的一切工作上下功夫，为此孜孜不倦以求之；如果定在多创收上，则可能只求表面过得去，放弃那些繁重但对患者至关重要的并转而求其轻：而这一切都是逃不出患者眼睛的。目前在我国一些医院实行的二级分配制度，即科室承包，收益与个人创收直接挂钩，虽然调动了医生的积极性，增加了他们的收入，但长远看，是我国医院激励机制的最大败笔，也是人性化医疗的最大障碍。

三、进路

在当下的中国，实现人性化医疗确实很难，但并不是根本不可能，并非无路可走。还是可以想一些办法，做出努力，取得一定成效的。实现人性化医疗的进路，在于切实抓住医患沟通、践行叙事医学、推进医患共同决策这三个要点。

医患沟通近些年已引起医学界的关注，但这种关注大多限于将之视为搞好医患关系、避免医患冲突、缓解医患矛盾的一种手段和方法。其实，医患沟通的意义远不止于此。医患沟通是医生通往临床实践、使医学知识从理论形态转变为实践形态的关键性步骤。当然，医生了解患者的疾病，可以通过理化影像等各种设备检测获得患者机体的许多信息，但这些信息是静态的、分割的，尽管现代大数据、云计算等新技术、新方法将这方面的信息向前推进了一大步，但它离真实的患者还很远，将所有这些集中在一起，仍难以在医生面前呈现出一个活生生的患者形象，而克服这种不足，就要靠医生与患者的沟通与对话。通过这种沟通与对话，医生可以知道患者各个时段、各个方面的一切，可以知道这些事件是如何发生的，是如何影响患者的；通过医患沟通，可以洞悉患者的内心世界，了解患者的忧愁与快乐：而这一切，正是人性化医疗的起点和基点。

由美国哥伦比亚大学内科教授卡伦倡导，以及我国近几年医学实践的经验表明，叙事医学是医生进入患者心中不可缺少的、必经的重要通道。"医学是一种回应他人痛苦的努力"[①]，这就需要了解病人的痛苦。几千年来，医生在探索接近患者、了解患者方面做了许多工作，也积累许多经验，但仍不尽如人意，医患间仍存在事实上的隔离。实践告诉我们，医生对患者的了解，不能仅限于病情、一般生活、家庭、经济、人情来往方面的了解，尽管这些了解是需要的，有意义的。医生进入患者的真实世界，最关键的是进入患者的情感世

---

① 卡伦.叙事医学:尊重疾病的故事[M].郭莉萍,译.北京:北京大学医学出版社,2015:III.

界,体验、同情、共担患者的痛苦,理解疾病给患者带来的灾难,并心甘情愿地与患者共同承担这一切。也就是说,医生进入病人的真实世界,在于与患者形成共同的情感,建立共情。只有双方存在共同的情感,才能在与疾病斗争中共同行动,医生才能不顾一切地、想方设法地为患者解除痛苦,才能实现真正的人性化医疗。医生通过何种渠道进入病人的情感世界? 叙事医学为我们开辟了一条新路径。"只有理解了患者如何饱受病魔的折磨,医生才能对患者提供有效的临床帮助,但这需要医生进入患者世界(哪怕只是通过想象力),并从患者的角度看待和理解这些世界。"[①]叙事医学"为医务工作者提供了很多实用的智慧,可以帮助他们更好地理解患者在疾病中忍受的痛苦,以及自己在照护患者的过程中所需要经历的情感"[②]。这是对叙事医学有助于人性化医疗实现的最好说明。

医患共同决策,是进入人性化医疗更为重要的通道。医患共同决策是近些年欧美医学界甚为关注的一个概念,其含义在于医患双方就诊治方案进行详尽沟通,医方告知治疗方案的措施、利弊、可望获得的疗效和可能的风险及需要支付的费用,患方则申述对医疗方案的疑虑、自身想法,以及出于个体情况提出的建议和希望。经过双方沟通、讨论,包括医生采纳患者提出来的合理意见,患者则通过沟通消除疑虑,明确在诊疗中自身应当配合和注意的事项,进而形成医生认为较为完善、患者认为适合自身特点的诊疗方法。尽管医学界对于究竟是共同决策或者是共享决策的提法上有不同认识,但在诊疗方案需要获得医患双方共同认可这一点上,则是一致的,只不过是在患者参与决策的主体作用轻重程度上有所不同而已。医患共同决策对实现人性化医疗的意义在于:一是在共同决策过程中,患者真正被视为医疗过程中两个平等主体之一,患者被赋予参与涉及自身生命和健康的保健活动的权利,患者不再是被动的、由医生做主的,且只能处于告知同意的角色。共同决策重构了医患关系,在实践上推动了医患关系朝着以患者为中心的理念转变,更加突出医患之间的平等地位,使尊重患者的理念得到进一步的落实,从而必然激活患者参与自身保健的积极性和主动性。二是在共同决策的过程中,个体化的治疗有可能较为切实到位。个体化的治疗,单方面依靠医生的努力是难以实现的。

---

① 卡伦.叙事医学:尊重疾病的故事[M].郭莉萍,译.北京:北京大学医学出版社,2015:10-11.

② 同①。

如何个体化,需要在哪些方面适应某一具体患者的不同要求,个体化的各种措施是否适合患者的偏好,等等,都需要与患者商量,听取患者的意见,并得到患者的认可。而医患共同决策,正是能够使这些问题得到解决的平台,因为它提供了患者充分发表自身意愿、与医生相互讨论的机会。而诊疗的个体化,诊疗走出唯科学主义的束缚,对于实现人性化医疗,具有至关重要的意义。

履行知情同意原则,尊重患者的自主权,将患者的生命、健康交给患者,由患者本人做主,抛弃医患不平等的理念,是医学理念的重大进步。但应当看到,知情同意存在一定的缺陷。"告知没有或少有医患间的互动,没有给患者的申述留下充分的余地,没有给患者名正言顺的发言权。""在知情同意原则看来,医生由于掌握了医学知识,处于告知角色的地位,一切由医生主宰,患者只需要听从和同意即可。显然,在知情同意原则的视域里,患者是配角,处于边缘地位,患者同意配合医生,就是合理的医疗。知情同意与对话协商两种模式的不同,反映了两种不同的医疗观念。"[①]从近些年的实践看,知情同意原则的执行也出现了一些问题:知情同意虽然为人性化医疗提供了有利条件,但同时也伤害了人性化医疗,它未能从根本上消除医患间的壁垒与戒备,反而将医患间的相互防范表面化和公开化;知情同意的法律规定,扭曲了医患关系的诚信本质,掩蔽了医患关系更为重要的道德关系;法律的规定抽掉了医患关系不可缺少的情感共鸣。共同决策比知情同意前进了一大步,它不限于满足患者的知情与同意,不限于医生获得了患者签字确认,可以放开手脚手术、用药,而是提供患者充分地表达本人意愿、参与诊疗的机会和平台。共同决策与知情同意相比较,在医学主体、哲学思维基础、医学观念等方面,都存在根本性的区别。共同决策的所有这些,就为人性化医疗提供了坚实的基础。

(本文系笔者于2019年10月12日在长春举行的"第二届医学人文如何走进临床"全国学术研讨会上的报告,收录进本书时做了补充。)

---

① 杜治政.从知情同意走向医患同心合力——兼论知情不同意[J].医学与哲学,2019,40(20):1-7。

关于医院管理中的人文关怀

医学人文实践，亦即在整个医学活动中如何实践医学人文精神，涉及宏观卫生保健政策、公共卫生与预防、医学科研、临床诊疗实践和医院管理等诸多方面需要探索的问题。而医院管理的人文实践则显得更为重要和突出。据《2008中国卫生统计年鉴》公布的数字，2007年我国各级医院共接收了33亿3 236万多人次来看病，其中门急诊人次27亿1 300多万，这是一个了不起的庞大数字①。也就是说，那时我国每年有33亿多人次（2017年增至70多亿）要和医生、医院打交道。这么多的人在这么多的医院接受医疗服务，医院的人文服务水平，理所当然地成为整个医学人文实践中极为重要的一环。而整个医学的人文关怀水平，也很自然地通过医院管理这一环节表现出来。这也是为何患者对卫生工作的意见首先冲着医院和医生而发的原因。因此，搞好医院的人文关怀，对医院来说，是十分重要的。

一、人文关怀：制约医院发展的瓶颈

当前，医院管理的人文关怀，已经成为医院和整个保健服务的瓶颈，成为制约医院发展、影响医疗保健服务社会信誉的关键因素。很长时间以来，社会对医疗部门的批评，主要不是医院的技术设备落后，也不是技术水平太差，而是由于医院过于看重经济、醉心于谋求增加医院的收入，许多病人因负担过重而看不起病。由于眼中只关注钱，自然也就谈不上关爱病人。医院救死扶伤的形象、白衣天使的形象无形中在人们的眼中黯淡了。这正是我们医疗部门常处于被告席上的主要原因。

---

① 中华人民共和国卫生部.2008中国卫生统计年鉴[M].北京:中国协和医科大学出版社,2008:106.

医学和医院的人文关怀是一个老问题,是一个在理论上早已明确了的问题。医学和医院是为人服务的,是为人的生命与健康服务的,这是古今中外的共识。所以中国古代把医学称为"仁术",认为医学是"非仁爱不可托,非廉洁不可信"。

老问题为什么今天却引起了人们的普遍关注? 原因有三:第一是医学在经历了经验医学、近现代医学之后,其技术层面空前发展。现代医学完全是现代科学技术装备起来的医学。从诊断到治疗的各个环节,无不充满着技术。医生几乎离不开技术,医院也等于是技术堆积起来的场所,似乎有点像用技术装备起来的工厂。于是,在医院和医生面前,病人只不过是一个肉体的物质,活生生的有精神灵感的人消失了。医生越是精通科学的思维方法,结果就越有可能使他的认知趋向于把人看作物质。现代医学本身改变着运用医学的医生的人格,不断夺去医生对生命尊严的关注。这就是说,现代的生物医学本身蕴藏着一种排斥人文精神的倾向。医学越科学,这种倾向就越突出。

第二是因为现代医学技术的迅猛发展,对人体和生命的干预愈来愈大,愈来愈深,几乎可以随意控制生命和死亡,可以人工复制生命、修饰基因、组装生命,可以制造与动物混合的嵌合体,这就威胁到人类尊严,威胁到生命的神圣性和不可凌辱性,并可能给人类带来难以预测的后果。特别还因为医学技术的高度发展及其对生命干预能力的增大,医学界出现了一种盲目骄矜和恣意放纵,技术主义的思想影响广泛,认为医学可以为所欲为而毫无顾忌。这当然不能不引起人们的关注和忧虑,这就促使人们不能不考虑医学与人的关系。

第三是市场给医学带来的冲击。当今是一个市场经济的社会,医学要在市场经济的环境下生存,不仅要面对国内的市场,而且要面对国际市场。医学不可能拒绝市场,但医学接受市场也带来了许多负面效应,其中最突出的就是对医学目的和宗旨的冲击,就是对人和生命关爱的冲击。什么是市场? 市场就是对最大利润的追求。"亚当·斯密宣称,当个人在追求他的私利时,市场的看不见的手会导致最佳的经济后果。"[①]医学以追求最大利润为目标,其后果是不可想象的,也是最令人忧虑的。是钱重要,还是人的生命和健康重要? 这就是当前摆在我们面前的问题,也是医学人文性质为何引起人们普遍关心的原因。

---

① 萨缪尔森,诺德豪斯.经济学:上册[M].萧琛,等译.北京:首都经济贸易大学出版社,1998:81.

严重的问题在于这三个因素不是相互隔离和孤立的。在现实中,情感的冷漠、技术的万能和骄矜放纵、市场的诱惑,三者是相互作用、相互影响的,三者结合产生一种合力,矛头直指人文关怀,削弱乃至摧毁人文关怀,给医学的宗旨带来极大的冲击,其后果是难以想象的。一些医生崇拜技术,认为技术是万能的,同时技术也是金钱的载体,从而推动他更加重视技术,偏爱使用技术,特别是重视和偏爱高新技术,因为正是从这些高新技术中,不仅可以得到金钱,还可以就此发表论文,获得名誉,可以名利双收。在这种情况下,对病人的关爱当然就没有多少了。这就是我们当前面临的现实。在当前,医院的人文缺失已经成为矛盾的焦点。加强医院的人文建设,已经成为弥补医学缺失的重要环节。一项调查证明了这一点,北京302医院就162名患者及家属对医院满意度的调查显示:高超的技术(30.4%),人文关怀(26.8%),较低的医疗费用(18.4%),便利的后勤服务与伙食(14.7%),优越的住院条件(8.8%),其他(1.2%)①。它清楚说明了人文关怀在病人心中的分量。

医院服务的人文水平,对医院发展的意义是十分重要的。首先,医院良好的人文服务水平,可以赢得患者的信任,有利于创造诚挚的、和谐的互信关系,患者可以放心地接受医生的诊治,而此种关系是医院做好所有医疗服务工作的前提条件。当前少数医院由于人文关怀的缺失,医患纠纷不断,医生提心吊胆,医院领导也因医疗纠纷忙得焦头烂额。有些医疗事件由于媒体的渲染,医院的社会信誉度迅速下降,医院的门诊量和床位利用率急剧减少,医院的经济收入大幅下调,甚至正常的营运都发生困难。就医院内部而言,坚持以人为本,在对医院员工管理中高扬人文精神,就能充分调运员工的积极性,团结一致,齐心协力把医院办好。近些年来,一些医院由于一心抓钱,医务人员都向钱看,员工、部门、科室之间相互比收入高低,医院的正气不扬,矛盾丛生,虽然收入高了一些,但面临社会的一片批评之声,员工在工作中心情并不舒畅,这是值得我们反思的。医院经济规模的大小,员工收入水平的高低,是医院发展的重要条件,但并不是唯一的重要条件,医院管理当然应当以相当的精力解决这方面的问题,保证医院有适当的规模,保证医务人员合理的收入。但是,医院究竟和工厂、企业不同,医院的发展目标绝不是也不可能只是为员工谋求高收入,更不是为国家创造高额的财政收入,而是为患者提供温馨的、高效

---

① 姜天俊,等.患者对医院满意度的调查与思考——谈医院的人文关怀[J].医学与哲学,2003,24(5):61-62.

优质的服务,为一个健康的社会、一个个健康家庭而尽力。无论从哪一个角度看,医院的人文关怀,医院管理的人文理念,都是重要的,甚至可以说,医院管理的人文水平,整个医疗服务的人性化程度,是制约医院发展的根本性、长远性的因素。

当前医院发展处于十字路口:一种可能是继续沿着以市场为导向的方向发展,医院的规模、条件、人员待遇都可能进一步得到改善,但医院可能进一步脱离群众,医院的宗旨和性质可能异化,进而走向反面;另一种可能是坚持以人为本,以病人的健康利益为本,并以此统率、约束、规范所有工作,特别是以此来约束、调整、消解市场机制带来的种种弊端,使市场运作限制在不违背以人为本的范围。

从这个意义上说,人文关怀是当前医院正确发展的瓶颈。

二、医院管理人文实践的内涵与核心

医院的人文实践,包括医学技术的人文性、医学诊疗服务的人文水平和医院管理层面的人文水平三个方面。诊疗技术的人文性质,本书前部分已做了讨论。就医学诊疗服务的人文水平和医院管理层面的人文水平两者而言,前者与医院管理有一定的关系,但就总体来说,是由医学整体发展水平决定的,不是院长们所能左右的。医院管理层面的人文实践,也涉及多个方面,首先与国家卫生政策有关,国家的某些卫生政策就是通过医院管理来实现的。如前一段时间医院实行的医药合一、以药养医的政策,就是国家确定的政策。直接执行这一政策的就是医院,而这种政策与医院管理、医疗服务的人文关怀是直接相关的。既然国家允许医院从药品收入中弥补医院的开支,那么医院当然就会尽可能地多卖药、卖贵药,医生就要开大处方,患者就得多花钱。这种事情做得过度一点,就必然冲击人文关怀,冲击医学的人文性质,医学是赚钱的工具还是为病人谋健康的手段这样的问题就会自然而然地摆在人们的面前。这就是说,医院管理的人文水平,是和国家的卫生政策有关的,甚至在一定程度上影响医院的人文性质。其次是医院自己制定的各种规章制度,如收费制度、出入院制度、病房管理制度、病人家属陪护制度、财务管理制度、病人伙食营养管理制度,等等。这些制度也有一个有无人文理念的问题,有一个用什么观念来制定的问题。例如,医院的这些制度当然要维护医院的正当利益,要营造医院的正常秩序、保证医院的收入,这些都是医院经营可持续性要求的。但是,这些制度要不要保护患者的利益,或者将患者的利益放置于什么位置？通过制定制度建立医院的正常秩序是需要的，是否只是为了医院的管理，只是为了医务人员的方便？要不要考虑患者的方便？要不要给患者一定的活动空间？这就涉及制度的人文性的问题，涉及医院管理的人文水平的问题。而大量的实践证明，医院管理和医院管理的各种制度，如果只是考虑医方的需求而不考虑患方的需求，必然造成医院管理人文水平的缺失，进而影响整个医疗服务的人文性。如前些年我国大多数医院对患者家属探访做了较严格的规定，一般只允许周六、周日或再加一天探访，这对医院管理和维护病房秩序当然是有好处的，但对病人来说，由于见不到亲人，没有亲人的陪伴，或者有些患者因住医院而一些生活要求得不到满足，整日闷闷不乐，心情不快，影响了疾病的康复。因此，医院管理的各种规章制度，都必须在医院、医生与病人利益之间做出合理的平衡。

医院管理不仅应当是技术、物资、人员、经济等方面的管理，同时也应当是人文管理，并且其他所有管理都应以人文管理为基础。医院管理如果失去了人文性，失去了对病人的关爱和尊重，即使这种管理井井有条，也不能说是成功的。而目前我们医院的许多管理，缺少的正是人文管理，缺少的是管理中的人文关怀。例如，我们常把重点放在如何方便医务人员，如何保证医院的收入，如何增加关卡使管理严密而置病人的利益于不顾。如经济管理考虑增加医院收入多，考虑减少病人负担少；物资管理考虑防止物资流失多，考虑病人的方便少；诊疗考虑医生方便多，考虑病人舒适少；要求病人遵守院规多、尽责多，对于尊重病人的权利举措少。

正确处理管理的科学性与人文性的关系，是医院管理中的一个重要问题。医院管理当然要讲究科学性，要讲究管理的规律性。没有科学的管理，只能是越管越糟，把一个医院弄得乱七八糟，对患者、对医务人员，都是百害而无一利的。但科学管理应体现、贯穿人文性，体现对人，首先是对病人的关怀和尊重。人文管理是现代管理学的新趋势，也是现代管理的基础，其实质是把病"人"，同时也包括医务人员作为医院管理的目标，一切是为了病人和医务人员服务，使他们在医院生活、工作井井有条，团结协作，和谐愉快；一些医院在管理中，只重视技术的管理，只重视资本的管理，只重视物品的管理，虽然这种管理可以把技术、资金、物品的管理搞得井井有条，但常常是对病人没有人情味、没有关爱；就医院的员工而言，也常使员工失去活力，没有生气、没主动性、没有创造性。从以技术为本、以资本市场为本、以物资为本转变为以人为本，是管理科学的根本性变革。强调管理的人文性，这不是说可以放松对技术、资本、物资的具体管理,而是要在技术、资本、物资管理中体现对人的尊重和关怀。目前有些医院的管理看似科学和严格,但其中许多管理却牺牲了病人的尊严与应有的权利,这种管理是不可取的。例如,汉中市南郑区中医院将无力支付费用的病人夜晚抛弃于荒郊[①],南通市妇幼保健院为了解决智障少女不能自理月经的问题、减少管理人员的麻烦,就随意切割少女的子宫和卵巢,都是缺失人性管理的典型表现[②]。

关于医院管理的人文实践究竟涉及哪些方面,即在医院管理中如何体现人文关怀,是一个有待不断探索、完善与发展的课题,有的学者将之概括为:"全程服务、差异化服务、客户关系管理和服务补救等四个方面"的系统工程[③];有的学者认为:精神文化建设是人文管理的动力源泉,制度文化是人文管理的行为基础,行为文化是人文管理的效能展示,物质文化是人文管理的基础支撑[④]。从目前我国许多医院所积累的经验来看,医院的人文管理至少应当包括以下八个方面的内容:

● 满腔热情的服务态度。即对待病人的态度主动热情,有责任感,服务意识鲜明,处处能为病人着想,以病人为本。

● 在全部诊疗工作中,为病人提供疗效好、损伤小、价格廉的最优服务,提供全人服务,即生理、心理、社会多方面的服务,使病人能在较短时间恢复身心健康,使医学成为充满人性的医学。这是医学人文关怀最为重要的,也是病人最为盼望的。

● 提倡使用适宜技术,不搞过度医疗,不搞重复检查,不滥用高新技术,尽力减轻病人的经济负担。

● 重视和正确处理当今医学技术所面临的许多社会伦理问题。目前这方面的问题很多,如认识和处理不当,也会导致严重的人文缺失。如放弃治疗、安乐死、精神外科手术、辅助生殖与移植技术的伦理等,无不与人文关怀密切相联。

● 在医院服务程序上,即在住院、出院、病人生活管理、履行知情同意原则、对待医疗差错和处理医疗事故、医疗费用公开透明、病人在医院的行走

---

① 李梁,朱金星.冷血医院的内幕调查[N].南方周末,2004-07-29(1).

② 鞠靖.福利院切除智障少女子宫的人道伦理争议[N].南方周末,2005-06-09(1).

③ 于德华,等.现代医学人文服务体系的构建[J].中国医院,2007(3):58-60.

④ 施琳玲,张涛.在文化建设中强化医院的人文管理[J].医学与哲学(人文社会医学版),2009,30(6):16-18.

路径、对年老年幼残疾等特殊病人等各方面,体现对病人关怀,处处为病人着想。

● 医院的管理制度和规章制定要体现人文精神,并且以此作为规章制度的落脚点。如收费项目和收费标准、交不起钱的病人处置、适宜技术与高新技术、药品的选用等,无不体现人文关怀精神的有无。

● 合理安排医院治疗流程和病人在院内来往的路径。医院每天充满大量的人流、物流、信息流,病人为了看病需要在院内多次往返。如何把这样一个庞大复杂的"流"安排得既井井有条,又使病人感到方便、舒适,既是医院人文关怀的重要方面,也是医院管理的一大学问。医疗空间的虚实搭配,医疗流程的区域分布,服务窗口之间的路线便捷流畅,标识物的明确设置,不同科室的分布与衔接,无不体现人文关怀。近些年来,国外医院在这方面有成功的经验,国内也有一些医院的范例,可供我们参考。

● 人文精神和人文关爱的环境营造。包括病房的布置、医院环境的美化等。

当前,医院人文关怀,对改进服务态度、注意医师的沟通技巧、医院人文环境的营造、提高医师人文执业能力等已引起重视。但是对病人来讲,人文关怀,最重要、最实惠的是为其提供最优服务,不搞过度治疗,不滥用高新技术,尽最大努力减少医疗差错,以及在医院管理和各种规章制度方面,体现对病人的关爱,为病人提供方便和费用低廉的服务。医院人文关怀的核心问题是坚持病人利益第一,在谋求医院与医生的利益时,不损害病人的利益,在两者间选取恰当的平衡点。当前某些医院,在人文关怀的外在形式上做了很多努力,而且也得到患者的欢迎,但在医院利益上却是分毫不让,仍是设法多收,可收可不收的一律要收费,可少收的也要努力多收;同时在如何提高诊疗水平、缩短住院时间、降低医疗成本、减少医疗差错方面,似未引起足够的重视。目前一些医院拜金主义盛行,在医院管理中,重视高、新、尖手术,重视新、贵进口药,重视先进设备,重视医院名气,重视上级拨款,重视医院产值,重视自我并购,重视上级评价。在这些重视中,唯独不重视治愈率、复发率、床位周转率,不重视病人负担减轻的情况和病人投诉这些切实关系病人利益和医院宗旨方面的问题,而这正是医院人文关怀的关键所在。这是当前医院人文关怀有待引起注意的。

三、合理调节利益关系，回归公益性

正确处理患者与医生及医院的利益关系，找到他们之间的合理的平衡点，回归医院的公益性，这是医院管理最关键性的问题。

人文并非与利益的水火不容。讲利益并非不可能有人文，反过来也是如此。现今的医院，由于医院的技术装备日趋庞大，需要更多的资金支持；为在行业竞争中保持优势也需要有更多的投入；医务人员也期盼有较高的薪酬；医院的房屋和环境条件也比以往有更高的要求。因此，和以往相比，医院更加关心收入，更加关心收支相抵后的节余，医院与医生对实际利益的重视是必然的，医院对利益的诉求更为突出是不可否认的。

但是，医院又不能无止境地、无节制地追求利益，因为医疗保健服务在本质上被认为是一种公共产品，保健服务被定义为公益性的事业，公共产品或公益性的事业是每一个社会成员都应当享有的，一般是由国家从税收总收入中提取适当部分来支付的，是不可以通过市场交换获取利润的。但是当代人们对保健需求越来越高，技术投入越来越大，费用也越来越多，国家无法为国民支付全部费用，因而一般又将保健服务区分为基本需求与非基本需求，将基本需求部分列为国家支付的公共产品。一些国家，特别是发展中国家由于经济能力有限，仍然难以支持基本需求部分，因而又常将这部分费用分解为患者自付部分和国家支付部分，有时甚至基本医疗服务主要部分的费用仍由患者自己支付，国家只负担一小部分，同时对医院的基本医疗服务的收费做了种种限制，以保证人们的基本保健服务得到满足。医院在收取费用时必须考虑此种情况，如果收费过高，或者不规则收费，就必然要剥夺国民的基本医疗权；即使是对于非基本需求部分，也要考虑医疗保健服务的特性而不能漫天要价，不能肆无忌惮地向病人要钱。但是，由于疾病威胁病人的生命，常常可以使人处于死亡边缘，人们在此种情况下不可能与医院讨价还价，这就为医院提供了一种可以向病人索取高额费用的机会，而患者一般不能像其他消费者那样拒绝购买。所有这些情况，就决定了医院在处理利益关系上，必须在病人与医院、医生之间谋求一个合理的平衡点，找到病人与医院、医生都可以接受的平衡点，而不能只顾及医院、医生的要求。这种平衡调节点，正是医院人文管理与非人文管理的标志，也是医学人文管理最根本、最难的关键点。

当前医院、医生与病人的利益关系平衡点，突出表现在两个问题上。一是服务项目的收费。在服务项目的收费问题上，能否找到医院、医生与患者

之间的此种利益的平衡点呢？当然是可能的。实际上国家对医疗服务的许多项目的收费标准规定，一般可以认为就是此种平衡点。即使没有国家的规定，任何医院管理者也应自觉地找到这种平衡点。这种平衡点的观念就是有节制地收费，有节制地运用市场机制。例如，一项新的技术设备的收费，以设备使用年限为基准，加上医生的劳务支出和医院的相关管理费用，再加上一些节余，就是此项技术服务的收费额，就是医患间的合理平衡点。如果我们以为此项技术为一家独有或少数几家医院特有，就无限制地收取费用，以此来勒索病人，就属于非人文的管理了，就背离了保健服务的宗旨。这种医院管理工作的收费就没有人文性可言了。当前少数医院的这种做法，以及其他诸如分解收费项目，巧立收费名目，滥用高新技术，扩大手术指征，重复检查，开大处方，大量使用进口药、贵重药，延长住院时间，重复计算收费项目等等，都严重背离了医学的人文性质，都是医院管理中人文缺失的表现，因此而受到社会的指责，也是理所当然的。

　　另一个问题是医务人员的激励机制。为了便于调动医务人员的积极性，完成各项医疗任务，使那些做出较多贡献的医务人员获得与之相称的收入，从医院管理的角度看，一个正确有效的激励机制是十分需要的。20世纪80年代以前，没有这种机制，干多干少一个样，不能调动医务人员的积极性；改革开放以来，我们的医院逐步形成了这种激励机制，医务人员的积极性得到了较为充分的发挥。这种机制，就是目前一些医院实行的医务劳动与收入直接挂钩，即医院二级核算分配制度。据《南方周末》报道，广州市某医院将医院全年的总收入分解并逐月落实到每一科室，每一科室又逐一落实到每一个人，然后按每人完成的情况获得按规定应得的奖金。这样医生就可按"开单提成"的办法取得收入，按挂号的多少、按手术的多少分得奖金[①]。这种办法当然是一种有实际效果的激励机制，但这种激励机制有一个重要缺点，就是没有在病人利益与医院、医生利益之间找到一个合理的平衡点，没有两者之间的平衡。其突出表现有二：一是没有明确医务人员提供的服务是否是病人诊疗实际需要的，是否是多余的、不必要的，是否是病人能够接受的。这种激励办法必然助长大处方和过度医疗，而过度医疗不仅给病人增加负担，而且对病人健康带来伤害，有时甚至导致严重的后果。当前保健服务中具有普遍性的过度医疗就是这种激励机制的必然产物。二是没规定医务人员的责任条件，如果发生了

---

① 大夫工资和医院收入有什么关系[N].南方周末,2007-05-10(B13).

差错如何办？如果诊疗伤害了病人如何办？如果在对病人服务中出现了越轨行为如何办？而没有这些约束，受损害的必然是病人，而医务人员则不承担任何责任。这样的激励机制只有医方的利益，没有患方的利益，当然也不存在利益平衡的节制点。显然，这种激励机制是没有人文基础的。

这种情况的产生，也与卫生行政部门对医院的考核指标密切相关。一个医院办得好与不好，标准是什么？目前看来，似乎只是经济收入的多少，只是看年收入是多少个亿。正是这种标准，催生了医院的上述激励机制，催生了大处方、过度医疗。当然，在考核医院业绩时，卫生行政部门有时也列出了其他要求，但由于从来不认真执行，这些要求也形同虚设，实际上仍是那个经济指标在指挥医院的营运与发展。我们不能否认经济对医院的作用，也不是一味地反对医院谋求收入，问题是对经济收入的谋求必须在医院与病人利益之间有一个平衡点，给病人利益以适当的位子，在谋求医院与医生的利益的同时，也为病人利益提供某种保护，不能损害病人的利益。2007年山东省卫生厅制定了《山东省综合医院评价标准（试行）》，这个办法规定总分为1 000分，医疗质量与安全占600分，医院执业管理占200分，知情与同意占100分，效率与效益占100分。医疗安全与医疗质量成为评价医院服务的核心内容，而经济运行情况共25分[①]。显然，这个对医院办得好与不好的评定标准，是一个医方与病方利益平衡的标准，是一个充满人文性的评定标准，是一个医院回归公益性的标准。

当今的医院处在市场经济的环境条件下，医院完全拒绝市场是不可能的，医院恰当地引用某些市场机制以调动医务人员的积极性也未尝不可，甚至是有益的，但医院终究不是企业，因此医院也不能市场化，不能无条件、无限制地运用市场规则。WHO在2008年的世界卫生报告中明确指出："卫生商业化对服务的质量和可及性都会产生影响"，"缺乏管理的商业化的医疗卫生体系是非常低效和昂贵的，它加剧了卫生不平等程度，提供的是低质量，有时甚至是不利健康的危险的卫生服务"[②]；有的医院管理者认为，我们是公立医院，公立医院运用市场机制与私营医院不同，因而肆无忌惮地向病人要钱，但是他们忘了，"卫生服务商业化常常没有公私的界限"，"对于人们来说，最要紧的不

---

① 张忠田.山东引导公立医院回归公益性［N］.健康报,2007-07-07（1）.

② 世界卫生组织.2008年世界卫生报告　初级卫生保健——过去重要，现在更重要［M］.北京：人民卫生出版社,2008：14.

是为他们提供卫生服务的是政府雇员还是私企老板,也不在于卫生机构是公立的还是私营,最重要的问题是:医疗服务能否被简单归为一种以钱换取服务的自由买卖商品"[①]。目前我们许多医院打着公立的招牌,大行医疗市场化之实,给社会公众的印象很不好。这也正是当前医院管理人文缺失的重要原因。目前,我国的卫生政策并未确认以市场规则营运医院,国家并未公开承认和允许医院市场化,但实际上绝大多数公立医院却在悄悄地以市场机制经营医院,而且在这种市场化的营运中因尝到了甜头而兴致正浓。但是,近20年来的医院市场化带来了许多严重的后果,几乎引起举国上下反对之声。因此,在医院管理中,如何解决因医院市场运作带来的一系列反人文精神、侵犯病人利益,甚至将医院引入迷途的后患,是当前医学人文管理最为迫切的问题之一。

我们必须清楚地认识到,市场经济不可能自发地产生人文精神,相反,只能削弱甚至冲垮人文精神。那种"随着市场经济的形成和完善,人文精神非但不会沦丧,而且值得不断弘扬,现在这些问题只是市场经济初期不完善、不发达的产物。根据历史事实和这些年的经验教训,我以为这只是一些人的善良愿望,或者是一些人编造出来的神话而已"[②]。全世界的经济学界几乎都一致认为,市场只能解决效率,市场解决不了公平,因而一些较为成熟的资本主义国家,通过累进税的办法向富人课以重税,实行社会财富的二次分配,通过加大各种社会保障的办法,以确保贫富间的差距不致过大而求得社会的稳定。从我们这20多年医院市场化的结果来看,医院市场化的确给医院带来了发展,给医务人员带来了丰厚的收入,但同时了也带来了伦理道德风尚的沦落,带来了收红包、开大处方、滥用高新技术、滥用贵重药物的行为,带来了病人的沉重负担,带来了医患关系的紧张和医患矛盾的升级。因此,当前医院人文管理的一项紧迫任务,是采取措施,限制医院市场化的消极影响,恢复那些被市场冲击褪色的人文精神。这是谋求调节医患利益关系最为现实的任务。

在谋求医院、医生利益的同时,也顾及病人的利益,并且找到两者之间的合理平衡点,是当前医学人文管理有待解决的实质性问题。

① 世界卫生组织.2008年世界卫生报告 初级卫生保健——过去重要,现在更重要[M].北京:人民卫生出版社,2008:14.

② 葛剑雄.市场经济不会自发产生人文精神[N].报刊文摘,2007-07-22(2).

四、坚持医疗公正，关爱特殊人群

医疗公正，是医学人道主义的传统。自古以来，都提倡药施无二，一视同仁。今天，我们承认医疗保健是一项基本人权，不是特权，每个人都享有保健的权利。这无疑是对这一传统的发扬与继承。坚持医疗公正，并不是提倡医疗服务的平均主义。人们的收入不一样，文化水平不一样，对保健的需求也不一样，因此医院应当满足不同人群的要求，为不同人群提供不同的服务。既为普通老百姓提供最基本的保健服务，同时也为特殊人群提供特殊的服务，这是和医疗公正并行不悖的，是对医疗公正原则的补充。但是，目前突出的问题是我们为特殊人群服务的举措出台的多，为基本人群如农民，特别是为贫困人群考虑太少。特诊服务、特殊病房、点名手术，高精尖的设备、高价药物，比比皆是，而这些措施和设置的惠泽大多只能落到有钱人和有权人的头上，贫困者和其他弱势群体是很难享受到的。当前，我们的医院实际上是在向富人、向有权的人倾斜，医疗服务实际上潜存着一股权贵医疗的倾向，广大中低收入者、农民看不起病，医疗公正受到了严重的挑战。但是，我们讲的人文精神和人文关怀，是针对全体人群的，并且首先是针对贫困人群、弱势人群、普通人群的。因为正是这些贫困人群和中低收入者构成了人口的大多数，而且他们最容易得病，最需要医疗保健，也最难得到应有的医疗保健。从历史上看，医院的最初出现，就是为了穷人而建立的。医院的人文关怀如果不解决对普通人群和贫困人群的关爱，医院的人文关怀就没有落到实处，或者说，人文关怀是有严重缺陷的。

医疗公正是一个全局性问题，要想解决这一问题，首要的是卫生保健政策的相关调整，单靠医院和医生是很难解决的。但是，这并不是说医院与医生在医疗公正上没有任何可为。现在的问题是，当前一些医院的做法，实际上在扩大、加深医疗的不公正，为中低收入者和贫困病人设置了难以进入医院的门槛。例如，我们有的医院专家门诊的挂号费高达300、400、500元，甚至600元，这岂不是从根本上排除了农民和中低收入病人看专家门诊的可能吗？有的医院，无限制地、不根据病情需要使用高新设备，只进高价药，不进或尽可能地少进中低价位的药物；有的医院病房等条件的改善，一味地向高标准看齐，不考虑中低收入者的支付能力：如此等等，何谈医院的人文关怀呢？

对弱势群体病人的特殊关照，是医院人文管理不可忽视的方面。如果说，正常人的身体机能受到许多限制，需要帮助，那么，像老人、婴儿和孩童、孕妇,残疾人,则更需关怀和支持,而且这种关怀到位与否,常是衡量一个医院人文关怀的重要尺度。如果对这些失去独立生活能力的人群没有最起码的特殊关怀与照顾,那怎么能谈得上对其他人群的人文关怀呢? 有人认为,对这些弱势群体的病人,应当由他们的家庭和社会提供特殊服务。不错,一般说,只要这些病人有家属,家属一般会到医院照顾他们;社会福利部门也有责任为他们提供特殊服务。但这不能因此就可以认为医院没有必要为他们提供特殊的照顾。特别是在住院治疗期间,许多服务和关怀是亲属和社会无法完成的。

医院在这方面的人文关怀,要做的工作是很多的。从诊疗服务(包括化验样本送检、影像摄取等)、生活管理、饮食安排,乃至上便所、晚上盖被子等,都应在关怀之列。

为此,医院人文精神落实的一个重要方面,必须重视解决医疗公正和弱势人群的关心问题;必须在医院的可控范围内,为他们多谋方便,创造就医的条件,使他们享受应当享受的服务。比如,以下几项,都可以作为医院在促进医疗公正、关怀弱势群体的尝试。

● 在一些资金充实或财力允许的医院,设立惠民(或平价)病房、惠民病床和惠民门诊,为外来务工人员、城乡低保、特困和优抚对象等困难群体提供就医方便,在这些病房(病床)和门诊中,尽可能提供优质低价的服务,在保证疗效的大前提下尽可能地采用适宜技术和有效的低价药品,减轻患者的负担。同时,大力提倡在城市的二级医院建立惠民医院,使那些低收入阶层人群有病能够及时就诊①。

● 为老年、伤残人员等弱势病人提供某些特需服务。我们不能将这些时时都需要特殊关照的病人全盘推给他们的家人,何况有些服务是患者亲属无法完成的。如对于老年人接受诊治的各种服侍、引领,夜间上便所的扶持;盲哑人接受诊治的叮嘱与沟通;在医院的行走防止摔倒;儿童接受诊断和治疗时的管理和辅导;在院内活动的安排。如此等等,都是需要考虑并采取适当措施的。

● 从医院的赢利中拿出适当的部分,以支持那些付费有困难的病人。当然,对这些病人的根本解决之道仍有赖政府提供适当的资金支持和建立规范

---

① 据《北京青年报》2007年12月21日报道,卫生部部长陈竺近日要求,希望全国各大医院普遍建立"惠民病房",以加强对贫困人群的医疗救助。陈竺说,这些惠民医院的建立,对于解决当地社会贫困群体看病问题发挥了很好的作用。

的救助制度。但一些收入丰盈的医院,也可考虑拿出一定的费用用之于这部分困难群众的补贴。近些年来,各地都有一些病人欠费,不辞而别,有的医院几年内总计达一百万之多,实际上也很难追回。既然如此,何不索性拿出适当的资金,作为一项善举,为那些确无力支付费用的病人提供支持呢? 我们看到许多单位这方面的善行,但很少看到医院和医务人员这方面的善举。这是令人遗憾的。其实,对一个每年收入几十亿元的医院来说,拿出几百万元做善事,并非难事。

医院在这方面的人文关怀,要做的工作是很多的。

五、维护患者与医务人员的正当权益

病人的权益,不只是经济方面的问题,还有许多其他方面的要求,这也是医院人文管理中十分重要的内容。病人是一个弱势群体,在与医方的关系中完全处于不对等的位置,他们的权益极易受到侵犯,因而维护病人的正当权益是医院人文水平的重要标志之一。病人的权益不受重视,病人的合法权益可随便践踏,病人的尊严受到损伤,病人的诉求无人理睬,这样的医院,很难被认为是一个有人文水平的医院。

尊重病人的权利,是医学人文关怀的重要方面。认可为病人看病,不是对病人的恩赐,而是病人的权利,这是医学人文精神的重要标志之一。只有确立了病人在医疗保健中的主体地位,明确这是他们的应有权利,医院和医生是为他们服务的,确立服务与被服务的关系,才有人文理念可言。如果在这个问题上本末倒置,就谈不上真正的人文关怀。即使做些关怀的事,也可能是勉强的、被迫的。

病人权益一般可分为两类: 社会权益与个人权益[①]。社会权益是指从社会、国家获得的健康权,也即卫生保健医疗权,其中最主要的是享有基本医疗保健权,这是当今绝大多数国家都承诺的。尽管这项权益在实施中不同国家和地区存在很大的差别,但这项权益主要依靠国家的政策支持则是全世界共同的,医院在这方面不承担主要责任。个人权益则是指在医疗保健中病人如何享有这项权益;在国家财力提供的范围内如何使更多的病人享有这项权益,如何使病人更舒适、便利、安全、便捷地享有这项权益,则是医院义不容辞的责任。在这两项权益中,社会权益相对于个人权益来说,比较容易受到关注,

---

① 蔡振峰.中国哪里不舒服[N].海峡时报,2005-01-30.

国家当权者和广大人民群众都是共同确认的,因而绝大多数国家都努力根据其经济水平确定这一权益的覆盖水平和广度。但个人权益的实现则困难得多,其难点在于这种权益往往被忽视,并且常常发生变异或变形,即由权益变成了恩赐,由一个自然人应当享有的权益变成了别人恩赐的惠泽,变成了医院或医生的施舍。这是当今医院人文关怀最难以落实的根本原因之一。可以设想:你到医院来,我为你看病,为你把病治好,将你从死亡线上救治过来,你对我们感恩不尽还来不及呢,还需要我们对你讲什么人文关怀?

病人的个人权益有哪些? 各国的情况不一样。如1973年美国医院联合会代表局通过的《病人权利法案》规定病人有12项权利[①]。1998年公布的《中华医学会医学伦理分会关于病人的权利与义务》规定病人有6项权利[②],但一般认为病人有如下几种权利,即公正的医疗权、自主权、知情同意权、选择权、保密隐私权、医疗监督权。在这些权益中,当前特别需要引起重视的有如下几种权益:

● 知情同意权。这是体现对病人的人文关怀、尊重病人意愿、密切医患关系、防范医患纠纷的一个重要问题。知情同意权是指病人有权知道本人病情和医务人员要采取的诊断、治疗措施以及预后和费用方面的情况,并自主选择适合于自己需要和可能的治疗决策权利,其中包括知情不同意的权利。目前许多医院和医务人员对此未有足够的重视,或者只是形式上重视而实际上却未提到议事日程上来。

● 个人隐私受保护的权益。对于病人诉述病情时告诉医生的个人隐私、病人家庭及财产方面的隐私、病人身体等方面的隐私,医生应予保密,不能随意泄露,特别是涉及夫妻双方的隐私,但许多医生和医院对此未有重视。如有的医生在与人交谈时,随便暴露病人个人隐私;有时医生给病人做检查时,没有遮挡,许多人围观,这是很不文明的。

● 对医疗费用的核实监督权。在进行诊治时,应当同时告知大致的费用情况;住院期间应当及时向病人提供费用开支明细;病人有查询、核实费用的权利;对于某些昂贵的诊断检查、昂贵的器械装置(如进口的膝关节、支架等)和药物,未经病人同意,病人有权拒绝付费。

---

① 刘敬伟,王小万,赵林远.病人权益的特点及其对医院管理的影响[J].医学与哲学,2003,24(12):36-37.

② 杜治政,许志伟.医学伦理学辞典[M].郑州:郑州大学出版社,2003:617-618,635.

● 在处境困难时得到救助的权利。病人是一个弱势群体，即或是强势人物，一旦成为病人，也会由强变弱。特别是那些经济困难、无父无母无亲人或身体残疾的患者，更需要救助。比如，一个无力交足费用的患者，是否可以和拒绝治疗？可否先治病，再帮助他想些办法来弥补经济的短缺？某医院的ICU病房因一患者一时缴不上费，就拒绝给药，结果等到患者家属筹到钱送来时，病人已死亡，这样的管理似乎太不人道了。对于行动特别困难且无家人照护的某些患者，医院可否给予特殊关照？

● 在病人权益受到侵犯的情况下，病人有维护的权益。例如，病人在住院期间生活受到不应有的干扰，病人在住院治疗时受到外部环境的污染，某些不讲理的亲属的言行妨碍病人治疗等等，医院和医务人都有责任站出来维护病人的利益，保证病人得到安全舒适的治疗。

目前，侵犯病人权益的事例很多。有的医院自觉或不自觉地出台一些有违病人利益的措施，如有的医院组织挂号公司，出发点是帮助那些不愿排队挂号或没时间排队挂号的人挂号，但结果出现了经营排队挂号的贩子，排队卖号，转手以高价卖给患者牟利，不仅增加了病人的负担，而且也侵犯了病人的平等权，使更多的病人挂不到号[①]。

当前，在维护病人权益方面，最应引起重视的是如何对待医疗事故和医疗差错；如何严格把好医学人体试验的伦理关口两件事。

医疗差错和医疗事故，是在任何条件下都难以避免的。只要有医疗服务，就可能发生医疗事故和医疗差错。因为尽管当今医学进步很快，但人们对生命现象、对许多疾病的认识，仍是很不够的，在许多方面仍是未知数，如对癌症的认识就是如此，就目前对许多疾病的治疗来说，也是如此。一些疾病虽然已经有了较为满意的对策，但由于病情发展程度不同，个人的体质情况不同，医生的能力和技术水平不同，以及病人经济水平等各方面的条件不同，即使是最有效的治疗方法，也并不是任何病人都能收到同一效果的。至于那些知之不多的疾病则更是如此。因此，在治疗中出现某些差错，甚至是医疗事故，也是在所难免的。正因为如此，如何处理医疗差错和医疗事故，就成为医院管理不可逃避的职责。而在处理这件事情上，则是体现医院管理人文水平的一个重要方面。一方面，既然医疗差错与医疗事故是难以完全避免的，我们就不可苛求医生不发生医疗差错和事故，不能因此而完全责怪医生，更不能有不当的

---

① 朗基.质疑挂号公司[N].经济参考报,2005-06-27.

处理，否则将会给医学事业的发展带来严重的不良后果；另一方面，也不能置病人的损害而不顾，病人的健康乃至生命受到损害，我们总应当给病人一个交代。这就要求在两者之间找到恰当的平衡点。完全同情病人而不对医疗差错做具体分析，对医生往往是不公道的；相反，对病人的损伤无动于衷，且想方设法否认事实上已经发生的医疗差错或医疗事故，拒绝任何赔偿，更是错误的和不近人情的。在处理医疗差错和医疗事故问题上，常常能够检验医院管理的人文水平。

医疗纠纷是因医疗服务而产生的，大多数纠纷的解决首先还是要依靠医院的努力。医院在处理这类事件时，是首先保护医务人员和医院的名声，还是首先以病人的权益为重，这是检验医院管理人文精神的又一试金石。目前多数医院在查处医疗纠纷时，大多首先想到的是医务人员和医院的利益，如：为避免认定为医疗事故或医疗差错，随意修改病案记录，隐瞒重要医疗情节，在处理医疗纠纷中尽可能将大事化小、小事化无等，这些都是无法回避的事实；至少到目前为止，我们几乎没有见到医院主动曝光医疗差错或医疗事故，或者医生主动揭示自己的医疗差错、医疗事故的事例，这也是目前社会和许多病人对医院多持批评态度的原因之一。医务人员的积极性当然要保护，但两者以何为先？哪种做法更符合以人为本的精神？这是医院人文管理应当研究的。医疗事故处理的程序，目前在医患间也存在分歧。例如，对举证责任倒置，医患间的认识甚不一致。医疗事故的鉴定由医学会组织，病人也不甚信任。诸如此类问题，只有遵循"以人为本"的原则，本着关爱病人的精神，同时也有利于保护医生的积极性，才能得到合理的解决。

维护病人权益的另外一个重要问题，是在临床人体试验中如何防止对病人权益的伤害。随着医药科研的发展，临床人体试验越来越多。而临床人体试验涉及病人的利益是多方面的。如：在试验中是否履行知情同意原则？如何防止向病人隐瞒试验用药、试验手术，诱导病人接受试验？对试验过程中可能发生的意外是否认真安排了防范措施？临床试验是免费的，有无向病人收取试验药品费用的情况？有无承诺共享试验成果？对所有临床试验的项目是否经过严格的伦理审查？有无未经伦理审查的试验项目？这些都是涉及病人利益的大问题，而且也是检验医院管理人文水平的大问题。如上海某医院与境外医学科学研究单位合作，将未获国家批文的人工心脏在国内使用，隐瞒事实真相，谎报疗效，欺骗患者，诱骗病人手术；北京某医院在体检时未经本人同意，增加试验性质的体检项目，引发了侵犯公民权利的争议。这些都是严重背离医学人文精神的突出表现,说明在医学试验中把好人文关十分重要。

近些年,在西方许多国家以及我国的一些医院,纷纷组建医院伦理委员会,这是现代医学人文精神觉醒的重要标志,也是医学人文理念体制化的重要成果。医院伦理委员会担负着对医学科学研究项目的审查,监控医学人体试验,审核各种医学高新技术的运用,批准新药品种的采购,在这些方面为医学人文把关,防止这些方面对病人生命和健康的伤害。因此,一个医院是否成立伦理委员会,成立的伦理委员会是否真正发挥作用,在相当程度上反映了这个医院对病人健康、生命的负责程度。伦理委员会是20世纪50年代首先在美国一些医院出现的一个组织,其目的是审查、批准新技术、新药物(包括临床试验)在临床应用中的伦理许可性。它是为适应当代医学技术应用时出现的各种伦理社会问题而产生的,并被认为是维护病人权益、体现医学人文关怀的重大举措。1983年4月,美国在华盛顿召开了全国医院伦理委员会专题会议,讨论了伦理委员会在制定政策中的作用;1984年,美国医学会先后做出"支持在每一个医院建立一个特别委员会研究病人家属和经治医生提出停止使用维持生命器械问题"的决议和"每一个医院设立一个生命伦理委员会"的决议。至20世纪80年代末,美国有60%以上的医院设立了伦理委员会;此后,日本、新西兰、加拿大等国的医院也先后设立了这种组织,并在审查人体试验、新技术的应用、药物研究等方面,发挥了维护病人利益、避免伤害生命健康的作用。可以说,医院伦理委员会的出现,是当代医学人性化和医学人文关怀的重要标志。

我国自20世纪90年代初,在天津、北京等地的医院也建立了一些伦理委员会,其中一些伦理委员会在审查药物试验等方面也发挥了一定的作用,但更多的医院伦理委员会由于组织结构不合理、任务不明确,其活动远没有开展起来,或者说形同虚设。这种情况随后由于国家相关部门的关注并做出相应的规定,有了一定程度的改进。因此,在当前讨论医院的人文管理这一问题时,应将伦理委员会的建设提到议事日程上来,使之在调节医患关系,维护病人利益,加强科研项目的伦理审查,增进医务人员的道德义务、人文意识方面发挥作用。

当然,维护病人权益,并不是置医务人员的正当权益而不顾,对病人权益的维护同时也要考虑医务人员的正当权益,如医务人员的尊严、正当收益、人身安全、科学研究与职务晋升等等。当前医务人员的人文关怀和权益的维护,有两个突出的问题需要引起重视:一是扼住医闹。近些年,少数患者或患者家属,借某些医疗过失大闹医院,甚或采取暴力伤医的办法,胁迫医院和医生,要求获得天价性的赔偿,并给医院和医生带来严重伤害。对这种现象,应根据国家相关法律,给予打击,决不能纵容,维护医护人员合理合法的执业权利。二是关注医护人员的休息和身心健康。据多项调查显示,我国医护人员普遍存在负担过重、身心疲惫的现象。为医护人员提供休息和健身的设施,保证他们的执业时间不能过长、任务过重,也是医院管理人文关怀的重要任务。要在优先维护病人益的同时,谋求医患权益的平衡,而不能伤害医务人员的积极性。没有医务人员积极性的发挥,对病人是不利的。

六、人文关怀与医生的人文精神

医院的人文关怀,与医务人员、特别是医师的人文修养直接相联。医院的各种人文关怀的举措,很大部分是经过医护人员实施的。当前医院人文关怀缺失的许多事实表明:人文关怀的种种举措是否实施,如何实施,在何种程度上实施,以何种态度实施,首先与医院管理层直接相关,与医院管理的人文理念相关,但同时也与医务人员的人文意识与人文修养相关。因此,加强医务人员的人文教育,提高医务人员的人文修养,是医院人文关怀切实落实的重要环节。因此,医院人文管理的一个不可忽视的方面,是应当认真帮助医务人员提高人文意识与人文修养。

● 医院的人文教育,首先应当向医务人员讲解医学人文理念的思想内涵,讲清医学人文与医学专业的关系,分析医学人文与医学专业相互脱节对医疗保健服务、医学科研带来的不良后果,增强医务人员关爱生命、关爱病人、关爱健康的意识,增强对医学专业精神的理解,强化医务人员的社会责任意识,同时组织医务人员学习一些人文学科的知识,如有关医学伦理学、医学法律、医学心理学、医学社会学、医学哲学、医学史,甚至艺术、文学等方面的知识。丰富他们的人文修养,提供他们观察社会、体验和关爱病人的机会。

● 医务人员的人文思想教育,应将重点放在引导医务人员正确看待病与人的关系、技术生物因素与心理社会因素的关系、治疗与照顾的关系、经济耗费与病人支付能力的关系的认识上。一些医生只知疾病而不了解病人,只重视技术而不重视心理社会因素,只重视治疗而忽略照护,只考虑开方而不考虑病人支付能力,这是当前病人对医院和部分医务人员不满的重要缘由,也是当前医生人文精神缺失的主要表现。如果在这些方面的情况有根本的改进,医学人文关怀将会前进一大步。

● 组织医生和护士学习和研究当代医学伦理的一些现实问题,就一些伦理社会问题突出的案例进行讨论,引导他们提高应对当代医学面临种种伦理社会问题的能力。比如,如何正确使用高新技术、如何面对医疗过失、如何面对没有支付能力的病人、如何面对靠机械维持生命的病人、如何对待疼痛难忍要求安乐死的患者等。一些医疗纠纷的案例,也可以组织医务人员分析和讨论,以提高辨别能力,明确责任。

● 帮助医生养成人文关怀的基本习惯,学会与病人沟通的技巧,掌握与病人构建和谐关系的本领。如与病人交谈、沟通的基本方法,改善对病人的称谓,熟悉对病人进行心理安慰的技巧,善于向病人告知重病的信息,养成倾听病人诉说的习惯等,这些看来不甚重要的环节,都可能对病人产生很大的影响。

● 帮助医护人员建立医患之间的诚信关系。当前医患间缺乏信任,互相防范,这对诊疗是十分不利的,这也是当前医学人文关怀缺失的重要表现。因此,医生人文精神的培养,应从建立医患间相互信任开始。首先是要尊重病人,为病人利益着想,不要把病人当作牟利的工具;其次是实事求是地向病人推荐医疗技术,不诱导病人使用某些不成熟的技术,不兜售高价药;对老人、小孩和智力障碍的患者一视同仁,等等。当然,医患间缺乏诚信,也有病人方面的原因,如有的病人处处怀疑医生和医院,无端找医生和医院的毛病,这些也要通过医院的努力和社会舆论的引导,逐步加以解决。

最近几年来,不少医院在这方面创造了很多加强医务人员人文教育的好经验和好办法,如有的医院长期坚持组织医学人文论坛,聘请著名的人文学者来院讲学;有的医院举办医患沟通学习班,相互交流医患沟通技巧;有的医院在医务人员中开设医学人文课程,组织医务人员系统学习医学人文知识。这些都是提高医院人文水平的重要举措。我们相信,只要持之以恒,医院和医院管理的人文水平一定会有很大的提高。

（本文系作者2002年于中国医院管理学协会医院文化分会在哈尔滨召开的学术会议上的讲演,初版收入时做了较大的修改和补充。）

重视医学整合　促进医疗公正

现代医学在应对慢性病的几十年的历程中,遇到了两个令人烦恼的困难:一是虽竭尽全力,但各种慢性病仍呈发展势头,绩效不高;二是费用增长过快,成本越来越高,国家和个人都难以承受,医疗公正受阻。这两个问题目前也是关系医学人文在医疗实践中如何落实的重要方面。如何解决这些难题,世界各国都在采取诸如增加卫生费用、改革卫生服务体系、扩大医疗保险范围、强化人文服务意识等措施,但至今并未收到明显的效果。这就不能不令人思考:造成这种状况和医学本身有没有关系呢? 和现代医学应对疾病的思路有没有关系呢? 可否从调整医学和保健服务的结构着手,对医学和保健服务进行整合,特别是促进临床医学与预防医学、公共卫生的整合,探索保健服务与全民健康管理的整合,谋求医学科学与保健服务的科学发展,以减少和消除这些困难,进而促进医疗公正?

一、从现行医学发展体制上找原因

当我们冷静地思考时,不难发现,当今全球医疗保健服务面临的诸多困难,有卫生体制不当和国家提供费用不足等方面的原因,也有医学自身发展方面的原因,而后者常常未能引起人们的重视。

众所周知,自20世纪60年代以来,威胁人类健康的疾病构成发生了变化,以前是以传染性疾病为主,而现在是以慢性病、老年病和各种退行性疾病为主,但我们沿用的方法仍是对付传染病的方法,即寻找特异性病因和特异性的治疗方法,不断推出高新技术,将病人吸引到医院(特别是大医院)进行治疗,以挽救那些生命垂危或病情发展到中期的病人;人们和各种慢性病做斗争的六七十年来的努力效果如何呢? 可以说效果不佳,令人忧虑。尽管卫生行政部门和广大医务人员做了极大的努力,但各种慢性病并未得以扼制,其发病率、死亡率仍在不断增长。例如,20世纪70年代,我国每年死于癌症的人口约70万。城市人口癌症死亡率91.8/10万,占全部死亡人口的16.3%;农村死亡率80.8/10万,占全部死亡人口的11.6%;20世纪90年代,我国每年死于癌症的人口约为117万。城市死亡率112.6/10万,占全部死亡人口的20.6%;农村死亡率106.8/10万,占全部死亡人口的17.1%;2003年,我国死于癌症的人口约为150万。城市癌症死亡率124.6/10万,占全部死亡人口的22%,农村癌症死亡率127/10万,占全部死亡人口的21%。和20世纪70年代相比,每年发病的约为200万,癌症死亡人口增加了一倍多,现有癌症病人300万人以上[①]。近20年来,我国糖尿病患病率上升了4倍,2002年约有糖尿病患者2 200多万人,另有近2 000万人糖耐量减低。据国际糖尿病联盟估计,2007年我国糖尿病患病人数约为3 980万人,2025年将达到5 930万人[②]。据2004年的一项调查,全国高血压患病人数1.6亿,比1991年增加7 000万,其知晓率、治疗率和控制率分别为30.2%、24.7%和6.1%,仍处于较低水平[③]。又据2008年第四次国家卫生服务调查公布的结果,调查地区居民慢性病患病率为20.0%。以此推算,全国有医生明确诊断的慢性病例数达2.6亿。过去10年,平均每年新增病例近1 000万例,其中,高血压患者从1993年的1 400万增加到7 300万人,脑血管病患者从500万人增至1 300万人,糖尿病患者从200万增至1 400万人[④]。

　　为何我们尽了如此大的努力,几乎所有的慢性病不仅未能得到控制,反而急速发展?究其原因,就在于我们现时应对慢性病的防治策略,始终是沿着近几百年的生物医学模式及其衍生的特异性病因说的方向前进的。由维萨里、哈维以及魏尔啸、科赫创立的现代医学,特别是由魏尔啸创立的细胞病理学和巴斯德、科赫创立的微生物学,认为任何疾病必然表现为人体的局部病变,而特殊的局部病变一般是由特殊的原因引起的,因而现代医学到目前为止,始终仍是以寻找特殊的局部病变及由此而引起的特殊病因,并针对特殊病因采取特殊治疗方法作为现代医学的主轴。正如B.狄克逊所说:"一个哄人的思考单纯的观点,已经主导着现代医学长达100年之久。这个观点就是特异性病因学(specific etiology)。其论点乃是:特殊的疾病由特殊的病因或病源

---

①　全国肿瘤防治研究办公室.我国癌症的流行现状[N].健康报,2008-04-18.

②　徐文君,等.新医改形势下美国健康管理对我国糖尿病防控工作的启示[J].医学与社会,2010(6):11-12.

③　姚长辉.未来15年疾病形势严峻[N].中国财经报,2005-09-22(4).

④　同③。

引起。"①在这一思想主导下,现代医学应对疾病的方法可以概括为:开办设备精良的大型医院,医生们等待病人来院求医;对来院求医的病人,首先采用各种先进诊断设备和方法,查明病人所患疾病的部位、性质、特点,然后针对疾病的性质、特点,分别采用药物、手术、生物、化放疗以及介入等办法,消除病变以增进健康;在难以得到求解时,则诉诸开发更新、更精密的设备,搞明病因;探索更好的药物或其他治疗手段,如各种介入疗法、基因治疗、生物治疗等;如此循环反复,医疗设备、治疗方法,一轮高过一轮,真是魔高一尺,道高一丈。尽管现代一些医学专家不时宣布找到某种疾病的基因,宣称能够培育干细胞治疗遗传病②,可以采用基因疗法让皮肤返老还童③,可以采用纳米分子检测癌细胞④,但是,这种医学观点能否奏效呢? 应当说,这种方法对于那些主要由特殊的病原微生物引起的疾病来说,的确是奏效的,并且赢得了一个又一个胜利。但是在对付慢性病来说,则显得力不从心了。几乎大半个世纪多的时间过去了,尽管我们帮助许多病人延长了生命,但就整体而言,慢性病依然故我,大有"华佗无奈小虫何"之势。这是因为,当前威胁人类健康的主要疾病——慢性病,并非一律表现为局部病变,也并非由单一的生物因素引起,而是生理、心理、社会多种因素作用的结果,并常表现为生理-心理-社会的全身性的疾病。以寻找局部病变及特殊病因和针对特殊病因对付慢性病的方法,难以收到预期的效果,则是情理之中的事了。

更为严重的是,这种医学思想不知不觉地将医学引向愈来愈昂贵、愈来愈为少数人服务的发展方向,给医疗的可及性和公平性带来了严重的威胁。由于此种医学思想不是着眼于预防,而是等待疾病发展到中、晚期再进行治疗,而在诊断与治疗中遇到困难时,又是不断地寻求新的诊断与治疗方法,这样就必然一轮又一轮地提高医疗成本,将各国的医疗费用推向难以承受的水平,使人们看不起病。尽管医学家们对基因疗法、干细胞疗法寄予无限希望,但真正能够用得起这些疗法的有多少人? 据2007年12月26日《纽约时报》网站报道,目前美国一些医疗中心争先恐后地将以前用于高能物理研究的加速器变成对抗癌症的最新武器,这种核设备能使质子速度接近光速,飞速进入

① 狄克逊.远在魔弹射程之外[J].徐宏达,译.医学与哲学,1982,3(2):44-45.
② 美联社.培育干细胞治遗传病[N].参考消息,2008-08-10(5).
③ 法新社.基因疗法可让皮肤"返老还童"[N].参考消息,2007-12-01(7).
④ 法新社.癌症检测:纳米技术显身手[N].参考消息,2007-12-04(7).

肿瘤。但购买一台222吨重的加速器，要求建造一个足球场大小、墙壁厚度达18英尺（约5.5米）的建筑物，需耗资1亿多美元，而哈佛大学放射肿瘤学家安东尼·齐特曼说，虽然质子疗法对某些罕见肿瘤起了重要作用，但对前列腺癌来说，质子疗法并不比X射线技术先进多少。他说："除了价格差异外，两者之间没有什么差别。"再以药物开发来说，国际医药巨头们研制一项新药，一般需要10～15年，花费10亿美元左右，而这一切最后都是要由患者付账的，但其疗效并非都优于同样作用的老药。据《2008中国卫生统计年鉴》公布的资料，1990年我国人均医疗费用为473.3元，而到2007年，则为4 973.8元，增加近10倍[①]。无怪乎一些人士称现代医学是愈来愈倾向于为富人服务的医学。正如早些年美国哈斯汀斯中心的一项研究报告预言的那样："现代医学的进步是一柄双刃剑。……医学的成功往往是它所面临的许多困难的根源：新的技术虽然能治愈疾病和延长寿命，但它表现了许多困难。较长的寿命常伴以发生更多的疾苦和花费更高昂的价格，对个人和对社会都是如此。技术进步常导致增加不平等，并难于支付费用。"[②]

当前，我国政府和民间各界都在为设计一个好的医疗改革方案而努力。尽管全国各界都在呼吁政府增加对医疗卫生的投入，而政府也的确在增加投入，但如果我们不转变现时的医疗思想，如果我们仍然听任疾病发展到二期、三期再到医院治疗，如果仍然仅是坚持依赖高新技术、依赖大医院治疗各种慢性病，政府增加的投入——对于实现医疗公平来说——也只能是杯水车薪。可以设想，即使再高的投入，也无法满足人们对器官移植、放支架、搭桥、用干细胞培育器官、肾透析的需求。由此，我们有理由认为，现代医学依赖不断革新技术治疗中、晚期病人的医疗观念，本身就是一道实现医学公平和医疗可及性的障碍。只有越过这一障碍，医疗的公平才是可能的。

二、医学整合是迈向医疗公正的重要一步

一个现实可行的促进医疗公平的光明大道，就是推进医学整合，首先是临床医学和公共卫生与预防医学的整合。

所谓医学的整合，就是适应医学发展整体化趋势，根据医学科学的发展和

---

① 中华人民共和国卫生部.2008中国卫生统计年鉴[M].北京:中国协和医科大学出版社,2008:98.

② 吕维柏.14国宣言号召审查"医学的目的"[J].医学与哲学,1997,18(4):169-170.

卫生保健服务、医学教育的需要,对医学和保健服务进行合理的整合,使之协调、均衡、科学地发展,以满足人民群众对医学和卫生保健服务的需求。整合是一个从低到高的发展过程,它包括相互配合、相互取长补短、相互渗透、相互协调和相互融合;整合是泛指相互配合与协调,并不仅限于融合,更不能理解为只有将两者融为一体才能称之为整合。医学整合的实质是医学发展的变革,是医学的创新。

医学自从在十五六世纪走上专科发展道路以来,获得了长足的进步,并且形成了基础医学、临床医学、预防医学、公共卫生、医学教育、医学科研、保健服务等多个相对独立的医学部门。这些相对独立的部门内部也日益发展和分化,形成许多各具特点的专科。如临床医学,不仅出现了内科、外科,而且还出现了二级、三级学科,如心血管内科、心血管外科、介入科等。但在学科分化的同时,相互之间的关系却愈来愈密切,学科的发展、保健服务供给与需求双方对相互配合与整合的要求也越来越迫切。如临床医学与预防医学的结合、临床专科与多学科的协作、医学教育与保健服务的协调,也已经被提到日程上来,并日益成为制约各方事业发展的影响因素。可以说,继十五六世纪分析医学时代之后,现在已经是医学整合的时代了。医学整合是对当代医学深入分化的同时出现的医学整体化趋势的回应。

医学整合是一个复杂的问题,涉及的方面较广。一般说来,整合首先从理念和认识开始,随后相伴随的有学科的整合、事业的整合、组织与机构的整合。而学科与事业的整合,又有内部与外部的整合之分。归纳起来有如下几方面:(1)理念与知识层面的整合,即在不改变现行学科设置、原有体制基础上就某一具体问题在知识层面上吸取其他学科的某些内容,进行知识层面的整合;(2)学科的整合,如医学教学中的解剖与组胚、结构学科与功能学科的整合,临床医学中的心脏内科与心脏外科、神经内科与神经外科的整合等;(3)不同医学部门的整合,如预防医学与临床医学的整合、预防医学与公共卫生的整合、人文医学与专业医学的整合;传统医学与现代医学的整合也是医学整合极为重要的方面;(4)医学事业之间的整合,如医学教育与保健服务之间的整合,保健服务与健康发展战略之间的整合,保健服务体系中的社区医疗与专科医院、大型医院间的整合等;(5)医学和其他与健康有关部门之间的整合,如医学与药业、医学与体育部门之间的整合等。

医学整合和医学分化一样,是当前医学发展的两种趋势,而整合的趋势是在医学经过长期分化发展之后于近几十年刚刚出现的一种势头,它将是医学发展的一种长期势态,是医学发展进程中的一种革命性的变革,但不是一蹴而就的。从当前的现实需要和可能来看,探索在临床医学中实现专科与多学科协作的形式,以求对疾病最优化的诊治;探索临床早期诊治与预防及公共卫生相结合的途径与方法,推进临床医学与预防医学相结合,将疾病控制于萌芽前;探索在疾病诊治中的生物、心理、社会诸因素相结合的形式与方法,促进医学模式的转换,满足人们对健康的全面需求;探索保健服务与全民健康发展整体规划、战略的结合,将卫生工作置于整体健康发展战略之中,提高卫生工作的绩效,都是现实需要的结合,也是解脱当前医学面临的困境、推进医疗公平实现的最重要、最迫切的整合。

在这些多方面的整合中,最为关键的则是临床医学与预防医学、公共卫生的整合。因为一旦实现了这种整合:第一,就可能将疾病的治疗从中、晚期提前到早期,而早期对疾病的干预则可能大大节约费用。据有关资料,大约有30%的医疗费用花在生命的最后一年,而其中40%则花费在生命的最后一个月。如果我们能够在疾病的早期进行干预,必将大大降低成本。因为疾病的早期干预,往往无须采用更多的高新技术和昂贵的药物。第二,在疾病的早期进行干预,有利于引导临床医学走向预防。因为在对早期的疾病进行诊断治疗中,容易了解促成疾病发生的原因,从而帮助病人采取预防措施,避免或延缓疾病的发生。第三,疾病的早期干预,可以使更多的人群受益。因为疾病的早期干预,常常不像治疗晚期危重病人那样,只限于少数几个危重病人,而是将关注点集中在更多可能患病的人群身上。同样一万元钱,用于抢救某一危重病人,和用于一个可能患病的群体,其效益是完全不同的。第四,实现临床医学与预防医学、公共卫生的结合,有可能在实际上使医学摆脱被动治疗的局面,扭转保健服务将重点放在疾病晚期、中期的困局,有利于使低收入人群受益。由于疾病的晚期干预费用高,接受晚期治疗的病人,只能是那些能够支付费用的病人,那些无力支付的病人是与之无缘的。而早期的预防,一般不会发生因无力支付费用而被排除于预防之外的情况。由此可见,实现临床医学与预防医学、公共卫生的结合,是医学摆脱愈来愈昂贵、医疗日益集中在那些有支付能力的患病对象、医疗公正严重受阻的光明坦途。

三、推进临床医学与预防医学、公共卫生整合的途径

实现临床医学与预防医学、公共卫生的结合,并非空想,它已经是当前医学发展进程中的一种正在开始的现实。我国一些著名的临床医生和卫生界的

一些学者,已经开始了对这种整合的探索和研究。

例如,北京大学人民医院何权瀛教授领导的呼吸科,早在十多年前就认识到,要控制支气管哮喘,必须从加强对病人的健康教育着手。早在1993年他们就开始探索哮喘病人的教育工作,最终形成了哮喘教育门诊、哮喘教育宣教中心、哮喘患者协会三位一体的医学服务模式。以他们2006年2—4月在其本院(北京大学人民医院)进行了教育的100例病人与位于北京市中心另外五城区的未开展健康教育的对照组427例病人相比,其结果显示,教育组哮喘控制测试(ACT)达到良好控制以上的占85%,显著高于对照组的37%;在其后一年教育组因哮喘加重住院、急诊就诊和误工的分别占4%、18%、20%,明显低于对照组的23%、32%、55%,x^2值分别为19.431、7.515、17.853,$P<0.01$。据1996年的统计,接受教育的哮喘病人每年的费用比未进行教育的少50%;2005年系统评估结果显示,接受教育组比对照组的费用少1 800元[①]。

再如,现代医学已经查明,吸烟能促成内皮功能紊乱、血栓生成增加、炎症反应加强、氧化修饰,加重动脉粥样硬化,因而促发心血管疾病的发生;此外,吸烟还能增加冠心病的死亡风险,增加心源性猝死的风险,增加冠脉介入后发生Q波心梗的风险,增加出血性卒中风险,增加脑卒中风险,增加外周血管疾病风险。据世界卫生组织公布的资料:目前30%的癌症、75%的慢性支气管炎和肺气肿、25%的心脏病是由吸烟引起的。由此可见,实现全民戒烟,实乃控制心脑血管疾病、糖尿病的上上之策。据英国《独立报》2008年6月30日报道,自英格兰一年前颁布禁烟令以来,香烟销售量减少了20多亿支,戒烟人数多达40万。一些研究人员预测,禁烟令在今后10年内可预防4万人死亡[②]。因此,胡大一教授领导的中国医师协会心内科医师分会积极倡导戒烟,首先在心内科医师中倡导戒烟,如果这一计划得到实现进而促成全民戒烟,将可能使我国的高血压病人、心脑血管病人、糖尿病病人、癌症病人大为减少,既能有效控制这些慢性病的蔓延,又能从根本上扼制医疗费用的上涨,为医疗的可及性打下良好的基础。

糖尿病,特别是2型糖尿病及其并发症已成为个人、家庭沉重的经济负担。2002年,中国用于治疗糖尿病的支出占整个医疗费用的4%,共计188.2

---

① 何权瀛.哮喘教育与管理:临床医学与公共卫生结合的探索[J].医学与哲学(人文社会医学版),2009,30(2):10-13.

② 独立报.英国禁烟令挽救4万人生命[N].参考消息,2008-06-02(7).

亿元,一般糖尿病病人每年费用3 726元/人。据近期完成的"中国城市治疗2型糖尿病及其并发症的成本研究"结果显示,糖尿病并发症治疗的费用已经超过治疗糖尿病本身的费用,而被调查者中53.3%有并发症,其直接费用为188亿元,占卫生总费用的3.95%[①]。因此,早在40多年前,Sindy和Kark就提出以社区为单位对糖尿病等慢性病进行控制和干预,并于20世纪后期在美国、加拿大、南非、以色列等国取得了令人瞩目的成果。

河南林县(今林州市)控制食管癌的经验证明,实现临床医学与预防医学的整合,第一步是实现早期疾病诊断,进而查明病因,进一步预防疾病的发生。1958年,当周恩来总理得知河南林县食管癌发病严重的情况后,即委派中国医学科学院日坛医院的领导到林县了解情况。随后中国医学科学院肿瘤医院派出阵容强大的防治队伍进驻林县,对严重危害当地人民的"噎食病"(食管癌)进行拉网式的排查和治疗。他们通过改水、改变饮食习惯、营养干预、开展早诊早治等综合措施,使食管癌的发病率和死亡率显著降低,食管癌的发病率由1970年的180.89/10万降到2003年的82.80/10万,死亡率由20世纪70年代的133.07/10万降到2003年的59.60/10万。当年查出的数百名中早期食管癌病人,术后随访25年,仍有近半数存活[②]。相反,如果当时不走预防之路,而是将食管癌病人拉到大医院手术,有多少人能支付得起手术的费用? 采用手术治疗这种病的效果又怎能和预防或将食管癌控制在早期的效果相比呢?

从这些地区临床医学与预防医学整合的经验来看,实现这种整合,最为重要的是推行健康发展战略,建设健康社区。其主要措施,一是建立人群健康档案,首先是确定健康管理人群对象,对不同对象进行分类;二是开展多种形式的健康教育,提高对预防各种疾病的认知水平;三是实施综合干预,包括膳食干预、行为干预、运动干预、心理干预和药物干预;四是及时进行随访和监测,发现问题,调整教育与干预措施。

四、临床流行病学在整合中的重要意义

实现临床医学与预防、公共卫生的结合,很重要的一个实际步骤,就是要大力发展临床流行病学,促进临床医学与流行病学的结合。

---

① 徐文君,等.新医改形势下美国健康管理对我国糖尿病防控工作的启示[J].医学与社会,2010(6):11-12.

② 王雪飞.癌症防控我们能做什么[N].健康报,2008-04-18(6).

临床流行病学（clinical epidemiology）一词最早见于John R. Paul的著作。20世纪70年代，国外一些医学院校开始成立临床流行病教研室。在洛克菲勒财团和世界卫生组织资助下，1982年建立了国际临床流行病工作网，在美国、加拿大等国建立了5个国际临床流行病学培训中心，在18个国家的27所医科大学建立了临床流行病学组（包括我国原华西医科大学和上海医科大学），临床流行病学开始引起医学界的注意。

关于临床流行病学的定义，目前学术界的认识不完全一致。美国学者N. S. Weiss认为，"临床流行病学是医疗保健工作人员研究其观察人群中疾病结构的一门科学"；而Fletcher则认为临床流行病学"是流行病学的原理和方法用于解决临床医学中的问题"。我国的流行病学者与临床专家在定义这门科学上虽有所分歧，但只是因各自角色的不同而强调各自的学科，并无实质性的不同。临床学者们的定义是："临床流行病学是一门新兴的临床医学基础学科，是在临床研究和临床实践中创造性地将流行病学方法和卫生统计学原理与方法，有机地与临床医学相结合，发展和丰富了临床医学的方法。"[①]流行病学者们则将之定义为："临床流行病学是流行病学的一个分支，是应用流行病学的原理和方法解决临床诊断、治疗和判断预后等科学研究乃至医院管理等多方面问题的一门新兴学科。"[②]这些定义都反映了临床流行病学是在临床医学基础上发展起来的，是在临床实践中着眼于病因、诊断、防控等诸多方面需要，运用流行病学的方法，进而从个体病人走向对群体发病规律的思考与分析。临床流行病学的出现，反映了流行病学走出了传统的传染病的狭隘范围，开辟了一条人类认识疾病的重要通道，其意义丝毫不亚于人们依靠还原方法对疾病微观的分析与认识。

医学史表明，流行病学在帮助人们认识疾病原因方面做了巨大贡献。如19世纪40年代，约翰·斯诺（John Snow）对霍乱的病因学调查，提出此病是随着患者粪便排出体外和日常生活接触传染的；James Lind在1774年提出用橘橙类水果预防及治疗坏血病的设想；18世纪，Percival Pott揭示了阴囊癌与清扫烟囱的联系；Semmelweis对产褥热发病的探索，Zenker对旋毛虫本质的研究，都是临床流行病学成功的范例。近些年，人们对心血管疾病、癌症病因学的研究成果，为我们对人群防治这些慢性病打下了基础。如20世纪50年代

---

① 谭红专.现代流行病学[M].2版.北京：人民卫生出版社，2008：600.
② 同①。

Dollt和Hill对吸烟与肺癌的关系进行了系统的流行病学调查,得出了令人信服的结论。大量的事实证明,临床流行病学在实现临床医学与预防医学、公共卫生结合方面将发挥重要的作用。

第一,临床流行病有利于发现各种疾病的病因及影响因素,有利于为预防疾病指明方向。对当前许多慢性病来说,要从实验室的角度阐明病因,一般需要很长时间才能实现,而对慢性病的防控又不允许我们坐以待毙。通过临床实践积累的病例资料提供的线索,并以此进行流行病学调查,将帮助我们揭示病因及影响因素,从而为防治慢性病提供具体指导。事实上,不少疾病的病因,首先是流行病学突破的,然后才有实验室的解释和结论。如斯诺提出霍乱的传播途径的假说,是19世纪40年代的事,过了半个世纪之后,斯诺的假说才由巴斯德和科赫的细菌学得到证实,但这并未妨碍斯诺的假说在当时所起的作用;而维生素C的发明,则是在James Lind之后的100多年;我国河南省食管癌的防治经验也说明了这一点。

第二,临床流行病学有利于了解疾病分布特点、规律及影响因素,有利于发现危险人群及危险人群中的危险因素,使我们开展群众性的预防有了具体目标。流行病学的重要任务之一,就是发现危险人群和危险人群中的危险因素,这也是预防疾病达到目的的重要前提。临床医学积累的个体病例资料,经过流行病学的设计和调查,常可能发现容易罹患某一疾病的人群或容易导致某种疾病的危险因素,如禁烟控制高血压、预防肺癌。我国1975年开始在全国对以恶性肿瘤为主的26种死因进行了3年的回顾性调查,大体上摸清了若干主要癌症的死亡率水平和分布概况,这对指导疾病防控是有意义的。

第三,临床流行病学有利于对疾病预后做出估计与判断。预后是临床医生对病人或人群进行保健指导的具体根据;而预后虽然可以根据个体病人的病情严重程度、机体状况、认知水平做出估计,但预后的实质是建立在对一定的特定人群(如某种年龄特征)、性别、环境条件再加上未知因素并经一定周期观察的基础上才能获得的。仅以临床资料做出预后估计是不可靠的,这就需要临床流行病学的方法来证实。如Cochrane等经过20年之久的前瞻性观察,才提出Quetelet指数[体重/(身高^2)]与英国55～64岁妇女的缺血性心脏病死亡率之间呈强相关的结论,而这是不能仅凭临床资料得出的。

第四,临床流行病学有利于诊断和鉴别诊断。任何疾病都有两方面的表现,即临床表现和流行病学表现。有些疾病,单以临床资料常难以做出判断,需要参考流行病方面的情况,即地区、人群、时间的分布情况。如一例心源性休克、心律失常及急性心衰患者，除临床资料外，如果是发生在克山病流行地区，又是青壮年或儿童，则要考虑急性克山病；如发生在非克山病区，近期又有急性感染史，则首选急性心肌炎；如见于老年患者，尤其伴有高血压，则要考虑心肌梗死。

临床流行病学对于早期发现、早期诊断更具有实用价值。如早期发现癌症，是当代医学的重要课题。如果我们通过流行病学获得某种癌症的危险人群资料，再进行实验室、物理的手段检查，就避免了面对大量人群无法使用仪器设备的难题。

事实表示，临床医学与流行病学两者的结合，既克服了临床医学仅限于治疗个体病人的视野，能够有效地促使临床医生面向广大人群，走向预防，实现"上工治未病"的理想，同时也克服了公共卫生与预防医学因缺乏临床证据而产生的空泛与针对性不强的缺点。"通过临床医学与流行病学联合工作团队的组建和加强临床医生知识技能的重构，由临床医生发现问题、提出问题，流行病学医生根据提出的临床问题设计方案，进行有针对性的流行病学调查，这样得到的数据可信、可用、不浪费资源、不做无用功。"[①]

我们应当跳出原有的陈旧思维，下大力气研究和实践医学的整合，特别是临床医学与预防医学、公共卫生的整合，开辟一条防治慢性病、促进医疗公平实现的新路。

五、临床医学与预防医学、公共卫生最佳整合点在社区

实现临床医学与预防医学及公共卫生结合，要求大医院的临床医生走出医院，进入广大人群中开展预防。这就需要为两者的结合提供一个平台，而这个平台最好莫过于社区医疗。这是因为：

● 目前我国的社区医疗，经过近些年的努力，已经遍及全国广大地区并覆盖了全国；

● 社区能覆盖城乡广大人口，便于全民健康管理；

● 社区医疗与社区的人口联系稳定，他们彼此间已形成了比较稳定的联系，社区医疗对社区居民的健康情况有一定的了解，有利于进行健康管理，也便于居民与社区有关方面的配合和合作；

---

① 胡大一.现代医学发展探寻多学科整合之路[J].医学与哲学(临床决策论坛版)，2009,30(2):8-9.

● 我国目前社区医疗正在得到加强,相当部分的社区医疗在人力与物力方面已具有一定实力,他们在疾病防控机构指导下,完全可以与医院配合从事健康普查、健康教育与人群的健康指导;

● 城市大医院一般处于周边的社区医疗之中,几乎每个城市的大医院周围都有相当数量的社区医疗机构,这种情况十分便于大医院的医生们走出医院来到社区,指导社区的健康管理,和社区医疗共同开展健康管理,而不影响大医院的正常医疗任务;而社区医疗因有大医院医学专家加盟,将大大提高其在人群中的信任度,从而提高预防和公共卫生的实际效果;

● 我国疾病防控机构与卫生教育机构,都是按行政区划设置的,他们都有稳定的社区医疗联系网络,因此在社区可以实现医院、公共卫生和疾病防控机构、社区三方的汇合,形成一股强大的健康促进力量。

当然,要实现大医院与社区、公共卫生与疾病防控三方面的结合,构建一支疾病防控大军,首要的关键是大医院要有走出医院、从事健康促进的认识和决心,从医院抽调适当的力量从事健康管理的指导,并设置相应的机构,如医院社会工作部;其次是要有社区医疗真正履行三位一体任务的责任意识,安排专门的力量从事健康管理;再次是各地区的公共卫生机构与疾病防控部门相互配合;最后,当然要由各省市的卫生行政部门大力加强对全民健康管理的指导与监督。只要持之以恒,经过十几年或更长一点时间,我们完全有信心改变目前防控慢性病的被动局面,将全国各地的社区建设成为健康社区,真正使医疗公正落到实处,实现人人享有保健的目标,进而建设全民健康的国家。

（本文曾以《医学整合：推进医疗公正的新探索》为名刊载于《中国医学伦理学》2009年第1期,有修改。）

医学生的培养目标与人文医学教学

　　我国医学人文教学在以往30多年的实践中取得了一定成绩,但也存在如下亟待解决的问题:目标和任务不明确,医学生培养目标的人文要求未到位;人文医学教学缺乏总体设计,存在零乱、破碎的缺点;人文医学教学未能贯彻医学教育全程,实习阶段、规范化培训阶段和研究生的人文教育没有引起重视;医学人文与医疗实践的结合相当薄弱;教学方法不适应人文品质和能力的养成特点;人文医学教学组织、教师与人文医学教学的要求不相匹配,各地医学院校发展极不平衡。当前人文医学教学面临的任务,就是要明确人文医学教学在医生培养目标中的具体任务,制定能够实现人文医学教学目标与任务的总体方案,大力加强人文医学学科和师资队伍建设,创造必要的支持条件,将人文医学教学继续向前推进。

一、紧贴医学生的培养目标

　　医学院校医学人文教学是为培育学生的人文素质服务的,但人文素质是一个极其广泛的概念,可以从很多方面理解,人文教学也可以各种不同路径进行。人文教学是否要向学生灌输各方面的人文知识、理念、修养、品德呢? 医学院校医学人文教学的具体目标是什么? 这是当今我国医学院校医学人文教学必须首先明确的问题。

　　要回答这个问题,首先必须从当代医学发生的变化思考。医学与人文从来都是交织在一起的,20世纪六七十年代以前,医学与人文并没有像今天这样出现裂痕,医学人文问题也没有像今天这样引起人们的关注,原因就在于当代医学发生了许多深刻的变化:(1)先前的医学是以疾病为中心的,现在转变为以患者为中心。以患者为中心,就要关心、了解患者,就要有患者的主动参与,而所有这些是不能只依靠技术实现的。(2)先前的医学是以治疗疾病为目标的,而当今的医学却从治疗疾病转向人人健康的目标,而健康不只是没有疾病,还包括心理与社会安宁及环境协调等,这就不得不迫使医学诉求人文。(3)技术对于现今的医学愈来愈重要,甚至可以认为当代医学已经技术化了,生命、患者被淹没在技术的海洋中,医学的人性淡漠了,但技术并不能为生命与健康提供全面支持,医学需要回归人文。(4)为那些不能治愈的患者减轻痛苦、缓解疼痛,为临终前的患者提供照料与关怀,是当代医学面临的重要任务,而这些都需要人文的支持而非仅靠技术所能完成的。(5)医疗对市场的吸引,医院、医务人员对利益的追求,极大地冲击了医学的人文传统,医学处于金钱异化的漩涡中,并危及医学的宗旨,当代医学亟需人文拯救。当今医学以上种种对人文的需求,不是外界强加给医学的,而是医学自身发展的必然逻辑。

正是从当代医学的这些情况出发,国际医学教育界对医学生的人文教学做了许多研究,并且一直呼吁重视医学生人文素质的培养,加强其在整个教学内容中的比重,提升其在培养医学人才中的地位。21世纪以来,国际医学教育组织陆续精选并向医学教育界推荐了一些有影响的医学教育报告,如加拿大医学联盟的《医学教育的未来》、英国医学会的《明日的医生》、卡内基基金会的《医师教育政策》、梅西基金会的《回顾扩张时代的医学教育》、美国医学院校联盟的《美国和加拿大医学教育掠影》,这5篇报告都强调重视培养具有全新的、充满社会责任感的专业素养。以英国医学会发布的《明日的医生》为例,这份报告分别有1993年[①]、2003年[②]、2009年[③]3个版本。将之比较,对医学生的人文要求逐步升级,如3个版本都将沟通技能列为医学生毕业时必须

---

①　General Medical Council.Tomorrow's doctor[R].London:General Medical Council,1993.

②　General Medical Council.Tomorrow's doctor[R].London:General Medical Council,2003.

③　General Medical Council.Tomorrow's doctor[R].London:General Medical Council,2009.

具备的核心技能,1993年版本仅提到医生必须能熟练地与患者及医护人员沟通;2003年版本强调医生应具有多重角色的沟通能力,包括与不同语言、社会文化背景的患者沟通;2009年版本在前一版本基础上,增加了倾听、分享、回应及非语言沟通等技能要求,其他伦理、职业态度的方面要求亦逐步加码。再以美国毕业后医学教育认证委员会颁发的《住院医师六大核心岗位胜任力》为例,其中第六项人际沟通技能、第三项专业精神均属于人文素质要求,而第一项患者关照也包含诸多人文内容[①]。

最清楚表明对医学生医学人文培养目标的重视的,莫过于2002年国际医学教育组织制定并颁发的《全球医学教育最低基本要求》60项要求[②],这60项要求可归纳为7个方面:医学职业价值、态度、行为和伦理;医学科学基础;交流与沟通技能;临床技能;群体健康和卫生系统;信息管理;批判性思维。其中至少有3个方面共26项属于医学人文教学应承担的任务。以职业价值、态度、行为和伦理为例,这个文件列出了11点要求,包括认清医学职业的道德、伦理原则和医学职业所包含的法律责任,职业价值包括为他人利益着想、责任感、同情心、诚实和团结,医生有义务为了患者利益、社会公众和医学本身的利益献身,处理有关伦理、法律和专业问题(包括医疗健康商业化和科学进步所带来的矛盾)时具备把握符合道德原则的决断和能力;有义务为患者提供临终关怀和缓解症状的治疗,自我调节、自我管理的能力等。

中国对医师培养目标也明确规定了人文素质要求。例如,《中华人民共和国执业医师法》第三条规定:医师应当具备良好的职业道德和医疗执业水平,发扬人道主义精神;2012年发布的《教育部与卫生部关于实施卓越医生教育培养计划的意见》要求"强化医学生医德素质和临床实践能力的培养""培养医学生关爱病人、尊重生命的职业操守和临床实际能力"。应当说,这些规定还是比较笼统的,不够具体。根据国际医学教育界和我国政府提出的要求,我国人文医学教学,应当将尊重生命、关爱患者、发扬人道主义精神、竭力维护生命和健康作为人文医学教学的目标,并完成以下5个方面的具体任务:(1)理解"医乃仁术"的医学本质、医学科学与医学人文相互支撑的关系和人文医学之于当代医学的重要性。(2)明确医师的职业责任、职业修养、依法行

---

① Kavic M S.Competency and the six core competencies[J].JSLS,2002(6): 95-97.

② Core Committee of Institute for International medical education.global minimum essential requirements in medical education[J].Medical Teacher,2002,24(2): 130-135.

医的要求,理解医生有为患者、社会大众的健康和医学事业利益献身的义务。(3)掌握应对当代医学面临的伦理社会法律问题,特别是应对由于医疗商业化和技术进步所带来的矛盾的能力。(4)能有效地与患者沟通,吸引患者及其家属参与医疗决策和执行医疗决策,为患者提供心理支持;同时做好与同事及其他方面的沟通,创造良好的行医环境。(5)具有良好医疗实践所需要的科学思维和创造性、批判性的思维方法。

人文医学教学,不仅是要让学生学会某些医学人文知识,更重要的是要帮助学生掌握各种医学人文技能和能力,将医学人文精神贯彻于医疗实践中,惠及患者和公众健康。21世纪初,国际医学教育界提出教育改革的方向和目标是以"岗位胜任力(competency)"为基础。医学人文教学要从当代医学教育改革的要求出发,将人文胜任力作为最终落脚点。人文医学教学涉及人文理念、知识、技能、能力,但落脚点是医学人文的岗位胜任力。人文医学教学目标是帮助学生形成下述6种岗位胜任力:判断诊疗实践及其他医疗实践是否安全、效优、价廉的能力;确定并评价处理诊疗实践中伦理社会法律问题是否适当的能力;医患、医际沟通的能力;适应社会、医疗体制、医疗团队合作的社会适应力;对患者关爱和亲和的能力;对各种困难、挫折的心理承受力。学生是否具备上述6种岗位胜任力,是衡量人文医学教学成功与否的标尺。可喜的是,必须将医学人文纳入医学生培养目标的认识,已成为不少有远见卓识的医生的呼声[①]。

在关于医学人文教学目标和任务的认识上,当前有几种认识需要澄清:一是将人文医学教学目标重点放在人文知识的传授上,满足于学生懂得一些人文学科的知识;二是认为人文医学教学的目标就是提高学生的一般人文修养,懂得待人接物的礼仪,具有绅士风度和有教养;三是帮助学生掌握某些人文技能,如与患者对话的技能,告知坏消息的技能,化解医患矛盾的技能,等等[②]。应当说,这些都是医生需要的,但这些靶点仍未能准确地进入医生培养目标。医学生的人文教学,必须紧贴医学生的培养目标,成为医生培养总体目标——卓越医生必备的品格和能力。正如美国学者Pellegrino所说:"医学人文学科在医学中具有正当的合理位置,它不应只是一种绅士的品质,不是作为

---

①　曲巍,张锦英.医学人文与医学教育改革[J].医学与哲学,2015,36(4A):1-3.

②　王兰英,刘敏,张媛媛.临床医学专业人文精神教育误区探析[J].医学与哲学,2014,35(5A):78-79.

医疗技艺的彬彬有礼的装饰,也不是显示医生的教养,而是临床医生在做出谨慎和正确决策中应必备的基本素质,如同作为医学基础的科学知识和能力一样。"[①]

二、亟需一个总体设计

要实现上述人文医学教学目标与任务,克服目前人文医学教学目标不稳定、不明确、不集中的缺点,必须要有一个符合实现人文医学教学任务的总体设计[②],这个总体设计要有切实可行的步骤和措施,体现当代医师应有人文素质的要求,其要点如下。

1. 构建人文医学核心课程,把握课程核心内容

医学人文涉及的面很广,确定合适的人文医学课程,提供必要的人文医学知识,是实现医学人文教学目标与任务的前提。根据这些年的实践,将"人文医学导论(或基础)""医学伦理学""医患沟通与医学社会学""医学心理学""卫生法学""医学哲学""医学史"7门课程作为医学生的核心人文医学课程是恰当的。因为这些课程基本上能满足上述5项人文医学教学任务的要求。

不仅要重视核心课程,还要精选课程的核心内容。课程核心的主体内容没有抓住,也难以奏效。目前已经成形的人文医学学科,内容都比较多,而教学时间很有限,在有限的时间内向学生讲授哪些内容,需要仔细斟酌。如"医学伦理学""卫生法学""医学心理学"等都存在这个问题。怎样确定课程的核心内容? 一是筛选出课程内容中重要、主体的部分;二是找出课程内容中与现实关系最密切的部分。如"医学伦理学"中的人道主义、将患者利益置于首位、尊重患者自主权、不伤害、公正、高新技术运用伦理要求、临终关怀等,都是其核心内容,而这些也是当前医疗实践中最具有挑战性的问题。在人文医学教学中,存在跟着学生兴趣走的现象。如"医学伦理学",学生可能对代孕、精子商品化、人兽混合胚胎、异种移植有兴趣;"医学法学"教学中,同学们可能热衷于关注如何与患者打官司这样的课题:这些当然是课程中要涉及

① Pellegrino E D.Humanism and the physician[M].Knoxville:University of Tennessee Press,1979:17.

② 周万春,于淑秀.关于医学人文教育改革整体设计的思考[J].医学与哲学,2014,35(6A):48-50.

的内容,但不是这些课程的核心内容。如果过多地集中于这方面,就可能影响教学目的的实现。兴趣要照顾,但不能跟着兴趣走。

2. 淡化学科体系,从实际出发,以问题为中心

要克服教学内容现实性和针对性不强的缺点,提高教学效果,必须淡化学科体系,从实际出发,以问题为中心开展教学。这是因为,从实际问题出发是理解课程理论最好的途径,这是20世纪中叶以来积累的教育经验,也是当前整个医学教育改革的重要议题,即以问题为导向的教学模式改革;同时也只有将教学视点聚焦于实际,才能满足培养岗位胜任力的要求。

淡化学科体系、从实际出发、以问题为中心,会不会影响学生对问题的理解呢?不会的。从根本上说,任何学科体系,都是在该领域实际中长期积累形成的,是以问题为基础形成的,而构建学科体系的最终目的仍是为实践服务,为解决实际问题提供支持,否则体系没有多大的意义。学科系统性的知识有其自身价值,但其终点仍在实际,问题、实际是学科体系发展和完善的源泉。应当辩证地理解问题与学科体系的关系。近年来,国外不少医学院校的医学专业教学,已经打破以往那种以"解剖学""组织胚胎学""生理学"等以学科为主导的教学范式,而转到以疾病为中心的教学上来,使学生早接触患者,并且收到了很好的效果。教师们长期专攻自己的学科,偏爱学科知识和理论,认为每部分都很重要,总想都传授给学生,且习惯于从理论体系角度观察问题,但学生要的不是某学科的完整知识,而是借助某学科的某些理论满足他们的职业所需。当前人文医学教学要解决的问题之一,就是教师们要割舍偏爱,将教学聚焦于诊疗、康复实践的需要,以满足人文医学教学目标的要求。

不久前,在南京举行的全国医学院校医学人文学院(系)负责人和国家医生考试中心负责人的联席会议上,对规范化培训阶段和研究生的人文医学教学提出了大胆的改革倡议,一致同意不以学科而以现实问题为主组织教学,并提出若干问题,如对研究生提出7个方面的问题,以此组织适量的讲座,推荐阅读书目,重点引导学生们阅读、讨论、研究;四、五年级医学生在实习阶段和规范化培训阶段,则以临床实际问题和病例分析为主,并形成了2个供教师们参考的文件。

要实现人文医学教学的这种转变,关键在于人文教师要转变治学方法,从书本走向实际。当前医学人文课程现实性、针对性不强的重要原因之一,是教师们不大了解实际,不大熟悉实际的关键所在,这是当前人文医学课的一大障碍。建议人文教师走出书斋,采取各种办法接触临床,如有的学校某些教师,

常到医院听查房、听会诊,或者与经常来往的医生聊临床实际和他们的难处或困惑。接触实际有关注、观察、思考3个层次,最重要的在于思考,如:医改的关键是什么? 医院的公益性为何难以回归? 有的学者说,医改的实质是与利益集团的斗争。像这样的结论,是需要深层思考才能得到的。而只有深刻地把握了实际,才能帮助学生正确理解当前医学界面临的种种现实。

3. 贯穿全程,重点后移

在相当长的时间内,人文医学教学主要放在前3年。在基础医学课学习期间,学生的学习和生活比较集中,便于集中上课,再加上人文医学主要的教学形式就是教师讲、学生听,所以这种形式被习惯性地保留下来。但是,这种与医疗实践脱离的教学方法,虽然教会了学生一些人文知识,其实际效果并不好,一些学校的调查报告已经对这种教学效果做出了不满意的评价[①]。人文医学教学的目标不能止于知识,而是经由知识到达医疗行为的种种实践,并在医疗行为中体现对生命和患者健康的关爱。故而,人文医学教学必须贯穿于医学生学习全程,实习阶段和规范化培训阶段的人文医学教学尤其重要,因为正是在学生与患者接触的临床实习阶段,提供了学生实践、体验和感悟人文理念和精神的绝好时机。在各有关方面支持下,由南京医科大学医政学院执笔的《人文医学教学改革纲要》,交由首届"全国医学院校医学人文学院(系)负责人联席会议"讨论,并受到与会者的重视和支持。这个"纲要"分别对临床实习阶段、住院医师规范化培训阶段、医师继续教育阶段的人文医学教学,从学时、教学内容、方式等方面提出了具体意见,它将会促进人文医学教学的转变。

为此,需要采取一些新的措施:(1)根据课程的内容情况,将某些课程内容拆分,有的安排在前3年,有的安排在后2年进行,如"医学伦理学"中的临床伦理、高新技术应用伦理部分,就可以放在实习阶段进行。(2)适应实习阶段学生分散的情况,可以采取灵活多样的教学方法,如病例讨论、社区医疗访问、小型专题报告等。(3)争取专业教师的配合,将一些教学内容分别安排在各科实习教学中,由专业教师负责,结合病例分析、查房进行。(4)结合医院的各项改革进行。当前各级医院,特别是大型医院,正在进行有关医院回归公益性的改革,如医药分开、医师多点执业、支援社区医疗、医疗安全教育等,都

① 陈化,邓蕊,田冬霞.临床医生视角下的医学人文教学调查研究[J].医学与哲学,2013,34(12A):75-77.

是医学人文的重要课题,可根据具体情况,组织实习的学生参与,培植人文理念。(5)争取学校教学主管部门和医院的支持。人文教师要主动与这些部门联系,争取它们的支持与配合。人文医学教学的这种调整与改革,是能够实现的。

4. 改变教学方法,调动学生学习的主动性和激情

对患者和生命关爱的理念与实践,是不能只靠灌输式的教学方法实现的。人性化的医疗很大程度上取决于医生们能否将热爱生命和患者的理念寓于自身的实践,而这一切,如果没有学生的主动性和学习激情,是很难做到的。医学人文教学必须下决心抛弃那种单一讲课的做法,调动学生的积极性,提升其人文感受,实现讲授、阅读、讨论、实践、论文写作并举的教学法。讲授仍是需要的,它是传授知识的有效办法,但讲授也需要改革,尽力改进简单地宣读幻灯片的做法;要重视阅读,审慎地向学生推荐阅读书目,安排学生有适量的时间阅读必要的书籍,特别是古今中外的一些著名的医学伦理文献;讨论形式可以多种多样,可以结合课堂教学进行,也可由学生自行组织,争取做到每门课都有不少于1/3的时间讨论;践行,这是人文医学教学的重要环节,可在病房和社区进行,如结合实习进程的病例研究,访谈患者,以志愿者的身份参加社区卫生工作,如对专项的问卷调查、老医生的访问、医疗纠纷的调研等;最后是对自己的收获加以总结,形成论文:这些都是提高医学人文理念的好课堂。

鉴于实习阶段和规范化培训阶段学生学习、生活分散和自主能力强的特点,人文医学教学要充分运用现代媒体,在学校有关部门的支持以及人文教师积极参与指导下,以学生会为主体,开设相应的医学人文网站、微信平台,发布有关信息,出版内部刊物,组织学生就一定的主题进行讨论、交流和互动,为学生提供个性化的表达机会,这是调动其主动性的好办法。

5. 人文与医学专业的结合是关键

实现上述目标与任务,关键在于医学人文与医学专业的结合,将人文理念、思想渗入医疗实践中,变成学生处理各种医疗问题的实际能力。

如何实现医学人文与医学专业的结合呢?从现有的经验看,以下几条由浅入深的途径可供选择:(1)在基础课学习期间,可联系实际讲授某些人文课的内容,如"医学伦理学"讲授患者自主权时,联系肖志军等案例,分析患者自主中的诸多实际问题,启发学生思考。(2)结合专业课进行。如学习"人体解剖学"时,可引导学生感悟尸体捐献者的高尚情操;生理课讲授大脑皮质功

能时,可针对世界人口老龄化带来的巨大挑战,引发学生关注人口老龄化社会、保健、经济等诸多问题,一些学校在这方面都有很成功的经验[①]。(3)进入临床阶段,可组织以问题或病例为主的讲解、讨论、病例分析。结合临床实习轮转,由专业教师主导,讨论各学科的具体伦理社会问题。如内科呼吸机的撤离、植物人的放弃治疗、儿科严重缺陷新生儿的处置。病例分析中的病例,可即时在实习进程中现场采选,也可由人文与专业教师共同商定,提出一套有特定主题的标准病例,供学生分析。(4)就临床共性问题因时因地组织小型讲座,如过度医疗、放弃治疗、临终关怀等,在调研基础上做出具体规划。(5)创造条件开设选修课,促进结合,如在实习阶段或规范化培训阶段,开设临床决策、临床思维、病史采取、诊断治疗的科学思维、基因、环境与社会、诺贝尔奖获得者的成功奥妙等选修课。如哈佛大学医学院为学生提供了280门选修课,其中医学人文选修课达到40多门[②]。(6)创造条件,以提高学生处理临床伦理、社会、法律问题的能力,如由学生自行主持的医疗纠纷案例讨论分析会等。(7)打造两支队伍。首先,帮助专职人文教师尽可能地学点医学知识;其次,发现和支持有兴趣并关注医学人文的临床医师,给予他们支持,提供适当的学习条件,组织一支以临床医师为主体的兼职人文医学教师队伍,这对于实现人文与专业的结合更为重要。当今,关注医学人文的医师大有人在,认为临床医师都对医学人文没有兴趣的认识不符合实际。北京、大连、锦州、哈尔滨、长沙、南京、广州等地,都涌现了一些对医学人文有兴趣的医生,只要给予支持,提供适当的学习机会,他们必将成为医学人文教学的生力军。建立这样一支队伍,不仅影响学生,还会影响整个医学界;同时建立两支队伍的稳定联系与合作机制(如建立协调会、医学人文沙龙),维系两方的稳定合作,这是医学人文与临床结合走出困境的有效办法。

三、重要的是学科建设与队伍建设

要提升我国医学院校人文医学的教学水平和质量,归根到底还是取决于人文医学学科自身建设和医学人文学者队伍的建设。

---

① 曾群.浅议在人体生理学教学中贯通和体现人文精神[J].医学与哲学,2013,34(2A):86-87.

② 连婕,燕娟,王洪奇.哈佛医学院医学人文课程体系设置探析[J].医学与哲学,2013,34(8A):26-29.

　　就学科建设而言,当前我国一些人文医学学科仍处于初创阶段,未能形成严格的学科规训,学科语言、学科名词、学科边界、学科归属不清,学科组织五花八门,缺少规范制度。这种情况不改变,人文医学教学是很难真正落到实处的。

　　这里需要提及学科建设的学科规训理论。"学科规训理论是一种相对完整的学科科学理论,认识一个学科要从知识层面和制度机构等方面全面考察。"[1]米歇尔·福柯是学科规训的首创者,他提出的"discipline"包含学科、规范的含意。他认为,某种新话语产生后就受制于一定程序的控制,并形成一个话语程序系统,通过话语系统的同一性设置边界。通过设置边界,对问题进行思考、提问、阐释、归纳、评价后,产生新的学术规范。在此基础上,美国学者华勒斯坦、霍金等的专集《学科、知识、权力》对学科规训理论做了较完整的论述,他们认为,"学科规训"是为提高知识生产和规训学科新人的效率而建立的知识分类与学科分立的制度和规训学科新人的方法,是一个关于知识精密化生产的综合系统。在这个系统中,知识被划分、界定、筛选、编排、组织、加工与评判,划分各个学科门类,确立其地位等级,制定规范协调制度,并将作为知识生产主体的人分类别、等级、层次等整合到社会秩序中[2]。依据学科规训的要求,能否成为一门学科,取决于有无特定的研究对象;有无区别于其他学科的核心理论、名词术语和精密的知识系统;在大学能否获得席位;有无独立的学术建制,包括学会、刊物和研究组织(教研室、研究中心、学院等);有无明确的学科归宿。我们可以依照学科规训的这些要求做好人文医学学科的建设。

　　我国的医学人文学科,除"医学伦理学""医学史"比较成熟外,其他学科仍在探索中。其表现是,一些学科的学术语言和学术名词不稳定、不准确;学科知识远未精密化、层次化和系统化;一些学科的边界不清楚,与邻近学科相互重叠。如"医学哲学",也称"医学辩证法",虽然从20世纪80年代初就着手编写教材,并几度易稿,但其内容定位仍较模糊,各种"医学哲学"教材千差万别,没有形成稳定的核心内容,特别是教师讲得如何与医学生的需要衔接,更有待研究。如《全球医学教育最低基本要求》60项要求,其中"批判性思维"

①　楚艳芳.对学科规训制度的思考——读《学科·知识·权力》[J].当代教育论坛(宏观教育研究),2009(9):26-27.

②　牛磊磊.学科规训视野下的医学人文教育[J].医学与哲学,2013,34(6A):77-80.

一项,要求培养出的学生在专业活动中表现出良好的批判性思维,以及科学的思维和使用科学方法的能力,并列出如下6项具体内容:在专业活动中表现出批判性思维、有建设性的怀疑、创新精神和以研究为导向的态度;理解基于不同信息来源的科学思想在研究疾病病因、治疗和预防过程中的能力范围和局限性;用自己的判断解决分析疑难问题并找到相关的信息,而不是等着别人将答案给出;用科学的思维和基于从不同来源获得的已掌握的以及与之相关的信息,发现问题、说明问题并解决问题;理解在医疗实践中做出医疗决定的复杂性、不确定性和概率性;为了医疗问题的解决进行假设,收集并严格地评价数据。但这些内容很难从"医学哲学"教学中得到支持和帮助。即使以比较成熟的"医学伦理学"来说,也有不少问题有待研究,这些年这门课程教学的重点放在美国学者提出的4项原则上,强调患者自主权的意识无疑是重要的,但医学所需要的伦理原则难道就这4条吗?医生首要操守是什么?如何处理患者利益与医生自身利益的关系?医院管理和经营最起码的伦理原则是什么?我们的伦理学没有回答,曾经被视为天经地义、万古长青的患者利益第一原则被冷落了,医师的美德论、义务论、公益论被遗忘了。"卫生法学"的教学重点是什么?其主旨方向是什么,是告诉学生如何保护自身、如何与患者打官司,还是首先维护患者利益的同时也维护医生的权益?"医学心理学"的主体内容是什么?这些都需思考。当然,完美学科知识的构建,并不意味着要向学生全面传授学科内容,但一个完美学科知识体系,仍是学科指导实践的基础。

关于人文学科建制的设置,也有一些亟需解决的问题。目前我国高校医学人文教学机构设置很不统一。由南京医科大学医政学院牵头在全国医学院校医学人文学院(系)负责人联席会议上发布的一项调查报告表明:人文学科建制,置于思想政治理论课教学部的占20%,置于社会科学部的占16%,置于管理学院的占9%,置于马克思主义学院的占4%,置于公共基础教学部的占3%,独立设置人文学院(或系)的占52%。这种情况与现代医学人才培养目标对人文的要求是很不适应的,应当尽力改进,争取逐步设置独立的人文医学教学组织。目前人文医学的某些学科比较成熟,完全有条件建立相应的学科组织(教研室、研究院、研究中心、学会和刊物),克服五花八门的乱象。某些院校曾经有过为医学人文尽心尽力的好教师,但由于建制缺如,他们退休后,就人走茶凉,这种教训要谨记。

人文医学队伍的情况也不容乐观。南京医科大学医政学院的调查报告表明：全国213所医学类院校中115所高校参与了调查，抛开33所综合大学外，就独立建制的82所医学院校统计，共有从事医学人文教学的教师655人，其中专职教师491人、兼职教师164人（心理学未有统计）；其中，"医学伦理学"的教师194人，专职135人、兼职59人；"卫生法学"教师171人，专职148人、兼职23人；"医患沟通学"教师101人，专职46人、兼职55人；"医学社会学"教师58人，专职49人、兼职9人；"医学史"教师48人，专职31人、兼职17人；"医学哲学"教师24人，专职15人、兼职9人。学历背景的情况是，医学专业毕业的232人，其他专业毕业的570人。在整个队伍中，约40%的教师未经过任何医学培训。

从以上现实情况出发，在学科与队伍建设方面，有如下几项任务最为迫切：（1）根据学校不同情况，尽快建立独立的人文医学教学组织（院、系、教研室），不能独立设立、与相关部门共组的，也应在教研室和教师配备上尽可能逐步分开。（2）切实加强学科建设。一是做好人文医学核心学科的建设，要从国内进展和我国实际出发，对学科内容，包括学科范围与对象、基本理论、学科语言（名词术语）、学科知识体系结构等方面，进行一次规范性的清理和完善。二是对要向学生讲授并要求学生掌握的基本理论和基础知识提出具体方案，修订教材。三是通过举办研讨班和组织专题研究等办法，组织学科相关理论与现实问题的研究，深化学科建设，强化学科建设的前沿性和现实性；目前医学人文的学术交流已经做了很多年，但学术交流有一定的局限，没有在彼此都有准备的基础上对一定的主题进行深入的讨论和研究，而目前各学科都有许多课题有待研究。四是搞好与国外学者的交流，及时了解国外进展，为学科补充营养。（3）努力争取学校的支持，为人文医学教学准备最低限度的教师，并根据教师的不同情况，做出具体培养计划，特别是学科带头人的培养，逐步形成高、中、初相结合的团队结构。（4）争取学校和医院的支持，打造一支主要由临床医师构成的兼职人文医学教师队伍，建立专、兼职教师队伍联系与合作机制。（5）办好现有的并争取再建若干人文医学硕士、博士点，不断输送后备人才。

四、争取学校和医院领导的支持

首先，是学校领导的支持。建议人文学院的院长、系主任和教师，采取多种途径，向学校党委书记和校长反复说清人文医学对实现当代医学生培养目标的意义，争取在学校中获得应有的发言权，将之纳入学校整个教学计划中，作为培养合格医生不可缺少的重要环节,并提出明确的要求;一些有较好人文基础的医学院校合并到综合大学后,原有的人文医学教学组织和教师合并到大学的人文学科,以致医学院的人文医学教学无人负责,这种情况亟需引起学校领导的重视并加以改变。其次,争取获得教务管理部门的支持,对人文医学必修课和选修课开设的学期、学时做出具体安排。开设的课程和最低限度的时间,以180~200学时(约占总学时的7%,不含思想政治理论课)为宜,国外这类课程学时占总学时的比例,美国为20%,德国为26%,我国仅为7.54%,其中还包括思想政治理论课的学时①。实际上,我国有些医学院校,人文医学课程的教学时数有的已达180~234学时,这说明拿出200左右学时是可以办到的。再次,要争取教学医院的支持,发现并组织对医学人文有较高认识的医师参与人文医学教学,给予必要的培训,同时将人文医学教学纳入临床实习计划中,并在各科实习时落实。河北医科大学2007级在河北省人民医院实习的学生,在医院实习期间共开设课程605学时,其中临床专业课340学时、见习156时;医学人文课程110学时,占总学时的18.3%,而且这些课均由副主任以上的医师负责讲授,并收到了相当满意的效果②。医学人文与医疗实践的结合,主要是在学生见习、实习和规范化培训阶段实现的,教学场地在医院、在病房,临床医师参加人文教学也要靠医院,一切都有赖于医院的支持。最后是在经费上给予支持。目前有的学校1年仅提供1万元对该学科给予支持,有的则达90万元,相差悬殊。近些年,我国高等院校的经费情况大有好转,给人文医学教学以适当的费用支持,仍是可能的。

(本文系作者在2015年4月于南京举行的全国医学院校人文医学院系负责人联席会议上的主旨发言,载于《医学与哲学》杂志2015年6A,有修改。)

---

① 孙宝志.世界高等医学教育改革100年后的新呐喊[J].中华医学教育探索杂志,2011,10(1):1-5.

② 赵海静,等.医学生临床阶段人文教育的实证研究:河北省人民医院医学实习生人文教育调查分析[J].医学与哲学,2013,34(10A):72-75.

人文医学教学要有一个根本转变

如果从20世纪80年代初开始算起,医学人文教育已有37年的历史,这几十年中,我们亮出了人文医学旗帜,开设了课程,组成了队伍,营造了舆论,医学界上上下下认同医学人文的重要性,这一成绩不可低估;但人文医学的教学实效并不理想,很难说是落到了实处。从当前的情况看,要实现人文医学教学的目的,我国的人文医学教学要有一个根本的转变,需要实现七方面的转变,而且我以为现在有条件实现这一转变。

一、人文理念：从模糊转向明确

很长时间,我们对当代医学人文的理解是比较模糊和不够准确。目前学界往往将人文的一般理念与内涵移植于医学,这当然没有错,但其结果是人文医学教学涉及的面过于广泛和模糊,未能突出当代医学所需要的人文,未能抓住其要害和核心。当代医学人文理念的核心有两点:生命是神圣的,要敬畏生命,维护生命的尊严;人的生命权和健康权是天赋,而非任何人和组织恩赐的,是任何人和组织不能剥夺的。其他诸如关爱生命等都是医学人文理念的体现,但上述两点是核心。

当代医学人文理念是在长期历史发展过程中形成的。当代医学人文理念孕育的历史背景有四:一是十四五世纪欧洲文艺复兴运动;二是十七八世纪开始的资产阶级革命及其人权传统的成果;三是第二次世界大战结束后的纽伦堡审判发布的《纽伦堡法典》和《联合国人权宣言》;四是20世纪下半叶美国法院审理的一系列涉及生命与死亡的案例和一些医学研究侵犯生命权利事件的曝光。这四件事的集中点是:生命是否可以任人随便处置? 生命权属于谁? 正是这些历史事件促成了现代医学人文理念的形成,促成了生命伦理学的诞生。

人文是一个老问题。时代不同,人文的内容有所区别。当前我们的医学人文教育,应盯住人文理念的"现代"特质。有两种现实情况要求我们盯住人文理念的"现代"特质:一是市场进入医疗领域,二是医学对高新技术无止境的追求,这两种情况均可能导致对生命的侵犯和无视生命权的种种事情发生,当今医学人文的任务仍需要坚守现代医学人文的这两条宗旨,不能有任何动摇。着重把握现代医学人文精神的特质,不是不要吸收传统文化沉积的人文精神,但它不能取代现代医学人文精神,这两者是有很大不同的。

医学人文理念有广阔空间。时下我国医学院校的医学人文教学注意从更广阔的角度引导同学们认识医学人文是对的,但广阔浩瀚模糊的人文理念应有明确的指向,因为今日我们的医学人文教育,不是无病呻吟,不是无事闲聊,而是有紧迫明确的任务,有极强的现实性和针对性:当前一些科学家在努力开发基因增强、基因编辑、人造生命、合成人类基因组、制造无父母的孩子以及换头术等,但他们少有考虑这些技术对人类生命尊严和长远后果;一些科技人员从事新技术开发应用的动力,过于看重个人的名与利,对人类健康的实际需求和长远后果关注不足;医院的医务人员忙于创收,衡量医院办得好或不好,基本标尺是每年能获得多少亿元的收入,而不是治愈率、死亡率、残疾率。这些都涉及人的尊严、生命与健康是否应置于首位的问题。医学人文教学,必须从模糊走向明确。

二、教学目标:从分散转向集中

医学高等院校的人文医学教学的目的是什么? 老师们有各种各样的理解,如提高人文素质修养、灌输人文知识、培育人文情怀等;教学目标没有明确的定位,教学内容和方法也各不相同。这是当前医学人文教学未能到位的重要原因。

医学面临的问题一大堆,教学时间十分有限,医学人文教学不能将有限的时间放在无限人文内容上,教学目标要从分散走向集中。在人文教学上,应当针对医学现状对医学人才提出的人文要求进行教学。人文医学教学也应当要有个靶。这个靶的选定是当代医学的变化规定的。当代医学的变化是什么?一是医学构成要素发生了变化,医学不仅是生物学的,同时也是心理、社会、环境、生态、人文的(科学与非科学的统一);二是医学目的的变化,不仅是治病救人,还包括照料、预防、健康促进;三是医学对象的变化,不仅是病人,还包括健康人群;四是服务系统的变化,医疗、预防与公卫、健康促进的卫生。

系统的形成。

医学新变化对人文提出了新要求。国际医学界对医学新变化提出的人文要求做了广泛深入的研究,其中具有代表性的有:美国毕业后医学教育认证委员会2013提出的6点:①Medical Knowledge;②Patient Care;③Professionalism;④Interpersonal Communication;⑤Practice-based Learning:Personal Improvement;⑥System-based Practice:System Improvement。其中第②③④项都是人文方面的要求。2002年,医学教育组织发布了《全球医学教育最低基本要求》(60条),有七个方面,即:①医学职业价值、态度、行为和伦理;②医学科学基础;③交流与沟通技能;④临床技能;⑤群体健康和卫生系统;⑥信息管理;⑦批判性思维。其中的①③⑦三个方面,列出了26项具体的人文要求。根据国际医学界提出的要求,结合我国的情况,可以将我国医学人文教学的具体目标定为以下几点:①理解"医乃仁术"的医学本质及对当代医学的特殊重要性;②明确医师的职业责任、执业修养、依法行医的要求;③具备应对当代医学面临的伦理社会法律问题的知识和能力;④能有效地与病人及其他方面人员进行沟通的能力;⑤为病人提供心理支持;⑥创造性和批判性的思维方法。

为实现培养优秀医生所需要的人文,在理清医学人文教学目标时,我们还必须对医学人文与人文医学做适当的区别。医学人文是一个内容十分广阔的概念,涉及从人文角度研究医学的方方面面,人文医学是针对培养当代医科学生必须掌握的、作为一个医生必须具备的人文知识、技能而言的;两者形成的历史过程和背景也不尽相同,人文医学是为满足医科学生必须具备的人文素质培养需要设计的,远没有医学人文那么复杂和广阔。目前一些院校的医学人文教学效果不佳,现实性和针对性不强,与此有很大的关系。

三、教学内容:从理论转向实际

目前多数院校的医学人文教学,多是以理论讲授为主,有的虽然在与临床实际结合方面做了努力,但仍是蜻蜓点水,并未真正扎根,但医学人文的根在医学,基础在医学,理论讲得再好,不进入医疗实践,医学人文教学就没有达到目的。

从理论转向实际,首先是转向临床。因为近千万医护人员主体部分在临床,每年几十亿病人到医院看病,医学院校培养的学生大部分要到医院工作,而且当前疾病诊疗面临的人文问题也最多、最紧迫。医学实践包括临床、预防和公共卫生、健康促进和卫生与健康决策等，这些方面都有大量的实际问题有待人文的支持和协助，但其中比较迫切和涉及面大的是临床实践。医学人文方面的学者和组织，要下决心主动推进这一转变，探索如何实现这一转变，不能只是在我们自己那个小圈中转悠。

各人文学科都有自身转向的场域。医学伦理学应有一个转变。首先是从更多地只重视生物技术前沿的特殊伦理转向同时重视临床实践中与病人息息相关的大众伦理。要更多关注急诊室、ICU、手术室，以及病史采集、诊断决策、重危病人的治疗和终末阶段的伦理问题。这些实践中有许多问题需要进行伦理评估，与专业医师共同讨论。比如，ICU就值得认真研究：无法治愈的病人，医学能做些什么？临终关怀究竟关怀些什么？现在提出止痛、心理支持、社会关爱、灵性抚慰四项并举，灵性是什么？如何实行？如何理解临终关怀是公共卫生问题？这都是临床实践中的伦理问题。其次，要从仅重视规范伦理转向同时重视德性伦理。规范伦理是重要的，也是符合时代要求的，但规范伦理的特质是只要满足条件的要求，就可以放行，它不关注行为者的动机，侧重于他律，不重视医师的美德，将情感置于规范之外。但伦理不能没有情感，不能没有自律，不能离开动机，而这些正是德性伦理的长处。当前医学界发生的种种伦理缺失，不是都能用规范伦理解决的。医学伦理也需要转向，在关注规范的同时，要关注德性伦理，大力倡导、发扬医师的美德。

医学心理学也应有一个转变。医学心理学长期将讲课内容放在一般心理学方面，或者只关注一些一般性的医学心理问题，未能真正扎根医学实践面临的种种心理问题中。有人说，大多数癌症病人是吓死的；还有人说，癌症病因，25%是基因，25%是环境，50%是心理。这种判断是否对，需要资料证实，但它表明医学界对病人心理的重视。不久前，癌症学会推出癌症治疗心理指南。医学界对心理与疾病的关系如此关心，学校中的心理学教学似应有一个转变。

医学哲学的转向也很迫切。医学中哲学的教学（主要是在研究生中），20世纪80年代编写的一些教材，太本本化了，自然观、科学观、方法论三大块，很少切实地涉及当前医学中的哲学问题。而当前医学实践中，特别是慢性病的防治中，存在大量哲学课题。例如，如何处理医学中的事实与判断、确定性与不确定性的关系？人体发育中出现的生理性变异与病理性变异的区分、量与度的把握、医学干预与扶植人体自然力的关系。再如，技术发展中的自主性与技术主体化，技术与权力的关系，都涉及哲学的问题。这样的问题可以装满一箩筐。医学哲学也要从根本上转向。其他如法学、医学社会学也是如此。

2018年6月,《健康报》连续发表三篇文章,为医学人文转向提供了范例。一篇是《让医学伦理学渗透临床每个角落》(6月17日),介绍上海六院是如何实践临床伦理的事;另一篇是《面对无法治愈,医学还能做什么》(6月24日),此类病人主要是人文关怀,由记者采访几位专家写出来的;再一篇是《肿瘤患者人文关怀的"天坛模式"》(6月12日),由记者介绍北京天坛医院乳腺科主任王丕琳总结的肿瘤病人的心理干预模式。三篇文章反映医学深入临床的三种路径,可为我们医学人文教学提供参考。

医学人文教学转向实际,不是不要理论,而是理论要为实践服务,要渗透到实践中去,不能停留在理论阶段。

四、教学方法：从课本转向问题

目前人文医学的教学,基本上是讲授课本上的内容,所以效果不佳,故也必须有一个转变,从课本转向引导学生研究医学人文面临的实际问题。这就是PBL教学法。比如,讲知情同意,就可事先做点准备,收集一些知情同意的实际情况。例如,为何知情同意在执行中变形走样?病人意愿与家属不一致如何办?签了同意书后来不认账如何处理?如何面对知情不同意?每种情况拿出一个案例让同学们讨论,并得出结论,其效果是大不一样的。

从课本转向问题的思路还可广阔一些。比如,不按现有的人文课程教学,而是从学生人文需要的实际出发,以一个主题或两个主题为轴心,依据整个学习进度,将各门课的有关内容分别在专业课教学中的适当处进行教学。哈佛大学医学院就是以"病人—医生"为主轴,分别制定"医生—病人Ⅰ""医生—病人Ⅱ""医生—病人Ⅲ"的教学计划,将医学人文内容分别置入。在一年级就安排学生接触患者,如何理解患者的经历、如何从不同角度考虑医患关系、如何采取病史,都在这个阶段进行,与某些专业课交织在一起教学。芝加哥大学、中国台大医学院也是这样。

为此,有必要对按课程教学的优缺点进行评估。按课程进行教学的优点,是学生对课程知识了解比较全面,教师便于操作,适合当前教师队伍的状况;缺点是脱离实际,很难贴近学生整个学习进程,很难达到教学目的。打乱各门人文课程的单设,从实际出发,以带有全局性的专题为主线,将人文医学的内容融入5年的教学进程中,其实际效果肯定是会好一些的。如果从强化学生在医疗实践中的人文能力为目标出发,当然应选择这种教学法。但这样做需要学校教务部门和医院的支持,人文老师要有充分的准备。

五、教学力量：从孤军转向联合

目前人文医学教学主要是由人文教师担任的,基本上是孤军奋战。当然,有的院校也有临床医师参与教学的实践,但这只是少数。要实现人文医学的上述目标,仅有人文教师的努力是远远不够的,必须有临床医师参与,从孤军转向联合。必须吸收一批对医学人文关心且有深切体会的医生参加教学,包括讲授、组织讨论、结合查房和病例进行教学,将人文渗入临床。国外很多学校都是这样做的。

动员和组织一部分临床医生参与人文教学有无可能？应当说,经过努力这种设想是有可能实现的。这是因为：①医学人文已经引起医学界的重视,广大临床医生对此并不陌生,有思想准备。②各种医学组织已开始重视医学人文,如中国医师协会成立了相应的组织机构,还出版了《中国医学人文》期刊；一些专业学会在学术活动中开始增加人文课题；部分医院也开始重视。③医生群体中已有少数医生对此比较关切,有的已经参与医学人文课程的讲授,而且他们的队伍正在扩大。

临床医师参与人文教学的形式,应因地制宜,形式可多种多样。可以在临床课程教学中安排适合需要的内容,专题讲授,如知情同意、医患沟通、临终关怀等；可以结合实习进度,从临床实际出发,选择适当的病例,如内科是否放弃治疗的病例、外科器官移植的病例、儿科严重残疾新生儿的病例,都是生动的人文教学；可以支持对此有兴趣的医生,开设医学人文选修课,如"病史采集和诊断中的医患沟通"就是好的选修课；可以采取现场教学的形式,如安排实习医师参加疑难病例会诊、死亡病例讨论、社区医疗实习等。

当然,要做好此事,还必须提供帮助和支持。医院领导要重视,将之视为培养合格医师的重要方面,是教学医院应有之举,绝不是多余的；对医生参与人文教学的工作要给予充分肯定,纳入业绩考核范围,成绩优秀的要给予表彰和奖励,将之视为营造医院人文风尚的重要路径；提供必要的具体支持,如将之纳入实习教学计划,在时间和其他条件上提供支持,为他们举办人文教学的培训班,一定时期内进行总结,解决这方面的实际困难；人文教师要在教学资料等方面提供支持,积极主动协助安排教学,并参与全部教学全程。

六、学科建设：从书斋转向现场

人文医学还有学科建设和学者自我发展的需求,在这方面也要调整思路。

学科建设面临两方面的转向：首先是学科自身理论基础研究的转向，从一般泛性研究转向深入专题研究，如癌症病人的心理支持研究、患者知情不同意的研究、放弃治疗的研究。其次，学科建设更重要的转向是从书斋转向现场。人文医学有"医学"两字，没有医学基础，不涉及医学的医学人文，就没到位，就缺一条腿。所以学科建设应逐步实现从书斋转向现场，转向病房、实验室、社区卫生中心、公共卫生现场等，充实医学人文学科中的医学内容。

为实现这种转变，人文学者需要对原先的治学方式做些调整。目前一些人文教师缺乏医学基础，需要逐步改变这种现状。一是安排时间，在医院支持下，到病房走走，听听查房，听听会诊，和病人交谈，也可参加志愿者服务。二是交几个医生朋友，听听他们的喜怒哀乐，向他们请教一些问题，共同商讨人文教学的一些事。斯诺早就说过，造成当今科学与人文的脱离，就是两方面不来往。我们要逐步克服这种状况，人文学者和医生们一起喝杯咖啡，聊聊天。三是推进医学人文的科研转向。要实现自我建设从书斋到现场的转向，还必须逐步实现医学人文科研的转向，人文教师不了解医学实践，对医学中人文课题一无所知或知之很少，就不能实现从书斋至医学现场的转向。医学人文科研，不能像综合大学的大人文学科学者那样整天泡在网站、图书馆中，一定要进入医学现场，而这方面有大量的人文课题需要研究和探索，这些问题不仅是对人文学科而言的，就是对医学而言，也是十分需要的。近几十年来，人文学者在这方面已经做了许多工作，如克隆技术、干细胞研究与应用技术、生殖技术，形成许多规范，为这些技术的开发与研究提供了支持。但是这还不够，当前在临床医学、公共卫生、卫生政策等方面，存在许多人文课题有待研究。其中包括某些医学思想的人文审视、某些技术的评估及实际效应与长远效应的评价、效益与耗费的权衡等等，都值得关注，这些问题不仅涉及人文，也是医学发展进程中需要解决的问题。如循证医学，搞了很多年，一些学者对此提出了质疑，循证医学的问题到底出在哪里？对于靶向治疗，如何全面看待？"生物导弹"能命中目标吗？医学整合为何推不动？为何大家热衷专科？基因修饰、基因编辑，还有换头术，底线在何处？精准医疗，能否精准，有哪些风险？其存在费用问题，成功了，有多少人能用？又如癌症筛查实际效益的评估，如PSA筛查前列腺癌，钼靶X线乳腺癌的筛查，其效果需要评估；未病与已病的界线，病理性与生理性的区分，惰性病变的评估；前期病变致癌的概率，对前期病变的处置……如果人文老师能在这方面做点研究，就真正实现了从书斋转向现场的目标。

七、责任担当：从学者转向卫士

从事医学人文教学的老师,首先当然是一个学者。以宣扬医学人文为职业,当然首先必须对医学人文有所研究,有所了解,这是基础,也可说是从事这一工作的本钱。不具备这一条件,是难以立足的。因此,我们必须将医学人文当作一门学问,并且要认真做好这门学问。但是,正如大家了解到的,当今的医学可以说是处于风口浪尖的境遇,它可以是人民生命和健康的保护伞,但也可以成为获取个人名利的工具,可以成为聚敛资本的摇篮,可以成为权力的垫脚石,可以成为政客们博弈的筹码。在如此种种环境因素影响下,医学人道主义的宗旨,医学维护生命和健康的首要职责,随时有被淹没、被侵蚀的危险。当今医学人文的使命,就是要维护医学人道主义的神圣性和纯洁性,使它不受侵蚀和污染。医学人文学者,不仅是一名老师,不应仅满足于向学生宣讲医学人文的知识,更应当是一名守卫医学疆土的卫士,时时卫护医学的圣洁。这就是说,作为一名医学人文学者,有责任对那些玷污医学光辉的言论和行为发表意见,提出我们的看法,正如最近对于基因编辑婴儿事件许多学者表现的那样。对于某些已经成为一种不良倾向,或者说已成为某种潜规则的不良社会习俗,人文老师无力扭转,但也要表达我们的意见,发出我们的声音,绝不能随声附和,甚或想出某些"理由"为之辩护。有人以"存在就是合理的"为一些不合理的事情辩护是没有道理的。如果说任何事情的出现或存在都有它的原因,不是空穴来风,从这个意义上理解这句话当然是无可厚非的,但以此论证任何存在都是对的就大错特错了,否则还需要变革和革命吗? 我们不是圣人,我们不可能没有缺点或错误,但我们有一颗敬畏生命的心,我们是能够在这方面有所作为的。几十年来,《医学与哲学》杂志就是以这种心情看待自己的工作的。我们今天来锦医,也是寻求支持,谋求协作,做好此事。"铁肩担道义,妙手著文章",鼓足勇气,肩负责任,让我们共勉吧。

（2017年7月于锦州医科大学医学人文中心的讲演,有修改。）

医学人文与医学人才的成长

　　人文精神是医学的灵魂,是医学的旗帜,是医学发展的动力,也是催生医学人才成长的源泉。"医学是随着作痛苦的初表达和减轻痛苦的最初愿望而诞生,由于最初需要解释人体发生的各种现象和以人类心灵为主题进行最初的辛勤探索而成为科学。""这就是从古到今由医生的信心和热忱以及勤劳不息的努力所得出的真理。"(卡斯蒂廖尼)历史上无数杰出的医学家,正是在这种人文精神鼓舞下做出自己的成就的。医学人文对于医学人才成长的意义有如下几方面。

一、关爱生命、关爱病人的人文信念,是医生职业生涯的坚实基础

　　对生命和病人的关爱,是医生和医院的天职,是做好医疗保健的首要前提,也是医学人才成长的基础。医学人文精神是培育这种职业品质最好的武器。只有懂得生命的神圣性,坚持关爱生命的理念,才能实现医学的宗旨和目标,才能成为合格的医学人才,其他任何,如金钱、名利、权力,都可能将医疗保健服务和个人成长引向邪路。医生与医院的首要品牌是人文。任何时候都要忠于生命的职守。选择医疗作为自己的职业,就意味着在任何时候都要爱护生命、守卫生命,这是医生和医学科学家的天职,绝不能因权力、名利或某种政治需求而牺牲医学的宗旨。医生都应热爱自己的国家和人民,但绝不能因此将医学作为政治斗争的工具和手段。我们要吸取历史上的教训。医学总是处在一定的社会和国度中,总是为一定的社会和国家服务,但不能以医学为手段参与社会和国家的政治斗争。这是从事医学职业的基本职业操守。

　　医学人文是医学大家成功之道。历史上和现实中无数医学大家成功之奥秘,首要的是他们对生命、健康与病人的热爱与执着。他们的成功,不是源于

对财富与功名的追求；相反，我们看到的却是一些很有潜力的医学人才，在对财富、功名、权力的追逐中毁灭了自己。医学人文能帮助医生耐住寒流中的寂寞与清贫。当今我国社会处于多重社会结构的转型中，在这种转型中出现的对财富、物质和权力的疯狂追求，是社会发展中的一种消极现象，也是前进中的小插曲。此种状态不会是长久和永恒的。寒冬过后肯定是春天，经过一阵混乱后一定会步入正轨的。我们千万不能因此而打乱我们对生命关爱的信念，使自己掉入难以自拔的泥坑。

医生是人，有自己应当享受的生活。在物欲横流的今天，我们当然有改善自身生活的需求，但要坚持正确的取财之道。这正确取财之道的原则就是："义然后取。"（孔子）"利他才是问心无愧的利己。"（亚当·斯密）只要坚持这样的牟利原则，我们就能在"寒流"中高举医学人文大旗，不被"寒流"淹没。对许多医生的从善之举，绝大多数人是铭记在心的。

医学人文能够帮助医生正确看待当前对医学职业的倦怠。据有关调查，当前有80%以上的医生对医疗职业感到倦怠，50%以上的医生不愿意其子女从事医疗职业。原因是从医报酬低，风险大。应当承认，这是当前医疗行业的某种现实。但要具体分析，客观看待，不能因此动摇医疗职业崇高的信念。

二、平衡技术与人文的关系，树立正确医学技术观

医学人才的成长离不开技术，在一定意义上说就是掌握技术、运用技术、创新技术的过程。但医学技术是运用于人体生命的技术，是社会化的技术，而医学又不只是技术，技术不是医学治病救人的唯一因素。有没有一个正确的技术观，对从事医学技术的医生或医学科学家来说十分重要，甚至是能否获得成功的关键。

什么是正确的医学技术观呢？①技术是医学的基础，不仅不能排斥技术、轻视技术，而且应当努力开发、创新技术。②医学不等于技术，技术不是万能的，医学还有心理、社会、管理、生态方面的元素。将医学理解为只是技术是片面的，仅有技术不能提供对生命与健康的全面支持。③技术是人文的重要载体。但技术本身没有回答它的目的也就是它的价值指向是什么。只有向技术注入人文精神，技术才具有意义。正因为如此，从现代人文观的视角看，宗教可以成为科学的同盟军："经过文艺复兴—启蒙运动—宗教改革批判之后的神学超越性，已转化为新人文主义重要的同盟军和建设资源。"（尤西林）④技术是手段而不是目的，离开医学目的的技术主体论是错误的。只有树立

正确的技术观,才能在医学技术方面有所贡献。在当今技术飞速发展的时代,出现了一种技术主体化潮流。所谓医学技术主体化,就是指医学技术成为独立力量,具有独立于医学宗旨自身逻辑的发展目标;技术主宰医学,技术被等同于医学;医学理性完全受制于技术,医学在技术中迷失了自我,迷失了方向。20世纪90年代以来,法国的埃吕尔、美国的温纳等著名哲学家对当代技术主体化的走向做了深刻的论述:现代技术是一种不可抑制的、独立于其他社会因素的自足力量,这种力量自我产生、自我决定,独立于人类自主运动前进,对于来自人类的需要,它并不做出直接的回应;技术发展的自主运动性是在自身复杂化欲望支配下发生的,这种自主运动性并不导向其他目的。复杂化本身就是它的日的。技术发展的自主性为我们理解当代生物技术提供了新视角。当代生命科学中出现的克隆人、人造生命、人兽混合胚胎、经口腔切除阑尾等技术,并非是对人类现实需要的回应,而是技术复杂化欲望下出现的,是根据技术自身业已存在的增长可能性选择的目标,是技术力量和权力的显示,因而引起人类的忧虑,担心其后果。

技术主体化引发了人们的忧虑。英国学者罗伊·波特说:"医学的成就从来没有像今天这样如此巨大。然而,具有讽刺意味的是,人们也从来没有像今天这样强烈对医学产生疑惑和提出批评。"这就需要我们,包括今天在座的各位,用人文精神的理念审视和思考医学前沿技术,重视人们的忧虑与担心,择其善者而从之,察其邪者而拒之。这是致力于发展医学技术的各位不能不思考的课题。

现代医学技术在日益显示其无比的威力时,出现了两个意想不到的问题:技术万能论、技术主体化。其结果是:技术异化,技术走到其反面。这是我们在开发、创新医学技术的过程中,不能不思考的现实问题。不是不要技术,更不是否定发展、创新技术,而是以医学人文精神扼制技术异化的可能,扼制医学技术的非理性扩张,堵住技术异化的通道。这是我们以医学技术为主要手段谋求治病救人不能不思考的问题。

三、探索和解决当代医学发展进程中的伦理社会难题,为技术应用鸣锣开道

当代医学和先前的医学大不相同,随着各种先进的科学技术被广泛应用于医学,出现了许多社会伦理难题。如器官移植、辅助生殖技术、人体干细胞

技术的开发、基因检测与基因治疗，都面临许多伦理社会难题，这些问题单纯依靠医学自身是无法解决的，需要哲学、伦理学、法学、社会学的参与，否则一些先进的医学成果如辅助生殖技术，难以造福于人类生命和健康。当人工授精等辅助生殖技术诞生后，一时议论很多，赞成与反对的声音不断，但经过争论，设置了此种技术的伦理规范，为这一技术的广泛运用开了绿灯，造福了千千万万不育夫妇。据国际辅助生殖监控委员会的资料，2018年全球的试管婴儿已达800万例；继克隆羊诞生后，克隆人的呼声一时遍布全球，但人们经过争论后，联合国禁止了克隆人技术的研究与运用。至少到目前为止，事实证明这一禁令仍是正确的。因为人类至今还没有遇到人的生产不足，没有通过克隆人来满足人的不够的需求。

在探求科学技术的过程中，我们必须清醒认识到，科学与技术是有区别的。科学的目的是认识世界，它只问真伪，没有善恶之分，科学没有禁区，也没有国界。技术与科学不同，技术改造世界，它的目标是效用，技术存在双刃剑的可能。因此，技术必须分辨善恶，技术有禁区，有国界。有的科学家反对技术是双刃剑的提法，这是没有理由的。核技术，用得好，可为人类带来福祉，用得不好，可能就是灾难。克隆技术、干细胞技术、基因编辑技术、人兽混合胚胎技术，都是如此。医学技术是用之于人体的，当然更应接受伦理社会审视。所有从事医学技术的人，都要关心和参与这种人文伦理审视。

人们研发技术，当然希望技术实现预定的目标，但由于当代技术，特别是当代医学技术的种种特点，最终的结果常出人意料，温纳将此种现象称为"无意识结果"，如农药的广泛使用带来的山林静寂，反应停使用带来的畸胎，扁桃体摘除带来免疫力的衰退。尽管人们可以对技术进行选择和控制，但"技术漂流""技术梦游"（温纳语）的本性，仍难逃无意识结果。当今正在引起某些科学家兴趣的基因增强、基因切换究竟会漂流、梦游到何处，谁也不知道，所以必须谨慎对待技术。目前有许多技术仍处于争论中，如代孕技术、器官捐赠是否应当有偿、多能干细胞技术、基因增强技术、转基因技术的人类生殖应用，以及靶向治疗、精准医疗等，其长远后果均有待事实证明。以创新医学技术为己任的医师和医学研究者，似应积极参与这种讨论，而不是回避和反对。

四、了解现代医学的长短，重视心理社会环境因素对生命作用的研究与开发

作为将终身从事医学实践和研究的各位而言，对我们面前的医学一定要有一个整体的全面评估，了解它的长处和短处，在临床实践和科学研究中，发扬长处，克服和弥补短处。我国著名的生理学家前辈侯宗濂教授曾说过一句著名的话：科学研究是"从潜在的暗点起步"。我们面前的医学潜在的暗点是什么呢？现代医学从维萨里的解剖学、哈维的血液循环论开始走到今天，取得了巨大成就，这是无须怀疑的。但也日益暴露了它的不足，那就是它忽略了心理、社会、环境因素对疾病和人体生命的影响，因而使许多疾病的预防与治疗受阻。即使到今天，现今的医学主要仍是以人的躯体为对象，即以构成人体的组织、细胞、基因为研究对象，但人是心身统一体，是生活在一定的社会环境和自然环境中的，而人的生命始终是处于与这些因素的互动中的，这样就形成了现代医学一个带根本性的缺陷，即身心分离、脱离了人体生命所处环境关系的研究。尽管1977年恩格尔提出以生物-心理-社会医学模式取代生物医学模式，实践这种医学模式的实际进展不大。

现代医学应由生物医学和心理-社会-环境人文医学两大部分构成：一是生物学的研究，一是心理-社会-生态环境方面的研究。大量的事实表明，单一的生物学不能全面解释生命与健康，只有加上心理-社会-生态环境、人文等多视角，才能构成对生命与健康的完整理解。生物医学对于医学来说是很重要的，以往的医学对生物医学的研究是比较充分的，并且形成了基础医学、临床医学、预防医学与公共卫生，此外再加上特种医学，如原子医学、军事医学、航天医学、海洋医学等。相对于生物医学而言，心理-社会-生态环境人文医学方面的研究严重落后，即使是2017年美国NIH大张旗鼓宣扬的精准医疗，其虽然将人的心理-社会-环境因素纳入视线，但其基本立脚点仍是生物医学。众所周知，生物医学模式是难以破解当前慢性病威胁的。精准医学即使能够取得某种成功，也无法惠及几十亿慢性病人，仅以费用来说，至少目前的成果是难于普及广大人群的。

与生物医学相比，心理-社会-生态环境人文医学潜力无限。可以说是一块少有开发的处女地。这种研究大致可以划分为两大方面：一是心理-社会-生态环境对生命与健康的直接影响和作用，如大气污染与肺癌发生、生育

能力下降的关系;二是现有生物医学的成就与心理-社会-生态环境因素的配套,即以医学的社会人文方面完善生物医学的成果,如心血管疾病生物学治疗中的心理社会支持,脑卒中单元、心血管疾病治疗的五环模式。生物医学与人文社会医学的交融,更是一个潜力巨大的领域。人是有机的生命体,无论什么因素对生命与健康的影响都是在人体上发生的,研究的最前沿和关键点在于人体的生物因素与人体所处的心理-社会-生态环境因素的交互关系。只有揭示出这种关系,才能构成对生命与健康的完整理解。值得一提的是当代神经科学的进步,这种进步为认识生物医学与心理-社会-生态环境医学相互交融提供了可能,一种生物医学社会人文化与社会人文医学科学化的趋向似乎有可能出现。

很长时间以来,人们似乎只是将人文社会医学作为生物医学存在的环境条件、辅助条件看待。实际上,人文社会生态环境医学,本身就是医学的重要方面,本身就是理解生命、构造健康不可缺少的方面,本身就是一个亟待研究与开发的领域。如果大家投身这方面的研究,可能获得有价值的成效。我们应当抛弃对人文社会生态环境医学的老观点。

五、构建和谐的医患关系,为人才成长创造良好的环境条件

从事任何事业都要有一个良好的环境条件。对于从事医学实践的医生而言,最重要的就是医患关系的环境。当前深感医患关系对医生的困扰,因而有望而生畏之感,有的甚至有逃离医学、远离医院的想法。而营造一个良好的医患关系环境,最根本的途径就是强化医学人文精神。

自古以来,医生以治病救人为宗旨,病人将医生视为救命恩人。医生对病人示之以诚,病人对医生报之以爱和信,诚信是医患关系的基础(基石)。正是这种诚信关系维系了千百年来的良好医疗氛围,使医生与病人都处于和谐互信的关系中。而这种诚信关系,就是医学人文精神的体现。但是,由于20世纪80年代末,市场机制被引入医疗服务领域,有人将医患关系视为一种契约关系,病人到医院挂号就是契约关系的成立,医患关系是一种消费与被消费的商业关系;既然医患关系是契约关系、消费与被消费的商业关系,这实际将医患关系变成了商品交换关系。医生向病人卖医药,病人向医生和医院买医药,这样就必然产生种种猜疑。病人怀疑医生多赚钱,弄虚作假;医生担心病人找碴,起诉:这样彼此就谈不到一起了,因为失去了共同的信任基础。这就是当前医患关系恶化的根源。问题在于医患关系与市场买卖关系完全不同,

因为医患关系是不对等的。病人的病如何治,要不要治,完全由医生说了算,患者少有发言权。患方用药、手术必有医生的处方。这种关系是一种不平等的关系。只有诚信的关系方能解开双方的心结。

人文精神是治理医患关系的良方。本着医学人文精神,医方以关爱生命与关爱病人的态度对待病人,处处为病人着想,将病人的利益置于首位;尊重病人的自主权,切实履行知情同意原则;重视医患沟通技巧,善于与患者沟通;重视病人在治病疗伤中的积极作用,开展医患决策,提倡医患同心、医患合力,共同应对疾病,对患者待之以诚;开展对病人的宣传教育,尊医守法;人文精神也是建立科学合理的体制不可缺少的因素。由于医院的经费不足,医院必然向病人索取,以弥补经费的不足。如果有了人文精神,就可能不致不顾一切地从病人身上索取,而会考虑病人的负担,考虑病人和国家的可承受性,将医院创收限制在一定的合理范围,不致无止境、无限度地追求医院的利润。

当前一些医疗部门,出现了一些指责埋怨病人的声音,认为病人蛮横无理。这种现象的确存在,特别是在某些所谓医闹专业户的推波助澜下,某些病人很不理智。但绝大多数病人对医生是理解的。就总体而言,病人相对于医方来说,仍是弱势群体。他们没有自己的组织和畅通的渠道反映他们的诉求,也没有谁对病人在医疗过程中遇到的不合理的对待进行统计。应当宽容地对待病人。那种增加保安、在医院设置警察机构的做法只会使医患关系雪上加霜。

六、为医学科研提供伦理规范

由于医学的研究对象是人体生命,而任何研究是对未知的探索,这就要求医学研究必须严格遵守各种伦理规范,以防止对受试者生命的伤害。

从历史上看,医学研究未能遵守伦理规则而被叫停并非罕见。如1932年,美国亚拉巴马州塔斯基吉将贫穷、未受过教育的非裔美国人当作"实验豚鼠"进行实验,对其中可以治疗的不但不给治疗而且进行脊髓穿刺等试验,导致多人死亡,就是触犯伦理而被中止的医学研究。医学研究在实践中有过惨痛教训,其中最为突出的就是德国法西斯在集中营的所作所为和日本法西斯731部队的活人人体试验。为此制定的《纽伦堡法典》总结了二次大战在这方面的教训,被视为医学研究的宪章。随后就是1974年在赫尔辛基发布的《赫尔辛基宣言》(前后已有6次修订)和1974年美国国会通过的人体受试者试验研究的伦理原则。这些文献是医学研究的经典伦理文献。每一个从事医学研究者都必须了解。

医学研究必须设置必要的伦理关卡。目前在实践中,已经形成了比较成熟的伦理规范,设置了不同形式、不同级别的伦理委员会,规定了包括医学研究在内的一切科学研究所应遵守的伦理操守。如诚实、不造假,不隐瞒阳性结果,著作署名权、知识产权的处置等;受试者的健康利益高于科学和社会的利益,一切均以受试者的健康利益为前提;受试者的知情同意(包括退出试验的权利)、受试者的保护(包括对损伤的赔偿)、利益共享等;药物开发与研究的程序与原则;实验动物的伦理保护。为保证这些原则能够切实得到执行,世界上许多国家都制定了各种类型的伦理委员会组织办法,形成了比较完整的医学研究的伦理屏障。

我国医学研究的人文管束也在逐步推进,并取得了一定成绩,但也存在一些令人忧虑的问题:受试者的知情同意和保护存在漏洞;对试验结果真实性缺乏严格监督;与受试者分享成果利益未提上日程;医学伦理委员会的作用未能到位,有的形同虚设;试验者与开发商的利益链有待厘清,开发商引领医学科研的状况有待改变。对于这些不足,也需要以人文的理念进行审视,逐一克服。

七、倡导医学的哲学思维,为医学人才成长创造条件

现代医学不仅表现为高度发达的科学技术,同时也是一系列医学新理论的组合,是理论与技术相结合的系统工程,这就需要有科学思维指导,而科学思维的核心就是哲学。医学从一开始就与哲学结下不解之缘,当今医学的哲学问题更为突出。现时我国医学的两个薄弱点都与哲学相关。

早在两千多年前希波克拉底就曾说过:"同时又是哲学家的医生,犹如众神。""医生也应当具有优秀哲学家的一切品质,医生应当是真正的苏格拉底式的哲学家。"医生水平高低的差别,是医学知识与经验的差别,同时也是哲学思维水平的差别。古代由于诊治手段缺乏需要医生的思维推理,当今医学诊治手段复杂,信息繁多,同样需要医生思维的整理与分析。现代医学的诊治绝不是对号入座。

我国医学发展中有两个薄弱点:一是医学发展中的某些畸形。如只注重高新技术而忽视适宜技术、忽视预防与公共卫生、忽视传统整体医学,医学前沿技术愈来愈昂贵,医学在朝着愈来愈为富人服务的方向发展,医学有点嫌贫爱富;二是缺乏领军的医学大师,缺乏医家理论家,一些医学模式、医学目的、

循证医学、价值医学、转化医学、靶向医学等理论问题，都不是我国医学家提出的。现代医学不只是技术，而且还是新理念的集成，医学似乎存在有匠无师的现象，而有匠无师正是理论思维缺乏所致。

当代医学诊疗中的难点是，尽管现代医学的诊治手段很先进，当前医生们对疾病的诊治却并不轻松，误诊率四五十年都徘徊在20%～30%之间，而且常常发生于三级甲等医院，一些疾病的治疗效果如癌症、慢阻肺的生存期几十年没有明显地提高。其难点在于一些医学问题难于处理：如心与身的一元与二元，现在实际上是身心二元论；局部与整体，现在的医学实际是对症治疗的局部医学；外力干预与机体自然力的平衡，现在仍是外力决定论；人体的自组、自稳、自调、自增能力难以进入医生的视域。这些是任何设备无法完成的，它们有赖医生的科学思维。

尽管现代医学始终是朝着科学的方向前进的，但仍处于科学与非科学矛盾过程中。从哲学角度看，现代医学尽管"很科学"，但绝不是也不可能是一门纯粹意义上的类似物理、化学那样的科学。因为医学的对象是人，而人体的生命正如薛定谔在《生命是什么》一书中所说的那样，是与固态、液态、气态不同的亚稳态，被称为非周期性晶体，或称为凝聚态、混沌。现代医学使用的还原方法无法揭开其全部秘密。当今临床医学可以说仍是摸着石头过河的医学。医学必须回到病人身旁，随时观察，走一步，看下步。这是许多医生的切身体会。医生的思维必须是经验思维、实证思维、哲学思维并举的综合思维。一个好的医生和医学科学工作者，要努力练就三种思维品格，即：①经验思维。经验是医学的起点，并且永远如此。医学始于对病人的观察，医学永远不能脱离临床。②经验并不都是可靠的，有待实验证明，实验是现代医学十分重要的基础。③哲学思维，也即理论思维，将经验和实验得出的结果，将零散的、彼此缺乏联系的现象，进行分析和提高，否则难以形成规律性的认识。

八、好医生的孕育成长有赖于人文

20世纪60—70年代，美国、英国等14个国家的科学家，历时3年，对现代医学的不足进行了研究，发表了研究结果，提出了好医学的目标。1977年开始，我国也相应地进行了讨论，直至去年这一探讨还在继续，并且提出了我们的见解。

什么是好医学的标准？好医学的标准是：对生命和病患充满无限敬畏与尊重的医学；全面关怀人，即从生物、心理、社会和环境多方面防控疾病、促进健康的医学；对生命与健康提供全程服务（包括为死亡服务）的医学；充分维护人体自然力，有节制地、谨慎地干预机体的医学；既重视高新技术同时也重视适宜技术的医学；国家、社会和个人能够承受的医学；能为实现医疗公平与公正提供支持的医学。这样的医学，其中任何一条，都需要人文支持，需要技术与人文的结合，而不是单靠技术能实现的。让我们大家为未来的好医学而努力！

　　做一个好医生，成为优秀的医学人才，在重视专业技术提高的同时，需要关注和重视医学人文；需要重视人文修养；需要善待生命的素质与修养；需要具备从事医学事业的职业操守的修养；需要懂得医学社会学、善于与患者沟通、构建和谐诚信关系的修养；需要正确处理诊疗服务中伦理社会法律问题的修养；需要维护患者平等的医疗权利、善于处理效率与公平、能为实现医疗公平与公正而努力的修养；需要具备医学心理学的知识、善于理解病人心理和善于为病人提供心理支持的修养；需要具备医学的哲学思维方法与能力的修养等等。

（2015年9月在大连医科大学医学人文活动周报告的部分内容，有修改。）

牢牢把握医学人文观的主体思想

当前,医学人文的问题已开始引起重视,许多高等、中等医院校陆续开设了这方面的一些课程,一些医院也在努力为医生们提供这方面的知识,中国医师协会甚至还在全国一些地区设立了医学人文技能培训中心。可以说,医学人文的春天正在到来。在此种大好形势下,如何进一步搞好医学人文的教学呢?以下几点值得重视。

一、把握医学人文的核心价值观

什么是医学人文的核心价值观?我以为主要有两点:一是敬畏生命、关爱生命、尊重生命;二是维护生命健康的基本权利。医学是什么?医学从它产生那一天起,就把救治生命、维护健康当作它的最高宗旨。医学随着减轻人类病痛的最初愿望而诞生,并因寻求消除人类病痛的辛勤探索而成为科学。医学可以是科学,是技艺,是经验,是管理,是一种庞大的社会建制,但所有这一切,都是为了人的生命与健康。医学在其几千年历史中所积累的成就,蕴藏的无不是对人类生命的厚爱与痴情。这正是医学人文思想的精髓。我们的医学人文教育,应当紧紧抓住医学人文思想这一核心价值观。

当然,此种核心价值观的教育,不是空洞式的说教,也不可以单靠浪漫式的抒情。严肃的现实问题仍需严肃现实的办法解决。我们可以将之归纳为几方面的问题,和同学们一起讨论。比如,原卫生部为什么要叫停颅脑手术戒毒?为什么某些颅脑手术曾经多次做做停停?为什么未经同意给智障少女切除子宫、卵巢是不对的?为什么现在对乳腺疾病的治疗提倡保乳手术而不是全切手术?为什么未经主管部门同意随意引进国外人工心脏进行移植心脏手术是不允许的?为什么晚期癌症要慎用放疗?为什么不经病人同意在病人身上做试验是不道德的,尽管这种试验可能有益于病人的健康?为什么不能用商业化的办法解决器官紧缺的困难？如此等等，都涉及如何对待生命这个大问题，而且正是诸如此类的问题引起了社会对医学的批评并影响了医学的信誉。我们的医学人文教育，不正是要帮助医学生走上工作岗位后解决这些难题吗？怎能忽视这些当前迫切需要引起医生注意的问题呢？他们很快就要毕业了，要做医生了，如果对这些重要技术的应用没有一个明确的道德界限，怎能当好医生呢？我们怎能将当前如此紧迫的现实人文课题变成帮助同学欣赏音乐、电影这类广泛的文化修养的课题呢？

以人为本的人文理念，包括对人的关爱和对人的基本权利的承认、实践两个方面。没有对人类基本权利的承认和维护的人文理念是不完整的，权为民所用，还必须补充权为民所给。因此，对生命健康权的维护，也是当代医学人文的重要核心思想。先前我们对此没有足够的重视，是我们对当代医学人文理念缺乏深入研究所致。承认生命健康权是基本人权，并努力实现这一基本人权，是当代社会的巨大进步。医生给病人看病，不是对病人的恩赐，而是病人应当享受的权利。一个公立医院的医生，实际上是在履行国家赋予的职责，受国家委托和其他部门一起，共同兑现生命健康权，这是医生的光荣。将此种认识传递给即将踏上保健服务岗位的医学生，是十分重要的。这样既有助于他们处理在医疗中遇到的许多问题，也能为某些疑惑不解的问题提供答案。比如，当前一些医院对此次医改中国家给医院投入少不理解。的确，当前正在进行的以五项重点措施为中心的医改，重点不是为大医院增加投入，而是推进基本医疗保险制度建设、加大对公共卫生的投入、加强基层医疗服务体系的建设、建立国家基本药物制度、推进公立医改革的试点，其目标都是指向保证全体人群生命健康权利的实施。对于保健服务来说，还有比这更重要的事情吗？我们的人文教育怎能不抓住这一核心价值点呢？

在当前医学人文教育中，有的老师主张着眼于提高学生的人文素养，丰富人文知识，陶冶学生的人文品格。的确，这些都是医学人文的目标，但是，人文是应当贯穿于整个教育过程中的教育内容，包括从小学到大学。但由于教育思想上存在的缺陷，特别是应试教育的影响，我们对人文教育重视不够，培养出来的人才缺乏人文知识和必要的人文修养，这需要从根本上转变教育思想才能逐步解决。摆在我们眼前的现实是，在短短的几年医学教育中，我们能否将以往这方面的缺课全部补回？面对总共只有一百几十个学时的情况，我们还是应当把握医学人文的主体思想，抓住核心价值观不放，克服人文教学内容面涉及过广、过宽的不足，尽可能集中地强化关爱生命、敬畏生命和尊重生命健康权的人文理念,并以这种认识来破解当前医疗服务中面临的种种难题。

在当前多元化的时代,还应不应当提倡核心价值理念呢?在人文教育中倡导核心价值观念会不会有悖于思想解放和重蹈思想僵硬的覆辙呢?其实,一元与多元总是并存的,没有绝对的一元,也没有绝对的多元。在任何多元化的社会里,都有一个引领社会前进的价值理念。美国可以说是一个多元化的社会吧,但同时美国也是核心价值理念最为突出的一个国家。凡是在美国生活过的人,大概都会有这种印象:"美国政治家和思想家阐述的自由、人权、民主、宪政、法治等普世价值理念,在美国是妇孺皆知、老少咸宜的大众生活观念。这既是政治家、思想家建构核心价值观念效用的证明,又是这些价值理念具有深厚的社会土壤的表现。"[①] "现代国家核心价值理念是一个国家解决最为紧要的'国家认同'问题的关键。缺乏国家核心价值理念的感召与凝聚,国家就会处于精神涣散的状态,国家的前途与命运就令人担忧了。"[②]对于当前医学人文,特别是生命伦理学中的许多问题,人们的认识不都是一致的,这也是正常的。比如,对干细胞的研究、对克隆人的态度、对人兽混合胚胎的研究,国内外都长期争论不休。在这些问题上,应当仁者见仁,智者见智,不能强求一律,这是毫无疑义的。但是,我们同时也看到,在这诸多不同中,还有许多共同的东西。比如,对生命的关爱与尊重,就是众多共同中最为重要的。不论宗教信仰如何不同,也不论国家的历史传统有怎样的差异,但讲到要珍惜生命、关爱生命时,人们总是能够取得共识。而且正是这种共识,引领着医学伦理学和整个医学人文学的潮流。我们要海纳百川,广泛集合多样化的社会思潮中的积极因素;尊重差异,充分包容多样化社会思潮中的中性成分;同时又旗帜鲜明,着力引领和发扬核心价值思想。

二、切实搞好医学伦理学的课程教学

医学人文学涉及的知识和学科较多,从一些学校开设的课程来看,广泛而庞杂,选修和必修加在一起,多达四十几门课程,从医学伦理学、医学法学、医患沟通学、医学社会学、医学哲学、医学史到美术欣赏、大学语文、绘画基础、电影欣赏、音乐欣赏、世界文明史、讲演口才等,真可谓集人文学之大全。这种课程安排的出发点也许是好的,想尽可多地向学生提供一些人文知识,从而

---

① 任剑涛.核心价值理念凝聚全民共识[N].南方周末,2007-07-12(E3).

② 李健华,姜国俊.社会潮流由核心价值体系引领[N].中国人事报,2008-08-18.

促进其人文水平的提高。问题是我们现在进行的是医学人文教育,是针对即将毕业要走向医疗岗位的学生而发的,是针对当前医疗服务中面临的大量实际的人文问题而发的。在时间很少、任务急迫的情况下,当前的医学人文教育,似乎应当着重搞好几门医学人文核心课程的教学为好,其中尤以搞好医学伦理学的教学更为重要。

医学是发展很快的一门学科,老课程不能丢,新课程一门一门地出现,医学院校同学们的负担很重,要增加很多人文课程是不可能的,即使像西方某些国家,将这方面的学时增加到占总学时的15%左右,也不能全部安排众多的人文课程,何况在我国还要加上更为重要的意识形态的课程,我们这方面的比重已不算小。关键的问题是在众多的人文课程中,挑选几门最能体现当今人文理念的核心课程,如医学伦理学、医学社会学、医学法学、医学哲学、医学史、医学心理学等。在这方面,老师们似乎取得了共识。但是,在这几门课程中,似乎更要突出医学伦理学,切实搞好这门课程的教学。这是因为医学伦理学是当代医学人文理念的集中反映,是当代医学人文社会问题冲突的集中体现,是医学发展前沿提出的伦理社会人文问题的集中体现。当代医学跳动的脉搏,在医学伦理学(包括生命伦理学)中有迅速的反映。当今医学伦理学最基本的核心理念,即敬畏生命、关爱生命、尊重生命,维护生命健康权,这也正是当代许多医疗新技术面临的最大难点。因此,搞好医学伦理学的教学,是搞好医学人文教学最重要的环节。

从医学伦理学与其他医学人文学科的关系看,医学伦理学实际也是医学人文学科的领头学科,处于中心地位。首先,正是由于医学伦理学的出现,其他学科才具有崭新的内容和全新面貌。比如,当今的医学法学,不正是因为面临诸多生命伦理的难题而引发的案件而形成的吗?知情同意权的纠纷,借腹生子的法律纠纷,辅助生殖技术的纠纷,人体试验的纠纷,安乐死的纠纷,医助致死的纠纷,器官移植的纠纷,器官买卖的纠纷,如此等等,不都是医学伦理学和生命伦理学研究的热门话题吗?当今的医学法学,不能离开医学伦理学。再比如,医学社会学当前关注的医院与医师社会职能的多元化,医疗保健服务的商业化,不也正是医学伦理学研究的主题吗?其次,从其他各种人文课程的主体思想和各种问题的立论来看,也必须借助医学伦理学和生命伦理学的基本主张,也需要用其核心价值观做指导,并在这些课程教学中,糅进医学伦理学的价值理念。比如,医学伦理学似乎可以被认为是医学法学的前导。离开医学伦理学的核心价值,医学法学就可能走入歧途。例如,汉中市安乐死案件,开始法院曾以故意杀人罪判处蒲连生医生有罪，并一度加以逮捕，后来，从医学伦理学的视角进行了重新审理，法院最终认为不构成犯罪而释放了蒲连生医生。其他关于放弃治疗、撤离呼吸机、借腹生子之类的法律纠纷，都不能离开医学伦理学的视角。医学法学是维护医学领域中的公平与正义的，而这正是生命伦理学从更宽广的视角所要追求的目标。有的从事医学法学的专家，居然在公开的学术讲演中，向医生推荐"可救可不救的病人一概不救，可做可不做检查的项目一律要做"的行医规范。请问，这是什么法律意识？这样的法律参谋是哪家的法律参谋？这样的法律专家是在维护正义吗？法律专家要赚钱，但无论如何不能践踏人类道德的底线。可见，医学法律，如果一旦离开了最基本的伦理道德底线，就要走入迷途。

医学伦理学之所以是医学人文教学的重中之重，还因为它是当今唯一能对抗技术主义和拜金主义的思想武器。我们用什么思想武器批评唯技术主义？为什么我们不能搞技术至上？因为人的生命是至高无上的，因为我们不能忽视人的尊严，因为我们一切最终都要取决于是否有益于人。我们用什么观点批评拜金主义呢？也是因为人是最重要的，因为人的需求不仅是物质的，同时也是精神的；人的价值体现不仅在金钱，还有理想、信仰、社会责任。只有学生的思想观念牢牢树立人的观念，树立生命至上的观念，他们才能应对各种社会问题，才能在应对各种事件时找到正确的答案。我们可否接受病人红包？可否收受医药开发商的回扣？在医疗纠纷中如何摆正自己的位置？病历可否随意修改？如何面对自己和他人的医疗差错？所有这些难题，只有从生命至上的原则出发才能找到答案。现在似乎有一种很流行的价值观，认为赚钱少，出不了名，就没有价值，就体现不了自我价值。的确，赚钱多，也许体现了贡献大，有更大的价值，但它绝不是唯一的，甚至也不是最重要的。价值可以体现为高尚的理想，献身于社会的责任，承接更大的义务。这种持单一金钱观的价值观是片面的，也是危险的，在实际生活中也可能会处处碰壁。

三、人文技能的培育要以人文理念为根基

医学人文理念，总是要通过一定的形式表现出来的。比如，在门诊接待一个病人，开始如何与病人交谈，如何让病人有条不紊地讲出发病过程和个人感受？如何引导病人在讲述自己的病情时不受某些因素的干扰？在什么情况下可以打断病人的讲话？当理化、影像检查结果出来时，如何告知病人坏消息？一个经验丰富的医生与一个初次接触病人的医生相比，的确存在很大的差别，

的确有与病人交往技能高低的问题。这就是说，如何将关怀病人、尊重病人的理念完好地体现出来，让病人感受到并且接受，确有技巧高低之别。从这个角度说，提高医师人文执业技能是有意义的。目前一些医院和有关医师的行业组织，组织医生们学习和掌握人文技能，一些学校也相继开设了医患沟通技巧课，对于落实具体的人文关怀，是有重要意义的。

但是，这种人文技能的培训，不能脱离人文理念的学习和理解。也就是说，人文技能的培训和提高，应以人文理念的提高为基础、为前提。否则就会成为无源之水、无本之木。我们在实际中经常看到，一个想推行过度医疗的医生，一个想让病人接受某项科研实验的医生，一个想从病人身上获取更多的经济效益的医生，他的"人文执业能力"也可以完全到位。满脸的笑意，亲切的问候，殷勤的服务，层层到位，一点也不少。上海某医院的一个医生，为了使病人同意安装他从国外带来的人工心脏，他对病人的服务可以说是极为上乘的；一个为推销医药公司某种药品、接回扣的医生，他也可以热情洋溢地为患者服务；一个想掩盖某种医疗差错的医生，也可以为病人送去高度的人文关怀。由此可见，没有人文理念指导的人文技能操作，可能成为一种诱导，可能成为掩饰医疗差错的伎俩，有时甚至可能成为欺骗的行为。

因此，在对医生进行人文技能培训时，在引导学生如何学会沟通技巧时，千万不能忽略人文理念的学习和研讨。前些年，ABIM基金、ACP-ASIM基金和欧洲内科学联盟发表的医师宣言，首先强调了将患者利益放在首位原则，然后列举了医师的十项责任，如提高业务能力的责任、对患者诚实的责任、为患者保密的责任、和患者保持适当关系的责任、提高医疗质量的责任、促进医疗享有的责任等，这都是人文关怀理念实实在在的体现。就某种意义上说，对人文理念的认识、理解和践履，医师对自身专业责任的承诺，对在市场冲击下如何处理医院、医生与病人利益的关系的选择，远比技能更加重要、更加迫切。

四、紧密结合临床专业

顾名思义，医学人文，指的是医学中的人文。具体地说，是在医疗环境下的人文，是指医疗服务与交往中的人文，是指医疗诊治技术中的人文。因此，医学人文教学，一刻也不应该脱离医疗实践。

当然，医学人文学，作为一个由多种学科组成的学科群，不论医学伦理学也好，还是医学法学、医学社会学也好，都有其本身的理论与知识，用一定的时间来讲述这些理论和知识，当然是有必要的。即使如此，这种讲授也要尽可能联系医疗实际,因为所有这些学科都冠上了医学的名义。试想,如果根本不涉及医学,怎能称之为医学伦理学、医学法学、医学社会学、医学哲学呢?

但是,仅这样做还不够,仅是在讲授这些课程时举几个例子还不够。真正的医学人文教学,还必须进入医学,进入临床各专业之中。儿科当今有些什么人文问题?内科、外科、妇科有些什么人文问题?呼吸机在什么条件下可以与患者讨论要不要撤离?遇到什么缺陷程度的新生儿可以与患者家属讨论要不要放弃?乳腺癌手术从全切到保乳的发展过程蕴含着什么理念?如何处理和对待这些问题,都是人文教学中应当给学生以回答的。这是另一个层次的人文与临床各专业的结合。前者是在医学人文课程中举些例子;后者是在专业课程中揭示人文问题,这是更高层次的渗透与结合。

因此,医学人文课程的教学,特别是医学伦理学的教学,最好分为两个阶段进行。第一个阶段是前期学习医学基础课程时,向学生讲述一些人文课程的基本理论和概念;第二个阶段是在学生接触临床、接触病人时进行。而第二阶段的人文教育更为重要;为做好这阶段的人文教育,应尽量争取临床医师参与,其中大部分课程应由他们来讲授。比如,内科医师讲呼吸机撤离的伦理原则,妇科医师讲辅助生殖技术中的伦理准则,外科医师讲移植手术的伦理争论,儿科医师讲严重缺陷新生儿的处置。当然,专职人文老师在这一阶段并不是没事可做的,他们可以帮助专业医师准备教材,可能参与讨论,甚至在讲课时也可以插话,形成活泼生动的讨论。

我们还可以朝以下一些方面努力。比如,与医师们共同努力,在专业教材中增加一点人文内容的章节,重点阐述本专业领域中的伦理社会法律方面的问题,像西塞尔内科学所做的那样;我们还可以鼓动、协助专业期刊的编辑们,在其专业期刊开辟人文论坛,发表讨论该专业中伦理社会问题的文章,像 *Lancet*、*The New England Journal of Medicine* 那样;我们还可以和专业学会合作,在举办人文学术会议时邀请相关学者参加,共同讨论某些专门的伦理哲学方面的问题;也可在专业学术会议中开辟人文论坛,抽出一定的时间听取医学人文方面的学术报告。

医学与人文结合得越紧密,渗透得越深入,人文与医学双方才能真正获益,医师们的人文素质才能有切实的提高,医学人文课程才能更充实。

五、勇于面对现实

当前医学人文教学一个较大的不足,是在课堂上向学生讲的,和学生离校走上医疗岗位上遇到的现实大不一样。说的和做的、想象的和现实的，差距太大。这是医学人文教学遇到的最大难题。

理论和实践有距离，是任何科学与学术都存在的，其他如法律、国家的政策、工程计划的实施也是如此。但是，当前医学人文教学与实际差距太大，同学们在上课时听到的和在医疗实践中看到的大不一样，这也是造成同学们不重视医学人文课程的重要原因。如果我们的人文教学完全与现实对不上号，那我们为何还做这种无效劳动？对此我们不能掉以轻心。

可采取的补救办法是，将整个医学人文教学置于严酷的现实面前，正视现实而不是回避现实，在教学中呈现现实生活中的种种问题，将这些问题全都摆在学生面前，根据实际情况有选择地和同学们一起研究和讨论。不要怕乱，也不要怕得不出结论。对于有些问题，可以引导学生大胆发表本人的观点，可以开展争论，也可以保留本人的看法。比如，医生开处方、开化验单、做手术，要不要与奖金直接挂钩，可不可多开多得，利与弊是什么？还比如，医院公益性回归的难点和实点在何处，为何讲了多年来的问题就是不到位，原因何在？再比如，医患关系紧张的根源是什么，是不是国家给医院的经费不到位造成的？国家提供的费用高到什么标准才算到位？国家给足了钱，医患关系是否会好起来？还有，现在医院的年轻医生，大多忙于查资料、写论文，临床医生不临床、少临床的现象很普遍，其后果是什么？临床医生的水平主要靠什么提高？这些都是当前医学界普遍存在但又影响深远的问题，同学们是很关心的。引导同学们讨论，尽管可能难以得出一致的结论，但至少使同学们出校前有了面对此种现实的思想准备，着手考虑应对的办法。引导同学们讨论这些问题，就能将医学人文引入现实，克服医学人文脱离现实的缺点，同时还可能提高同学们分析、研究问题的能力和方法。当前，我们在这方面做得似乎不够。不能以无法落实、无法兑现为由，不敢面对现实，引导学生讨论和研究。

高等医学院校人文医学教学的新起点

经过一年多时间的酝酿、策划、起草、听取各方意见和"全国医学院校医学人文院（系）负责人会议"的审议，《人文医学教育教学改革纲要》（以下简称《纲要》）和《加强医学研究生人文医学教育的若干意见》（以下简称《若干意见》）两个文件终于定稿。这是我国医学院校医学人文教学的一个重要事件，它标志着我国医学院校人文医学教育开始迈向新的征途，对我国人文医学教育发展具有里程碑的意义。

将人文医学作为一个学科群提到我国高等医学院校的面前，如果从1997年8月在大连召开的"全国人文社会医学研讨论会暨美国学者专题报告会"算起，至今已有28年的历史。在这段时间里，我国人文医学从星星之火到遍地燎原，无论在学科、建制、队伍、课程开设、教学质量和效果，以及课题研究、硕士点与博士点的设置等方面，都取得了长足的进步，这是全国医学人文学者共同努力和各有关方面大力支持的结果。但毋庸讳言，当前我国医学高校的人文医学教学也面临如下一些急待解决的问题：人文医学教学的目标和任务不明确，医学生培养目标的人文要求未能确切到位，研究生的人文教育未能引起重视；人文医学教学缺乏总体设计，存在零乱性、随意性的缺点；人文医学教学未能贯彻医学教育全程；医学人文与医学实践的结合刚刚起步，存在一些困难有待克服；教学方法不适应医学生人文品质和能力的养成特点；教学管理机构、教学组织和教师不适应医学人文素质培育的需求，全国发展极不平衡。这两个文件的制定，就是从这些现实出发的。

两个文件的主要内容及其意义是：①明确了医学高校人文医学教学的目标和任务。根据当代医学对医学人才培养人文素养和能力的要求，参考国际医学教育界的研究成果和我国执业医师法对医师执业的资质规定，明确了我国医学高校人文医学的教学目标和任务是：理解"医乃仁术"的医学本质和人文医学之于当代医学的重要性；明确医师的职业责任、执业修养、依法行医的要求；掌握应对当代医学面临的伦理社会法律问题的知识和能力；处理病人心理应激、医患沟通和社会适应能力的知识和技能；创造性和批判性的思维方法；培育学生敬畏、关爱、呵护生命的人道主义的情感，促成卓越医生人文素质形成。将人文医学教学的目标与任务纳入医学生和研究生总体培养目标，是这两个文件的出发点和宿营地，使人文医学教学从无目标、泛目标、多目标走向定点靶向目标，是人文医学教学认识的重要转折点。②制定了实现人文医学教学目标与任务的总体方案。其要点为：一是构建人文医学教学的核心课程，精选课程的核心内容；二是淡化学科体系知识，以问题为中心，强化教学的针对性与现实性，《纲要》对几门核心课程分别提出了教学要点，就是这种努力的尝试；三是人文医学的教学要贯穿医学教育全程，重点要放在医学教育后期，《纲要》对本科学习期、规范化培训期、医师继续教育期的人文医学教学分别提出了要求，并制定了《若干意见》；四是要下决心改变单一灌输式的教学方法，实现教学方法的多途并举，调动学生的学习积极性和学习激情；五是鼓励多开选修课，结合人文医学的教学目标与任务，开设一些与医学实践结合紧密的选修课，如在临床实习阶段开设"叙事医学"，在医学伦理学习时开设"境遇与伦理决策"，在医学哲学学习期间开设"临床决策与哲学思维"，这些选修课不仅能引发同学们的兴趣，而且能帮助他们开阔视野，启迪思维，同时也能促进人文和医学专业老师们的研究；六是要大力促进医学人文与医学专业的结合，除在基础医学课程教学中提倡专业课讲授这些课程的人文内容外，更要重视在临床实习期、规范化培训期解析临床实践中诸多伦理社会法律问题及其对生命与健康的影响，和临床医师共同努力，通过病例分析、临床人文专题讲座、病人访谈等多种形式，提高学生的思维水平与辨别能力，促进人性化医疗的实现。③切实加强人文医学学科建设和师资队伍建设。要参照国际学术界关于学科规训的要求，对已经比较成熟的学科，要进一步推进学科知识体系的精密化、规范化、层次化，特别要研究依据学科的某些内容如何认识和面对当前种种现实问题，引导学生认识和养成处理这些实际问题的能力；还不太成熟的学科，要从基础做起，明确本学科的对象和研究领域，构建学科最基本的知识体系和本门学科的学术语言，形成学科的框架，研究本学科如何与现实挂钩；学科建设要以必要的教师队伍为基础。从《独立设置医药院校医学人文教育教学组织状况调查报告》和《综合性大学医学院医学人文教育教学组织状况调查报告》提供的情况看，部分学校已经有了一支数量和质量都不错的教师队伍，但更多的学校教师数量和质量都有待加强，教师的知识结构也有待改善。两个"调查报告"，反映了部分学校比较重视兼职教师队伍的建设，形成了一支数量可观的兼职教师队伍，它提示我们发展人文医学兼职教师队伍大有可为，特别是临床医师参与人文医学的教学更是十分可贵。他们的参与，不仅大大促进了医学人文与医学专业结合，而且还可能带动整个医学界对医学人文的关注和研究。要将开发临床医师参与人文医学教学作为教师队伍建设的一项重要任务。

此次发表的两个文件，使用的是"人文医学"而不是"医学人文"，这也是经过多方斟酌的。人文医学与医学人文是两个密切相关的概念，甚至可以当作同义词来理解，国际学术界也常交互使用，或者说更多地使用"医学人文"。但仔细琢磨，两者仍有微妙的区别。我们使用人文医学，意在将人文医学视为现代医学的组成部分，将人文医学课程视为和其他医学课程一样，是医学生必须学会和掌握并形成诊疗实践的人文能力；意在避免将一般的人文替代医学人文，将一般的医学人文替代医疗实践中不可缺少的人文诊疗技巧和能力。学生的时间有限，我们只能将有限的时间用在他们未来执业最需要之处。目前一些学校在探索政治理论课与人文医学教育的结合方面做了不少努力，这是可贵的，在人文医学教学组织、教师缺乏的情况下，这也是需要的。但政治思想理论课有其自身的特定任务，难以容纳医学生和研究生人文教育的全部内容，为保证政治思想理论课教学任务不受影响和医学生、研究生人文医学教学目标的实现，仍应努力创造条件，组织对本科医学生和研究生的人文医学系统教学，落实人文医学特定的教学目标与任务。

实现《纲要》和《若干意见》提出的各项任务，没有学校领导的支持是办不成的。首先是学校领导的重视，成立相应的人文医学教学组织机构，建立相应的人文医学教研室，配备必要的合格教师，将之纳入学校整体教学计划中，对开设人文医学必修课和选修课的学期、学时做出具体安排。人文医学的学时，《纲要》提出以180～200学时（约占总学时的7%，不含政治课）为宜，国外这类课程学时占总学时的比例，美国为20%，德国为26%，我国为7.54%，其中还包括思想政治课的学时。实际上，我国有的医学院校，人文医学课程的教学时数已达189学时，有130～180学时的学校已有15所，这说明拿出180～200学时是可以办到的。其次是要争取教学医院的支持，将人文医学教学纳入临床实习计划中，并在各科实习时落实，同时积极发现并组织对医学人文有较高认识的医师参与人文医学的教学，给予必要的培训。医学人文与医疗实际的结合,主要是在学生见习、实习和规范培训期间实现的,教学场地在医院、在病房,临床医师参加人文医学教学也要由医院安排,一切都有赖于医院的支持。再次是部分综合大学的人文医学教学急需解决教学机构与组织的设置问题。一些原先有较好人文基础的医学院校合并到综合大学后,人文医学教学组织被撤销,老师归并到综合大学的哲学院、文学院、政治学院、马列学院、法学院,这对提升相应人文医学学科的理论基础有其积极意义。但对医学生的人文要求,与对理、工、农等专业学生的人文要求大不相同,将人文医学纳入综合大学的大学科辖管,可能消解人文医学的特点,丧失人文医学作为现代医学组成部分的特质。我们呼吁综合性大学的领导,要重视医科学生人文素质的特殊诉求,像北京大学那样,在医学院成立独立的教学管理机构和相应的教研室,将人文医学教学纳入医学教学的整体规划中,贯穿医学教育全程。

《独立设置医药院校医学人文教育教学组织状况调查报告》和《综合性大学医学院医学人文教育教学组织状况调查报告》,尽管反映的情况不甚全面,有些数字可能不准确,但它终究是我国医学高校人文医学教学情况的第一次资源普查,基本上反映我国医学院人文医学的现状,特别是发展的不平衡性。我们期望各医学高等院校的领导、人文医学组织的负责人和老师们,能够从中找到自己的参照系数,促进我国人文医学教学全面发展,为培养卓越的医生做出贡献。

（此文系笔者为《医学与哲学》杂志撰写的评论,载于《医学与哲学》2015年第7A期,有修改。）

关于医学人文教学几个问题的认识

我国高等医院校开设医学人文课程，已有30多年的历史。本文拟就人文医学课程中遇到一些概念性问题谈谈个人的认识。

一、文化教育、科学教育与人文教育

文化教育是教育的起点。从文化教育开始，科学和各种专业教育继而随之，这是教育发展的必经路程。不认识字，不了解知识的原点，包括历史、地理、数学、天文、生物等方面的基本知识，就不能成长为专业人才，有如一块没有深厚肥沃底蕴的荒地不能长出苗壮的庄稼一样。从小学到中学，就是一个完整的文化教育过程，是人才成长的基础教育过程。当一定的文化教育基础形成后，人才培养就进入科学和专业教育阶段，经过各种科学和专业教育，为社会可做贡献的人才就培养出来了。当然，在科学和专业教育阶段，也包含着文化教育，但这是更高层次的文化教育，而不是基础性的文化教育。

在进入科学和专业教育阶段，教育又分化出科学教育与人文教育，这是现代教育的两翼，也是近代大学教育的历史传统。从历史发展的角度看，人文教育似乎先于科学教育，无论是中国或西方的古代，人文似乎均已被纳入教育的范围；中世纪形成的一些大学，主要是以人文为主体的，这是希腊文明和中世纪宗教影响两方面的因素促成的。以后随着现代科学的兴起，科学逐渐成为大学的重要内容，但由于文艺复兴运动及随后一大批人文学大师和杰出科学家的涌现，两类大人物交相辉映，铸造成了大学中科学教育与人文教育的两翼，这对现代教育是不言而喻的。实践表明，近代科学与人文是相互依存和相互促进的。一方面，人文精神孕育科学精神，给科学以力量，正是那种对人类的关爱驱动人们对科学未知的追求，从而创造了一个科学群星烂漫的时代。从历史上看，文艺复兴运动对人文精神的弘扬，造就一大批科学家，是人类历史上科学最繁荣的时期之一。另一方面,科学精神也是人文精神的不可分割的组成部分,科学的价值体系转化成人的内心活动的指导原则,能净化人的思想、美化人的心灵、塑造人的灵魂。科学是解放人的思想的精神力量。科学教育与人文教育互相衬托、互相帮扶,造就了人才成长的天堂和大学的辉煌。

但是,自中华人民共和国成立以来,特别是在1952年大学改革和院系调整中,将许多综合大学改为专业学院,同时大大压缩综合大学的人文课程,这样就造成了我国大学教育人文精神的衰落,使近代大学教育的两翼失去了一翼,至今也没有完全复原,并且仍是我国大学的致命弱点。一个没有人文气息、人文精神或人文气息、人文精神浅薄的大学,很难成为一所真正的大学。我们关注当今医科大学的人文教育,不应忘记大学的这个历史传统。我们是为承袭这个传统而努力的。

文化教育与人文教育有没有区别? 文化教育是否可以代替人文教育呢? 这首先要弄清文化与人文有没有区别。《现代汉语词典》对"文化"的定义是:"人类社会历史发展过程中所创造的物质财富和精神财富的总和。"而对"人文"的定义则是:"指人类社会的各种文化现象。"显然,这是将"人文"包括于"文化"之中。《辞海》对"人文"的定义与《现代汉语词典》相同:人文是指"人类社会的各种文化现象"。并引用了《易·贲》来说明人文的含义。当然《辞海》还给了"指人事"的第二条解释。至于"文化",《辞海》将之分为广义与狭义的理解。广义的定义是"指人类社会历史实践过程中所创造的物质财富和精神财富的总和"。这与《现代汉语词典》一致,但增加了"指社会的意识形态,以及与之相适应的制度和组织机构"的狭义解释。其第二个注释是:泛指一般知识,包括语文知识。《辞海》的这些注释与1941年的版本大体相同,可谓一脉相承。

这里我们不讨论西方学术界对"人文"与"文化"的解释,仅从中国的实际来看,以上两个最权威的语文辞书将文化与人文等同起来,是不恰当的,至少是不严谨的。在我看来,"人文"与"文化"的区别至少有三:一是"文化"的涵盖面要远比"人文"广,"文化"一般包括物质文化与精神文化,而"人文"则不是这样。唐君毅先生在"人文"之外,还列出了"次人文""超人文""非人文""反人文"种种。在他看来,诸如数学之类的非人文、上帝和天使之类的超人文、法西斯的反人文,是不能被视为人文的[1]。可见两者的内涵是大不相

---

① 唐君毅.中国人文精神之发展[M].桂林:广西师范大学出版社,2005:1-2.

同的。二是"文化"可以容纳负面的内容,比如,娼妓、赌博、吸毒、卖淫,都可被视为文化现象,但很难被纳入人文精神之中。三是文化现象一般是民族的,其地区、国家、民族的特征十分明显,甚至可以说文化现象都是民族的,而人文则要普世得多。

由此可见,人文只是文化中的一个内容,文化素质教育包括人文教育,但不等于人文教育。文化素质教育的范围要比人文教育广阔得多。历史、哲学、音乐、艺术、文学、语言、教育、数学、美学等,都可被列入文化素质教育的范围。人文教育有其特定的要求和内涵,它可以包含于文化素质教育之中。当前,我们一些学校把人文教育混同为文化素质教育,在人文教育中开设了许多文化素质教育的课程,有的甚至达到几十门,这样做的结果,除了增加一些知识外,学生的人文素质并没有多少提高。这是值得注意的。我们研究人文问题必须明确它的坐标,明确人文在整个教育中的位置。

二、人文知识、人文素养与人文精神

谈到人文教育,不能不思考人文知识与人文精神的关系这一问题。教育一般是从讲授知识开始的。没有基本的人文知识,很难向人们传授人文精神。

如何看待人文知识与人文精神的关系,也是医学人文教育中的一个重要问题。要在学生中提倡人文精神,当然需要讲授必要的人文学科的知识,帮助学生了解人类人文思想发展的过程,了解它的内涵,如医学伦理学、医学法学、医学史等方面的知识,但是,人文教学的目的是使学生通过学习,树立和强化人文理念。教学如果只停留在知识层面的介绍,仍是没有达到教学目的的。但知识的传授,并不等于就是人文精神的传授。正如台湾学者龙应台所说:"你有中国文学、英美文学的博士学位,不代表你有人文素养。人文素养跟人文知识,是两件不同的东西。一个大学校长有些甲骨文或隶书不认得,那没有什么让人吃惊的。所谓人文素养,是指对人深刻的认识和对人类的终极关怀。这两种东西跟你学哪一行不见得有什么关系。你可能是一个物理学家,但你可以有深厚的人文素养。你可以是一个文学博士,但你一点人文素养都没有。"我以为这话讲得既通俗,又深刻,值得回味。

人文精神常常可以通过一定的人文知识来体现,但人文知识不等于就是人文精神。这就要求我们在教学中,明确地、自觉地处理它与培育人文精神的关系,不把教学目标停留和局限在知识的传授上,而是要进一步引导学生树立关爱人、关爱生命、尊重人的权利的观念。比如,医学史是一门充满人文精

神的课程,但如果我们的教学仅停留在什么时候有什么发明,出现了什么新技术,哪项技术获得了诺贝尔奖,分得了多少奖金,那就没有达到人文教学的目的。如果我们在向学生介绍医学科学各种技术进步的同时,向学生讲述这些科学技术出现的历史背景,讲述这些技术对于救助人类生命的意义,讲述发明者所付出的艰辛,人文理念就显现出来了。医学法学也是一门充满人文精神的课程,但这门课完全有不同的教学法,可以将它当作一门知识来教,当作一门如何保护自己(医生或患者)利益的课程来教,但同时也完全可以当作一门维护医学公平、主持正义、维护病人和医生的利益、关爱病人的生命的课程来教。而这两者的人文精神的差异是显而易见的。我看到一份对医学人文教学的调查。这份调查显示,学生对伦理学、哲学的重要性和对医学法学、心理学重要性的认识,有显著的差别:认为医学伦理学、医学哲学应列为必修课程的只占调查样本的4.4%和6.1%,大多数学生则肯定法学、心理学的重要性。这说明很多同学是从功利的角度看待人文教学的。从功利的角度接受人文教育,正是人文教学失败的重要原因,也是背离人文教学目的的集中表现。人文精神是不能功利化的,人文功利化,必然走向其反面。

人文素养与人文精神有联系,但也有区别。人文素养是人文精神的体现,是人文精神的外化。人文精神是一种理念,本身没有固定的存在形态,谁看见过人文精神?人文精神总是依附于一定的行为或表现为某种事态、情境。龙应台谈及她去乡间一农妇家访问,远望该农妇正在门前摘菜,农妇见有人来,立即进屋,摘下围巾,梳理头发,整理衣服,然后出来迎客。该农妇是看重自己的仪表的,龙应台说她有人文素养。中国古代讲的人文,有文缺人,主要是指仪表而言。衣冠不整,脏兮兮的,至少可以说这个人形象不大好。行为素养,一般是就行为举止而言的,如说话声音小、走路脚步轻、谈吐温文尔雅、吃饭没有声响等。2008年9月,一位作家和几位朋友在美国旅行。一处风景名胜地来往旅客很多,同行的一位女士从女厕出来,说她发现一件怪事:六七个日本老太太在一个厕位门口排成一排,另一个厕位空着,她们却不上。她们忍着内急,耐心等待,把另一厕位让给别人。这是什么?这就是人文素养。人文精神不能脱离人文素养,常常需要通过素养发挥其作用,而人文素养总是体现一定的人文精神;有什么样的人文精神,就有什么样的人文素养。人文精神决定素养,而不是素养决定人文精神。人文精神与人文素养是紧密相联的。这里还有一个素养与素质的问题。素质是指事物的本质,人的素质就是指人的本质。素养是素质的外化或表现,素质与人文精神相关,或者是人文精神的凝结物。

三、对人文精神的不同理解：传统与现代、东方与西方

对于人文的理解，中国和西方有不同的理解，并且都存在传统与现代之差别。林贤治、陈璧生主编的《2004人文中国》一书的序言一开始就说："'人文'一词来源甚早，《周易》《汉书》都曾出现过，所指的是一种文化现象，与礼乐有关，却和我们所说的含义并不相同。"[①]在中国，"人文"一词的来源可追溯到《周易》《汉书》。如《易·贲》说："文明以止，人文也。观乎天文，以察时变；观乎人文，以化成天下。"疏："言圣人观察人文，则诗书礼乐之谓，当法此而教化天下也。"《荀子·礼论》说："礼者，人之极也。"遵从礼义，就是为人之道，做人之本。当时是以礼之盛来表现人文精神的。周末春秋前，夷狄力量兴起，贵族堕落，礼乐崩溃，孔子鉴于此而大声疾呼"克己复礼"。这是中国最初的人文观念。中国人文精神，如周代之重"礼乐精神"，孔子之重"人德"，孟子之重"人性"，荀子之重"以人文世界主宰自然世界"，汉代之重"历史精神"，魏晋人之重"情感表现具艺术风度"，唐人之重"富才情"[②]，这些虽有特点，但均可相互融合，互为根据。正如高焕祥说："中国传统文化中的'人文'，既包含着我国古代思想中对于人类与自然之间本质区别的深刻理解，也包含人与动物之间本质区别的理解以及对自身行为规范的规定性即人道。"[③]这和我们现在所讲的人文精神是大不相同的。

我们现代所讲的人文，究其词源学来说，是来自humanity，中文没有相对应的词，《英华大词典》（原编者为郑易里、曹修成，1983年版为《英华大词典》修订小组）译为人类、人性、人道、慈爱、人类爱、慈善行为、人文学、文史哲学等。此词由德国教育家尼特哈麦用德文杜撰出来，然后由一个叫伏格特的人首次记录在一本记述意大利文艺复兴的著作中。由此可以认为，humanity的含义，作为一种思潮、一种观念、一种精神传统，无疑与这场波及全欧洲的文化运动相关。众所周知，以十四五世纪为背景形成的人文主义或称人本主义、人道主义，是一种哲学、社会、政治思潮，是新兴资产阶级的思想体系。其主旨是歌颂世俗，蔑视天堂，攻击禁欲主义；主张以人为中心，反对以神为中心；

---

①　林贤治,陈璧生.2004人文中国[M].广州:广东人民出版社,2005:3.

②　唐君毅.中国人文精神之发展[M].桂林:广西师范大学出版社,2005:1-2.

③　高焕祥.人文教育:理念与实践[M].北京:社会科学文献出版社,2006:4.

认为人是生活的创造者。人文主义有一个发展和完善的过程。文艺复兴时期，人文主义还只是一种思想，当时的许多文学家、画家、哲学家，以人文主义为思想武器，向教会、神权和封建统治者发起攻击；随着英国、法国的资产阶级革命，以及美国的独立战争的发生，人文主义发展成为一种政治思潮，民主、自由成为当时人们的重要追求目标，人本主义发展成为人权运动，而正是由于人权运动的推动，人的关爱和对人的尊重，才能真正得以落实。无论是人文思想，或者后来发展形成的人本主义、人权运动，其内涵都贯穿着一种人文精神，其核心价值就是关怀人、尊重人和人的权利、人是世间万事万物的中心和根本。

五四运动比起戊戌政变、辛亥革命来说，最大的贡献在于思想观念方面，在于它对思想解放所起的作用，在于它是中国历史上一次空前的思想解放运动。五四运动高举民主和科学的大旗，反对独裁专制，反对封建礼教，提倡民主自由，主张婚姻自由和个性解放。正是在这种思想影响下，才有后来的新民主主义革命，才有今日之局面。没有五四运动的思想大解放，就没有今日之中国。而五四运动正是接受了西方人文主义的传统，大胆地改造自身的文化传统，体现了一代人的使命感和创造力。1949年以来历次政治运动和以阶级斗争为纲的政策，特别是长达10年之久的"文化大革命"，几乎使人的价值和尊严沦丧得一干二净；而眼前的拜金主义，又有使人沦为金钱的奴隶的危险。由此可见，我们今日所讲的人文，和我国历史传统的人文，和孔子、孟子所说的仁爱是有不同的，相反则是和自文艺复兴时期以来，直到五四运动所说的人文，是一致的。

那么，我们所说的人文精神究竟是什么呢？对于这个问题的答案，多种多样。有人认为："人文寻求所指涉的永无止境的对人的关怀，它是人类自我反思和求索的永恒主题。"有的学者将人文界定为："坚持以人为中心，探索自然，研究科学，崇尚理性，追求知识，随处把文化和生活结合起来，并致力于人的教育和培养。这就是人文主义……始终关怀人的命运，重视人的权利，人的形象，从自由感、尊严感到身体本身，这就是人文主义。""无论人文主义还是人道主义，贯穿其间的唯是一种人文精神；它的核心价值，如独立、自由、民主、平等、人权等，涵盖了现代西方世界所有文明。"袁正光教授则认为："从文艺复兴的历史看，人文应该是重视人的文化。""人文的核心是人，以人为本，关心人，爱护人，尊重人。这就是我们常常说的人类关怀、生命关怀。人是衡量一切的尺度，在人世间的各种权利，只有人权是天赋的，生来具有的，不可剥夺,也不可代替的。承认人的价值,尊重人的个人利益,包括物质的利益和精神的利益。人文,首先是一种思想、一种观念,也是一种制度、一种法律。"① 尽管人文是一个反复尝试的可以多义界定的词汇,但从众多的答案中我们可以找到其中的共识。一般说,可概括为:人是一切的根本,一切应以人为中心;人的生命、思想、理想应当受到关爱和尊重;人的权利应当得到保障和实施。人文精神,或人文主义,应当包括两个层次的内容:一是理念层次,即尊重人、关爱人、视人为一切的根本;二是实践层次,即人权的保障和实施,也即《世界人权宣言》所规定的"人人有权享有生命、自由和人身安全"的人权。

值得指出的是,即使是现在,由于人们的认识和哲学倾向不同,人们对人文的理解仍存在很大的差异。自1978年我国实行改革开放的政策以来,在思想界实际上出现了既相互交织而又彼此对峙的三种思潮:由于经济和社会改革之需要而出现的马克思主义的自我转化和调整的思潮;对中国传统哲学、特别是对儒家学说的现代诠注,常被称为新儒家学派思潮;对西方思想的热衷和引进,企图从中找到解决当下各种社会问题的方案,常被称为自由主义、新启蒙主义的思潮。三种思潮,亦即马克思主义、新传统主义和新启蒙主义,在如何认识人的本质、自我独立、个人价值、个人权利、自由与民主等问题上,曾经多次发生较量和争论。比如,在如何认识人文和人文主义上,有的学者认为,我们今日应当提倡的人文观,不是西式的人文观,应当是中国式的人文观,这种人文观可以从孔子的学说中得到挖掘。比如,新儒家学派的代表人物唐君毅就认为:"我们现在所讲的人文思想,决不是只跟着西方文艺复兴以来之人文主义走。只跟着西方人文艺复兴以来的人文主义走,亦许是'五四'时代留下的人之愿望,但不是我们的愿望。"他还认为:"真正对于中国传统之文人中心的文化精神,加以自觉了解,需抒发其意义与价值者,乃孔子所开启之先秦儒家思想。"② 另一种关于人文思想的观点,则强调"我们所讲的人文教育和人文精神之人文,既非关乎'人文'之'人文',亦非'人文主义'之'人',但是又'二者兼而有之'"。这种观点认为:"人文主义是针对封建神学统治的,今日已属于历史的范畴,人文精神是针对现世社会的,具有广泛性和现实性;人文主义侧重于个体人的个性解放与自由,人文精神则突出当今生态大背景下

---

① 袁正光.什么是人文[EB/OL].(2006-02-28)[2020-07-07].https://www.douban.com/group/topic/1039902/.

② 唐君毅.中国人文精神之发展[M].桂林:广西师范大学出版社,2005:1-2.

作为人类群体的共同尊严、责任、自由和权利；人文主义要更多表现为理性主义，人文精神更多地表现为一种价值追求与判断；人文主义的产生依赖于科学的进步，但人文精神本身不涉及科学问题。"①当然，还有另一种观点，就是新启蒙主义的观点，这种思潮滥觞于20世纪80年代早期，后几经转化，或以新自由主义，或以新启蒙主义的面貌出现。它的核心价值包括世俗主义、进步理念、客观实证、实用理性、科学方法以及个人自主、民主、自由，并主张以此为基础构建现代社会的市场经济，构建民主政治、法律的框架，强调科学技术的重要地位。

以上几种不同思想流派，在如何对人文精神的认识上，涉及对以下几个重要问题认识的不同。这些问题都关乎我们现在所追求的人文精神究竟应当是什么。第一，我们现在所追求的人文精神，是否就是孔子儒家阐述的人文？我以为万万不能将我们所追求的人文，归结为以孔孟为代表的儒家仁爱学说。孔子反复强调要爱人、对人要有恻隐之心，因而有的学者认为："儒家是主张积极入世的，以帮助君主治理国家为最高理想，所以儒家教人做良民、做好臣子、做好子弟，由此而断言儒家宣扬的是奴隶主义，是有一定的根据的。儒家虽然也讲'天地之性人为贵'，但这个'人'是指全体人而言。儒家将所有的人都置于'五伦'的框架之中，关心整体的人的生存状况，孔子强调'仁'，主张爱人，即希望统治者给统治下的人民以人的待遇。"孔子所讲的仁爱，是寄希望于统治者发出善心，给他的臣民以"礼"与"爱"，而这与我们所说的对人的尊重与关爱，是人生来就有的，不是任何人赐予的，不是好皇帝、好总统施舍和给予的不同。就医学人文而言，对病人的关爱、尊重，是病人生来就应当享受的权利，而不是医生、院长赐予的。没有这个观点，我以为是根本谈不上什么人文精神的。第二，我们现在所追求的人文精神，应当首先是对个人的关爱，而不是首先针对全体人群而言。没有个人的解放，就不可有全体人类的解放。认为人文关怀应当重在集体而不是个人，认为关爱集体应当在关爱个人之上，实际就是对个人人性的否定。当然，这种对个人的关爱，是不能对集体利益构成损害的。第三，人文关怀是不应脱离人权的。人文精神与人文主义不是不相干的事情，不能将人文精神与人文主义分割开。人文主义，也即人道主义，它起源于欧洲文艺复兴时期，是对自由、平等、博爱的权利的追求，这正是人文精神的发展和延伸。人文精神不应当只是一种精神，它应当在经济、

---

① 唐君毅.中国人文精神之发展[M].桂林：广西师范大学出版社,2005：10.

政治领域得到体现,使对人的尊重和关爱得到落实。讲人文精神,如果只停留在口头上,只停留在一般对人理想、价值的追求上,不讲人权,不问其是否得到实现,这种人文精神是不彻底的。比如,在医院里,对病人关爱,如果我们只是讲在口上,挂在墙上,而不努力保证病人知情同意权的实现,不认真减轻病人的经济负担,在管理上不为病人创造方便条件,这种关爱有多少价值呢? 以人为本,必须主权在民,这样以人为本才能得到落实。不要以为人文主义(人道主义)是资产阶级用过的东西,我们就不能用。第四,五四运动的口号是否过时和错误。新儒家学派的学者们近些年来一直批评五四运动,认为五四运动是全盘西化,是对中国传统的全盘否定。他们仍然认为,应当中学为体、西学为用。但是,当我们冷静地回想一下,从鸦片战争以来,中学为体这种主张,究竟为我们国家带来了什么,我们就会知道五四运动的旗帜在今天是否过时了。尽管五四运动有其不足,但五四运动批判封建制度的三从四德、支持妇女解放、推崇民主和科学的精神,仍是正确的,并未过时。

当然,对于一种人文精神和理念,我们要融入我国民族的特点和传统,但是,我们切不可不分青红皂白,不分精华与糟粕。不能认为,自己民族的东西,都是绝对好的,别人的东西都是不好的。

四、医学人文精神、医学人文素养与人文技能

医学人文教育涉及医学人文精神、医学人文知识、医学人文素养、医学人文技能等诸多问题,这些概念彼此有联系,但内容又有区别,实有理清的必要。

医学人文精神与医学人文知识密切相联,但也有区别。医学人文知识是阐述医学人文精神的知识和理论。医学人文精神需要通过一定的知识和理论来解释和说明。特别由于现代医学知识体系庞大而丰富,医学活动范围十分广阔,人文精神深入到医学的各方面,人文精神在不同的医学活动领域和实践中均有不同的表现和要求,需要在不同的医学领域中解释和阐述人文精神,这样就出现了人文精神与人文知识分离的情况,乃至医学人文精神已经发展为一种医学人文的知识学科群,如辅助生殖技术的人文要求和知识(伦理),器官移植技术的人文要求和人文(伦理)知识,基因检测、基因编辑的人文要求和知识(伦理)等等。人文精神通过人文知识得到落实和体现。人文知识是医学人文精神的知识展述,人文知识的灵魂是人文精神。但是,人文精神与人文知识之间不能画等号。一个通晓医学人文知识的人不等于具有医学人文精神,比如,一个满嘴人文知识的人,可能是掏空病人腰包的能手。同样,如果仅

会空喊医学人文精神的口号,缺乏各种医学领域的人文知识,医学人文精神也难以落到实处。这一点对于医学人文教育十分重要,在讲授医学人文知识时,必须重视人文知识体现的人文精神,使医学人文精神和人文知识形成有机的结合。

医学人文精神与医学人文素养有共同与相通之处,两者紧密相联,医学人文素养一般贯串和体现医学人文精神,而医学人文精神亦有赖于人文素养落实,人文精神必须通过一定的行为才能得到体现。但仔细推敲,两者也有一些差别。医学人文素养重在表现,重在行为;医学人文精神则重在内心信念,体现为一种价值追求。医学人文素养是医学人文精神的外化,医学人文精神通过医务人员的各种言行表现出来;医学人文精神是医学人文素养的核心与灵魂,没有人文精神的人文素养常表现为轻薄的矫揉造作而缺乏威重与庄严;医学人文精神是医学人文素养的基本内核,而医学人文素养是医学人文精神的外在表现,是医学人文精神开出的花,人们通过医学人文素养可以窥见其内心的人文理念。医学人文精神与医学人文素养的差异,还可表现为两者可能出现脱节或背离的情况。一个医务人员,可以对病人彬彬有礼,热情洋溢,仪态堂皇,但他可能为病人开大处方,引导病人做不必要的手术,开具不必要的药物甚或可能有害的药物。

医学人文素养有知识素养、仪表素养、行为素养、技能素养、品德素养之别。知识素养是指对医学人文相关知识了解和掌握的多少和理解程度,这是医学人文精神落实的前提,尤其在医学所处的当今时代更是如此。仪表素养是指医生的仪表,如穿着打扮、衣饰举止。在西方的医院,中华人民共和国成立前的一些大医院,医生是很讲究仪表的,如必须穿西装、打领带,衣服必须整齐清洁,对护士的要求则更加严格。据有关资料,盖伦就十分注意他的仪表。从某种意义上说,仪表表现为对他人的尊重,脚跷二郎腿、口叼香烟,是很难谈得上对病人尊重的。这也是对医务人员人文素养的要求。行为素养,是指医生应有的行为举止。遇到重危患者或突发事件,能沉着冷静,不毛糙,不急三火四。技能素养,就医生而言,主要是指医患沟通的技术。与患者交流,能够用患者能听懂的语言,将有关医学内容给患者讲明白,不发生误解,同时在交谈时,能够减少患者的心理压力,拉近与患者的情感距离,这确实是需要一定技能的。当然,医学人文技能,还包括其他一些方面。如检查某些症状时,要直接用手摸摸病人的有关部位,所以在为异性患者做体检,最好有第三人在场。从这个意义上说,重视医生的人文技能培训是有意义的。目前,一些地区在为医生培训医学人文技能时,忽视了支撑医学人文技能的医学人文精神的讲授,将医学人文变成了没有人文精神灵魂支撑的技巧和做作,因而难以受到病人的欢迎,不能引发病人情感反应。人文技能是为实现人文精神服务的,其用意在于更好地体现、传达医师对病人的关怀。离开人文精神的技能,可能就是作秀或伪善。

在所有这些人文素养中,品德素养最为重要,它是医师人文素养的核心。所谓医师的人文品德素养,主要是指忠实于病人的健康利益,将病人的利益置于首位,以诚待人,坚守诚信,绝不做伤害病人的事,绝不把病人当作自己谋求功利的试验品,绝不任意散布病人的个人隐私等。国际医学界几乎一致认为,人道主义是医学人文职业素养的核心。这种核心价值源自疾病的广泛存在,始于治疗行为或怜悯。美国内科学委员会提出,人道主义包含了尊重、怜悯、正直等层面,随后又增加了利他主义、职责、诚信等。这些都属于人文素养的范围。在医学人文教育中,在提出各种形式的人文要求时,必须时时盯住医学人文精神的体现与传授。其实,回顾古往今来一些久受病人爱戴的苍生大医,他们并没有受过医学人文技能的培训,也没有在人文技能上下多少功夫,但因为他们将病人的病痛时时放在心上,时时想着病人,自然会通过他们的言行表露出来。

在进行医学人文教育中,我们应当注意一般人文素养与医学人文素养的区别,不能简单地把一般人文素养视为医学人文素养。当今医学生迫切需要的是进入职场后,面临医学从以疾病为中心转向以病人为中心,以及技术进步带来的伦理社会法律问题的应对和新医学模式的诉求。人文医学是作为医学的组成部分进入课堂的,一般人文素养代替不了这种医学诉求。在进行医学人文素养教育时,应分清医学人文精神与它的外在表现形式的不同,不能将医学人文的外在表现等同于医学人文精神。美国著名哲学家佩里格里诺(E. D. Pellegrino)认为:医学人文学科在医学中具有正当的合理位置,它不应只是一种绅士的品质,不是作为医疗技艺的彬彬有礼的装饰,也不是显示医生的教养,而是临床医生在做出谨慎和正确决策中必备的基本素质,如同作为医学基础的科学知识和能力一样。天津医科大学为了培养学生的人文情感,设立了包括朱宪彝教授在内的遗体捐献展览的教学基地,在学生学习医学伦理学时组织参观,组织学生与捐献遗体的家属对话,培育学生关爱病人、关爱生命的情感,将医学伦理学的教学延向课堂以外,从而提升医学生的人文意识,因而使医学伦理学成为名副其实的人文精神的教学。我以为,天津医大已经注意到了这两者的差别。

医学人文素养与医学人文技能的关系,也值得思考。医学界已经意识到医学人文素养的重要性,并开始加强医学人文教育和医师人文技能的培训。从培训的内容看,涉及肢体语言、医患沟通语言、沟通技能、采集病史的技能、如何告知坏消息等,培训通过案例分析、角色互换、观摩等方法进行,这对提高医师的人文水平是有意义的。但值得注意的是,人文技能只有作为人文精神的体现和表达时才具有实质性的意义,脱离人文精神的技能,对于患者来说,是不会产生多大作用的。人文教育有理念和工具两个层面,工具是理念的表达和体现,理念需要有一定的工具才能准确传送给患者,二者不能割裂,需要有机地结合起来才能收到理想的效果。

五、医学人文精神与医师专业精神

两者在本质上是同一的。医师职业道德是医学人文精神的重要体现,是以人文精神为基准确定医师在执业中应遵守的道德规范和职业操守,甚至可以说,医师专业精神是医学人文的核心。如ABIM基金、ACP-ASIM基金和欧洲内科学联盟倡议的《新世纪的医师专业精神——医师宣言》,将把患者利益置于首位、患者自主原则、社会公平原则列为医师专业精神的基本原则,而这三条要求,可以说是对新时代医学人文精神的精确概括。特别是把病人利益置于首位的原则,可以说是医学人文精神的精髓。从希波克拉底、孙思邈,到20世纪的《东京宣言》《日内瓦宣言》《赫尔辛基宣言》,讲的、强调的不正是这种精神吗? 我们当前医学人文的最大课题,不也是坚守这条原则吗?

但是,两者也有一定的区别。①医师专业精神是医疗行业自身主动确定的职业操守,是医师们对社会的承诺和信守,是医师赢得社会信任和尊敬的基础,对所有医师具有一定的约束作用;它是经过医师们自己组织的商定,以明确的文字表述并向世人宣布,在一定时间内是稳定的。而医学人文精神是医学使命和责任的社会表达,是医师、人文学者和社会公众对医学使命的共识,不受组织的约束,也无需采取一定的形式公布,且可因情境的不同不时强调某一侧面,常表现为社情舆论。②医师专业精神主要是针对医师执业应有的要求出发的,范围限于从业医师范围,不涉及对医师以外人员的要求,是针对医师而非针对其他人,如患者、卫生政策制定者、医药卫生管理人员而发的,其对象远比医学人文精神窄小。③医师专业精神的内容,主要是对医师从事医疗执业提出的种种要求,既有人文方面的要求,也有专业的要求。如前面提及的"医师宣言"中的"职业责任"所列举的10条，其中第1条"提高业务能力"，第5条"提高医疗质量的责任"，第6条"促进享有医疗的责任"，第8条"对科学知识负有责任"，虽然也含有人文要求，但主要是从专业出发的。④医师专业精神，虽然也需要外力的监督，但主要依靠医师们的自律实现，而且相应的医师组织，均已形成一定的检查约束机制，与医学人文精神的实践大有不同。而医学人文精神则是一种理念与意识，其约束作用不如医师职业精神明确和强烈。

有鉴于此，应当将医学师专业精神作为专门的医学人文课题对待，不宜将它融化于医学人文之中，以医学人文化解医师专业精神。这些年来，我们在讲授医学人文精神各种课程时，对医师专业精神有所忽视，重视不够。建议在医学伦理学课程的教学时，在讲授医师与病人章节时，将医师专业精神作为专题内容，以足够的时间，将它讲深讲透。

六、意识形态与普世价值

人文精神，是一种意识形态，还是一种对人类具有普遍意义的世俗价值的思想体系？这是我们不能不考虑的问题。

众所周知，意识形态是在一定的经济基础上形成的，是人们对世界和社会的有系统的见解，其中包括哲学、政治、艺术、宗教、道德等，它是上层建筑的重要组成部分。人们因阶级、经济地位不同，对各种问题的看法也不同，这样就形成了不同历史时期、不同阶级的意识形态。那么，人文精神是不是一种意识形态呢？否。人文精神当然不可避免地要受到人们阶级、经济地位的影响，但作为以人为本和以人性为轴心的人文精神，其主要内容是世俗的，具有普世性质，基本不属于意识形态的范畴。比如，敬畏和关爱生命，承认生命权是人的基本权利；再如，人是有思想的动物，因而人有自己的理想追求和价值判断；又如，人们都希望能自己掌握自己的命运，不受制于别人。类似这些，都是全人类共有的。正如《世界人权宣言》所说："人人生而自由，在尊严和权利上一律平等。他们富有理性和良心，并应以兄弟的关系的精神相对待。""人人有权享有生命、自由和人身安全。""人人有资格享受本宣言所载的一切权利和自由，不分种族、肤色、性别、语言、宗教、政治或其他见解、国籍或社会出身、财产、出身或其他身份等任何区别。"所有这一切，表明人文精神，是一种人类社全共有的具有普世意义的价值体系。

对于人文精神的普世价值，国内的一些学者是有共识的。比如《人文教育:理念与实践》一书的作者高焕祥就认为:"我们所谈的人文精神,虽然没有统一的标准和尺度,虽然有其时代性和民族性,但在不同的时空条件下,总是有一些基本的共性,尤其是在世界一体化的今天,对现代人文精神理解有更多的共识,例如公民意识、生态伦理、人文关怀、个性解放与自由等。"①习近平主席多次申述人类命运共同体的理念。既然是共同体,就需要某种共同的价值观支撑,否则共同体则难以形成。值得指出的是,在当今经济全球化和经济区域化的情况下,明确人文精神的普世性质,对于全世界各族人民和平相处,互相解决和协调各种有争端的和涉及人类生存的共同性问题,诸如防止核扩散、反对恐怖主义、阻止沙漠化、改善全球的生态环境、实现人类命运共同体的理想,都是十分重要的。这就要求我们纠正那种将人文精神意识形态化的观点。

一般说,道德是受意识形态影响的,不同阶级的人常在道德上打上不同的烙印。但是,我们应当注意到,道德也是有层次的。有具有普世价值的世俗道德,有因民族、国家的不同而形成的公民道德,有因行业和工作的不同而形成的职业道德。其中,人文精神,就是具有普世意义的全人类共有的道德。正如德国前总理施密特所说,当前解决全球化的许多问题迫切需要"达成一些世界公认的最低限度的道德基本准则"②。而以人为本的人文精神就是这种基本道德的重要内容。

由此而想到,人文教育不是一般的政治课,不应视人文教育为思想政治教育。政治思想教育不能取代人文教育。思想政治也是人文,但不是所有的政治思想教育都符合人文精神的要求。人文教育是对所有人讲的,并非只适合特定阶级和特定人群;人文教育也不是一般的德育教育,虽然其中包含德育教育的某些方面,人文精神包含着深刻的道德内涵,但人文精神远比一般的道德要求更深刻,它体现了人的最本质的要求和标准。一个没有或缺少人文理念的人,在一定程度上他已经丧失了人的本质和特点。试想,一个对人没有任何关爱的人,一个失去了人性的人,一个视生命如草芥的人,一个没有任何理念的人,那还能算得上是人吗? 当然,德育教育中的许多内容也包含和体现着人文精神,但并非所有道德要求——特别是某些特定社会、特定人群的道德要求——都能被列入人文精神之体系。如某些宗教教规,执行某些特定任务时提出的道德要求,有时还与人文精神相背离。人文教育,不是高等学校的

① 高焕祥.人文教育:理念与实践[M].北京:社会科学文献出版社,2006:6.
② 施密特.全球化与道德重建[M].柴方国,译.北京:社会科学文献出版社,2001:9.

课外活动,也不是选修或不选修的课程。从根本意义上说,人文精神,是高等学校灵魂和精神的支柱。美国哲学家詹姆斯在其《真正的哈佛》的演讲中说:"真正的哈佛是看不见的哈佛,她在她更富于真理追求的灵魂中、在她无数独立而又常常是孤独的儿女们身上。思想应当成为我们大学植物园中的珍贵种子。""最值得人们合理仰慕的大学是孤独的思想者们最不会感到孤独、最能积极深入和能够产生最丰富思想的大学。"人文教育当然需要开设一定的课程,但人文教育绝不等于就是这几门课程。在高校,人文追求,应当成为所有大学的最高理念,并体现在学校的一切方面。

　　人文教育、政治思想教育、德育教育,三者有一定的联系,但同时又有一定的区别。当前,我们在医学人文教育中,由于不了解人文教育的普世性质和特点,常常将这三者混淆,相互取代,这是人文教育不能取得理想效果的重要原因之一。这是我们在人文教育中应当避免的误区。

　　（本文系将载于《医学与哲学》杂志2006年第5期的《关于医学人文教学几个问题的认识》和发表于《医学与哲学》2019第7期的《人文医学教学中若干问题的再认识》综合而成,有修改。）

人文医学学科建设之我见

　　学科建设的状态及其指标体系是一个学科发展水平的重要标志。有的学者认为,学科建设至少包括三个要素:构成学科体系的各个分支;在一定研究领域生成的专门知识;具有研究能力的专门人才及其设施[①]。也有人认为,学科建设包括六个方面的内容:学科定位(发展方向和发展层次)、学术队伍(学科带头人与学科梯队)、学科研究、人才培养、学科基地、学科管理[②]。对这一问题仁者见仁、智者见智。本文从我国当前人文医学学科的具体情况出发,就当前我国人文医学学科建设,谈谈个人的一点浅见。

一、明确学科定位

　　所谓学科定位,是指一个学科在学术体系中的位置和价值,包括学科的性质、发展方向、时代特点等,这是学科建设必须首先明确的。如何定位当前业已形成并逐步被纳入当代医学教育体系的一批人文医学学科? 以下三个问题需要认真思考。

　　一是要把握当今人文医学学科的时代特点和时代精神。当今的人文医学学科,多为20世纪六七十年代以后,伴随着现代医学产生的种种新问题而逐渐形成的,它体现了适应现代医学要求的一种新的人文理念,这种人文理念既不同于十四五世纪以后兴起的人文精神,更不同于古代的医学人文理念。20世纪以来,伴随着整个社会的进步,不分种族、肤色、信仰、地域、国籍的以人为本的人权思想成为当代的主流思想,民主、自由、平等、公平、正义已成为现

---

　　① 祝世兴.学科建设重在抓好五项内容[EB/OL].(2012-11-01)[2017-03-21].http://www.cauc.edu.cn/news/518.html.

　　② 王晓宁.以学科建设为龙头,提高研究生教育质量[EB/OL].(2015-04-12)[2017-03-21].http://news.gxau.edu.cn/Item/75727.aspx.

今的时代精神,并为世界多国人民和政府所接受。处于现今时代的人文医学学科,理应全部以这种时代精神及适应医学科学发展新情况而形成的新的人文理念,探求在医学和保健服务中如何更好地体现这种人文思想为目标。当今人文医学学科建设的重要任务,就是要重新审视、反思现今一些人文医学学科对这种时代精神的把握和实践是否到位。中国古代不乏仁爱的思想,一些古代医家一直秉承"医乃仁术"的宗旨行医,但此种仁爱之心与现今以人为本的理念仍有重大差异。中国古代倡导的人文理念中的可取之处应当继承和发扬,但不能以中国"古已有之"或"中国特殊"淡化、降解和替代当今时代的人文精神;也不能像"颠狂柳絮随风舞,轻薄桃花逐水流"那样,苟同或迁就某些机会主义、低级趣味的庸俗意识而放弃尊严、公平、正义的根本伦理原则。人文医学与时代精神是紧密相扣的,社会的进步不仅是技术的进步,同时也是人类自我认识和精神的进步,我们的人文医学应当是充满时代精神和时代气息的。这是当前我国人文医学学科建设必须认真对待的课题。

二是认清现今人文医学学科的性质。它是属于理论性质的学科,还是属于实践性质、应用性质的学科? 这也是当今学科建设必须澄清的一个问题。目前高等医学院校开设的医学伦理学、医学法学、医学哲学、医学心理学等课程,无疑都是适应当代医疗实践的需要而发展形成的。正是因为在辅助生殖技术、器官移植、放弃治疗、临终关怀、代孕、干细胞技术应用中遇到的种种伦理问题,才催生了当代的生命伦理学。生命伦理学是为解决当今医学中种种医疗实践问题服务的,生命伦理学当然属于应用性质的学科,它主要不是供学者们研究的理论性学科,医学法学、医学哲学莫不如此。"生命伦理学是为了解决上述领域的伦理问题而为行动提出规范建议的实用伦理学或应用伦理学,有别于在伦理学理论中找毛病或试图完善伦理学理论的哲学伦理学或理论伦理学。"[1]这里所说的"应用",不是指"某种既定的道德原理或准则的简单而直接的应用","这种方式的应用根本无助于现实道德问题的解决","应用伦理学之应用应该是对人类积累的全部道德知识和智慧的应用,它既包含着以某种既定的道德原理或准则为参照来考察活生生的现实道德生活和棘手的道德问题,同时也包含着以后者为观照来重新审视前者,甚至包含着对前者做

---

① 邱仁宗.理解生命伦理学[J].中国医学伦理学,2015,28(3):297-302.

某种新解,乃至生成新的原理和规范"①。强调医学伦理学的应用性质,不是说当今的人文医学不需要理论,当今的人文医学的各种学科,都有自身的理论渊源,在解释许多实际问题时也需要探寻适当的理论为之辩护,但这些理论辩护和支持是为实践服务的,是为实践提供依据的,虽然这些理论思考有助于丰富人文医学的理论宝库,但其着眼点是医疗实践。目前在我国人文医学教学和研究中,一些学者将目光集中于理论研究,而对它的实践性关注不足,这是需要引起重视的。如何更好地让人文医学学科落地,在医学实践中开花结果,需要给予当今人文医学学科建设足够的重视。

三是人文医学的学科归属。是归属人文学还是归属医学?这是人文医学学科建设不能回避的。当今出现的多门人文医学学科,是人文学与医学交叉的产物,它可归属于伦理学、法学、哲学、心理学,也可归属于医学,究竟归属于何方为好,这需要依据这些学科所处环境及其肩负的任务而定。当今的人文医学,来源于现代医学,并且已经成为现代医学的重要组成部分,被纳入医学教育的必修课程或选修课程,成为当代医生行医必须掌握的知识和技能,理应归属于医学,正如化学与生物学相结合而形成的生物化学已经成为医学知识体系重要组成部分一样。当然,综合大学的哲学、伦理学系,为了使它们的学生了解伦理学、哲学的发展状况,也可开设生命伦理学、医学哲学,但这与医学院校开设这些课程的目的完全不同。例如,医学院校开设医学伦理学,是要求学生必须了解在行医中如何行使知情同意,如何依据相应的伦理规范应用高新技术,如何掌握生物医学研究的各种规矩。遗憾的是,当前我国人文医学的课程建设,在这方面远未引起人文教师应有的注意,因而未能到位,这正是一些人文医学课程已经开设了几年甚或二十来年,仍未收到应有的效果、未能引起学生们重视的重要原因。不少学校的人文医学教学,仍然漫游在人文的茫茫大海中,不知在何处落地,甚至根本未曾思考要不要落地。人文医学在何处落地,如何落地,对人文医学来说,是有关成败兴衰的大事。

二、夯实学科基础

学科建设也和盖房子一样,要有坚实良好的基础。基础打不好,学科就繁荣不起来。就目前医学高校开设的几门人文医学课程而言,有两方面的基础

---

① 余涌.卷首语:开创应用伦理学研究的新纪元[M]//余涌.中国应用伦理学(2001).北京:中央编译出版社,2002:7.

需要考虑，一方面是学科的理论基础，如医学伦理学就需要考虑伦理的一些基本理论，如义务论、美德论、目的论、效果论，以及公平、正义、善与恶等，前人关于这些方面的论述，对解决当前医学面临的种种伦理问题，仍是有指导、启示意义的。如罗尔斯的《正义论》、弗莱彻的《境遇伦理学》，就值得深入研究，它们对于解决当前一些医学实际问题是有帮助的。其他如医学哲学、医学心理学、医学法学等，莫不如此。这方面的功夫我们还下得不够，仍需继续努力。

从当前的实际情况看，另一方面的基础，即人文医学的医学基础更为迫切和重要。人文医学的医学基础还没有引起人文教师们应有的重视，没有被真正提到应当十分关注的日程上来。人文医学如果没有医学的基础，就失去了它存在的意义，就没有立足的根基。人文医学，是从现代医疗实践中萌发、生长和发展而来的，它不是从人文学的经典著作中推演出来的。例如，生物医学研究的伦理审查、规范和伦理委员会，就是适应生物医学研究的实际需要，维护研究的人道性而形成和逐步完善的；医学心理学，也是因为当前许多疾病与心理因素密切相关，如癌症，它的发生和发展、诊断和治疗，乃至于临终时刻，无不与心理、情绪紧密相关。心理支持是癌症诊治全程不可缺少的重要环节，是许多疾病医学干预的重要手段。医学哲学的基础也在医学，当前医学在其发展进程中，提出了大量问题。基于同样的客观事实，不同医生为何做出完全不同的判断？一些医学科研成果，为何不能重复？医学还要不要以追求确定性为目标？在人体生命现象中，生理性与病理性常是相互交杂的，如何区分？病理性可否转变为生理性？人在衰老过程中机体功能衰退的种种现象，如骨质疏松、皮肤褶皱、视力模糊、听力减弱，应否定义为疾病？要不要治疗？要不要纳入医疗保险？而对这些问题，仅从技术角度是难以做出回答的，需要诉诸哲学。可见，人文医学的重要基础在于医学。人文医学要从医疗实践中寻求课题，充实学科内容，同时也正是在这种努力中，作为现代医学组成部分的人文医学，才能为防治疾病、促进健康发挥应有的作用。

人文医学应当从哪些方面努力，夯实自身的医学基础？第一，以全视角的眼光（超出技术层面，侧重社会、心理、环境、经济、文化等层面）缜密观察医疗实践（包括临床医学、预防与公共卫生、生物医学研究），审视、发现、提出实践中的两难问题，和医学专家共同探讨解决之道，包括从优选择，或另辟蹊径。例如，关于现代医学的许多诊察手段，是否更加接近或者远离人体与疾病的真实世界，就很值得认真思考。第二，跟踪医学发展新进展，对各种新技术、新疗法的技术实效、伦理社会的允许度、经济的可承受性和社会的认可性等，进行全面评估,为这些新技术、新疗法的应用设置条件,以便其更好地造福人类的健康,如新生儿基因筛查如何估量? 为救治他/她的患病同胞而孕育一个新生儿("saviour siblings",译为"救星同胞")来救治患病的孩子是否人道? 第三,在卫生保健政策、制度和管理方面,如何注入人文精神的探索和研究。第四,对医学社会学层面的诸多问题的思考和研究,如医患关系社会学问题、不同类型医院的功能划分与协作及其演化、现代医院的管理及其在实现全民健康目标中的作用等,都是值得人文医学关注的。

三、重新审视学科的结构和知识体系

学科体系和它的知识结构,是学科建设的重要课题,是学科成熟与否的重要标志,也是学科能否获得独立存在的基本理由。一门成熟的学科,它的结构和知识体系,至少应当满足以下四个条件:有明确而稳定的学科研究对象;解析研究对象生成的知识体系;支撑本学科知识领域的专有名词和基本术语;具备指向服务领域的基本路径和方法。

从这些要求来看,现有几个人文医学学科的结构及内容,均需要进一步改进与完善:一是学科内容存在某些缺失,对该学科的主体内容反映不全面,需要做相应的补充;二是某些学科内容未能确切、及时反映当代医学提出的重大现实问题,针对性不强,未能与时俱进,需要再次构建;三是有的学科边界不甚清楚,彼此重复,需要调整;四是有的学科内容重点不突出,应当充分展开的未能充分展开,而另一些内容则过于累赘,需要梳理;五是有的学科未能进入学科主体内容,在外围兜圈子,顾左右而言他。总之,学科的体系和内容结构,存在对医学现实反映不及时、不全面、重点不突出等不足,需要进行评估和调整。

例如,医学伦理学,就存在只关注规范伦理而忽视德性伦理的不足。在当今市民社会和医学干预越来越强势的条件下,规范伦理是很重要的。例如,新技术应用的伦理规范、科研伦理、新技术研究和开发的伦理审查、伦理委员会的建立,都是重要而且应该加强的。但德性伦理是伦理学的原点和出发地,十五六世纪规范伦理兴起以来,德性伦理一度被边缘化,但德性伦理并未从生活中消逝,它对人类行为的正确调节仍然具有重要意义。从20世纪80年代起,西方一些国家掀起了一股德性(美德)伦理热,我国一批学者也对此发表了许多文章,这一点在我们的教科书上没有得到反映。实际上,在医疗实践中,作用比较广泛、时刻惠及病人的,仍是医生的美德。面对一个仍有一线希望的

危重病人要不要努力抢救？在发生医患利益冲突时医生如何选择？靠的仍是医生的美德。因此，重视临床实践中的伦理，加大对医学中的一般伦理问题的研究和宣扬，是医学伦理学学科建设不应忽视的重要课题。不是说高新技术伦理不重要，近些年一些生物医学前沿技术，如基因编辑、生命合成、三亲婴儿、人兽混合胚胎等，均涉及人类生命的尊严和人类千秋万代的安危，都是很重要而不能小视的，但这些技术目前大多处于少数人研究中，涉及的面至少在现时比较小，而以往我们的学科对这些方面的关注较多，对临床和公共卫生实践中的常规伦理关注较少，这些都需要认真加以审视。

医学心理学有两个发展方向，一是实验心理学，从生理机制研究心理过程，这是慢功夫，一下子难以拿出一些心理疾病致病的生理机制的确切成果；二是社会心理学，研究社会环境对心理的反映，此事做起来能比较快一点。前者似乎是自然科学，后者可能属于人文医学的范围。医科院校设立医学心理学，主要是为培养医生服务的，是作为优秀医生必须掌握的一门知识和技能而被提出的。目前医学心理学教学的不足，是一般心理学的内容多，医学心理学的内容不足和不扎实。而为医生们提供对疾病和健康的心理干预与支持，正是医学心理学教学的主业，是实践生物-心理-社会医学模式的重要环节。这一点，近来已为许多临床医生所重视，中国抗癌协会等多个组织联合发布的《中国肿瘤心理治疗指南》一书的出版，表明临床实践可能走在医学心理学教学的前面。医学心理学还涉及医学与宗教的关系，宗教的作用很大程度上是心理效应。王辰院士说："医学实践中的宗教因素是在医学不能充分把握和解释、预测病情的情况下，患者所产生的一种心理依托和祈求。在产生心理效应的基础上，宗教还可能产生由心理引发的行为和生理效应。"宗教与心理学的关系也是值得医学心理学关注的，目前在临终关怀中已经成为一个现实问题。

医学法学的使命，是维护医生、病人和社会（包括环境）各方的正当权益，促使医疗保健服务在法制轨道上进行。当今医学法学的学科建设，有两个问题需要引起关注，一是在维护医方和病人以及医患双方与国家、社会权益方面如何维持平衡。就医患双方而言，由于病人处于弱势地位，且医方是为病人服务的，维护病人的正当权益，似应成为医学法学首先要关注的事。有的法学专家向医生进言："凡是可抢救可不抢救的一律不抢救，凡是可检查可不检查的一律检查。"这种将医方利益置于首位的主张是不可取的。但医方的权益也不能忽视，否则会给医疗保健服务带来伤害，从而损毁整个医疗保健事业。

在医患双方与国家、社会的利益关系上，也需要维持合理的平衡，不顾国家经济的可允许度，过多地消耗有限的卫生资源，最终仍是要危及医患双方和社会整体利益的。二是法与伦理的关系问题。时下似乎存在过多地把伦理问题说成法的问题的倾向。当然，医生应当也必须依法行医，但依法行医只是医生行医的最低底线。实际上，大多数医生，是超越法律的要求为病人做了许多善事的。如果医生只满足于不作恶，这样必然大大束缚其履行医学人道主义的积极性，使他们为了保护自己，许多可做的事就不做了。笔者赞成有的法学教师的看法：如果医生只依法行医，医学就不得了了。关于伦理与法的关系，历史上的法学界有两种主张，一是以牛津大学法学教授哈特为首，主张法与道德分离，法不考虑道德；二是以美国法学家富勒为首，主张法要以道德为基础，法本身就是"内在道德"。笔者以为法是不能脱离道德的。医学法学不应也不能驱除道德，不应将伦理能调节的事变成法的强制，背离伦理的法是恶法。

医患沟通学的学科构建，似乎需要更多地关注医患沟通的主旨和目的，但关于为何需要沟通、沟通对于当代医学意义的说明分量不够。后人在总结希波克拉底的医学思想时说，药物、手术、语言是医生的三大武器。这种观点至今也未过时。语言是什么？语言就是医患沟通。现代医学已逐步认识到，医学应当从以"病"为中心转移到以"人"为中心，从诊断、治疗到康复，都离不开与病人的沟通，实践生物-心理-社会医学模式，重要环节也在于医患间的沟通。医患沟通技巧当然需要重视，但如果这门学科只是沟通技巧的汇集，就可能大大降低它的作用和分量。《全球医学教育最低基本要求》关于"沟通"一项列了9点，每点都讲沟通要解决什么问题，而未强调具体的沟通技能；教育部2016年9月公布的《中国本科医学教育标准——临床医学专业》，有6处讲沟通，都是结合各种具体环节讲的。当前医患沟通不畅，固然与医生缺乏沟通技能有关，但更多是因为缺乏对病人的同理心和对沟通的重要性认识不足。医患沟通还涉及医患主体间性这样的哲学问题，它应当是医患沟通的哲学基础，而当今的医患沟通学未将其纳入。医患之间的沟通，按其本原来说，似属于医学社会学的组成部分，但鉴于其对当代医学的重要性，独立出来也是应当的，但它的理论性及支撑学科的专门名词术语，显然有些不足。

医学社会学的学科构建，从我国发表的有关医学社会学的研究成果看，触及学科的主体内容不多,大多限于医患关系。以美国科克汉姆①的《医学社会学》第10版为例,除医生、病人角色这些内容外,还列出了"健康行为与生活方式""医学生活化""医生的社会文化""美国医学的权力结构""处于社会变迁中的医生"等,这些在中国的医学社会学中少有涉及;从英国出版的《社会学》关于医学社会学的内容来看,其中身体社会学、阶层与健康、健康的社会基础、健康与疾病的社会视角、变化世界中的医学与健康等②,我们更没有研究。医学社会学的主体内容未能到位,学科建设任重而道远。

医学哲学在这些学科中起步比较早,但至今也没有形成比较成熟稳定的学术体系,几本医学哲学的读本差别很大。有的依据原则、理论是研究的出发点的办法,将自然观、科学观、方法论移植于医学,形成三大块的医学自然辩证法的教科书,这是20世纪80年代中期的医学哲学成果;有的以医学方法论、临床思维为重点构建医学哲学,这也是20世纪八九十年代兴起的系统论、控制论、信息论热潮背景下对医学哲学的构建;有的以医学关切的几个热点,如医学模式、医学目的、医疗危机、职业精神等视点构建医学哲学;还有的以医学实践中的一些基本问题,如疾病与健康、结构与功能、生理与心理、人体与环境、整体与局部、主体与客体等,构建医学哲学。为什么会出现如此差异?原因在于对医学哲学究竟要解决什么问题和哲学切入医学的角度存在不同理解。再具体一点说,一是对医学哲学如何切入医学、应抓住哪个关键点不明确,医学哲学的主要内容应当集中在哪几个方面不清楚;二是未能紧密结合当代医学发展的实际,反映当代医学需要从哲学角度回答的问题,对医学哲学在医疗实践中如何落地、何处落地还不太明确。尽管医学哲学学科的建构仍在探索中,但这些成果也是来之不易的,它为医学哲学学科的完美建构做了有益的探索。随着现代医学大踏步前进,提出的哲学问题愈来愈多,有的医生提出"好医生一定是哲学家"的观点③。最近我们了解到国外医学界关于医学真实世界的讨论。在医学面前,存在三个世界:真实性世界、选择性世界、人造物世界,这是尖锐的医学哲学问题。早两年,樊代明院士一口气提出了17个医学哲学问题,发表了多篇讨论医学与科学的文章,提出了医学与科学的关系

① Cockerham W C. Medical sociology[M].10th ed.New Jersey:Pearson Education,Inc,2007:99,153,196,204.

② 吉登斯.社会学(第四版)[M].赵旭东,等译.北京:北京大学出版社,2003:137,138,151.

③ 王锡山.为什么说好医生一定是"哲学家"[N].健康报,2014-07-11(6).

这样一个很严肃的医学哲学问题。2017年在《医学与哲学》杂志第四次编委会第一次会议上他再次强调了这个问题。他说:"讲到医学与哲学……我是非常喜欢,当学生的时候,我就觉得医学与哲学关系非常密切。"①他希望《医学与哲学》杂志多做些工作。韩启德院士多次说,当前医学面临的诸多问题,需要从哲学视野加以研究,只局限于技术层面是找不到答案的,并且亲自就慢性病防治、癌症的三早等问题进行了哲学层面的解析,并召集有关方面共同商议。他在《医学与哲学》杂志第四次编委会第一次会议上发言时要求:"从事医学哲学的学者和关心哲学的医护工作者们,应紧密联系现实,更多地转向以医疗实践为基础的医学哲学研究。不能止于理论,满足于写几篇理论性文章,理论研究一定要接地气。哲学理论如果不接地气的话,是没有意义的,没有出息的。"②医学哲学学科的构建,还需要坚韧的努力。

学科有两个含义,一是指作为知识体系的科目及其分支,如物理学、化学、生物学、哲学、伦理学、法学,其中每个学科都是一个庞大的知识体系;二是指高等学校教学、科研的功能单位,是教师、科研隶属范围的相对界定③。本文讨论的学科建设是就后者而言的,高等医学院校开设的学科必须符合学生培养目标的要求,纳入医学人才培养的知识体系。这就需要对学科内容做认真的审订,为教师教学提供依据。目前医学高校开设的几门人文医学学科,有的通过教科书大致形成了符合医生培养目标且相对稳定的教学内容,但也有进一步完善的必要;有的则少有从培养目标出发设定学科教学内容,而是由教师们随兴发挥,不适应医学教育需求。高校的人文医学教学不应当千篇一律,而是应当发挥教师们的特长,但教学内容仍是要对准培养人才的需要的。医学人文是一个广阔的领域,涉及关爱生命的电影、诗歌、音乐和一些文学作品,这些都有利于对医学生人文情操的培育。但时下中国的医疗实践中一些最基本的医学专业精神受到侵袭和干扰,一些重要的人文医学知识和技能亟须补充,所以目前人文医学教学,仍应通过加强学科建设,将已经纳入医学高校教学内容的几门人文医学课程教好。对于这些课程在医疗实践中如何协同

① 樊代明.关注医学发展方向 研究医学发展问题:在"医学与人文高峰论坛"暨《医学与哲学》杂志第四届编委会第一次会议开幕式上的讲话[J].医学与哲学,2017,38(2A): 2.

② 韩启德.不忘医学初心 发展医学哲学:在"医学与人文高峰论坛"暨《医学与哲学》杂志第四届编委会第一次会议开幕式上的讲话[J].医学与哲学,2017,38(2A): 1.

③ 佚名.学科建设的基本概念[EB/OL].(2009-03-06)[2017-03-21].http://xk.hnist.cn/show.asp? id=153.

进行,也应在学科建设时探索贴近实际的安排,特别是紧密结合学生实习和规范化培训加以落实;如何收到更好的实效,更需做全盘思考。

四、人才队伍

人才队伍是学科建设不可缺少的环节,包括人才队伍的知识结构、年龄结构和队伍的梯队结构,其中特别重要的是学科带头人的形成。由于人文医学是交叉性质的学科,从事人文医学教学与研究,一般应具有医学和人文社科方面的两类知识,单一的知识结构可能给教学和科研带来困难,影响教学质量和科研水平。目前队伍的状况是单一较多,两者兼有的较少,这需要在实践中逐步弥补和充实。一些缺少医学知识的人文教师,发扬懂得哲学、法学等的长处,克服不懂医学的短处,抽出一定的时间参加一些医疗实践活动,如参加临床查房,聆听危重病例的会诊和死亡病例讨论,参加一些综合性的医学学术会议,交几个医生朋友,阅读医学刊物上的综述性文章,就能大致把握当代医学的脉搏和一些难题难点所在(因为终究不是为病人开处方)。合理的年龄结构和梯队结构在一些人文学科比较齐全的学校大致已经形成,学科设置较少的一些学校,可能要经历一段时间才能解决——只有两三个教师,是很难谈得上合理的梯队结构的。在整个人才队伍建设中,最重要的是学科主持人或带头人。目前,某些学校这方面的工作发展很快,就是因为有一个热心且有一定水平的带头人,而某些学校教师不少,学科设置也较全,但多年没有做出显著的成绩,原因就在于缺少一两个学科的带头人。这需要通过引进或者送出培养才能解决。

从临床医师中,物色、挖掘和培养若干有志于人文医学的人,也是形成队伍的一条有效途径。在美国、加拿大、日本等一些国家,专职从事人文医学教学的教师并不多,它们的人文医学教学,大多由有志于人文医学的医生承担,而且由他们来做,有着许多天然的优势,并且很受学生的欢迎,效果也比较好。从我国一些学校的实践经验看,这种可能也并非天方夜谭。在人文医学越来越被整个医学界关心的背景下,有志于此的临床医生也并非凤毛麟角,锦州医科大学的多位临床科室主任、大连医科大学的几位高年资的医师,就担任了一些人文医学课程的教学。只要认准这条路,取得医院领导的支持,同时又得到人文教师给予的帮助,办好此事并非没有可能。我们应为在临床医生中找到一批合作的朋友而努力。

五、科研

科研是构建学科、提高学科水平的重要方面。目前在人文医学的科研方面，已经做了不少工作，并且涌现了一些成果，现在的问题是要在拓宽视野、集结力量、重点攻关、坚持不懈几个方面下功夫，改进这方面的工作局面。

所谓拓宽视野，就是研究的目光不要只限于人文自身方面的课题，要逐渐将重点转向医疗实践中的人文课题。当前医疗实践中有待研究的人文课题，可以说是多如牛毛，如过度医疗、无益医疗、疾病与健康的边界、生理性与病理性的区分、事实与判断、医学中的确定性与不确定性、大数据与临床诊断、精准医学的评估、循证医学的评估、靶向治疗的评估等，都是医学界关心的，也是当前人文医学应当出击的重要靶点。如果我们在这方面能够拿出几个成果，就能对医学做出十分有意义的贡献，也能提高人文医学的威信。

所谓集结力量，是指对一些重要的课题，需要集结多方面的力量，需要有医学专家加入，还要有其他方面的支持，更要有有关部门提供经费等方面的支持。就人文队伍而言，也需要相互合作。可能有的学者认为这是脱离实际的空想，其实并不尽然。对于这方面的问题，有关部门、领导已经关注到了，不少权威学者也在呼吁。只要努力，先从有条件的学校开始，选定一两个研究课题，逐渐做起来，星星之火，是可以慢慢燎原的。

所谓重点攻关，就是要经过深思熟虑，选择几个重点课题，先做做看，而不能一下子遍地开花。

所谓持续不懈，就是要坚持到底，不能像麻雀那样，这儿跳一下，那儿跳一下，那样是做不出成绩的。目前医学人文研究中的一个不足，就是没有稳定、持续的研究领域和课题，学者随兴所至，东一下，西一下，所以没有出现有分量的成果。

［本文系作者于2016年12月在第二届全国医学院校医学人文学院（系）负责人联席会议（广州）上的报告，发表于《医学与哲学》2017年第38卷第4A期，有修改。］

医学人文研究：拓宽视域　改进方法

一、要重视医学人文的研究

我国医学人文如果说是从20世纪80年代开始的，那么已有30多年的历史，一些学科打下了基础，站稳了脚跟，如医学伦理学、医学心理学、医学法学、医学史；一些学科也有了开头，如医学哲学、医学社会学、医学美学；当然，还有一些学科才刚刚酝酿，如医学人类学等。现在是应当花功夫做些科研的时候了。这是医学人文学科进一步建设的需要，也是医学人文进一步发挥作用的需要。

关于医学人文的科学研究，已经有不少学者开了头，并做出了成绩。如关于基因伦理、人体干细胞伦理、遗传基因检测、医患关系、医学哲学等方面，一些学者出版了专门著作，这是可喜的。但总体来说，医学人文的科研，还是我们的一个短板，特别是影响当前医疗实践和医疗卫生保健决策方面的研究，至今少有重大课题的科研成果。

医学人文科研的缺陷主要是：视野不够宽阔，一些影响医疗实践和医疗卫生保健决策深层的课题未引起关注；与医学实践结合不紧密，虽然医学发展前沿的某些技术的伦理问题引起了关注，但医学实践和发展中一些影响广大群众健康和卫生资源分布、应用的重大学术与实践的问题,少有人文学者涉足,医学人文未能紧跟医学科学的发展;已经开展的一些课题研究,主题分散、零碎,缺乏持续性的跟踪研究,多数学术单位和学者个人,没有形成比较稳定的研究领域,经常转换课题,打一枪、放一炮就走;单枪匹马奋战,没有形成合作团队,特别是没有形成与医生、卫生事业管理者之间合作的研究队伍;研究方法存在缺陷与不足,理论资源开发滞后,实证研究缺乏应有的深度,设计不合理,需要实证的问题与实证提供的资料缺乏内在的联系,提供的证据可信度不高和不准确等等。概括地说,医学人文的研究,需要拓宽视域,改进方法。

二、拓宽医学人文的研究视域

目前医学人文的研究,视域过于窄狭,不够开阔,这在研究生的选题上更为突出——翻来覆去总是那几个方面的课题。医学人文的研究,当然首先是医学人文自身的研究,但不能只限于医学人文自身,因为医学人文的作用在于与医学实践的结合。医学人文的根本目标,是揭示医学的人文问题和向医学注入人文精神,揭示医学缺乏人文的不足,排除某些因素对医学人文品格的挤压,推动人性化医疗的实践,使医学更好地为生命和健康服务。医学院校的人文医学教学,医学人文的研究,都是围绕这一目标服务的。人文医学教学,要走进临床,走进保健服务的各个方面;医学人文的研究,也应如此,要拓宽视域,走进临床,走进医疗保健服务的各个方面。

医学人文研究的视域,包括地域、时间和内容视域几个方面。就地域而言,不仅限于中国,而且涉及亚洲、欧洲、美洲、非洲,乃至全球。与地域相关联的还有一个宗教问题,而宗教对人文的影响是十分突出的。同一问题因宗教观的不同,认识可以迥然相异。医学人文是一个全球性问题,哪个国家的医学都有人文问题,但又都有自己特点。像当前遇到新冠肺炎,几乎全世界任何国家都不能逃脱,但各国的抗疫,却呈现出五花八门的特点,反映出来的问题,其特点和差异十分突出,如果能将视野扩展到全球而不限于中国,其研究的内容是十分丰富的;而且从全球视域看我们自己,可能有更多的发现。可惜现有的研究,少有国际视野的宏观考察。作为中国这样一个大国的人文学者,应当有这种眼光和胸怀。至于从时间的跨度研究人文,古代的、近代的、现代的、后现代的,其认识和内容,也有很多不同和相同,研究相同的问题在不同时段的解析,也是很有意义的。在这方面,人类学有助于为我们提供启示。

　　医学人文内容的视域，大致包括以下五个方面：①医学人文自身的研究；②医学人文与医学专业相结合，亦即医学实践中的人文课题研究；③医学科研领域中的人文研究；④医学面临的伦理、法律、社会等问题的研究；⑤医学及卫生保健政策中的人文因素的探索。目前，第一方面的课题已经做了许多工作，但没有形成有计划的、有系统的、持续性的研究，基本上是单兵作战，处于不可持续和无序状态，没有出现有影响的著作，其他四个方面有的已有好的开始，有的尚待启动。而后三方面则是医学人文深入医疗实践，发挥医学人文作用必须要做的事。试想，如果说不清楚当代医学人文问题在哪里、是什么，我们怎能促进人文与医学的结合？怎能推动医疗实践的人性化？

　　下面就以这五个研究领域，从当前现实迫切需要和学科建设两方面出发，提出若干课题，供大家参考。

　　（一）医学人文自身方面的研究课题

　　1. 医学人文相关概念的研究。如：何谓人文？何谓医学人文？医学人文的构成要素与评价。医学人文与人文医学有无区别，区别的意义与价值是什么，可否相互取代？医学的人文，医生和医生组织的人文，医疗行业（医院等）的人文，医疗卫生保健决策者的人文，医药产业的人文，这些领域的人文问题相互有联系，也有区别，区别何在？医学人文理念、知识、素养、技能之间的关系，医学人文素养中的知识素养、行为素养与品德素养的关系，能否彼此取代和混同？医学人文实践包含哪些方面，有无主体与非主体的区分？如何促进医学人文的实践？伦理与法律的关系，谁是基础，可否分离？医学人文的哲学基础是什么，在哪里？医学人文与（意识形态）政治课的相同与相异。这些都是医学人文教学与学科建设需要考虑的。

　　2. 医学与人文关系的演变历程的探索与研究。医学与人文经历了合→分→合的历程，其间还穿插一些小分小合，其历史的深层原因与影响是值得研究的。它可能有助于我们现今处理这个问题，改善现今医学与人文的关系。

　　医学人文大致上经历了古代、中世纪、文艺复兴和启蒙运动、近代、现代、后现代的发展阶段。在20世纪50年代前后，还穿插了一个共产主义意识形态的特殊阶段。在这段时间，还出现了人文主义与科学主义的大论战，出现了萨顿与斯诺的人文观。

　　这一过程值得研究的子课题有：①古代医学人文思想研究；巫医的医学人文。②宗教与医学；盖伦与阿森维纳的医学人文思想；中世纪医科大学的医学人文。③文艺复兴时期，特别是文艺复兴运动的启蒙阶段医学与人文的相互关系。④近代医学人文思想研究，医物理学、医化学对医学人文的影响；弗朗西斯·培根的工具论及其"知识就是力量"的论断对人文的影响；笛卡尔的二元论、拉美特利的《人是机器》一书与医学人文；魏尔啸的细胞病理学与医学人文；实证主义与人文。⑤现代医学发展进程中的医学人文，是合还是分？当代宗教与医学人文关系的重新审察；萨顿的科学人文观，斯诺的两种文化与现代人文及其与医学关系的比较研究。⑥共产主义运动（包括学术左派）对医学与人文的影响。⑦当代科学的人文观；后现代思潮对科学（医学）的批评及其影响。⑧中医名医的医学人文思想研究及其与现代医学人文的异同；中医的人文与古希腊时期医学人文的相同与相异。

3. 伦理学思想史的研究。苏格拉底、柏拉图、亚里士多德、孔子、孟子的伦理思想与医学；德性伦理的兴起与衰落；《尼各马科伦理学》；医生的德性伦理；功利主义的兴起与规范伦理；《正义论》与医疗保健制度；德性伦理的再度兴起；《德性之后》（麦金泰尔）的研究；规范伦理与德性伦理结合。当代伦理学处于什么阶段？当代医学伦理正在朝什么方向发展？

4. 当今医学人文面临的挑战。当代医学人文面临的挑战，基本上都是来自技术与市场、权力。这是先前的医学未曾遇到的。技术和医学人文本是一家，为何现今出现了问题？原因在哪里？医学人文面对医学技术的挑战表现在哪些方面？其要害是什么？当代医学技术发展的自主性的特点来自何处？对医学人文的影响是什么？技术发展的主体化与医学人文；技术由手段向目的的转化对医学人文的影响；现今的一些医学科研，不是因为疾病的诊治寻找技术，而是为了技术发展要寻找疾病和病人，这种现象对医学人文的影响是什么？技术是否形成权力与资本对医学人文的冲击？

这些是当前医学人文需要研究的重要课题。

当今的医学不可能回避市场，不可能没有资本。医学吸引资本对医学人文影响（积极的和消极的）的调查与研究，如何控制资本在医疗保健领域中的作用，发挥它的长处，避免它的消极影响；特别在医院经营中，如何解决一切向钱看、医学职业宗旨被消解和淡化的问题，都是医学人文应当关注的重点课题，其中包括质性和量化的研究，都是很有意义的课题。医疗服务如何适当引入市场机制，是当今世界各国都遇到的问题，但具体做法大不相同。美国，欧洲的国家（特别是北欧的国家、英国和英联邦的国家），拉丁美洲，非洲，东南亚，日本，还有中国香港特别行政区、台湾地区，都不一样，都有其特点，探讨它们的不同与相同，总结一些较好的做法，写出这方面的专著，是会受到各方欢迎的。

5. 去人文、去道德化倾向的研究。当前的现实是,一方面,社会、医疗服务需要人文,需要伦理道德;另一方面,在实际上,又存在一种去人文、去道德化的社会倾向。20世纪80年代初对个人利益和权利解禁后,对个人利益和权利的过度张扬导致私欲的迅速膨胀,形成了道德滑坡,这种情况至今也没有扭转,而且有日益蔓延之势。如在医疗保健领域,置病人和大众健康利益于不顾,片面强调医院的利益和医务人员的利益;在各特定专业领域中,传统的职业道德边缘化,背离职业规则的行为甚至畅通无阻;在对待服务人群的态度上,嫌贫爱富、讨好权势的习性屡见不鲜;在公共卫生及资源分配上,对贫困人群、残疾人等弱势群体,关照不够,对他们合理权益未能给予应有的尊重。在当今,强化道德需要和抵制道德两种趋势并存,道德多元与无序化并存,尽心为病人服务和精致地谋求个人利益并存,道德权威丧失,人们各行其是,无序的道德多元成为社会灾难;情感主义盛行,个人喜爱成为行为取舍的标准,道德行为的理性基础被挖空,道德行为失去理性支持;人格的碎片化,道德人格的同一性被淡化和模糊:这些都是值得人文学者研究的。有的学者说,能给生命和健康带来福音主要靠科学,人文的作用甚微。这些都是医学人文面对的现实,值得深入研究。

6. 当代医学人文的若干理念的研究。这方面值得研究的首先是如何全面理解患者自主权。尊重患者自主权,这是医学的重大进步,也是医学人文这些年获得的重要成果。但实践表明,患者在履行自主权的过程中,存在一系列问题,如自主权与其他权利的关系,何者为大?任何患者行使自主权,都是在某种具体的人际关系中,患者自主如何面对种种关系,如何解决诸多关系对自主的消解?这些都是摆在我们面前的现实课题。其他还有共赢与共济、主体间性、身体哲学、人道功利主义、关系实在、共情、心灵哲学、叙事哲学等。比如,共情是一个古老的哲学和心理学理论,最早由德国哲学家赫尔曼·洛兹和罗伯特·费歇尔提出来,用以说明在审美时,主体将自己的感情投射到艺术作品或自然对象上。对共情的系统思考来自美学家立普斯,他认为共情是一种基于人类模仿天性的内模仿。但共情在医学界有分歧,美国的内科学会一直主张医生与病人必须在情感上保持距离,但现在有了变化,主张医患共情。对于如何实现医患共情,叙事医学提供了通道。这些都是值得研究的。还有现象学,现象是人类知识的起点,医学是不是这样?德国现象学家胡塞尔敏锐地从立普斯学说中找到主体间性的奥秘,在他看来,正是由于人类具有共情的能力,人类在本质上是"具心的"生物,人与人之间的同理心,使得人们能够直接感知或体验彼此的思想、情感和欲望,因而现象学家将共情看作是主体间性经验的基础。20世纪80年代以后,由于神经科学,特别是镜像神经元的发现,社会认知神经科学的兴起,推动了对共情的研究,共情更引起人们的关注,认为共情是一种有着生物学基础的利他行为,并提出了"共情利他假说"。由此可以认为,共情是人文关爱的重要理论基础;主体间性的理论,解释了医生与病人建立情感的渠道;身体哲学为医生认识病人提供了除现代化的理化检查以外的另一扇重要窗口;共济与共赢,解释了现代人,包括医生与病人如何才能更好地在一起;对心灵的研究,也越来越有助于人文情感的激活与运用。总之,这方面的研究,虽然《医学与哲学》杂志就个别方面发表了一些文章,但仍需启动和大量开发。

7. 医学人文与人文医学的哲学基础与学术范畴问题。这是最近几位学者提出的新课题,对于理解医学人文与人文医学两者的关系、责任和实践有实质性的意义,值得探讨。

（二）医学人文与医学结合的课题

1. 医学与医学人文相互作用。医学人文促进了医学的发展吗? 有何事实证明哪些情况下可以促进其发展? 医学人文妨碍了医学发展吗? 有何事实证明妨碍医学发展? 哪些情况下可能妨碍医学发展? 医学人文对医学究竟有哪些促进作用? 有的学者认为,医学人文的作用有限,医学关爱主要还是要依靠医学技术才能真正解决,如何看待这种认识? 这也需要以历史和事实论证。

2. 医学与人文如何结合,如何促进两者融为一体。其中包括医学人文学者如何走进医学;医学人文教学如何结合医学实际;医生诊治疾病如何融入人文理念,将医学人文转化为医疗实践。

3. 医学人文的实践与干预。①医学人文在医疗、预防与公共卫生、卫生政策实践中如何体现人文要求。如何在医疗实践中尽可能地减少损伤、效益最大化和消耗最小。②医院管理中的人文实践。如尊重和维护患者的权益,为患者提供方便、舒适、温馨的住院环境条件。③医学人文实践的三个层次的研究:法律层次、依法行医,这是医学人文最基本、最起码的层次;伦理层次,在行医中遵守伦理规范,守护伦理;人性化层次,在医疗服务的全程提供人性化的技术和人性化服务,是医学人文在医疗实践中的最高体现。④医学人文的直接介入或直接干预。由于人文社会医学的形成和逐渐成熟,医学人文虽然在大多数情况下仍是通过渗入医学、与医学结合的形式发挥作用,但也开始在某些情况下出现了直接介于医学、直接干预生命与人体健康的人文干预的行为,如医学科学研究的伦理审查、医院伦理委员会对医疗决策和医院管理的参与、对无法治愈病人的人文支持、为临终病人提供的心灵抚慰,以及天坛医院创造的人文关怀的"天坛模式"等。人文医学在某些方面日益成为一种显学,这方面很值得医学人文学者重视和研究。

(三)临床医学专业的人文,也即医学专业面临的伦理、法律、社会问题的研究

近几十年来,人文学者在这方面做了许多工作,如克隆技术、干细胞研究的应用、生殖技术、生命合成技术、人兽混合胚胎研究等,而且形成了许多规范,为这些技术的开发与研究提供了支持。但是这还不够,对医学技术的人文审视,还包括对某些技术的实际效应与长远效应、对大众健康的实际作用、效益与耗费的权衡等全面评估,这些问题同样对医学的发展具有重要意义。当前比较迫切的有如下一些。

1. 慢性病防治技术多维评估和人文把控。慢性病已成为人类健康的最大威胁,医学家在应对慢性病方面做了大量工作,成果源源不断,但这些技术在运用中效果并不理想,而且存在诸多问题,迫切需要全面多维持续评估。如疾病危险因素控制意义的评估,危险因素与因果因素的区分,如高血压的防控;癌症筛查实际效益的评估,如PSA筛查前列腺癌,钼靶X线乳腺癌的筛查,其效果需要评估;未病与已病的界线,癌前期病变与癌变的区别,前期病变致癌的概率,对前期病变的处置;基因检测意义的评估,基因的确定性与变异,基因病与细胞病的区别,基因与环境;晚期癌症治疗的决策等等。这些问题具有专业性质,但其处理和对待的策略又充满人文内容,而这些问题也是专业学者十分关心的。

2. 若干治疗思想的评估。如何全面看待靶向治疗? 循证医学实践中个体与群体的关系。基因修饰、基因编辑,底线在何处? 精准医疗能否精准? 有哪些风险? 费用问题如何解决? 成功了,有多少人能用?

3. 过度医疗的全面审视。过度诊断与过度治疗的实际情况的评估;过度医疗与适度医疗、优质医疗的界限;过度医疗与疾病界定过宽、过广的关系;医疗效应递减规律与过度医疗;衰老可否定义为病;过度医疗与生命自然力的维护;过度医疗与医疗资源的合理运用(占总费用40%);过度医疗的社会后果的全面评估对比。

4. 若干医学前沿技术的评估。基因编辑(基因治疗的多种技术);生命合

成,生命组装,合成人类基因组;人兽混合胚胎研究;换头术;制造无父母的孩童,定制婴儿,三亲婴儿;无实体医疗,智能医疗,第四次产业革命与医疗。这些都与人文密切相关,是当前涌现的值得关注的新课题。

技术发展是无止境的,科学家敢于创新的勇气是越来越大的,技术发展中的善恶之分是时隐时现的,当前医学科学技术发展进程中提出的诸多真善美关系的问题需要研究;我们不反对技术,也无意阻碍技术的发展,但对技术的后果不能不关心。

5. 临床思维及其面临的新课题。临床思维早在20世纪80年代初期就曾引起重视,著名的张孝骞、吴阶平、邓家栋、宋鸿钊等教授,都做过经典的阐述;临床实践中的形象思维、逻辑思维、经验思维、类比思维,以及假说、直觉、灵感、顿悟等,都曾有过讨论,现今仍是有待挖掘的宝库。临床实践中有待思考的一些新问题,特别是樊代明院士在他的一篇长文中提出的17个问题,都是临床实践中需要思考且具有现实意义的临床思维问题。如:个体或相当多的个体得出的结论能否代表群体?疗效是否等于药效?体外的研究能否在体内得到同样的反映?瞬时疗效是否等于长期疗效?一过性的检测是否能反映长期的实际?科学的必然性与医学的偶然性,医学中偶然性多得不得了,如何对待?结构与功能,结构并非功能,结构与功能可能互换,如何面对当前医学中结构与功能的新情况?主观与客观,如何区别将主观误解为客观的种种现象?证据与经验,医学经验能治好病人,但证据有时不能治好病,经验需要证据和证据需要经验是否一样?樊院士将这些问题摆出来后,提出这样一个带有全局性根本性的提问:能否用无所不能的科学来帮扶医学?能否用科学家的标准来培养医生?医学自从戴上了科学的帽子后,其实好多问题不仅解决不了,反而导致医学与人文疏离了,甚至越走越远。这些论述说出了当代医学沿着传统自然科学方法前进中面临的困局,也挑明了它在临床实践中的困局,这是整个医学面临的困局。但医学不走科学的道路又能走什么道路?值得医学家、医学哲学家、医学伦理学家研究。

6. 医学人文,不仅要走进临床,还要走进医学科研。科研中的人文问题也不少。如医学科研的目的中的个人名利与公共利益的关系处理;科研选题的人文思考;科研中的造假、盗窃、抄袭、冒名顶替之研究;受试者招募的人文选项;弱势受试者群体的保护;受试者利益的维护;科研成果的评价中伦理与实效关系的研究等等。

（四）公共卫生领域中的人文课题

1. 公共卫生与个人自由。几次突发的公共卫生事件表明，如何处理这两者的关系，维护人群健康和国家、民族利益，是公共卫生中最为重要的人文课题。特别是此次新冠抗疫斗争，更体现了它是关系国家、民族健康的关键。而正确处理这两者的关系，涉及不同文化传统和不同价值观的调整。问题不仅在于理论认识的转换，更为困难的是实践，是接受对个人自由的某种限制，还是让个人自由畅行无阻。

2. 重危人群的管理。对疫情的防控，必须要求对重危人群的管理，其中包括隔离与强制隔离，对日常生活的某些限制，封锁交通、域界或国界。这涉及这些举措的人文性质的研究和对被管制人群的人文关怀等。

3. 应对突发公共卫生事件的国际合作与分工。疫情是没有国界的，特别在当今全球一体化的情势下，任何国家都不可能置身于疫情之外，而疫情的控制，又只能在国际合作（包括科研合作）的情境下才能实现。国际合作的人文理念，民族主义、孤立主义等反人文思潮，也是值得研究的课题。

4. 信息共享、公开与隐私保密。疫情发展的各种信息公开透明，是防控疫情的重要手段，任何隐瞒疫情信息、知情不报、不公开信息的行为，都是防控疫情的最大障碍。但信息公开，如何防止社会恐慌，如何维护社会的稳定与个人隐私，也是值得研究的人文课题。

5. 国家权力的扩张与个人合理权利的维护。为了防控疫情，需要国家强有力的权力介入，否则将难以扼住疫情的蔓延，但在这样的情势下，如何维护个体的合理权利，也是公共卫生的重要人文课题，值得研究。

（五）保健政策中的人文课题

1. 如何维护健康的公平性，保证健康能够人人享有、人人可及和人人可得。这是保健政策的核心人文理念。人人享有保健，必须通过一定的政策方能落实，否则只能是空谈。特别是在对特殊人群的关照与对广大社会人群公平这两者的关系上，必须公平优先。边远地区与繁荣发达地区的人群，如何公平地享有保健，如何去除不平等，就是值得研究的课题。

2. 如何维护弱势群体的健康利益。弱势群体存在一些天然的不足和弱点，这些不是他们主观过错造成的，而是遗传、环境、气候、灾害等加于他们的影响。这方面的问题很多，包括医疗保健的可及性、可得性、可持续性等。比如，现在开始应用的一些高新技术（包括药物），对于弱势群体来说可及、可得、可持续吗？有人可能说，这些技术不是为他们准备的，是为能支付得起的人服务的。那么可否说,在医学技术的享用上,不平等是合理的呢?

3. 效率与公平的关系,更是卫生保健政策的难题。问题不在于理论上阐述效率与公平的关系,这不难,难在研究如何解决事实上存在的效率与公平的大量矛盾。比如,当前大医院的经营,就是效率优先,少有公平的考虑,不公平的事多得很;又如卫生机构的设置,在山区、边远地区不设卫生权构,不公平,设了利用率不高、医生不愿意去,这就是效率与公平的矛盾,如何解决?

4. 卫生技术政策的研究。这是一个空白点。发展医学技术,是一个政策性很强的事,但我们却少有人研究或少有这方面的研究报告。我国似乎也没有这方面的立法,而这却是关系全民健康的落实和资源如何使用的大问题。首先,卫生技术的落脚点在何处? 只是为了赶超吗? 如何为全民健康服务? 把为普通老百姓服务放在什么位置? 最后能享用到高新技术的人群有多少,是哪些人群? 这些都是值得研究的。

以上提到的都是很大的领域,可研究的课题很多,本文只不过略举点例子而已,有的可能还没说到点子上。

当今任何国家在制定政策(包括卫生政策)时,都要受三个因素的影响,即执政者的治国理念,也就是执政者的意识形态、社会学和经济学支持、人文理念的嵌入。前两者是得到重视的,特别是执政者的理念,基本是政策制定的出发点。最未引起重视的是人文理念。但从许多政策的成功与失败的经验与教训看,人文理念的嵌入是不可少的。任何政策背离人文精神,是难以得到广大群众支持的,并最终要被淘汰。卫生政策也是如此。如何找准每一项卫生保健政策的人文着陆点,为卫生政策提供支持,是医学人文研究不可忽视的课题。

三、改进医学人文的研究方法

当前医学人文的研究方法,有些问题值得引起注意,特别是研究的分散性、无序性、不可持续性和浅薄性等比较突出。以下谈几点想法。

1. 研究方向和选题。不管是个人还是学术组织,都应确定较为稳定的研究方向,一经确定,长期做下去,这是研究获得成功的重要条件。个人或团队的研究方向一般要相对稳定,不宜太散、太乱,要有连续性;根据研究方向确定系列研究课题,依次做下去,形成持续的、系列的研究;不管何种问题,都应当从前沿起步,不要重复已有的共识或论点,研究的问题是现实前沿的,立论是前沿的,立论的资料是前沿的,对现实的作用也是前沿的。科研的基本功:

首先是阅读文献,了解进展,围绕课题涉及的内容收集国内外的相关文献。文献数量尽可能多一点,应以近期为主,以反映课题的主要或权威刊物为主,要有几篇有代表性的国外资料;文献要包括几本著作,能提供系统的认识;对阅读的文献资料,要做摘要,将重要的观点或重要的警句摘下来,以备思考和写作时用。其次是对现实的掌握与思考。课题涉及的现实是什么?现实中的焦点在何处?对现实的观察千万不要只看表面,要抓住表面后面的实质要害,以便有的放矢,而这一点往往被忽视。

2. 对课题理论基础的思考。一些研究质量不高的重要原因之一,是没有理论的支持,没有理论的说明。哲学家们说,只有理解了的东西,才能真正把握它。如对医患关系课题的研究,首先必须搞清楚医患关系的理论基础是什么,本源是什么关系,是买卖关系,是消费与被消费的关系,是主从关系,还是原告与被告关系?应然和实然要分开,不能以实然代替应然,如对医患关系,就不能以中国现时的某种现实来定位医生的职责和医患关系。

3. 理清课题的现行进展和不同观点。许多课题以往是有研究过的,或者现在有人正在研究。遇到这样的课题,必须把前人或旁人的观点搞清楚,这是保证研究的前沿性、现实性与针对性的必要条件。一些研究虽然作者花了很大的力气,但基本上是重复已有的结论,这就是对研究进展没有搞清楚所致。现在一些研究的不足,是因为研究者全然不清楚本课题学术界存在的不同观点和看法,因此在论证和写作中全然没有针对性,因而研究不深、不透,没有说服力,也没有现实感。

4. 实证调查与研究。对实证与研究有区别,调查情况只是研究的第一步。我看到的一些课题,对调查得来的资料的研究不够重视,有的只是在讨论部分说几句,谈不上研究。如研究医疗暴力的文章,大多停留在对暴力行为的描述层次,至于医暴的社会与个案的动因,少有原始真实的调查;医暴是医患双方行为不当酿成的,完全由患方引起的极少,可惜我们缺少对医暴个案的深入研究。现有的研究,大多是对一般资料的统计,如作案人的年龄、性别、发生科室等情况的统计,少有在个案调查基础之上的分析。《南方周末》曾几次对某些医暴的发生做过前后完全不同的长篇报道,可见真实情况了解之难。

再就实证调查而言,有如下一些问题值得重视:实证调查的设计与主题不符;设计的实证调查内容太过一般化,没有提出主题的核心项目,没有反映主题的要回答的主体内容,设计的调查项目避实就虚,顾左右而言他;有的调查无研究,没有从调查的资料中理出问题的实质;样本太小,对于涉及面广的项目,样本太小没有意义,因为几十个样本分到每个项目只有几个人。以几个人为基础统计出来的结论意义就不大了,甚或可以说没有意义。特别是对调查群体的选择,无论从目标设计、样本选择、提问设项、结论分析,都需要改进。如对安乐死认识和态度的调查,有的调查为了方便,选择大学生做样本。大学生多为20岁上下的人,远离安乐死的现实,他们的认识有多大实际意义呢?最近看到一篇就100多例肺癌患者对安乐死的认识和态度的调查,这就靠谱多了。因为这是摆在他们面前的现实,他们的认识能够较为真实地反映人们对安乐死的真实态度。

田野调查方法,这是一种全面剖析实际的好方法。目前对田野调查的方法重视不够,用得太少,用得也不甚恰当,主要是田野的"味道"不多。有的所谓田野调查,到了"田野",只是东凑凑,西凑凑,随意获取了一些资料,很难说是真正的田野。田野必须全面真实地描述现实,将现实的故事讲得真真切切、活灵活现,给人展现真实的田野面貌,如费孝通的《江村调查》、毛泽东的《兴国调查》那样;鲁迅的《阿Q正传》,也可说是一个生动和深刻的田野调查,对中国社会这个最底层的市民做了淋漓尽致的描述。田野调查不是漫画,是对真实世界的摄影。

5. 文献分析,这是目前我们看到的常规方法。这方面存在的问题主要是:文献掌握不全,特别对反映某一专题的国内外的主要刊物没有充分注意;没有系统阅读,不了解所研究的问题的最新进展和难点所在,常常是随意找几本杂志,引用一些零碎资料。因而论文的质量不高,没有时代感和现实针对性。这样的研究,其结果是,想知道的没有,没有用的话一大堆。现在流行知识图谱,从某一文献库中找出几百甚或更多的论文,将这些文献的关键词集中做一分析,虽然这种方法能提供某一专题的研究热点,但因其未能涉足这些文献的具体内容,提供的报告价值有限。

6. 团队的合力。目前单兵研究的方式要改变,不是不要个体单兵研究——这是人文研究的特点,但当前面临的许多课题,都是比较大的,需要团队合作方能完成。不仅要有人文研究组织的团队,还要有临床和管理方面的专家,组成多学科的团队,特别是涉及医学专业的课题,更应如此。如对过度医疗、无效医疗的研究,没有临床专家参加,难以完成。人文学者要下决心搞好和临床专家、管理专家、公共卫生专家的合作。

7. 论文(著作)撰写与文字表达。这方面存在的问题主要是:主次不分,与问题无关的内容过多,要开门见山,直入主题;主要笔墨要用在主题思想的阐述上,现在普遍性毛病是主枝不壮,旁枝太多太粗,读者想看的没有,不想看的一大堆;论证的资料或证据不充分,没有说服力;语言不精炼,文字表达晦涩。文章风格要大众化,要使一般读者能读懂,语言的晦涩绝不等于研究的高深。在语言晦涩上下功夫以显示水平高是下策。小题目做大文章,不宜大题目做小文章;还有的标题没有吸引力,太长,有时须费力思考才知道是什么意思,《古文观止》文章中"原道""劝业解""师说"那样的题目几乎看不到了。杜甫说"名起文章著",说的是一个人著名是起于文章,而文章有一个好题目也很重要。妙文常常有个好题目。好题目可使作者紧扣主题,同时能引起读者的兴趣。

四、要有点敢于碰硬的精神

这对于人文研究是最重要的,也是要有点勇气才能做到的,同时也是当前人文课题研究最缺少的。人文学者,往往被称为公共知识分子,他不属于哪个行业,后面没有利益集团的支撑,讲话不代表某一特殊人群的利益,而是关注社会大多数人群、国家、民族的安危,出口和收口都是义务、公平、正义,因而是受人尊重的,但同时也是最不受某些人欢迎的,甚或是令某些人讨厌的。特别是在当今利益纵横交错、利益博弈无休无止的时代,人文知识分子要履行人文的职责,是比较难的——除要耐住清贫外,有时还要遭人冷落和讥讽。而人文,包括医学人文的研究,首要的要求,是要讲真话,讲实话,讲符合公平正义的话。这就要有一股子勇气,不要在财富和权势面前低头,或者说些违背良心的话。该讲的,还是要讲,至于他听不听,采不采纳,那是对方的事。这是作为人文学者的本色,而这种本色是不可丢的。

时下要做到这点,不太容易,其中有两个问题需要引起注意。一是要考虑具体境遇和有关政策。这就要求讲话、写文章,要讲究策略,不能鲁莽,不能感情用事,要善于具体分析,实事求是,掌握分寸。我们的党,是光荣伟大的党,从来都是主张正义、不畏邪恶的。只要我们的认识和主张符合人民的利益,是会得到支持的。二是不要回避问题,不要绕弯弯,要有点敢于硬碰硬的精神。现在一些人文研究的文章,空话太多,真正实在的问题未能触及,读不读都一样。这是一种不好的风气。以上两点,我本人也没有做到,今天讲出来,是想和大家共勉,把我们的医学人文事业,做得好一点。

（本文系作者于2015年7月在遵义医学院医学人文研究中心的讲演,整理时做了补充。）

人文医学有待深入探讨的若干问题

　　医学与医学人文是同根相伴而生的,但将医学人文作为一个独立概念提出,据张大庆教授于《医学人文学的三次浪潮》(载于《医学与哲学》2015年7A期)一文提供的资料,是于1919年由奥斯勒首次提出的,至今已有100年的历史;而人文医学概念的出现,据何小菁发表于《医学与哲学》2015年6A期的《基于文献计量学的人文医学与医学人文论文分析》一文,是Civerira于1975年发表在 *Folia Clinica International*(1975年第25卷第11期)上的一篇题为 "*Humanistic medicine in internal medicine*:*Some forms of its dehumanization*(author's transl)" 的文章:医学人文概念出现早于人文医学。何文还就中国学者1990—2014年发表期刊论文和核心期刊论文分别进行了检索,精确包含人文医学的结果为:期刊论文数为827篇,其中核心期刊论文数为160篇,占19%;精确包含 "医学人文" 的结果为:期刊论文数为180篇,其中核心期刊论文数为58篇,占32%。这就是说,医学人文与人文医学,无论是国外或国内,都是伴随着医学的发展先后出现、同时存在的研究主题,不存在替代和取消的根据,但两者在研究范围、研究内容、作用与意义、使用场域等方面存在明显的差异。摆在我们面前的这本《人文医学新论》,首次就 "人文医学" 这一概念,从内涵、思想渊源、研究方法、基础理论、理论范畴、实践范畴和实践路径,做了全面深入的探讨,为人文医学作为医学体系中的新成员、作为医学体系中的一个基础性学科存在的合理性和必要性,提供了充分的论证。它有利于医学的完善,有利于人文医学进一步健康发展,有利于医学更好地服务于人类的健康事业,尤其是有利于在医学受到医疗资本化和技术主体化严重冲击、医学人文精神日益淡薄的情势下,张扬医学人文正气,还医学关爱生命和健康的本色。

一、人文医学的定位

是否需要将医学人文与人文医学加以区分，或者说这种区分有没有实际意义，目前在国内学者间仍存在不同认识，这是正常的，也是有利于学界对这一问题的进一步讨论和研究的，而且随着研究和讨论的深入，人们会逐步取得共识。关于医学人文与人文医学的区别，本书作者从学科属性和研究内容两方面做了全面分析，论证了将人文医学作为医学人文思想中的一个独立概念和医学体系中新学科群的理由。我在《人文医学教学中若干问题的再认识》一文中提出了6点差异（见《医学与哲学》2019年第7期）。这也许是我国医学人文学者的创新。借此机会，我想再强调一下这种区别的必要性和紧迫性。

众所周知，生物心理社会医学模式是由G. L.恩格尔于1977年在《科学》杂志196卷4286期发表的一篇文章中提出的（中文摘译载于《医学与哲学》1980年第3期，译者黎风，为邱仁宗的笔名）。此文的发表，意味着学者们已经认识到，仅仅从生物学的层面认识生命、疾病和健康，已经不够了，生物医学存在重大缺陷与不足，需要从心理、社会等层面加以补充。对此，中国医学界从开始犹豫到逐步接受，经历了一段时间，目前已认可。适应当代医学实践的需要，医学伦理学、医学心理学、医患沟通学、医学法学、医学哲学、医学史等人文医学学科，从20世纪90年代开始，相继在许多医学院校开设。但医学界，特别是临床医学界，对如何实践生物-心理-社会医学模式，直到最近十几年，才有了一些实质性的进展，如医学科学研究的伦理审查、器官移植中的器官收集与分配、慢性病诊治中的人文关怀、安宁疗护中的心灵抚慰与支持、ICU患者痛苦的关照、医患沟通和共同决策的倡导，等等，这表明新医学模式中的心理社会因素对疾病和健康的重要作用，正在日益受到重视，并引起了越来越多临床学者的关注，他们不断探索在诊疗中如何纳入人文社会等诸多因素，如何实现人性化的医疗，由此而出现了双心门诊、灵性关怀、人文护理、为无法治愈的患者提供人文关照、肿瘤患者人文关怀的"天坛模式"等创新。在这种形势下，更需要举起人文医学这面旗帜，将实践新医学模式的种种经验加以总结，补充到已经形成的人文医学学科中；或创立新的人文医学学科，从而较为彻底地克服生物医学的"短腿"，使人文医学学科真正成为当代医学中如同基础医学、技术医学、公共卫生一样构成医学整体的一个独特的学科群。针对生物医学的不足加速人文医学学科的建设，是摆在我国从事医学人文研究的学者面前，也是整个医学界的迫切任务。从这个意义上说，《人文医学新论》

一书的出版,是恰逢其时的。

二、关于人文医学的基础理论

《人文医学新论》一书一个引人注目的亮点,是对作为人文医学基础理论的当代身体理论做了较为充分的讨论和解析,为医学人文学者的研究,提供了一个崭新的视野。

人类的身体,是生物医学的基础,但同时也是人文医学的基础。生物医学研究的身体,是身体的自然属性,即身体的组织、结构、功能。生物医学对疾病和健康的解释,也是从人体的自然属性的角度去认识和说明的;但人体的组织、结构和功能是发生在有思想、意识、情感和灵性的身体之上的,而隐匿在身体之中的思想、意识、情感和灵性却无时无刻不对人体发生这样或那样的影响,撇开这些因素认识身体的组织、结构和功能是不全面的。现代医学已经认识到医学的这种弊病,并且正在努力弥补由此带来的种种缺陷。人文医学的研究对象同样也以身体为对象,但它侧重基于身体的自然属性的思想、意识、情感和灵感方面。本书的作者扼要地介绍了由胡塞尔、海德格尔、福柯开启,完成于梅洛-庞蒂的身体哲学的基本思想。本书的作者认为,梅洛-庞蒂的身体哲学思想,可以集中概括为两点:一是身体本体论,将人的存在确定为身体的存在,身体的存在是人类世界存在的前提,身体的存在是一切存在的存在。二是身体的感受性是身体存在的核心标志。身体自身的生命运动,身体与外部世界的接触,都是在身体感受这一平台上实现的。书中对感受性和患者感受性的论述,是本书的精华,对医学人文研究具有十分重要的意义。作者认为,身体感受是思维逻辑的起点,是世俗生活的主要内容,是社会身份的影响因素,是生命质量、执业状态和工作动因的重要制约因素;就患者的感受而言,大量医疗实践表明,感受是患者情绪的温度计,是患者对自身患病认知的起点,是医生了解病史的开端,是印证诊断的重要对照指标,也是衡量治疗效果不可缺少的参照项。患者的感受,是患者在患病、医病过程中身与心的认知与体验的集中表达。患者的感受,是医生与患者联结的起点,它贯穿于诊疗实践的始与终,从一定意义上说,是临床医学的核心。不了解患者罹患疾病的感受,不重视患者接受诊疗的感受,不观察、聆听患者对治疗结局的感受,难以成为好的医生,也难以被认为是好医学。医学人文所倡导的一切,包括人文关怀及其他,最终都要通过患者的感受反映出来。医学人文的宗旨,在一定意义上,就是探讨患者的感受,就是和医生一起,共同努力为患者提供好的感受。患者的好感受，就是患者的快乐，就是患者的幸福。书中对患者感受的内涵与分类的研究，诸如良性感受与不良感受、一维感受与多维感受、可承受感受与不可承受性感受、医学技术与管理事件感受和医学人文感受，以及对患者感受的基本特性与特征、感受源的研究，都是属于医学人文基础性的研究，有助于医学人文实践效用的提高。

值得指出的是，本书将身体哲学的观点，引申到伦理学、社会学、人类学、心理学等领域，提出了身体伦理学、身体社会学、身体人类学、人本主义心理学等课题，也是富有创意的。就身体伦理学而言，作者认为，身体伦理学以身体哲学为理论基础，强调理论与实践的具身性，强调患者的整体性身体，强调身体感受；以身体为本体选择，以患者感受为话语方式，以身体现象学为方法进路，是身体伦理学的三个特征；作者从身体哲学的观点出发，认为医学伦理学强于普适伦理法则的颁行，弱于对身体感受和情境事件的回应；生命伦理学依旧没有走出笛卡尔普遍理性的窠臼，失察于身体的伦理意义，生命伦理学原则在实践中面对着失能、失效、失范的尴尬。这些对医学伦理学的批评，有待学界进一步研究。在讨论身体社会学时，本书作者认为，传统社会学从社会整体概念出发，通过社会关系和社会行为研究社会结构、功能、发生发展的规律，无论是社会客观事实还是主观事件，都对身体视而不见。忽视社会身体存在，是以往社会学的不足。其缘由系受心身二元论的禁锢，对身体的整体属性存在误读，认为身体是属于医学、生物学研究的范围；社会学的非生物主义的假设，使得任何对身体的论述都要冒着被诬蔑为生物主义的危险。作者认为，社会学需要向身体社会学转向，身体应当成为社会学研究的中轴，同时介绍了国外有关学者关于身体社会学的研究内容，讨论了身体社会学的研究进路。这些讨论，对于改进医学社会学的研究，具有启发性的意义。

三、人文医学的范畴

本书将人文医学的理论范畴区分为基础理论范畴、学科理论范畴、本体范畴和认识范畴，尽管这种区分似有讨论的余地，但这种思路引导我们思考人文医学一些深层次的问题，有益于将人文医学研究推进到一个新的阶段，避免停留在一些老问题上转圈圈。在此书的这部分中，即书的第五章，其中许多问题都是值得深入探讨的。如以病人为中心的思想、人文医学的价值、人文医学与医学科学的关系、医学中的还原论与系统论的关系、医学的专科分化与医学整合、医学的精确与模糊、医学的确定性与或然性，这些既是学科的重要理论范畴,同时也是关涉人文医学实践的重要关口,对于实践、落实人文医学精神具有重要意义。以以病人为中心的思想为例,《叙事医学：尊重疾病的故事》一书的作者丽塔·卡伦认为："以患者为中心的医疗是一项起源于美国和英国的理念和临床运动,强调在医疗卫生的全过程中要囊括患者的视角和要求,尊重患者的选择,关注患者对疾病的信息和教育的渴求,鼓励患者家属和朋友的参与,保证治疗的连贯性和合作,直面疾病中的情感因素。"运动的领导人之一毛艾拉·斯图尔特（Moira Stewart）写道："患者喜欢以患者为中心的医疗……寻求对患者整个世界的整体认识——也就是他们的整个人、情感需求、生活中的问题：能够在整体上找到问题之所在,并一致同意对这些问题采取的管理措施……能够增强医生和患者之间的持久关系。以患者为中心的医疗实际上就是没有分歧的医疗。"这是现今看到的对以患者为中心思想的最全面的诠释。从这些说明可以知道,以患者为中心的思想,远不是目前我们医院的一些理解和做法：如安排导医,在病房、走廊的墙上贴些以病人为中心的标语,营造关爱病人的医院环境等。以病人为中心的医疗思想,很值得人文学者和医生们进一步挖掘和探索如何实践。再以还原论与系统论的关系,本书做了很好的论述,特别是对还原论的几点误读的分析,很贴合实际。早些年,一些人文学者对还原论有大举讨伐之势。其实,还原论,不论过去、现在还是将来,始终是医学不可缺少的方法与工具,没有还原的方法,就不能有医学的今天,但还原论的确有它的局限性。还原论不能还原活生生的生命,不能还原时刻变化的生命,不能还原医学、生命、健康中的不能科学化的种种因素,如生活、心理、情感、关爱、环境、习性等对疾病与健康的影响,还原论不能复制身心结合与互动展示生命的真实。医学的还原论需要医学系统论,或者准确地说,需要系统医学补充。而在这方面,医疗实践已经有了良好的开始。如金观涛、凌锋、鲍遇海等人编著的《系统医学原理》一书,基于北京宣武医院神经外科提供的大量病例实践,就如何建立系统医学提供了经验。他们从法国生理学家贝尔纳关于内环境的恒定是自由和独立的生命赖以维持的条件的认识出发,认为内环境的稳态是人体生命系统的标志,医疗干预的一切措施,都不能破坏内稳态；他们以内稳态是人体系统的标志为总纲,提出一切的医疗干预,都要在维护内稳态的前提下进行,据此总结了许多维护内稳态的疗法,如医疗干预必须保持内稳态的最大不变性；对人体的干预,必须服从人体超级稳态的全局,干预必须整合到每一个病人独特的内稳态系统中；对危重病人的抢救,首先考虑的不是治愈,也不是放弃治疗、与病共存,而是迅速控制内稳态的偏离的不断扩大,斩断不稳态链,防止稳态崩溃,实现维生稳态,等等。如果人文学者和医学专家合作,对医疗实践中种种系统论与还原论相结合的实践进行总结,将极大地促进医学的进步,极大地提高医学的人文性,使人性化的医疗前进一大步。

四、关注新情况,接纳新内容

本书全书分两篇,前部分是理论篇,后部分是实践篇。实践篇讨论了医学人文关怀、叙事医学与平行病历、临床共同决策、患者公众教育、医院人文管理、人文医学教育与教学等诸多课题,大大超出人文医学的范围,几乎囊括医学人文的所有领域。这些章节中,既有许多精彩的论述,如就人文关怀的论述,就有不少引人注目的新意;但也有一些需要进一步深入讨论的问题。总之,这是一个规模较为宏大的书。但此书的属性,似乎介于人文医学导论(或概论)、人文医学全论(大全)和探索人文医学新问题三者之间。目前,已经出现了一个人文医学学科群,医学伦理学、医学心理学、医患沟通学、医学哲学、医学法学、医学社会学、医学史等,都是这个学科群的成员。面对如此众多的人文医学学科,写一本人文医学的导论或概论,就人文医学出现的背景、要回答的问题、使命,以及对那些独立的人文医学学科很难纳入的课题加以讨论,为医学生和医师提供对人文医学的总体认识,似乎是必要的。但纵观此书,似乎超出了这个范围,它将已成为某些医学人文学科的内容也收集进来,如书中医学哲学的内容,在本书占了相当比重,而对人文医学学科群中占有重要地位的医学伦理学,却涉及甚少。如医学伦理学中的生命神圣与生命价值、自主、义务与责任、道义与功利、不伤害与有利、公平与正义、伦理冲突、利益冲突、资源共享与分配、共济与共赢等,既是学科的理论基础和重要的范畴,又是涉及实践医学人文精神的重要概念。如果将此书作为人文医学的大全,又嫌不足。当然,本书的命名是《人文医学新论》,也可以探讨人文医学领域中的新课题定位,这也是十分有意义的,而目前读到的内容,的确也体现了本书的特点。但书中提出的某些课题,如医患沟通与共同决策的问题,近些年国内外学界对它的讨论和研究大大向前深入了。先前的医患沟通,主要是从调节医患关系、改进沟通的技艺角度讨论的,可如今的医患沟通是和共同决策连在一起的。共同决策成为医患沟通的主题,而共同决策又和患者主体意识相联,和患者赋权相联。患者赋权的理论是美、英、加、德等国学者于2010年开始讨论的一个概念,主旨是企图彻底摆脱生物医学专业权威主义的束缚,破除患者是纯粹的消费者的思想,推动以患者为中心理念落地。赋权旨在提高个人处理日常问题的能力,是人们掌控自己生活的一个过程。就医疗而言,患者赋权实际上就是医患之间权力的再平衡。通过患者赋权,更好地激发患者潜藏的意识,鼓励患者积极参与医疗保健服务活动,为实现医患双方的共同价值铺平道路。患者赋权的主旨,在于唤醒、培育患者参与决策的主体意识,为医患共同决策营造良好的环境和条件。在英国,甚至提出了"专家患者"(expert patient)政策,以便建立良好的医患关系,使患者参加到医疗保健活动中来。在患者赋权理念影响下,患者的权益,远不只限于知情、同意、选择、拒绝,而是全面参与保健活动。患者赋权就是在医患之间建立价值共创(value cocreation)的伙伴关系。医学伦理学面临许多新情况,如政策伦理、机构伦理、责任伦理的缺失,德性伦理未予重视,使得伦理效应大打折扣,如此等等,均是值得深入探讨的课题。这是读过此书后的一些随感。

我国医学人文或者人文医学已有40年的历史,虽然起步较某些西方国家晚了一点,但由于国家大,历史久,再加上领导重视和人文学者的努力,我们的成绩是可圈可点的。比如,我们积累了较为丰富的经验。如医学人文必须落地,必须深入到临床等医疗、公共卫生的实践中去,为实践服务,不能悬在空中,否则是无所作为的。医学人文的对立面或者说影响医学人文的主要因素来自医学技术主体化和资本主体化。医学人文与医学技术原本是密不可分的,医学技术是医学人文的载体,没有医学技术,医学人文何以立锥?但将医学技术视为医院和医生追求的主要目标,将医学技术作为实现医学宗旨的工具、变成医学的目的,这种认识较之技术至上、技术就是一切的观点更加远离医学人文了。国家主办的公立医院,应当是公益性的。由于种种原因,医院按市场机制经营,医院成为追逐资本的工具。但医学需要资本是为了实现医学的宗旨,而不是将资本作为追逐的目标。当前医学人文就是要回归技术与资本服务于医学宗旨的初始目的。尽管在这方面医学人文面临的任务仍然艰难曲折,但不能畏难,有任何退缩。医学人文与人文医学最终目标是实现人性化医疗,人性化医疗既体现了医学的根本宗旨,迎合了广大患者和全体人群对医学的渴求,又针锋相对地将矛头指向干扰医学宗旨的技术主体化和资本主体化,它已成为广大医务工作者和人文学者的共同追求。人文医学教育应当适应临床医生和其他专业医生从业的需要,紧扣当前面临的各种实际问题,而不能游离和徘徊于医学生的培养目标之外。医学人文和人文医学必须有医学专家的参与,和他们一起组成一支联合大军。医学人文学者和人文医学老师孤军奋战是难成气候的。医学人文学者和人文医学老师必须扭转当前势单力薄的局面。医学人文和人文医学必须面向现实，紧跟时代的步伐，站在时代的最前面，时刻关注医学发展新进展，关注时代大局的变化，敏锐地察觉、发现新进展和时代大局变化提出的种种新的人文课题，以时代精神为基准处理传统与现代的关系，而不是将时代精神屈服于传统。几十年来我国人文学者和医学界共同积累的认识和经验，也是值得人文医学新理论研究和总结的。

医学人文不是世外桃源，医学人文、人文医学和时代紧密相联。诸如技术作为一种支配权力其作用急速上升；信息化、智能化给包括医学在内的各种事业带来的变化和提出的问题；人群差别包括贫富差距的扩大，给人际关系包括医患关系带来的影响；国与国之间的竞争和不同价值观的碰撞，对包括医学人文在内的整体精神道德建设提出新要求：都是思考当代医学人文不能回避的。比如，技术作为一种权力，其作用的上升，在当前我国医院发展和医生的追求中，不是表现得淋漓尽致吗？医生作为社会精英阶层中的一员，其地位的不断巩固与发展，难道不正在影响着医患之间的关系吗？尽管当前民粹主义和狭隘的民族主义风靡一时，但由于技术的无所不入和资本的全球流动，国与国之间的关系密切化和全球化是不可逆的。医学在全球范围内相互渗透、竞争与合作，不也提出了种种人文课题吗？我们不仅要像希腊人那样重视应当过什么样的生活，同时也要研究如何在一起。只有好好地在一起，才能过好的生活。这一点，对于医患间、医疗行业内部间、医疗行业与外部其他行业间，也莫不如此。在当今时代，只有相互共济，才能相互共赢。2011年，英国智库纳菲尔德生命伦理学理事会发表了由Barbara Painsack和Alena Buyx撰写的报告《共济：对一个在生命伦理学正在兴起的概念的反思》，认为最近在英国以及世界其他地方，尤其是在经济危机和政治气候不佳时，越来越多地讨论共济（solidarity）的概念，及其与个人、家庭、社群和社会责任的关系。生命伦理学的决策围绕个人，同时也围绕集体或国家的关系，处理个人、各种关系各方的义务、权利和诉求。近些年由于技术进步带来社会人群的分裂、收入差距的扩大，关系问题更为突出。报告认为，共济概念存在于下述四类不同语境之内：公共卫生语境——共济被认为是能够为国家干预公共卫生辩护的一种价值；医疗卫生制度的公正和公平语境；全球健康的语境——为贫困国家提供援助时援引共济；欧美不同的价值观的语境。欧洲的医疗卫生制度以共济价值为基础，美国的医疗卫生制度以自主性为基础。起草报告的作者对共济提出了新的理解，认为共济是反映某种集体承诺的共享实践（shared practices），这种承诺是承担经济、社会、情感或其他的代价来帮助他人。共济在这里被理解为一种实践,而不仅是一种内在的感情或抽象的价值,而是行动和承诺。共济与公平相关,但公平偏重于资源分配、资源共享等,多由政府主导;共济是人群间的互助。由于财富积累更多、更容易在少部分掌握高端知识技能的人群中形成,人群贫富差别越来越大,而贫富差别的扩大必然造成社会的动荡不稳从而威胁整个社会的安定。提倡富有者济贫以减少财富占有悬殊给社会带来的压力,应成为当代处理社会人群之间关系的重要原则。共济不是富有者的施舍,而是富有者对自己、对他人、对社会的一种责任。共济填补了公平的不足,是公平的重要补充。不应止于共济,还应进而追求共赢。医学人文、医学伦理不能满足于公正、自主,也不能止于共济,还应追求共赢。医学人文的目标,应当为营造医学共同体与医患共同体而努力,不能满足于维护医患双方的合理权益,而且还需要共赢。共济与共赢不仅限于公共卫生领域,在整个医疗实践中都有广阔存在的空间,值得重视。英国智库纳菲尔德生命伦理学理事会发表的这篇报告,为我们研究医学人文和人文医学提供了启示。

南京医科大学医学人文团队,是我国医学院校人文团队中十分活跃而且较有实力的团队,近些年来,为我国医学人文建设做了许多贡献,他们先后参与了全国性的医学整合、医学技术主体化、关于SCI评价的讨论和研究,特别是为开好第一次全国医学院校医学人文学院(系)负责人联席会议,对全国医学人文团队建设情况做了全面的调查,为此次会议起草了报告,提出了改革人文医学建设工作的建议,这些是人所共知的。现在这个团队又推出了由刘虹、姜柏生两位学者主编的《人文医学新论》,是十分可喜的。我们相信,此书的出版,一定能够促进人文医学的研究和发展,将医学人文和人文医学的研究向前推进一大步。

(本文系笔者为《人文医学新论》一书所作的序言,小标题是编入本书时新加的。)

人文学科、社会科学的协同发展
与智库建设

　　医学人文对医学和医疗卫生保健政策的决策有重要作用；医学人文参与医疗卫生保健政策的决策十分必要。为了对此有一清晰的理解，本文专就人文学科、社会科学的协同发展与智库建设做一讨论，借以促进医学人文参与卫生决策方面的工作。

　　对人文学科、社会科学、人文社会科学、哲学社会科学这些概念可以从不同角度理解或诠释。由于这些概念内容相近或重叠，给人们特别是学术研究、学术对话常带来不便。比如，人文社会科学是指人文科学、社会科学这两类学科的总称呢，还是以人文修饰社会科学、突出社会科学以人为本的特点呢？这在学界就有不同的看法。本文是将人文科学与社会科学作为两类学科看待，并以此探讨智库建设的。

一、历史脉络

　　人文科学与社会科学有着共同的源头，在古代中国或古希腊，都可以找到它的起点和足迹。比如，在《论语》《老子》中，既可看到孔子、老子对许多社会问题的精辟分析，也可看到诸多深透的人文见解。柏拉图、亚里士多德的著作中，同样也蕴含着丰富的人文学和社会学的思想。但人文学科与社会科学两者发展的轨迹有所不同。在整个中世纪，由于宗教控制着整个社会，无论人文科学、社会科学，或者自然科学，都未有长足的进步，但十七八世纪以后，情况有了变化，人文科学和社会科学有了加速的发展，但两者的线路有所不同。

　　"社会科学出现与发展同现代国家的演变，同几个世纪以来欧洲从工业化以前的传统农业社会转化为工业化的现代城市社会有着密切的关系。19世纪末和20世纪初欧洲及北美出现的国家形式的特点在于管理与传播能力的大量增长,社会科学的兴起就是这种增长在学术方面的对应表现。"①社会科学这一概念是19世纪中期才登场的。1844年,马克思和恩格斯在《德意志意识形态》中首次使用"历史科学"的概念②;1857年,马克思将社会科学与历史科学两个概念同时使用;同年,一批英国政界人士成立了"全国社会科学促进会";1871年,俄罗斯学者恩·弗列罗夫斯基撰写了《社会科学入门》一书,"社会科学"的概念才逐渐传播开来。

社会科学是为现代国家合法性辩护而出现的。中世纪或中世纪以前的国家,是以君权天授或神授这种无须争议的权威确立的。但现代国家与君权神授的国家不同,需要寻求新的依据,需要对其合法性有个说法。社会科学最初是适应这种需求产生的。"过去无须争议的精神权威(宗教的或传统的)逐渐崩溃,使新形式的现代社会论说有可能出现;如果没有这种崩溃,19世纪的资产阶级革命简直不可能。"③

社会科学的发展经历了两个不同阶段。第一阶段:社会科学的兴起与形成时期。19世纪末—20世纪初,社会科学的主体学科经济学、政治学、社会学相继逐步成熟,从提倡改良的小团体转变为专业学科,并且在面向科研的大学获得了建制性的基地。这是19世纪提出的社会问题在学术上的反映时期。第二阶段:为政策性服务的大规模的建制化。20世纪中叶以后,社会科学同政策的制定与规划联系在一起。大学内部以及大学以外的一些机构中都兴起了明确的为政治服务的社会科学研究。

社会科学形成中的重要特点是与政治结构的紧密关系,这种关系具有双重作用。"社会科学的产生,其学科认识取向的确定,无不与它们在其中得到发展的那个社会的政治结构紧密联系。与政治结构相关有两个方面的意味:其一,政治利益推进关于社会的科学论说和分析;其二,这些论说和分析又受

---

① 维特罗克.社会科学与国家的发展:现代性问题论说的变化情况[J].冯炳昆,译.国际社会科学杂志(中文版),1990(4):3-14.

② 中共中央马恩列斯著作编译局.马克思恩格斯选集:第一卷[M].北京:人民出版社,1972:23.

③ 同①。

到政治利益的特殊性质和统治集团所回避的问题类型的限制。"① 现代社会科学在履行学术职能与任务时，"面临双重困难：既要适应社会需要，很大程度上是执政者的需要，又要保持理论的完整性和科学性"②。人们一直想用知识来影响政策，但在试图影响现代权力和职能的重要机构的过程中，社会科学本身可能反而受到这些机构所拥有的权力和财力的影响③。这是社会科学作为科学从始至终面临的困惑。

　　社会科学面临的双重困难与意识形态相关。社会科学与意识形态关系密切，社会科学甚或可以包括意识形态；社会科学在许多情况下需要回应意识形态的要求，但社会科学并不等于意识形态。意识形态是上层建筑的构成部分，是一定社会统治阶级（集团）意志的集中表现。意识形态的诉求并不一定都符合社会科学自身内在法则。社会科学既然是研究社会发展运动的学问，它当然要尊重社会发展的客观规律，不能不考虑社会自身的发展规律。1966年埃维昂世界社会学代表大会至1974年多伦多代表大会期间，是社会科学广泛政治化时期，从此也开启了社会科学决策作用中的意识形态因素影响的先河。但意识形态对社会科学的影响在之后有所变化。1978年在乌普萨拉召开的第九次世界代表大会，意识形态的浪潮平息下来，社会学家转向严肃的研究与分析，但这次争论也使社会科学家认识到：以往那种正统的社会科学与实际脱离的倾向必须克服。正确估量意识形态对决策的影响和处理这种关系，是20世纪末以后社会科学发展的一个重要特点。

　　人文学科源于古罗马西赛罗的一种理想化的教育思想，是古罗马时代人的必修科目，包括哲学、语言学、历史、数学等，与孔子所说的六艺大致相当；但这时的人文与今天讨论的人文大相径庭。今天的人文学科是随人文主义的演化而逐渐形成的。从十四五世纪开始的欧洲文艺复兴运动，首先是古罗马人文学科的复兴，它突出了古罗马人文理性的自然人欲，以人为本的人文主义思潮应运而生，并造就了许多时代巨人。但在启蒙运动的百科全书派那里，人文主义思潮被引入政治领域，人文主义被广泛政治化，民主、自由、平等、博爱

　　① 瓦格纳.社会科学与西欧大陆的国家观念：学科论说的政治结构化[J].金灿荣，译.国际社会科学杂志（中文版），1990(4)：15-24.

　　② 维特罗克.社会科学与国家的发展：现代性问题论说的变化情况[J].冯炳昆，译.国际社会科学杂志（中文版），1990(4)：3-14.

　　③《简明不列颠百科全书》编辑部.简明不列颠百科全书：第七卷[M].北京：中国大百科全书出版社，1986：121.

成为人文思想的代名词。

人文学科概念的首次出现与人文主义直接相联,但人文主义与人文学科既有联系又有区别。1844年,马克思在《1844年经济学·哲学手稿》中,首次提出了人文学科和关于人的科学概念;1883年,德国学者狄尔泰在莱比锡发表的《人文科学入门》和1910年版的《人文科学史领域的发展》,首次对人文学科进行了系统论述,认为人文学科是与自然科学并列的独立学科,他将自然科学以外的凡研究人的活动的相关学科都纳入其中。但人文与科学随后发生了分离。由于科学的迅猛发展及显示出的威力,科学从人的手段让渡为非人化牟利的工具,从而失去了人文的意义,并反过来侵蚀人文学科,人文与科学从相融转变为相斥。19世纪人文的特征就是与科学的对立,并开启了人文如何面对科学及处理与科学的关系的时期。"从19世纪到20世纪上半叶,人文思潮与社会经济发展、科学技术进步主流对抗已成为常态。"

人文学科的再度复兴是20世纪的事。"只有当外在的人文批判作为科学与社会经济在内的合理性出现时,人文科学方可复兴。"为人文学科的现代复兴提供第一个契机是现代物理学的诞生。以爱因斯坦为代表的现代物理学扫除了牛顿力学的机械自然观与科学观,一种有机系统现代自然科学观,将情感、想象、顿悟、审美视为理解现代科学的重要因素,从人文学科角度说明自然科学本质与发展机制成为科学的先进方法,人文学科在科学创造中的根基性地位又重新为人们所接受。促进人文学科复兴的外在三因素是:①人们对科学价值目标的追问。科学技术的最终目标是什么?②想象、情感、审美成为推进自然科学发展的要素。③对技术主义的怀疑与质问。人们认识到科学需要人文。贝尔纳、萨顿、丹皮尔等科学家相继提出要向科学注入人文精神,人文与科学又开始走向结合。

当代的人文学科处于新的发展阶段,其标志是:人文与科学在经历了合、分之后,走上了新的相互结合的路程,不仅是人文学者,即或是很多科学家,都在呼吁两者的结合;人文学科发展成为比较完整的学科体系;人文学科的知识逐步从理念形态走向社会建制。后两点在医学领域表现最为明显:人文医学成为医生必修的课程;一些属于人文思想的主张,如患者的自主权、知情同意被纳入医学法规;医学科研和新技术的采用,必须经伦理委员会的审查。这是人文学科发展新阶段的重要标志。

科学与宗教的关系发生重大变化,是新时期人文的一个重要特点。在中世纪,科学与宗教是势不两立的,一些科学家死于宗教裁判所的绞刑架下;在文艺复兴时期，人文与科学结成联盟，战胜了宗教，科学获得极大的发展；随后科学与人文发生分裂，科学排斥人文，遮蔽人文，技术万能无阻，而20世纪初，一些西方哲学大师如海德格尔则举起了反人文主义的旗帜；但自20世纪50年代以后，科学与人文开始从分离走向结合。令人费解的是，此时的宗教却成为人文的帮手，共同慰藉，填补科学带来的人文荒芜。三者竟然走到一起。"经过文艺复兴—启蒙运动—宗教改革现代性批判洗礼之后的精神超越性，已转化为新人文主义的重要同盟与建设资源。在19世纪新人文主义的发源地德国，以特洛尔奇（E. Troeltsch）为代表的基督教人文主义与新康德弗赖堡学派人文学思想密切的学术对话交往，即是一个象征。"中国工程院院士王辰在2016年住院医师培训高峰论坛上说："宗教自古与医学结缘甚深。一般民众在就医过程中也或多或少地产生与宗教有关的心理效应。医学实践中的宗教因素是在医学不能充分把握和解释、预测病情的情况下，患者产生的一种心理依托和祈求。在产生心理效应的基础上，宗教还能产生由心理而引发的行为和生理效应。"[①]两个死对头居然走到一起了。

在思想战线上，似乎也没有永恒的对立与朋友。马克思在《1844年经济学·哲学手稿》一书中，第一次论证了自然科学、人文学科与社会科学的统一，揭示了从自然界到人再到社会的发展是一个自然的历史过程，说明了人、自然与社会在现实中始终处于统一中，现实过程的统一必然导致人的认识的统一。马克思预言，人文学科、社会科学、自然科学的统一，是势所必然。

二、同与异

人文学科与社会科学关系密切，在一些方面相互交错与相通，但这两者仍有着显著的差异。了解两者的相同与差异，对于做好在大学的人文教育和社科教育，搞好两类学科的自身建设，充分发展这两类学科在决策中的作用，具有重要意义。

关于人文学科与社会科学的关系，可供参考的有两种表述。一是皮亚杰的观点："在人们通常所称的社会科学与人文科学之间不可能有任何本质性的区别，因为显而易见，社会现象取决于人的一切特征，其中包括心理过程。反过来，人文科学在这方面或那方面都是社会的。只有当人们能够在人的身上分辨出哪些属于他生活的特定社会中的东西，哪些属于普遍人性的东西，这

---

① 王辰.要成良医，必修人文［N］.健康报，2016-09-18（5）.

种区分才有意义。"①二是《简明不列颠百科全书》的观点:"人文学科是那些既非自然科学又非社会科学的学科总和。一般认为人文学科构成一种独特的知识,即关于人类价值和精神表现的人文主义的学科。"人文学科是"既区别于社会科学又区别于自然科学的独立知识领域"②。人文主义是指一种思想态度,认为人和人的价值具有首要意义。社会科学研究的课题是人类在社会和文化方面的行为,包括经济学、政治学、社会学、文化人类学等诸多现象及规律。社会科学是在19世纪才出现的。

以上两段引文概略地说明两者的相同与不同。以上两者论述的相同点是:①两者都是研究以人为中心的科学,都是研究人类创造自己、社会和历史的科学;社会现象离不开人,离不开人的心理环境;人的活动当然也离不开社会,离不开社会政治、经济、文化诸方面的环境。②两者的目标终点都以人为本,都以维护人的尊严、幸福和人的全面解放为归宿。③在方法上两者是相通与相补的关系,人文学科借助社会科学的方法走向实证,社会科学也日益借助人文学科的价值评估而走向人文。马克思主义视野中的两者也是相通的。恩格斯的一段文字生动表明了两者的相通与统一。1894年1月,《新纪元》记者邀请恩格斯为周刊题词,要求恩格斯用最简短字句表述未来社会主义纪元的基本思想。恩格斯经过认真思考后说:"我打算从马克思的著作中给你一个答案。"恩格斯摘出的就是《共产党宣言》第二章末尾说的:"代替那存在着阶级和阶级对立的资本主义旧社会的,将是这样一个联合体,在那里,每一个人的自由发展是一切人的自由发展的条件。"③马克思主义是当代社会科学的最优秀的代表,以人的自由发展为目标作为他的学说的核心,不正代表社会科学与人文学科的相通与统一吗?

人文学科与社会科学的差异是:①两个学科的基础不同。人文学科大多以人的共性为基础,其基础较为稳定;社会科学则以人的社会关系和社会行为为基础,而人的社会关系始终处于变化中。②两个学科的主轴不同。人文学科以人的本性追求及精神文化为主轴;社会科学以研究社会现象及规律为主轴。③在学科目标上,人文学科更多地着眼于人的精神追求、人类权利的

---

① 皮亚杰.人文科学认识论[M].邓文彬,译.北京:中央编译出版社,1999:1.

② 《简明不列颠百科全书》编辑部.简明不列颠百科全书:第七卷[M].北京:中国大百科全书出版社,1986:121.

③ 马克思,恩格斯.共产党宣言[M]//中共中央马恩列斯著作编译局.马克思恩格斯选集:第一卷.北京:人民出版社,1972:273.

维护；社会科学的目标是服务特定社会的政治、经济、文化发展需求。④研究方法上两个学科也有差异，人文学科更多地使用价值评判与分析，人文学一般被称为人文学科，少有称之为"科学"的，《简明不列颠百科全书》关于人文学的条目的名称是"人文学科"，而不是"人文科学"；社会科学更多地运用实证，包括社会调查、数量统计、个案分析，《简明不列颠百科全书》中这个条目的名称是"社会科学"。⑤受意识形态影响的程度不同，人文学科受特定社会的意识形态影响较轻，而社会科学受意识形态影响较重，有时可能直接反映或听命于执政者的需求。⑥人文学科问题容易达成社会或全球共识；社会科学问题达成共识则要困难得多，往往侧重于特定人群、特定国度、特定地区人群的认识。⑦人文学科与社会科学主要学科也有所不同。人文学科的核心学科是语言学、文学、哲学、伦理学、历史学、法学、美学等；社会科学的核心学科是政治学、经济学、社会学等。

在人文学科与社会科学的异同问题上，有几个关系还有必要厘清：一是人文社会科学与马克思主义的关系。马克思主义包含人文学科和社会科学的内容，但马克思主义不能等同也不能代替人文学科和社会科学。就总体而言，马克思主义仍然只是整体人文社会科学中的一个学派——当然是一个有影响的重要学派。二是社会科学与意识形态的关系，两者之间不能画等号。意识形态是"社会哲学和政治哲学的一种形式"，"意识形态可以表示任何一种注重实践的理论，或者根据观念系统从事政治的企图"①。这一论断将意识形态视为社会科学中的一种形式，且着重强调其实践特点。意识形态一词最先是法国哲学家A.L.C.德斯图·德·特拉西提出来的。意识形态往往与国家领导集团、政党相联，它往往表现为根据一种观念系统从事政治的企图，因而意识形态往往表现为官方的意识形态。社会科学存在非意识形态部分和意识形态部分的不同内容，社会科学非意识形态部分往往与社会科学的科学基础相联，在实践中常被意识形态化；被意识形态化的社会科学应尽可能保持原有身份，并促进意识形态正能量的发挥。要注意作为官方意识形态的人文社会科学和作为独立的人文社会科学的意识形态之间的不同。三是社会科学中普遍性与特殊性不同。社会科学作为一门科学，无疑存在普遍性的规律。马克思所揭示的历史唯物主义就是人类社会发展的普遍规律，认为社会科学只具有阶级

---

① 《简明不列颠百科全书》编辑部.简明不列颠百科全书:第七卷[M].北京:中国大百科全书出版社,1986:102,760.

性、特殊性而无普适性的看法似难以成立。社会科学的普适性与国际性、特殊性、阶级性、民族性,构成社会科学不同于自然科学和人文学科的复杂性,是社会科学研究中不可忽略的。四是作为我国意识形态的核心及社会科学指导思想的马克思主义与作为社会科学学科的马克思主义不同。前者涉及马克思主义中国化的问题,但中国化的马克思主义仍应是马克思主义。

三、协同发展与智库建设

社会科学的基本任务是为国家领导层提供决策根据,为其推行的政策举措提供合法性和合理性的说明;高等院校的社会科学教学和研究机构,是整体社会科学学术部门的重要组成部分,除完成教学任务外,为党和国家提供政策服务,是顺理成章的。在决策研究中将人文学科与社会科学的资源结合起来,使研究成果更科学和可持续,是十分重要的。

任何科学的决策,如要能得到切实的执行和可持续,必须具备三重基础:一是符合人类一般基本的需求和愿望;二是符合自然规律和社会发展规律;三是符合执政者的执政目标。三重基础中任何一方的缺失,都不是好政策,都是不可能持续的政策,并最终可能导致政策破产和执政者执政能力的下降。传统观点认为,任何人都是社会、阶级的人,任何人的思想、意愿、情感无不是特定社会和阶级的,但实际情况并非完全如此。作为与动物不同的人,存在人类一般共有的思想、意愿、情感,马斯洛关于人类五个层次的需求,就是人类共有的。此外,自由表达个人的思想愿望,当代社会的共赢互利、和平共处等也可被视为人类的普遍品格。一个政策如果背离人性的普遍品格,不可能是好的政策,即使在强力压服下可能暂时执行,但决不可持续。人类社会历史发展中这方面的教训数不胜数。

人文学科参与决策是不可缺少的要求与正当权利。人文学科参与决策,有利于探索应对种种侵犯人类权利的行为,化解各种侵权矛盾,而一个好的政策是不应触犯人类最低利益和底线的。有利于避免决策失误,以往很多决策的失误,重要原因之一是背离人类的共同愿望与普遍性的要求,未能赋予政策应有的人文性。有利于避免意识形态的消极影响,任何社会的执政者(党、集团)都有自己的意识形态,意识形态是科学决策中不可回避的因素,重要的是防控意识形态对决策的消极影响,而防控此种消极影响最有效的办法,是以人文精神淡化、转化、消化其消极面。如在拆迁、城管政策中,增加对人性的关怀,就可以大大减少双方的冲突,缓解矛盾,化消极为积极。

任何科学的决策，都必须在诸多矛盾中谋求平衡。现代决策与以前决策的不同之一，在于决策不仅取决于执政者的意志，还须考虑社会的客观规律，还须考虑民意。所谓民意，很大程度上就是指人文。现代科学的决策，实质上就是谋求在客观规律、人文与意识形态三者之间的平衡，要在人文、客观规律基础上，满足执政者的要求，而不是相反。"由于各种社会因素日益密切而带来的社会脆弱性，只要社会中的一种因素发生危机与破坏，就会导致整个社会的破裂。"（希默尔斯特兰德）任何决策都应当有整体性的全面考虑，哪怕只是小范围内的局部问题的决策，也必须具有整体性。此种整体性最重要的架构就是人文、规律与意识形态三者的全面整合。任何一方的缺少都不是整体性的决策。"以药养医"政策之所以不能持续，就是因为它缺乏人文、规律与意识形态的平衡。人文学科是构建整体性决策不可缺少的一方，任何科学的决策，都应当是多专业的杂交。专业化与学科杂交决策是现代社会的复杂性和其发展的多途性所决定的。现代社会的决策提出了两方面的要求：一是任何科学决策都必须是专业的，应由相关方面的专家进行研究，经济方面的决策应首先由经济专家参与，但仅有专业还不够；二是任何科学决策同时又是专业杂交，当今决策的学科杂交，以人文学科与社会科学的杂交最为重要，只有此种杂交才能结出硕果。决策单一失范的标本案例在我国医药卫生工作中屡见不鲜，甚或可以说是比比皆是。20世纪80年代后期开始实行医疗市场化的政策，将企业营运的规则引入医疗服务中，一时的确为医院筹措了资金，但同时也带来一系列至今难以解决的难题。诸如医院和医生权威性的贬值、医患关系的恶化（甚或是对抗化）、过度医疗猖獗、假冒伪劣医疗滋生、医疗腐败丛生等。这说明医疗政策不能只从经济学角度考虑，同时必须从伦理学、社会学、法学多角度考虑，亦即要有社会科学与人文学科的结合。

当今世界正面临经济全球化、人口老龄化和世界格局多极化，这种变化给各国对内对外政策带来许多新问题，为应对这些问题的政策决策，要求更多的科学精神和人文精神。经济全球化，要求共赢互利，利益独占是寸步难行的；人口老龄化，要求以人文关怀的精神解决老龄化带来的诸多社会问题；世界格局多元化，要求求同存异，彼此包容。这些问题只能以人文为基础才能求解。

除全球化、人口老龄化、世界格局多元化外，当今世界还存在两股强劲的潮流：一是新的生活方式正在取代传统的生活方式；二是高新技术正在取代传统的经济活动因素。这两种变化都是具有全球性和根本性的。应对这种变化的决策也被提到日程上来，而做出正确的决策，同样要求社会科学与人文学科的合作。

　　当今世界是一个崭新的世界,各种新、老潮流都在涌动,新现象、新事物、新观念层出不穷,而我国无论就人口、经济实力而言,都是名副其实的大国,大量的国内的和国际的课题有待研究。我们高等学校的社会科学和人文学者,只要放开视野,解放思想,是可大有作为的。我们应顺应潮流,建设高水平的智库。

四、积极参与卫生保健政策的研究

　　医学院校人文医学面临三重任务:培育未来医生关爱生命、关爱病人的人文精神;构建现代医学中的人文医学,完善现代医学;参与发展医疗卫生保健事业的科学决策,促进医药卫生政策更好地反映和体现政策的人文性。现实情况是,第一方面引起了重视,但有待做的事仍很多;第二方面有许多实际问题有待取得共识,实践中有困难,但涌现了不少值得探索的新视点;第三方面远未进入医学院校人文医学学者的视线。

　　卫生保健政策关系人的生命和健康,这方面任何政策的决策,本质上就是人文性质的决策,虽然不是如何发展经济的政策决策,但它与经济密切相关。没有经济支撑,难有良好的卫生保健决策,但它的本质是人文的,其政策目标首先而且主要是维护人的生命和健康。考虑经济因素是为实现其政策目标创造条件,但不是因为经济本身。创造经济价值,增加GDP,不是卫生保健政策的目标。但是,回顾以往的许多卫生保健政策,往往忽视了卫生保健政策的性质和目标,在考虑经济增收时忘记了增收的目标是什么。如将企业的经营规则引入医院,就未能注意企业的经营目标与医院经营目标的根本不同,未能充分注意企业谋求利润与医院维护生命与健康目标的根本不同,因而医院改革停留在增收上却忘却了增收的目的是什么,导致了一系列的严重后果,其中某些后果甚至可能影响久远。如以药养医政策,大医院的无限扩张,等等。这就是说,医学人文是卫生保健政策中极为重要的因素,但我们却长期忽视了这个带有关键性质的因素。当前卫生保健事业面临的诸多挑战与难题,也莫不与此有关。医学人文学者积极参与卫生保健政策的决策,主动反映政策的种种人文诉求,是十分必要的。

　　要参与这方面的工作,就必须对这方面有所研究,就必须为参与创造条件。人文学者对政策——包括卫生政策——的生疏,是我们未能对此尽职尽责的重要原因,也可能是政策决策部门未能重视我们的原因。回顾以往一些卫生政策制定的场面,经济学家的言论不断,但少有伦理学家、法学家的声音。当然,这可能也与决策者对卫生政策的本质与特点缺乏认识有关。但更为重要的是,我们要努力开展研究,创造条件。

为此,建议我国的医学人文学者,重视这方面的研究。如国家总体卫生保健方略,就值得研究。全国卫生与健康大会也开了,2030年的健康目标与规划也公布了。但如何实现?谁对此承担责任?推进这一目标实现的主要和中坚力量是谁?好像是许多部门都参加,大家都有份,但大家都不负责。总得有一个主体推动这一目标实现吧!是谁,或者要建立一个什么样的组织或队伍,似乎就是值得研究的课题。其他如卫生保健服务体系与全民健康,卫生技术政策的科学定位,医疗中若干难题,如医疗与市场、过度医疗、如何实现病人的合理分流、医疗保障体系与医疗服务体系的相互监管与配合等,都需要多学科、多视角的研究,都需要近期对策与长远预测性质的研究,都需要系统科学与基础理论性质的研究。

在这种研究中,人文学者应尽可能争取与社会科学学者合作。人文学者与社会科学学者合作大有可为。这是因为人文学者和社会科学学者拥有各自的学识资源,能弥补当今卫生决策的不足,如医疗卫生政策的社会影响、人文内涵的表述等,这些都是以往卫生决策甚少关注的;同时,通过参与决策可以大大丰富、充实各自学科,有益于推动学科的建设;有利于提高人文学科与社会科学的教学质量,特别是理论与实践结合的质量。

结论是:人文学科与社会科学协同发展,对于促进学科建设、提高教学质量、参与科学决策,潜力巨大,内容广宽,大有可为,前途光明。让我们大展才能吧!

（本文系作者于2013年11月在大连召开的全国医药院校社科研究协作会第四次工作会议上的主旨发言,有修改。）

1. 促进临床医学人性化的十点倡议

（2013 年 7 月 13 日）

医学崇高使命是治病救人,增进人民的健康,是一门充满人性的科学。由于种种原因,医学人文精神在近些年来有所消退。为了使医学回归人文,进一步促进医学人性化,我们发起如下倡议:

一、始终将病人的利益放在首位,医生和医院的利益诉求不应损害病人的利益。

二、大力推进医学整合,重视整体医疗,关心病,更关心病人,认真实践生物心理社会医学模式,时时处处关爱生命,呵护生命。

三、不断完善诊疗技术,尽力减少对机体的损伤和副作用,注意扶植机体自组、自控、自增的自然力。

四、为病人提供适宜和最佳的诊疗服务,不滥用高新技术,力避过度诊疗。

五、在不影响病人健康的前提下尽力为病人提供低成本的服务。

六、重视对病人的照料,尽力为病人提供心理、社会支持,减轻病人的疼痛和痛苦。

七、认真做好与病人的交流与沟通,切实履行知情同意原则,尊重病人的自主权,倾听病人诉求。

八、履行各种医学道德伦理规范,遵守医学法规和相关卫生政策。

九、学习和掌握医学人文知识和技能,注意提高个人的人文素质修养。

十、营造医学科学与医学人文结合的平台:

- 在临床学科教材中增加阐述涉及该学科伦理问题等人文内容的章节;

- 在医学专业期刊中设置医学人文栏目,探索医疗实践中的各种人文问题;

- 在医学专业学会中设置医学人文委员会,学术会议中开辟医学人文论坛;

- 关心和参与实习医生的人文教育,重视他们的人文素质培养;

- 加强人文学者与医师之间的沟通与交流,提倡相互参加对方的学术会议。

倡议人: 吴孟超、钟南山、樊代明、吴咸中、汤钊猷、赵玉沛、朗景和、胡大一、凌锋、卢光琇、何裕民

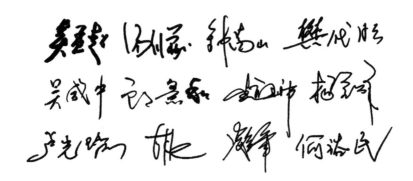

（本倡议由杜治政起草,经张大庆、赵明杰等商议,并由赵明杰逐一与拟同意签字的院士和专家审阅并提出意见最后修改而成,由签署此倡议的专家并参加了这次会议的凌锋在会议上宣读。原载于《医学与哲学》2013年第8A期。）

2. 走进临床，融入临床，促进临床医学人性化

——关于改进医学人文教学的建议

（2013 年 7 月 14 日）

近些年来，以人为本的理念，已经引起举国上下的重视，医学人文也为医学界所认同，医学人文的一些学科已陆续列入医学院校的课程，并且收到初步成效，但仍存在目标不够明确、内容过于分散、教学质量不高等缺陷，其中特别是医学人文教学未能融入临床实践更为突出。为此，我们就医学人文教学如何走进临床、融入临床提出如下建议。

一、把握当代人文与科学关系的特点

科学与人文最早是合而为一的。人文是一个属于思想史范畴的概念，有古希腊和古中国的人文、欧洲中世纪的人文、欧洲15世纪—17世纪的人文、19世纪的人文和20世纪以来人文之分。欧洲15世纪—17世纪的人文主义，是作为反对神学控制和科学的同盟军问世的，世俗的近代科学直接脱胎于文艺复兴世俗的人文主义；19世纪的人文思想的矛头直接指向是唯科学主义；现代科学与20世纪后的人文主义处于相互依存的对立统一关系中，20世纪后半叶以来的新人文主义强调科学与人文的结合，认为科学是人文的重要载体，应当最大限度地开发科学；但同时也认为，科学也需要人文，科学需要在以人为本的理念约束下进行。现代人文与科学关系的特点就是科学与人文的结合。

人文以主体的人为对象。只有将人文精神寓于各种人类行为的价值指向中，即人的存在形式或人文载体时，才能获得人文的意义，因而并不存在人文

这种实体。人文学科主要特征在于评价而非纯描述,其核心内涵是它的价值指向,终极目标是作为人文本体论意义的人,因而人文的特性在于它的践履性和非实体性,在于其在践履中表现出的对人的关爱,在于在科学实践中体现的人性;人文不存在具体的功利用途。

二、医学人文的终极目标是促进人性化医疗的实现

医学人文存在于医学各种实践中。人文医学的教学终极目标是医学人文实践,在医学实践中实践人文精神。给学生提供各种人文学科知识和技能,只是医学人文教学的起点。医学人文的特性不仅在于知道是什么,更在于做什么,在于践履对人类生命和健康的关爱。人文知识、人文技能、人文环境氛围是工具而不是目的;将实现人文精神的种种工具性措施视为医学人文教学的目的,将会降低和损害医学人文教学的效果。

医学实践是一个广泛的领域,但临床实践是医学人文关爱最集中的场域。医疗服务过程是一个复杂多层面的过程,其中包括服务层面、制度层面、管理层面;就服务层面而言,包括服务态度、和谐的医患关系、科学的医疗服务程序和具体诊疗服务,但所有这一切,其最终目的是通过医学诊疗实践为患者医治病痛和恢复健康,而这也正是所有患者的最大期望,因而临床实践人性化是医学人文最终目的。制度、管理、态度、关系、程序的人性化,其最终目的是促进医学诊疗的人性化。医学人文的实践,医学人文与实践的结合,其核心在于临床实践的人性化。医学人文教学,应当据此适当集中内容和突出重点,在时间上重视医学生实习期间的安排,将目标锁定在医疗实践中践履医学人文精神。

三、医学人文的三个层面和广阔空间

医学在其漫长的历史发展进程中为人类带来了健康和幸福,但由于医学发展的有限性与过程性,以及疾病永无穷尽的更替和人类对自身健康永不满足的需求,因而医学是没有终极的;尽管当今医疗技术已经很先进,但很多病人仍然处在多种疾病的痛苦挣扎中。只要我们踏进医院的病房、急症室、ICU病室,我们就可以看到病人痛苦和殷切求助的眼神。医学人性化的任务也是长期而艰巨的。

临床医学中的人文课题,或者说人性化的医疗,包含三个层面,一是法律层面,依法行医,在行医中守法,这是最低的医学人文层面,也是最起码且十分

重要的层面。二是伦理层面,医学活动必须遵守医学界和社会认同的伦理道德规范,不伤害病人,履行有关技术应用的道德戒律,尊重病人自主等等,这是中间层面。三是医疗的人性化,这是医学人文的最高层面。医学的人性化,或人性化的医疗,较之在医疗中遵守法规、伦理规范的要求更高、更广阔。人性化的医疗,以医生仁爱之心为起点和终点,体现在医生主动积极的一切努力中,表现为医生对病人的责任感和使命感,是一个极为广阔的空间,它极大地提高了人们对医学的信赖,塑造医师和医院的光辉形象,体现了病人对生命和健康的殷切期望。

当今临床医学人性化最为突出和急迫的课题是:①始终将病人的利益放在首位,医生和医院的利益诉求不应损害病人的利益;②大力推进医学整合,重视整体医疗,关心病,更关心病人,认真实践生物心理社会医学模式,时时处处关爱、呵护生命;③不断完善诊疗技术,特别是慢性病和一些疑难杂症的诊疗技术,尽力减少对机体的损伤和副作用,注意扶植机体自组、自控、自增的自然力;④为病人提供适宜和最佳的诊疗服务,不滥用高新技术,力避过度诊疗;⑤重视对病人的照料,特别是危重和临终病人的照料,尽力为病人提供心理、社会支持,减轻病人的疼痛和痛苦;⑥在不影响病人健康的前提下尽力为病人提供低成本的服务;⑦认真做好与病人的交流与沟通,切实履行知情同意原则,尊重病人的自主权,倾听病人诉求;⑧履行各种医学道德伦理规范,遵守医学法规和相关卫生政策等等。用关爱生命、呵护生命的要求审视当代医学,医学需要提升人文精神的处所几乎随处可见。而医生们的仁爱关怀,无疑将极大地推动医疗技术的进步和医学事业的发展。

四、争取临床医生参与,改进学生实习阶段的人文教学

医学人文进入临床仅靠医学人文教师是难以实现的,它有赖于临床医生的参与和支持。当前我国医学人文教学有待改进的重中之重,就是重视和强化医学生实习阶段的人文教学,争取临床医师参与,探索各种形式和方法,使临床医师成为不仅是医学专业、同时也是推进医学人文与临床相结合的生力军。

医学人文已经引起许多医生的关注,一些著名的医生正在大声疾呼医学回归人文,许多医生对医疗实践中的人文关怀有着深切的体会和丰富的经验。只要采取适当的形式和方法,他们参与临床实习生的人文教学是完全可能并能收到良好效果的。

（1）在临床各科专业教学中，适当增加有关该专业的伦理、法律、社会等人文问题的内容章节，由专业教师讲授；

（2）在查房和其他教学形式中，结合具体病例进行人文解析；

（3）与人文教师合作，举办有关临床实践的医学人文专题讲座（如：病史采集和诊断中的人文关怀；怎样告知癌症病人信息；晚期病人的人文关怀）；

（4）增加对实习医生和医师的人文技能和实际人文水平考核指标等等；

（5）承担教学任务的医院应与学校人文教学部门合作，对带领学生实习的医生进行一定的培训，增加他们对医学人文知识的了解，为他们参与医学人文教学提供支持；

（6）制定《医学生临床实习阶段医学人文教学指导提纲》，一方面，从临床实际的共性需要出发，确定若干专题，视其内容不同分别由人文或专业教师讲授；另一方面，从内、外、妇、儿、肿瘤等主要学科的情况出发，提出该学科主要人文问题，采取病例分析或讲解形式，由临床医师负责；

（7）适当增加医学人文课程的教学时间，争取医学人文课程的教学时数占教学总时数的6%～8%；

（8）成立有临床医师参加的人文教学组织，在教务部门的支持下，与人文教师一起，共同设计与安排实习阶段的人文教学，也可以邀请参与带实习的临床医生参加医学人文教研室，成为医学人文的兼职教师，同时为他们参与人文教学提供帮助与支持，建议医院为他们提供适当的教学办公场所；

（9）建立全国医学院校医学人文学院（系）院长或系主任联席会议制度，定期沟通工作情况，探索医学人文教学中存在的问题和解决办法。

五、在人文学者与临床医生之间建立信任与友谊

实现以上医学人文教学改革，关键在于加强人文教师与临床医师之间的协作，建立相互间的信任和友谊。正如英国学者斯诺所指出的那样，现代人文与科学的割裂，很大程度上是人文知识分子与科学家互不往来相关，克服这种状态的一剂良方，就是增进人文学者与科学家的接触，建立信任与友谊。人文教师在方便的时候，争取机会参加临床查房，听听疑难杂症的会诊，增进对临床实践的了解和认识，丰富和改进人文教学，夯实医学人文学的基础；专业会议中的人文讲堂，也可邀请人文教师参加，共同探索相关伦理社会问题的解决。

　　此建议由杜治政起草,经与会院校的人文学院(系)负责人讨论并提出意见修改后,由会议通过。参加讨论并表示同意的单位是:

北京大学医学人文研究院

北京协和医学院生命伦理学中心

首都医科大学卫生管理与教育学院

天津医科大学医学人文学院

天津中医药大学

上海中医药大学社科部

第二军医大学人文社科部

重庆医科大学公共卫生与管理学院

第三军医大学社会科学学院

河北医科大学社会科学部

承德医学院社会科学教学部

山西医科大学社会科学院

中国医科大学人文社会科学学院

大连医科大学思想政治理论课教学科研部

哈尔滨医科大学人文社会科学学院

黑龙江中医药大学人文与管理学院

南京医科大学医政学院

南京中医药大学人文与政治教育学院

东南大学人文学院

山东大学人文医学研究中心

滨州医学院医学人文学院

福建医科大学人文学院

广州中医药大学经济与管理学院

广州医学院卫生管理学院

南方医科大学人文与管理学院

郑州大学医学人文教育研究中心

湖北医药学院医学人文研究中心

四川大学政治学院

遵义医学院医学人文研究中心

昆明医科大学人文学院

《医学与哲学》杂志社

（以上单位排序不分先后，单位名称以签署此件印章的名称为据，原载于《医学与哲学》杂志2013年第8A期。）

3. 人文医学教育教学改革纲要

（2015 年 6 月）

人文精神对医学来说，较之于其他行业更为重要。医学人文精神关系着患者的生命安危，关系着千家万户的身心健康，关系到社会的和谐与安宁。人文医学教育教学改革指导思想的核心是人文医学教学要紧贴医学生的培养目标，为促进卓越医生成长应有的人文品格养成服务。据此，我们提出以下改革意见，供高等医学院校组织人文医学教学参考。

一、目标与任务

（一）理解"医乃仁术"的医学本质和人文医学之于当代医学的重要性；

（二）明确医师的职业责任、执业修养、依法行医的要求；

（三）培育应对当代医学面临的伦理、社会和法律问题的知识和能力；

（四）掌握处理病人的心理应激、医患沟通和社会适应能力的知识、技能；

（五）培养学生的问题意识以及创造性和批判性思维方法；

（六）培育学生敬畏、关爱、呵护生命的人道主义情感，促成卓越医生人文素质形成。

二、改革的基本原则

（一）坚持人文医学教学的整体性，全面履行人文医学教学的职责；

（二）淡化学科体系，从实际出发，以问题为中心，强调教学的针对性和实践性；

（三）强调医学人文与医学实践的结合，将人文精神渗入医疗实践；

（四）人文医学教学结合专业教学的进展安排，贯穿于医学教育全程；

（五）改变单一灌输式的教学方法，实现教学方法的多途并举，激发学生的学习激情。

三、课程设置

人文医学课程由人文医学导论和医学伦理学、卫生法学、医学社会学、医学哲学、医学心理学、医学史、医患沟通学7门核心课程组成，统一命名为"人文医学理论与实践"，由四部分教学内容组成，针对不同的教学对象，安排在四个不同的教学时段开设。

人文医学教学安排

课程名称		教学内容	教学时段	教学对象
人文医学理论与实践	第一编	人文医学理论教学与实践技能培训	学历教育	本科生、研究生
	第二编	人文医学见习实习要求	见习实习	本科生、研究生
	第三编	人文医学规培考核要求	规范化培训	住院医师
	第四编	人文医学继续教育七讲	临床工作	医务工作者

四、教学安排

（一）教学进度

人文医学理论教学与实践能力培训：大学第1学年～第4学年完成；

人文医学见习实习：临床见习、实习阶段完成；

人文医学住院医师规范化培训：住院医师规范化培训阶段完成；

人文医学继续教育：纳入医疗机构继续教育计划。

（二）学时分配

☆组合（包括所列全部内容，不低于254学时）

人文医学理论教学与实践能力培训：不低于202学时；

人文医学见习实习：不低于12学时；

人文医学住院医师规范化培训：不低于16学时；

人文医学继续教育：不低于24学时。

★组合（包括所列标★的内容，不低于124学时）

人文医学基础理论知识：不低于80学时；

人文医学见习实习：不低于20学时；

人文医学住院医师规范化培训：不低于8学时；

人文医学继续教育：不低于16学时。

〔说明〕以上内容是从大学一年级到参加工作期间完成的，时间跨度大于10年；☆组合和★组合可视具体情况选择。

五、教学方法

（一）人文医学教学弱化"讲"，强调教学过程中学生的互动和参与；

（二）教学宜采用多种方法，如讲授法、读书法、讨论法、教学讲座等多种教学形式；

（三）考试应采用传统卷面考试与主题综述、课程论文、见习实习报告等不同考查方式；

（四）教学手段包括课堂理论教学、人文医学实训、临床实践观摩、临床实践等，适当运用新媒体的手段，如微电影等。

六、教学内容

（一）第一编　人文医学理论教学与实践能力培训

☆人文医学导论理论与实训（第1学期，10学时）

教学目的：①掌握人文医学的基本理论知识；②理解人文医学的核心思想和主要内容；③培育医学生的人文素养，提高其医学人文精神。

教学要点：①什么是人文医学：医学的人文本质，人文医学的兴起，当代人文医学的特点及任务；②人文医学的属性、范畴和价值：揭示医学的属性和特点，人文医学基本范畴，人文医学在当代医学发展中的价值；③人文医学的学习方法：课堂学习，阅读，医疗实践的剖析与感悟。

实训内容：①查阅资料，分析总结我国现阶段医生或护士的角色内涵和特点；②做一次导医，写导医日记；③完成一篇就医体验报告。

讨论题：①医学的属性和特点？②什么是医学人文知识、医学人文素养、医学人文精神和医学人文实践？它们之间的相互关系是什么？③医学人文在现代医学发展中的作用和意义？

阅读书目：①杜治政，著.《守住医学的疆界》.中国协和医科大学出版社，2009；②王一方，著.《医学是什么》.北京大学出版社，2010；③岳春瑞，编.《医学的历史》.吉林大学出版社，2010；④张大庆，著.《医学人文学导论》.科学出版社，2013；⑤罗伯特·汉，著.《疾病与治疗——人类学怎么看》.禾木，译.东方出版中心，2010；⑥讴歌，编著.《协和医事》.生活·读书·新知三联书店，

2007。

选修课：①当代名医的医学人文风范；②医学的发展与医学人文的变迁。

☆医学史理论知识（第2学期，24学时）

教学目的：①让医学生理解人类医疗卫生保健活动的历史演进过程；②通过对医学中文化现象的分析，更深刻、更全面地理解医学的意义与价值；③通过回顾医学历史进程，对医疗保健活动中的主流文化保持一种批判态度。

教学要点：①医学发展的历程、医学模式的演化（包含中西医）；②医学观念的变迁（健康观、疾病观、生死观）；③在人类历史发展进程中医学的价值与任务；④医学与社会文化、政治经济、宗教信仰之间的互动。

讨论题：①中医过时了吗？②医学仅仅是科学吗？

阅读书目：①张大庆，主编.《医学史》.北京大学医学出版社，2013；②张大庆，著.《医学史十五讲》.北京大学出版社，2007；③罗伊·波特，著.《剑桥医学史》.张大庆，李志平，刘学礼，等，译.吉林人民出版社，2000；④阿尔图罗·卡斯蒂廖尼，著.《医学史》.程之范，译.广西师范大学出版社，2003；⑤肯尼思·F.基普尔，主编.《剑桥世界人类疾病史》.张大庆，译.上海科技教育出版社，2008；⑥约翰·伯纳姆，著.《什么是医学史》.颜宜葳，译.北京大学出版社，2010；⑦李志平，张福利，刘武顺，等著.《中西医学史》.人民卫生出版社，1999。

选修课：①疾病史；②诺贝尔医学奖研究；③医学与宗教。

☆医学哲学理论与实训（第3学期，24学时）

教学目的：①理解医学与哲学的关系，医学哲学对当代医学发展的意义；②理解医学哲学的思维方式对医学实践的价值并运用于临床思维；③形成批判性思维能力。

教学要点：①医学哲学修养与医护人员的成长：医学哲学的研究对象和主要内容，医学与哲学的关系，医学哲学素养和思维方法；②医学哲学的医学观和技术观：医学的人文属性与科学属性，医学目的与医学模式及其对临床实践的影响，树立正确的医学技术观；③医学哲学方法论：医学还原论与医学整体论，整体与局部关系的哲学方法在诊疗思维中的运用，疾病复杂性原理；④临床思维：典型与非典型，患者个体差异，过度治疗与适宜治疗；⑤批判性思维：批判性思维的特征，批判性思维的一般方法。

实训内容：①不典型症状的临床思维的案例分析；②患者个体差异的多样性表现；③过度治疗分析。

讨论题：①医学与哲学的关系是什么？②新医学目的对医学发展的影响有哪些方面？③医学还原论与医学整体论的关系是怎样的？④批判性思维在医学思维中如何体现？

阅读书目：①杜治政，著.《医学哲学——不是多余的话》.江苏科学技术出版社，2012；②刘虹，张宗明，林辉，主编.《新编医学哲学》.东南大学出版社，2010；③刘虹，著.《医学哲学范畴》.科学出版社，2014；④王一方，赵明杰，主编.《医学的人文呼唤》.中国协和医科大学出版社，2009；⑤何裕民，主编.《医学的哲学审视》.中国协和医科大学出版社，2009；⑥邱鸿钟，著.《医学与语言》.广东高等教育出版社，2010。

选修课：①当代医学与薛定谔的生命观；②临床决策与哲学思维；③医学逻辑学。

★医学社会学理论与实训（第4学期，30学时）

教学目的：①认识医疗卫生事业在整个社会结构中的地位、功能，学习从"社会学"的视角理解医疗卫生事业；②认识作为社会事实的"疾病"和"健康"，掌握影响疾病、健康的主要社会因素。

教学要点：①社会学视野中的医疗卫生事业：社会学视野中的社会、医学、医疗卫生服务组织，卫生服务过程中的不同角色；②疾病、健康与社会：疾病、健康与社会人，影响疾病和健康的主要社会因素及影响机制；③个人的社会行动、微观社会环境与疾病：个人的社会行动与疾病，微观社会环境（家庭、社区、工作场所）与疾病的关系。

实训内容：①医护人员处理自身与组织环境关系的能力；②患者及其家属的社会经济文化状况调查能力；③辨识患者的社会经济文化与其所患疾病关系的能力。

讨论题：①怎样理解美国社会学家米尔斯提出的"社会学的想象力"；②疾病与患者的社会环境；③怎样快速了解患者的社会经济文化状况；④医院的组织环境与职业行为的关系。

阅读书目：①威廉·科克汉姆，著.《医学社会学》.杨辉，张拓红，译.华夏出版社，2000；②菲利普·亚当，克洛迪娜·赫尔兹里奇，著.《疾病与医学社会学》.王吉会，译.天津人民出版社，2005；③克里斯·希林，著.《身体与社会理论》.李康，译.北京大学出版社，2010。

选修课：①医学人类学与医学；②身体社会学；③医务社会服务的理论与实践。

☆医学心理学理论与实训（第5学期，42学时）

教学目的：①初步掌握医学心理学思想、基本理论，学习使用心理测验；②了解疾病发生中的心理社会因素，掌握各种心理干预方法；③了解人格特征、情绪认知的心理因素在罹患各种疾病以及康复过程中的机制；④识别患者的一般心理特点、需求及病人的角色转换，医患关系的模式和常用的心理支持技术。

教学要点：①医学心理学概述：医学心理学的定义、性质与发展、主要理论流派，医学模式的发展及转变的意义，医学心理学的研究方法及其特殊性；②人的心理：心理的脑基础，认知过程，情感过程，意志过程，个性；③心理发展与心理健康：心理健康概念及判断标准，心理评估的种类和用途，不同年龄阶段的心理特征，各年龄段心理健康问题和应采取的措施；④心理应激与心身疾病：心理应激、生活事件及应激反应，个性、社会支持与应激因素，心身疾病的发病机制，临床各科的心身相关问题；⑤患者心理行为与干预：患者的求医行为与心理需要，患者的一般心理特点及患者的角色转换，心理干预的内容与形式，心理干预的原则与范围，常见临床心理问题类型及干预方法。

实训内容：①识别主要心理异常及不良行为；②掌握几种主要心理干预方法；③区分患者求医行为的模式及影响因素。

讨论题：①如何全面阐述心理因素对疾病与健康的作用？②理解心理应激在健康和疾病中的作用，让患者学会如何处理应激。③如何理解生物心理社会医学模式对健康和疾病的认识？④感知觉、记忆、思维、注意和情绪的生理机制及其在医学领域中的应用。⑤临床各科常见疾病发生发展与心理社会因素的关系及如何干预？⑥疾病所致的心理反应、对疾病的心理反应、对治疗环境的心理反应、治疗过程中的心理反应。

阅读书目：① Coon D, Mitterer J O, 著.《心理学导论——思想和行为的认知之路》.郑钢，等，译.中国轻工业出版社，2014；② 姜乾金，著.《医学心理学：理论、方法与临床》.人民卫生出版社，2012；③ 黛博拉·费什·瑞珍，著.《健康心理学》.王立杰，韩丑萍，译.人民出版社，2014；④ 理查德·格里格，菲利普·津巴多，著.《心理学与生活》.王垒，王甦，译.人民邮电出版社，2003；⑤ 徐光兴，著.《临床心理学：心理健康与援助的学问》.上海教育出版社，2001；⑥吴文源，主编.《心身医学》.同济大学出版社，2013；⑦克拉拉·E.希尔，著.《助人技术：探索、领悟、行动三阶段模式》.胡博，译.中国人民大学出版社，2013。

选修课：①普通心理学；②健康心理学；③精神病学。

☆卫生法学理论与实训（第6学期，30学时）

教学目的：①掌握卫生法学的基础理论与主要卫生法律制度基本知识；②熟悉具体卫生法律关系中各主体的权利义务；③形成卫生法律规范意识、具备一定的法律适用能力及卫生法学科研能力。

教学要点：①卫生法概述：卫生与法的关系，卫生法的概念与基本原则，卫生法律关系，卫生法的渊源；②卫生法的实施：卫生法的确立，立法体制、立法运行，卫生法的遵守与运用，卫生法的适用；③卫生法中的权利救济：非诉讼程序，诉讼程序；④医疗服务法律制度：医疗机构管理，医药卫生技术人员管理；⑤健康相关产品法律制度：药品管理，献血和血液管理，其他健康相关产品管理；⑥疾病预防与控制法律制度：传染病防治，职业病与地方病防治，精神卫生医疗；⑦生命健康权益保护法律制度：人口与生殖健康，妇幼卫生保护，患者健康权益保护；⑧现代医学与法律问题：生殖技术与法律，人类基因工程与法律，器官移植与法律，死亡与法律。

实训内容：①医疗损害案例分析：医疗损害的构成要件，侵犯患者知情同意权的情形及法律责任；②医疗纠纷处置与处理案例分析：医疗纠纷发生后证据固定的相关事宜，医疗纠纷处理中医学专业问题查明的基本方法。

讨论题：①卫生法学与医学伦理学的关系是怎样的？②"以人为本"在卫生法律制度中有哪些体现？③患者权益保护中的权利冲突现象如何处理？④面对现代医学的发展和进步，卫生法应当如何应对？

阅读书目：①姜柏生，万建华，王炜，主编.《医事法学》.东南大学出版社，2014；②姜柏生，著.《医疗事故法律责任研究》.南京大学出版社，2005；③姜柏生，杨芳，著.《高新生命技术的民法问题研究》.法律出版社，2010；④达庆东，田侃，主编.《卫生法学纲要》.复旦大学出版社，2014；⑤王岳，主编.《医事法》.人民卫生出版社，2009；⑥刘鑫，著.《医事法学》.中国人民大学出版社，2015。

选修课：①临床医疗的法律风险及其防范；②法学基本原理。

☆医学伦理学理论与实训（第7学期，36学时）

教学目的：①了解医学伦理学的基本知识；②理解医学伦理学的理论基础及其原则规范在医疗实践中的指导价值；③培养对医学伦理学的问题意识，提高对医学伦理问题的道德判断能力。

教学要点：①医学伦理学的基本概念、发展历史和学习方法：医学伦理学的概念、研究对象和学科性质,医学伦理学的发展历史和发展趋势,医学伦理学的学习方法;②伦理学基本理论:道义论,后果论,美德论,正义论;③医学伦理学的原则规范体系:医学伦理学的基本理论和理论背景,医学伦理学的基本原则及应用,医学伦理学的国内规范和国际规范;④临床诊疗与决策中的伦理问题:知情同意,保密与讲真话,代理决定;⑤临床研究中的伦理问题:生命与生殖伦理,死亡伦理与临终关怀;⑥其他内容:针对某些专业设置的模块,如药学专业的"药事伦理",也可以是根据需要选择的内容,如"器官移植伦理""科研伦理"等。

实训内容:①医学伦理学的基本原则及应用的案例分析;②四原则运用中的冲突及调适规则;③知情同意在医疗实践中的具体运用;④医疗活动中隐私权的范围及标准;⑤医院伦理委员会的运作规程。

讨论题:①医学与伦理的关系是什么?②如何继承中国传统医德思想并理解其现代价值?③如何理解医学整合和医学专业化的关系?④如何理解生命伦理学发展多元化、本土化和全球化?

阅读书目:①伊曼努尔·康德,著.《道德形而上学原理》.苗立田,译.上海世纪出版集团,2005;②约翰·穆勒,著.《功利主义》.徐大建,译.上海世纪出版集团,2008;③约翰·罗尔斯,著.《正义论》.何怀宏,译.中国社会科学出版社,1988;④雅克·蒂洛,基思·克拉斯曼,著.《伦理学与生活》.程立显,刘建,译.世界图书出版社,2008;⑤汤姆·比彻姆,詹姆士·邱卓思,著.《生命医学伦理原则》.李伦,译.北京大学出版社,2014;⑥格雷戈里·E.彭斯,著.《医学伦理学经典案例》.聂精保,胡林英,译.湖南科学技术出版社,2010;⑦孙福川,王明旭,主编.《医学伦理学》.人民卫生出版社,2013。

选修课:①中国传统文化与医德源流;②生物医学科研伦理与审查;③公共卫生伦理;④境遇与医学伦理决策。

☆医患沟通学理论与实训(第8学期,36学时)

教学目的:①理解医患沟通的必要性,树立医患沟通是医疗不可缺少的组成部分,形成与患者交流沟通的习惯;②掌握医患沟通的环节、过程以及技巧、方法和策略;③培养医学生识别影响医患沟通的人际和环境因素的能力。

教学要点:①医患沟通的概述:医患沟通、医患沟通学的含义,医患沟通的必要性,医患沟通学的研究对象和内容;②医患沟通原理:医患沟通机理,常见医患沟通障碍的表现,良好医患沟通的构建;③医患沟通的方法与途径:倾听与理解,语言和行为的沟通,机制和制度上的医患沟通,环境和技术上的医患沟通,医患沟通与新闻媒体。

实训内容:①早期临床实践:第一学年~第二学年,组织学生到大型医院观察医疗环境、医患交流、患者和家属语言和行为表现,感悟医患沟通的现状与意义;②暑期医学社会实践:第一学年~第三学年,寒暑假期间,安排学生到基层医疗机构,观察社区和基层就医环境、医患交流、患者及家属语言与行为表现,感受医患沟通的现状与意义;③医务志愿者服务:第三学年~第四学年,组织学生到大型医院开展门诊或急诊导医活动,或为住院患者提供照护和沟通交流服务,学习、实践医患沟通基本技能。

讨论题:①医疗服务过程需要哪些人参与? 他们之间的基本关系是怎样的?②医院就医环境对医患双方分别有什么影响?③医护人员不同的态度和沟通方式对患者及家属的影响?④患者及家属不同的态度和沟通方式对医护人员的影响?⑤医院管理水平对医患关系有何影响?⑥医学生需要学习和掌握哪些知识与技能才能有效地为患者服务?⑦你所理解的医患沟通是什么?

阅读书目:①《中共中央国务院关于深化医药卫生体制改革的意见》.人民出版社,2009;②《卫生部医疗机构从业人员行为规范》.人民卫生出版社,2012;③ Gore Committee, Institute for International Medical Education.Global minimum essential requirements in medical education.Medical Teacher, 2002, 24(2):130-135;④医患沟通网.http://www.yh707.cn/;⑤《希波克拉底文集》.赵洪钧,武鹏,译.中国中医药出版社,2007;⑥米歇尔·福柯.《临床医学的诞生》.刘北成,译.译林出版社,2001;⑦《医学与哲学》杂志;⑧《中国医学伦理学》杂志;⑨杨平,肖进,陈宝珍,著.《医学人文科学词汇精解》.第二军医大学出版社,2002。

选修课:①人际沟通学;②医学文化概述;③医学导论;④医学名家介绍。

〔说明〕第一编人文医学理论教学与实践技能培训部分,不是作为若干门课程来讲,不是若干门课程的叠加,而是作为人文医学的一个部分来讲;内容取舍的标准是讲清讲好医学实践中需要用到的基本概念、基本原理、基本原则和基本方法,涉及实践应用的内容,归入第二编、第三编。

(二)第二编　人文医学见习实习要求(临床见习实习期间)

★临床实践中的医学伦理问题观察与案例分析(6学时)

观察目的:①培养在整个临床诊疗和护理过程中的伦理职业精神;②理解临床诊疗伦理原则和护理伦理原则的内涵和重要性;③学习如何在实际诊疗过程中实施伦理决策的原则。

观察要点：①诊疗和护理工作中，有哪些医学伦理问题？②在诊疗过程中，医务人员遵循的伦理原则是什么？③临床医护人员如何应对具体诊疗过程中伦理原则的冲突？

指导要点：①体察患者在诊疗过程中的需要与伦理原则的关系；②学习医护人员如何落实伦理原则和实施伦理决策；③收集并分析见习过程中临床诊疗和护理伦理的生动案例；④见习期间专题讨论（临床教师和人文教师合作指导）：讲真话与保护病人隐私，医患沟通面临的挑战，过度医疗，放弃治疗，高新技术的应用伦理，诊疗的科学决策，医疗资源的公正分配，临终关怀等；⑤实习期间专题讨论（带教教师主持，人文教师协助）：如何面对患者的疼痛，晚期患者的心理支持，情绪失常患者的管控，延长生命与保证生命质量如何选择，医患纠纷中的法律应对等。

★临床实践中的卫生法律、法规问题观察与案例分析（4学时）

观察目的：①熟悉诊疗、护理工作的规范流程，掌握医师执业实践中的规则；②理解尊重患者生命健康权、知情同意权、隐私权等权利的重要意义；③学习诊疗、护理工作中需要遵守的相关法律法规和操作规范。

观察要点：①诊疗、护理工作中包含哪些重要的操作规范和流程；②如何保护患者的生命健康权、知情同意权、隐私权等权利；③临床医生和护士如何落实相关法律法规和操作规范的规定。

指导要点：①通过相关案例理解和掌握诊疗、护理工作的规范和流程；②学习医生和护士履行告知义务、保护患者权利的方式与方法；③收集、分析并思考实习过程中遇到的生动案例，同时注意搜集、关注媒体报道的相关案例，理解和掌握相关法律法规以及操作规范。

★临床实践中的医患沟通问题观察与案例分析（6学时）

观察目的：①提高医患语言和非语言技巧；②提升学员医患沟通能力。

观察要点：①沟通过程中言语和非言语技巧的运用；②医生告知坏消息的方式、技巧；③医生门诊查房时的语言表达方式及特点；④医医沟通、医护沟通等注意事项。

指导要点：①熟悉临床医学各学科医患沟通的知识与经验要点；②掌握医患沟通的基本原则和各种应对技能。

☆临床实践中的医学心理学问题观察与案例分析（4学时）

观察目的：①了解人类在健康或患病，以及二者相互转化过程中的心理问题；②能对个体的能力和特点进行测量和评估，并根据所收集的资料对个体进行分析；③心理因素如何影响个人的健康和生活，以及如何进行心理治疗和干预。

观察要点：①对不同能力和特点的患者的心理诊断和评估；②人格特征在罹患各种疾病以及康复过程中的作用；③各年龄段患者的心理特点及心理卫生的推广、作用方式；④患者的心理应激反应的表现和不良行为方式；⑤器质性损伤、功能失调等躯体疾患造成心理变异的分析。

指导要点：①根据所收集的资料对个体进行分析，以支持其所得的有关结论，对患者存在的问题做出全面的描述；②帮助患者运用心理学知识缓解心理压力，培养和训练患者良好的个性，使其达到最有成效的水平并具有良好的适应能力；③如何帮助患者处理心理紊乱问题，但是也处理与所谓的功能失调和身体疾病相伴随的心理失调。

☆临床实践中的人文关怀问题观察与案例分析（4学时）

观察目的：①培养对患者的同情之心、关爱之心；②理解提供医学人文关怀的必要性；③学习提供医学人文关怀的方法和途径。

观察要点：①诊疗和护理工作中，有哪些医学人文关怀问题？②患者在诊疗过程中有哪些需要给予心理支持之处？③临床医生和护士是怎样实施医学人文关怀的？

指导要点：①体察患者在诊疗过程中的感受；②学习医生护士如何安慰患者、如何与患者沟通；③收集并分析见习过程中医学人文关怀的生动案例。

☆临床实践中的医学社会学观察与案例分析（4学时）

观察目的：了解医疗卫生服务过程，分析患者的社会属性对整个诊疗服务过程的意义。

观察要点：①角色关系，观察实际工作过程中的各类角色的表现，尝试分析造成现实与规范之间冲突与矛盾的原因；②运用访谈、参与观察等方法了解患者的社会角色及其社会背景（社会环境及社会经历）对于疾病的诊断、治疗、护理的意义，并就"个性化服务"的社会学涵义提出自己的看法。

指导要点：①指导学生学习领会所在机构对各个服务角色的规范要求；②指导学生观察实际服务过程中不同角色之间的互动模式；③运用典型案例帮助学生理解患者的社会属性在诊疗服务过程的意义。

〔说明〕第二编人文医学见习实习部分设置五个方面的要求，其中，卫生法律问题、医学伦理问题和医患沟通问题，要求运用第一编相关基础理论知识观察其在临床实践中的表现、临床工作者是如何处置这些实际问题的；人文关怀问题是第一编相关的部分理论知识（如医学哲学中的"医学人文精神与人文关怀"）在实践中的运用,在观察要点中要体现针对性。

（三）第三编　人文医学规培考核要求（规范化培训阶段）

★医学伦理学培训与考核（6学时）

考核目的：①医学伦理职业精神的理解认知；②医学伦理学知识的掌握情况；③医学伦理原则应用能力的展现。

培训要点：①医学道德修养的知识形态、能力形态和实践形态；②医学伦理学基本概念和知识的重新梳理；③医学伦理精神在诊疗和护理过程中的表现。

★卫生法律、法规培训与考核（6学时）

考核目的：①临床执业相关法治观念培养；②医疗相关法律制度的一般认知；③重要医疗法律制度的理论与运用。

培训要点：①卫生法学的基本概念和理论知识；②民法、刑法中医疗相关的法律规定；③重要卫生法规、规章的相关规定；④重要卫生法律知识的运用能力训练。

★医学心理学培训与考核（6学时）

考核目的：①了解心理因素在疾病病因、诊断、治疗和预防中的作用；②探索心理因素对健康与疾病的作用方式、途径与机制；③提示有关心身密切相关的观点,提供合理的治疗方法和保健措施。

培训要点：①心理行为的生物学和社会学基础及其在健康和疾病中的意义；②心、身相互作用的规律和机制；③各种疾病过程中的心理行为变化及其影响；④情绪和个性等心理行为因素在健康维护和疾病发生、发展变化过程中的影响及其规律；⑤如何将心理学知识和技术应用于治病、防病和养生保健之目的。

★医患沟通培训与考核（6学时）

考核目的：在临床工作中做到与患者、社会等方面进行有效沟通。

培训要点：①初级医患沟通层次：包括仪态举止、称呼礼貌、目光表情、体态距离、倾听与语气、身体接触、"开放式"谈话、询问病史中的沟通、体格检查中的沟通、与患者及家属"聊天"、感谢患者及家属、赔礼道歉等；②中级医患沟通层次：入院谈话、安慰鼓励患者（心理暗示）、劝说患者配合治疗、与患者及家属讨论治疗方案、说服患者及家属配合实习和见习教学、与幼儿患者建立良好关系、与老年患者建立良好关系、男性医师与妇产科患者及家属沟通、急诊科医师安慰患者及家属、告知家属患者死亡消息、面对患者及家属的当面指责、面对患者及家属抱怨、出院谈话、电话随访等；③高级医患沟通技能：包括危重疾病告知（家属）、危重疾病告知（患者）、治疗风险告知（术前谈话、非创性治疗前谈话）、解释治疗与病情变化、面对患者及家属过激言行、通俗解释疾病和医疗方案、医患协商处理矛盾与纠纷、接受媒体采访及电视宣教等。

★人文关怀培训与考核（6学时）

考核目的：①医学人文精神的理解认知；②人文医学知识的掌握情况；③医学人文关怀能力的展现。

培训要点：①医学人文精神的哲学形态、知识形态、能力形态和实践形态；②人文医学基本概念和知识；③医学人文关怀在诊疗和护理过程中的表现。

〔说明〕第三编人文医学规培考核要求部分主要依照《住院医师规范化培训内容与标准（试行）》（国家卫生计生委2014年8月25日颁布）提出的职业道德和人际沟通与团队合作能力的培训目标组织和设计教学内容。《住院医师规范化培训内容与标准（试行）》有关人文医学的培训标准和内容是：遵守国家有关法律法规，弘扬人道主义的职业精神，恪守为人民健康服务的宗旨和救死扶伤的社会责任，坚持以患者为中心的服务理念，遵守医学伦理道德，尊重生命、平等仁爱、患者至上、真诚守信、精进审慎、廉洁公正。能够运用语言和非语言方式进行有效的信息交流，具备良好的人际沟通能力。培训内容包括医德医风、政策法规、相关人文知识等，重点学习相关卫生法律法规、规章制度和标准以及医学伦理学和医患沟通学。

临床医师的医学人文规范化培训以提高医学人文关怀能力、处理社会问题、社会适应能力为主，采取讲授、讨论、实践三结合的教学法；突出以下内容：医学人文关怀和医学职业态度，医疗质量与医疗成本，如何与情绪化的患者沟通，患者自主与医生的决定权，如何看待红包与回扣，医学科研中的诚信，对患者负责与医院经营方略的矛盾的处理，医生与社区服务与公共卫生等。可选择身边发生或社会上发生的案例进行讨论。

（四）第四编　人文医学继续教育七讲（规范化培训后5年内）

★第一讲　现代医学的境遇与医师职业精神

讲座目的：①了解医师职业精神的重要意义；②明确当代医师职业精神面临的困境及未来展望；③理解医师职业精神与医学人文的关系。

讲座要点：①阐述当代医学面临的境遇及对医师职业精神的挑战；②当

代医师职业精神的主要内容与特征；③利益冲突的处理：实践、政策和自律；④医学人文精神是构建医师职业精神的根本。

★第二讲 临床工作中的医学伦理学问题

讲座目的：①推进医学伦理理论原则体系由知识形态向实践转化；②阐述医学伦理原则在临床应用中的冲突与对策；③展现医学伦理原则在特殊医学实践中的应用（生殖技术、器官移植技术以及其他技术）。

讲座要点：①医学伦理学的历史、发展和未来，医学伦理学与生命伦理学；②医学伦理学的原则规范体系及临床应用；③当前临床实践中面临的若干伦理难题及其对策。

☆第二讲 医院人文管理与医院文化

讲座目的：①阐述医院人文管理与文化建设的理论与实践价值；②提炼医院人文管理与文化建设的成功经验；③推进医院人文管理与文化建设的探索与实践。

讲座要点：①医院人文管理与文化建设的时代呼唤；②医院人文管理理论溯源；③国内外医院人文管理实践的经验与启示；④人文医院与医院人文管理；⑤人文医院建设探索。

★第四讲 临床工作中的法律风险与法律责任

讲座目的：①形成医疗法律风险意识，促进依法依规执业；②熟悉临床医疗中患者权利保护的法律与制度；③掌握医疗纠纷处理的有关法律制度。

讲座要点：①患者权利及其保护的法律理论问题；②临床医疗安全相关的法律制度；③常见侵权行为发生的原因分析与防范、处置对策；④临床相关违法行为的行政责任与刑事责任。

★第五讲 医患沟通方法和技巧

讲座目的：①认识临床工作中常见的医患沟通问题；②掌握医患沟通的基本方法。

讲座要点：①医患关系紧张的原因；②医患纠纷处理的原则；③医患沟通的常用方法。

☆第六讲 医院危机和突发事件的处置

讲座目的：①了解医院危机和突发事件的事前防范；②掌握医院危机和突发事件的处理方法。

讲座要点：①医院危机和突发事件事前防范的原则和方法；②新媒体时代医院危机的特点、处置方法。

☆第七讲　患者心理问题分析与处置

讲座目的：①了解患者不同的心理状态将直接影响治疗、护理、康复效果；②如何处理患者功能失调和身体疾病相伴随的心理、行为失调；③如何对不同患者进行综合心理干预。

讲座要点：①认知、情绪、个性与健康的关系；②患病后常见的心理反应、创伤。

〔说明〕第四编　人文医学继续医学教育七讲部分可结合医院面临的人文医学方面的实际问题对内容可以做局部调整，但不可以用其他内容替代。

七、支撑条件

实现上述教学方案，需要努力争取学校领导的支持，创造必要的条件。

（一）提高对医学人文教学的重视度，将人文素质要求纳入医学生培养目标中，增加人文教学的比重，保证医学人文教学不低于180学时的要求。

（二）学校要关心支持人文医学教学的各项工作，配备适量的教师，建立人文医学教学组织（院或系），逐步完善教研室，为教师的个人成长提供机会，提供经费的支持。

（三）建设和完善人文医学实训室，如医学伦理学实训室、医患沟通实训室、卫生法学实训室（模拟法庭）等，为培养医学生医学人文关怀能力的教学提供硬件环境。

（四）将临床见习、实习期和规范化培训阶段的人文教学纳入整体医学教学计划中，做出具体安排。

（五）选拔对人文医学有一定修养的医生参与人文教学，建立他们与人文教师的合作机制，逐步形成临床医生与人文教师相结合的教师队伍。

（六）大力提倡与支持医学人文与医疗实践的结合，鼓励和支持在医学基础课教学，特别是临床课程教学中渗入医学人文理念的创举，为促进专业与人文的结合创造必要的条件。

〔本纲要由南京医科大学医政学院刘虹副教授起草，医政学院主持修订。杜治政、赵明杰、张大庆、丛亚丽、尹梅、张宗明、王茜、姜柏生、王锦帆等专家学者提出了指导和修改建议。出席全国医学院校医学人文学院（系）联席会议的负责人进行了审议，根据会议提出的意见修改后于《医学与哲学》杂志2015年第7A期发表。〕

4. 加强医学研究生人文教育的若干意见

（2015 年 6 月）

医学研究生作为未来医疗保健服务和医学研究的高端人才,其人文素质不仅影响其个人专业的发展,而且关乎医学人文品格的复归,关乎我国医学科学能否迅速赶超世界先进水平。为此,此次会议就如何加强医学研究生的医学人文教育提出如下意见。

一、医学研究生人文教育的重要性和紧迫性

（1）人文素质是医学研究生人才成长的重要基础

医疗实践和医学研究是一项为生命和健康造福的具有崇高人道主义精神的事业,是一项路途充满荆棘、曲折和困难的事业,只有具有高尚道德情操、富有顽强毅力、勇于为生命和健康事业献身的人,才能到达光辉的顶点。在研究生学习期间,对研究生进行坚持生命和健康利益第一、忠实实验数据、维护受试者的权益、善于团队合作、富有创造性思维等方面的医学人文教育,是十分必要的。

（2）人文精神是应对当代医学面临诸多伦理社会难题的需求

当代生命科学处于一个崭新阶段,在临床、公共卫生实践及其研究中许多前沿课题,都需要慎重做出伦理决策,需要做出择善避恶的选择。对研究生进行医学人文特别是生命伦理方面的教育,帮助他们掌握人道主义的伦理原则和要求,并在诊疗最优化、科研选题与设计、实验的组织与实施、实验结果的判断与科研成果的推广等诸多方面,坚持正确的伦理方向,是他们的事业获得成功的不可缺少的条件。

（3）人文精神是适应当代社会特别是医疗改革大环境的需要

当今,整个医疗卫生事业和医学科研正处于改革大环境的旋涡中,改革给传统的医疗保健服务体制和医患、医际、医商诸多关系带来了冲击,特别是医疗市场化带来的消极影响,严重损害了医学事业的崇高声誉,干扰了医疗实践和医学科学的正常发展。在这种情况下,帮助他们正确处理与市场的关系,不做资本和市场的俘虏,坚持病人利益第一,维护生命与健康的神圣性,是十分有必要的。

（4）人文素质是医学研究生实现幸福人生的必要条件

医学研究生长期的专业化训练使其在知识、能力、思维、情感等方面存在结构性不足,尤其是未来职业的特殊性——高强度、高风险、高压力的工作状态,容易造成职业倦怠,影响幸福感、成就感的获得。通过人文教育,有助于医学研究生的精神成长得以人文滋养,成为具有完满的人性、丰沛的情感、完善的人格、健康的心理和超越的精神的"多向度的人",保持身心的从容与自由,从而达到完善自我及更好服务社会之终极目的。

二、医学研究生人文教育的目标和主要内容

医学研究生的人文教育,不应重复本科生人文教育的内容,硕士研究生与博士研究生、学术学位研究生与专业学位研究生应有适当区别。其目标是:培养研究生关爱生命、崇尚健康事业的情怀;了解医师职业精神和科研的道德和规矩;能够遵循生命至上的原则;辨析医学发展前沿的各种伦理社会问题;敢于创新,善于突破,使医学科学更好地为人类健康服务。

主要内容有以下七个单元,并由此七个单元组成《医学研究生人文教学纲要》(以下简称《纲要》)。

（1）医学科研道德

思考与研究选题:研究方案设计的伦理;生物医学研究中造假等不端行为及其后果;成果所有权、署名权与引用规范;受试者的权益保护与现实难题;动物实验伦理及其意义;研究与治疗的区分及试验性治疗;药物实验中的伦理审查;医学科研商业化的后果和防范;医药科研国际合作及其面临的伦理问题。

（2）医师职业精神与职业道德

思考与研究选题:将患者利益置于首位原则面临的难题;尊重患者自主权与医师的决定权;医师在维护医疗公平中的责任;保密与讲真话关系的处理;对患者诚实与医疗差错的告知;医患沟通的艺术;坏消息的告知;医疗行

业的法律风险及其规避；医学团队合作与个人声誉的追求。

（3）医疗、医学科研与医疗保健服务体制改革

思考与研究课题：医疗保健服务改革给医生带来的新问题及其应对策略；医院的公益性与病人利益之间的两难选择；医生应当如何应对现时的医患关系？医药合一与医药分离的利弊分析；医学科研与医改；医改与慢性病的防控。

（4）医学技术与医学人文

思考与研究选题：医学技术与医学人文关系的历史回顾与现今的新课题；当代医学高新技术的实际意义及其在应用中面临的问题；如何在医疗实践中处理适宜技术与高新技术的关系；技术作为实现医学目的手段及其面临的问题；医学技术双刃性的根源及其对策；当代医学技术发展的自主性与主体化；权力、资本与医学技术；医学技术的无意识结果及其管控。

（5）生命前沿技术伦理

思考与研究选题：活体器官移植的伦理探讨。异种移植是可以被允许吗？如何看待代孕（借腹生子）？病胎淘汰伦理研究。如何面对植物人？善终医学与安乐死；胚胎的道德地位与胚胎研究伦理；干细胞研究中的生殖性与治疗性区分的意义。人兽混合胚胎研究可否被允许？基因检测、基因治疗、基因增强面临的伦理问题及其研究。

（6）医学哲学思维、创造性思维与批判性思维

思考与研究选题：医学与工科的不同及其思维的特点；医学中的形象思维、模糊思维与逻辑思维；临床思维特点及其与哲学思维的差异；医学研究中如何实现还原方法与系统方法的统一；中医的思维方法的长处与短处的分析研究；医学专科发展越分越细的利弊思量；医学整体观视野中的靶向治疗；基因治疗面临困难的哲学思考；干细胞研究的曲折历程及其哲学思考；中国传统思维与医学创造和突破。

（7）医学与文化

思考与研究选题：叙事医学与叙事疗法；人体美与医学的艺术化；境遇与伦理；文学、艺术视野中疾痛与死亡；疾病的文化隐喻；职业倦怠的心理调适；阳光心态的塑造；传统文化中的人生智慧；生死困惑与感悟。

以上思考与研究选题，还需再斟酌，其目的是为研究生个人思考、阅读及撰写论文选题以及人文教师指导提供参考，也是时下人文医学学者亟待研究的课题。

三、医学研究生人文教育的实施

医学研究生人文教育,除仍需重视人文情怀的培育、重视内心自省与实践外,同时要着重培养研究生对当代医学科学与医疗实践中的诸多现实伦理难题的思考与辨析能力,提高医疗服务中的人文技能。十分重视构建多维、开放、动态的教育模式,充分发挥研究生的主体自觉性,实现灌输教育与自我教育相结合,综合听课、阅读、写作、演讲、调研、志愿服务等多种教育形式,辅之以完善的测评体系,使研究生实现听、说、读、写、看、思、行的有机统一。

(1)采取不同路径,多维施教

第一条路径:结合现行思想政治理论课进行。考虑到大多数医学院校存在师资力量不足、教学内容难以把握、学时难以落实等现实情况,医学研究生人文教育可以结合思想政治理论课教学进程,增选若干人文专题进行,如硕士生必修课"中国特色社会主义理论与实践研究"课程,可就"医疗体制改革实践及其面临的困难"课题组织学习和研讨思考;"自然辩证法研究"的教学,也可结合相关章节,就医学技术的异化、技术的双刃性,技术发展的自主性与主体化,医学与工科的不同及其思维的特点,医学中的形象思维与逻辑思维,临床思维特点及其与哲学思维的差异等,组织讲座,引导学生思考和讨论。但思想政治理论课有其自身的特定任务,难以容纳研究生人文教育的全部内容,为保证思想政治理论课教学任务不受影响和研究生医学人文教学目标的实现,仍应努力创造条件,组织研究生人文医学的系统教学,落实《纲要》提出的教学要求。

第二条路径:选取《纲要》所列内容,开设人文讲座。讲座可以引入更多领域、更多身份的师资力量,邀请校内外享有较高学术声誉的人文、社会科学方面的学者,具有深厚的人文底蕴及深湛哲学思维的医学专家,结合自己的科研经历、临床实践案例、人生感悟,组织5～8次专题讲座。

第三条路径:有条件的学校,或经过努力可创造条件的学校,按硕士研究生、博士研究生的不同需求,参考《纲要》所列课题开设较为系列的课程。

(2)采取多种形式,发挥研究生自主学习能力

① 阅读。负责授课的教师提供精选的书目或其他参考资料,指导学生阅读,并将阅读作为讨论和撰写论文的准备。阅读内容可包括三个方面:一是医学人文的重要文献,如《纽伦堡法典》《赫尔辛基宣言》《夏威夷宣言》《联合国教科文组织关于人类基因组与人权宣言》《大医精诚》《大医习业》等;

二是医学伦理学、医学哲学、医学史、医患沟通学等有关医学人文方面的著作;三是其他有关历史、哲学、政治、艺术方面的书籍。

② 开设研究生网站,创办校内刊物,引导研究生自学和相互交流。鉴于研究生学习生活分散、自主性强、自由度大的特点,要充分运用新媒体资源,由负责研究生人文教学的教师牵头,与研究生院、学校网站管理部门、学生会一起,在学校网站开设研究生人文微信、QQ群等平台,由人文教师提供指导,发布有关人文学习的信息和相关资料;开展专题讨论或辩论,为研究生提供个性化表达的机会,如代孕商业化与反商业化的辩论;交流临床实践见闻和科研的感受等。

③ 社会调查。有条件的研究生,可开展力所能及的社会调查,如组织研究生就器官商业化、代孕市场、科研商业化、医药代表与医生等问题进行社会调查。

④ 撰写论文。提倡研究生根据《纲要》列出的课题或其他课题,在完成专业论文的同时,撰写一篇医学人文方面的论文,在结业时进行评选,优秀论文可收集编印专集,并推荐报刊发表。

⑤ 考评。为提高研究生医学人文方面的水平,需要逐步探索合适的考评制度。不同的学习路径,采取不同的考评办法:结合思想政治理论课进行人文教学的考评,以学分的方式进行考评。开设《纲要》课程研究生的考评,以参加人文教学活动情况(讲座出勤及人文教育资源网站登录或演讲发言或志愿服务情况,占3分)、导师对其所做人文(道德)评价(占3分)、人文论文或调查报告(占4分)三方面情况核定。

四、医学研究生医学人文教学的研究和师资培训

鉴于医学研究生人文教学是一项新工作,无论是教学内容的安排、师资的准备、教学的实际组织等各方面,我们都缺乏经验,特别是《纲要》中列出的许多课题,是医学人文学有待开发和研究的领域。建议由医学人文学院(系)负责人联席会议商定,分别委托人文教学师资力量比较充实的学校,连续组织三四次研究生人文教学研究班,对研究生人文教学的相关课题进行讲授和讨论,同时研究如何解决研究生人文教学的各种具体问题。经过这种培训,争取在三四年内,全国有1/3的院校能开设《纲要》课程,将整个医学人文的研究水平提高一大截。

五、争取支持

加强医学研究生人文教学,是改善研究生培养事业的一项重要举措,它将引导研究生正确处理当今医疗保健服务和医学科研中的各种伦理社会问题,十分有利于医疗保健服务和医学科研高级人才的成长。只要我们努力向医学院校的领导,特别是向研究生院的领导说明此项事业的重要性及其长远意义,一定会得到他们的支持,并争取将之纳入研究生的整体教学计划,在时间、教师力量、教学场所、费用等各方面做出具体安排。

[《加强医学研究生人文教育的若干意见》由下列单位相关人员起草:哈尔滨医科大学人文社会科学学院院长尹梅,大连医科大学研究生院院长邵淑娟,哈尔滨医科大学研究生院研工部副部长方明,北京大学医学人文研究院院长张大庆、副院长丛亚丽,大连医科大学人文与社会科学学院院长赵明杰,广州医科大学卫生管理学院院长刘俊荣,《医学与哲学》杂志主编杜治政;2015年4月18—19日在南京举行的全国首届医学院校医学人文学院(系)负责人联席会议进行了讨论,并提出若干具体修改意见,会议同意修改后于《医学与哲学》杂志2015年第7A期发表。]

主要参考书目及文献

[1] 丹皮尔.科学史及其与哲学和宗教的关系：上[M].李珩,译.北京：商务印书馆,1987.

[2] 斯通普夫,菲泽.西方哲学史[M].7版.丁三东,等译.北京：中华书局,2005.

[3] 贝尔纳.科学的社会功能[M].陈体芳,译.北京：商务印书馆,1982.

[4] 奈斯比特,阿伯迪妮.2000年大趋势[M].军事科学院外国军事研究部,译.北京：中共中央党校出版社,1990.

[5] 汤因比,池田大作.展望二十一世纪：汤因比与池田大作对话录[M].荀春生,等译.北京：国际文化出版公司,1985.

[6] 皮亚杰.人文科学认识论[M].邓文彬,译.北京：中央编译出版社,1999.

[7] 狄尔泰.人文科学导论[M].赵稀方,译.北京：华夏出版社,2004.

[8] 刘海年.《经济、社会和文化权利国际公约》研究：中国挪威经社文权利国际公约研讨会文集[M].北京：中国法制出版社,2000.

[9] 波特.剑桥医学史[M].张大庆,等译.长春：吉林人民出版社,2000.

[10] 玛格纳.生命科学史[M].李难,等译.武汉：华中工学院出版社,1985.

[11] 卡斯蒂廖尼.医学史：上[M].程之范,译.桂林：广西师范大学出版社,2003.

[12] BETTMANN O L.世界医学史话[M].李师郑,译.台北：台北民生报社,1980.

[13] 彼得罗夫,等.医学史[M].任育南,等译.北京：人民卫生出版社,1957.

[14] 沃林斯基.健康社会学[M].孙牧虹,等译.北京：社会科学文献出版社,1999.

[15] 科克汉姆.医学社会学[M].杨辉,等译.北京：华夏出版社,2000.

[16] 帕里罗,约翰·史汀森,阿黛思·史汀森.当代社会问题[M].周兵,等

译.北京:华夏出版社,2002.

[17]吉登斯.社会学(第四版)[M].赵旭东,等译.北京:北京大学出版社,2003.

[18]刘兵.新人文主义的桥梁[M].上海:上海交通大学出版社,2007.

[19]萨顿.科学史和新人文主义[M].陈恒六,等译.上海:上海交通大学出版社,2007.

[20]巴伯.科学与社会秩序[M].顾昕,等译.北京:生活·读书·新知三联书店,1991.

[21]凯尔纳,贝斯特.后现代理论[M].张志斌,译.北京:中央编译出版社,1999.

[22]尤西林.人文精神与现代性[M].西安:陕西人民出版社,2006.

[23]秦英君.科学乎 人文乎:中国近代以来文化取向之两难[M].开封:河南大学出版社,2005.

[24]林贤治,陈璧生.2004人文中国[M].广州:广东人民出版社,2005.

[25]高焕祥.人文教育:理念与实践[M].北京:社会科学文献出版社,2006.

[26]李维武.人文科学概论[M].北京:人民出版社,2007.

[27]陆挺,徐宏.人文通识讲演录:哲学卷(二)[M].北京:文化艺术出版社,2008.

[28]吴国盛.科学二十讲[M].天津:天津人民出版社,2008.

[29]欧阳康.人文社会科学哲学[M].武汉:武汉大学出版社,2001.

[30]美国《人文》杂志社,三联书店编辑部.人文主义:全盘反思[M].北京:生活·读书·新知三联书店,2003.

[31]王一方.人的医学[M].南京:江苏教育出版社,2008.

[32]王一方.医学人文十五讲[M].北京:北京大学出版社,2006.

[33]王伟光.利益论[M].北京:人民出版社,2001.

[34]秦银河,等.医学人文讲坛[M].北京:清华大学出版社,2008.

[35]胡涵锦,顾鸣敏.医学人文教程[M].上海:上海交通大学出版社,2007.

[36]张大庆,陈琦.中国医学人文教育:历史、现状与前景[M].北京:北京大学医学出版社,2006.

[37]中华人民共和国卫生部.2008中国卫生年鉴[M].北京:中国协和医科大学出版社,2008.

[38]世界卫生组织.2008年世界卫生报告 初级卫生保健:过去重要,现在更重要[M].兆瑞臻,等译.北京:人民卫生出版社,2008.

[39]任定成.科学人文高级读本[M].2版.北京:北京大学出版社,2005.

［40］孙慕义.后现代卫生经济伦理学［M］.北京：人民出版社，1999.

［41］沈铭贤.生命伦理学［M］.北京：高等教育出版社，2003.

［42］徐宗良，刘学礼，瞿晓梅.生命伦理学：理论与实践探索［M］.上海：上海人民出版社，2002.

［43］谢博生.医学人文教育［M］.台北：台湾大学医学院出版社，1999.

［44］程光泉.全球化与价值冲突［M］.长沙：湖南人民出版社，2003.

［45］邱仁宗，等.医学的思维和方法：国外医学哲学论文选［M］.北京：人民卫生出版社，1985.

［46］卡伦.叙事医学：尊重疾病的故事［M］.郭莉萍，译.北京：北京大学医学出版社，2015.

［47］罗森伯格.当代医学的困境［M］.张大庆，主译.北京：北京大学医学出版社，2016.

［48］段志光.健康人文：基本理念篇［M］.北京：人民卫生出版社，2018.

［49］斯特拉桑.身体思想［M］.王业伟，赵国新，译.沈阳：春风文艺出版社，1999.

［50］陈凡.技术与哲学研究：2004·第一卷［M］.沈阳：辽宁人民出版社，2004.

［51］杜治政.医学在走向何处［M］.南京：江苏科学技术出版社，2014.

［52］杜治政.医学哲学：不是多余的话［M］.南京：江苏科学技术出版社，2014.

［53］麦金泰尔.德性之后［M］.龚群，等译.北京：中国社会科学出版社，1995.

［54］STERN D T.医师职业素养测评［M］.邓洪，等译.成都：四川大学出版社，2008.

［55］陈化.知情同意的伦理阐释与法制建构［M］.北京：人民出版社，2019.

［56］布莱克.无效的医疗［M］.穆易，译.北京：北京师范大学出版社，2007.

［57］布雷希.发明疾病的人：现代医疗产业如何卖掉我们的健康？［M］.张志成，译.台北：左岸文化事业有限公司，2006.

［58］卢普顿.医学的文化研究：疾病与身体：第3版［M］.苏静静，译.北京：北京大学医学出版社，2016.

［59］张劼.萨顿新人文主义科学教育观［J］.自然辩证法研究，2005，21（1）：97-100.

［60］邢冬梅."科学大战"之根源［J］.自然辩证法研究，2003，19（6）：54-58.

［61］李思孟.近代科学的传入与中国人对科学的误解［J］.自然辩证法研

究,2003,19(6):83-87.

[62]王彩云.近代自然科学是人文主义的女儿:人文主义在近代自然科学形成和发展中的作用[J].自然辩证法研究,2002,18(5):71-75.

[63]龚育之.科学与人文:从分隔走向交融[J].自然辩证法研究,2004,20(1):1-12.

[64]吴孟超,高也陶.临床医学与人文素质[J].医学与哲学,2002,23(9):1-4.

[65]何裕民.呼唤人性的医学:对医学人性化和人文化回归的企盼[J].医学与哲学,2002,23(9):12-14.

[66]刘典恩.论医学人文精神的重塑[J].医学与哲学,2002,23(9):15-18.

[67]刘虹.论医学人文精神的历史走向[J].医学与哲学,2002,23(12):20-22.

[68]赵西巨,冯秀云.人权视野下的艾滋病问题研究[J].医学与哲学,2003,24(10):39-42.

[69]张新颜,陈俊国,谢怿.高等医学院校师生对人文课程认识的研究报告[J].医学与哲学,2003,24(10):52-54.

[70]赵明杰,宋文波.当今医学缺少的是什么:论医学中的人文[J].医学与哲学,2003,24(12):11-13.

[71]李灵杰.人文医学与医学人文学几个问题之我见[J].医学与哲学,2003,24(12):18-20.

[72]樊民胜.迎接医学人文学科发展的春天[J].医学与哲学,2003,24(12):21-24.

[73]孙福川.对"人造美人"医学的十大人文拷问[J].医学与哲学,2004,25(7):12-14.

[74]龙剑虹,贺达仁,黄晓元."人工美女"意味着什么:浅析"人工美女"效应[J].医学与哲学,2004,25(7):7-9.

[75]赵美娟.现代医学人文回归的学术性与现实性[J].医学与哲学,2004,25(8):25-27.

[76]胡大一,李瑞杰.心血管疾病的微创治疗的未来[J].医学与哲学,2004,25(11):13-14.

[77]翟晓梅,邱仁宗.我们对于用颅脑手术治疗毒瘾的意见[J].医学与哲学,2004,25(12):32.

[78]邱仁宗.医院的社会责任:伦理学视角[J].医学与哲学(人文社会医学版),2006,27(6):1-5.

［79］赵美娟.敬畏生命［J］.医学与哲学（人文社会医学版），2006，27（8）：52-54.

［80］张悦.从麻木到复苏：对医学人文关怀的关注与期待［J］.医学与哲学（人文社会医学版），2006，27（8）：59-60.

［81］ABIM基金，ACP-ASIM基金，欧洲内科学联盟.新世纪的医师专业精神：医师宣言［J］.中国医学伦理学，2006，19（6）：29.

［82］杜治政.21世纪医学发展的若干问题［J］.中华医学杂志，1999，20（1）：3.

［83］黄瑞新.科学人文主义在中国的演进及其意义［J］.自然辩证法研究，2006，22（6）：101-104.

［84］杜治政.卫生改革中的利益冲突与调节［J］.中国医学伦理学，2007，18（1）：3-9.

［85］沈铭贤.好的伦理评审：人文关怀加上吹毛求疵［J］.中国医学伦理学，2007，20（4）：3-5.

［86］刘军宁.中国需要一场文艺复兴［N］.南方周末，2006-12-07.

［87］杨鹏.新文化运动到新人文运动［N］.南方周末，2006-12-24.

［88］柴子文.龙应台访谈：人文素养不等于人文知识［N］.南方周末，2005-06-30.

［89］徐景安.新转折亟待达成的几个新共识［N］.南方周末，2007-10-11（31）.

［90］任剑涛.核心价值理念凝聚全民共识［N］.南方周末，2007-07-12（E3）.

［91］唐逸.什么是普世价值［N］.南方周末，2007-08-30（D24）.

［92］党国英.立足民族特色　拥抱普世价值［N］.南方周末，2007-10-25（E29）.

［93］陈斌冠.在医学学术期刊中营造人文氛围的意义和作用［J］.医学与哲学（人文社会医学版），2006，27（5）：49-51.

［94］赵美娟.现代医学在人文困境中自我蜕变［J］.医学与哲学（人文社会医学版），2007，28（2）：27-28.

［95］杜治政.论医学干预与人体自然力的平衡［J］.医学与哲学，2019，40（4）：1-6.

［96］杜治政.人文医学教学中若干问题的再认识［J］.医学与哲学，2019，40（7）：5-9.

［97］杜治政.从知情同意走向医患同心合力：兼论知情不同意［J］.医学与哲学，2019，40（20）：1-7.

［98］杜治政.知情同意实践中的短板如何弥补［N］.健康报，2019-10-11.

［99］郑木明，林新宏.人文精神是医学科学的旗帜［J］.医学与哲学（人文社会医学版），2007,28（2）:24-26.

［100］张谨.患者主体意识在现代医学语境中的价值困境分析［J］.医学与哲学，2018,39（10A）:1-5.

［101］杜治政.共同决策：弥合分歧,营建医患同心的医疗［J］.医学与哲学，2018,39（4A）:1-6.

［102］焦剑,TIMOTHY L.患者赋权问题及其解决思路：国外患者赋权理论文献综述［J］.医学与哲学，2019,40（6）:1-7.

［103］陈钒,吴新.晚期肿瘤患者的灵性关爱［J］.医学与哲学，2019,40（19）:5-8.

［104］鲁琳.器官感觉、身体感觉、情绪震颤与医生的认知：来自赫尔曼·施密茨现象学的启示［J］.医学与哲学，2019,40（9）:1-4.

［105］刘虹.论身体哲学思想对医学发展的历史价值［J］.医学与哲学，2018,39（11A）:1-6.

［106］樊代明.再论医学与科学［J］.医学争鸣，2015（6）:1-16.

［107］刘崇顺.社会学的学科规范及其他［J］.中南民族学院学报（人文社会科学版），2001,21（4）:24-27.

［108］刘亚敏.被"规训"的学科规训理论：误读与重释［J］.江苏高教，2012（4）:19-22.

［109］万俊人.美德伦理的现代意义：以麦金太尔的美德理论为中心［J］.社会科学战线，2008（5）:225-235.

［110］TAO J.China：Bioethics, trust, and the challenge of the market［M］. Dordrecht：Springer Netherlands, 2008.

［111］WOLINSKY F D, FREDRIC D. The sociology of health：Principles, professions, and issues［M］.［s.l.］: Wadsworth Pub. Co., 1988：219-222.

［112］Hastings Center.The goals of medicine setting new priorities［J］. Hastings Center Report, 1996,26（6）: S1-27.

［113］OLE D, CHEN R.Advances in Chinese medical ethics: International perspectives［M］. Hamburg: IFA, 2002.

［114］GORLIN R A.Codes of professional responsibility［M］.4th ed. Washington D.C.: BNA Books, 1999.

［115］COCKERHAM W C.Medical sociology［M］.10th ed.New Jersey: Pearson Education, Inc, 2007.

［116］CRAWFORD P, BROWN B, TISCHLER V, et al. Heath humanities：The future of medical humanities? ［J］.Mental Heath Review Journal, 2010,36（3）: 4-10.

再版后记

　　萌发修订再版这本书的念头，是在早两年在太原开会和几位在读医学人文研究生同学的一次交谈中。他们谈及读研究生时的一些情况，谈及研究生们选题的烦恼，谈及医学人文课题研究的参考读物的现状和他们的渴求，也谈及《守住医学的疆界》一书。自那时起，我产生了再版这本书的设想，随后听取了杂志社赵明杰等有关同志的意见，并得到他们的支持，随后于2019年10月左右开始筹备此书修订再版的相关事宜。筹划此书的出版，最主要的事是要将我这些年写的、讲的有关文章找出来，将一些PPT转换成文章。在这方面，《医学与哲学》杂志社的编辑、讲师邹明明给予了我很大的帮助，从收集文章、将部分PPT转换为文章，到对我整理、修改后的文章进行校核，做了大量的工作；特别是她承担着杂志社安排给她的编辑工作和分配给她的讲课任务，同时还要完成攻读博士学位的有关工作，其负担是可想而知的。在收到出版社发来的清样后，《医学与哲学》杂志社的邹明明、李枞、姜莹几位编辑参与了清样的校对。在此，我谨对他们，同时还有南京医科大学的刘虹老师、姜柏生老师，以及东南大学出版社的刘庆楚编审，一并表示衷心的感谢。

杜治政

2021年6月4日